健康教育与健康促进实用方法

(第2版)

主　编　田本淳

副主编　管纪惠　米光明　田向阳

编　委　(按姓氏笔画为序)
　　　　田本淳（中国健康教育中心）
　　　　田向阳（中国健康教育中心）
　　　　吕书红（中国健康教育中心）
　　　　米光明（河北大学公共卫生学院）
　　　　李英华（中国健康教育中心）
　　　　张　静（华中科技大学同济公共卫生学院）
　　　　钱　玲（中国健康教育中心）
　　　　程玉兰（中国健康教育中心）
　　　　解瑞谦（中国健康教育中心）
　　　　熊光练（华中科技大学同济公共卫生学院）
　　　　管纪惠（福建省疾病预防控制中心）

北京大学医学出版社

JIANKANG JIAOYU YU JIANKANG CUJIN SHIYONG FANGFA

图书在版编目（CIP）数据

健康教育与健康促进实用方法/田本淳主编. —2版. —北京：北京大学医学出版社，2014.7（2020.1重印）

ISBN 978-7-5659-0808-8

Ⅰ.①健… Ⅱ.①田… Ⅲ.①健康教育 Ⅳ.①R193

中国版本图书馆CIP数据核字（2014）第053060号

健康教育与健康促进实用方法（第2版）

主　　编：田本淳
出版发行：北京大学医学出版社
地　　址：（100191）北京市海淀区学院路38号 北京大学医学部院内
电　　话：发行部 010-82802230；图书邮购 010-82802495
网　　址：http://www.pumpress.com.cn
E-mail：booksale@bjmu.edu.cn
印　　刷：北京瑞达方舟印务有限公司
经　　销：新华书店
责任编辑：李小云　　责任校对：金彤文　　责任印制：罗德刚
开　　本：787mm×1092mm　1/16　　印张：31.25　　字数：740千字
版　　次：2014年7月第2版　2020年1月第3次印刷
书　　号：ISBN 978-7-5659-0808-8
定　　价：80.00元
版权所有，违者必究
（凡属质量问题请与本社发行部联系退换）

第1版序

　　健康教育与健康促进是解决当代主要公共卫生问题十分重要的手段和策略。近二十年来这项工作在我国有很大发展，越来越多地得到各级政府、卫生行政部门和相关专业机构的重视。健康教育与健康促进工作在各个公共卫生领域和卫生保健服务方面开展得越来越广泛和深入，在预防控制疾病和促进人民的健康方面发挥了重要作用。健康教育与健康促进是一项实践性很强的工作，不仅需要理论指导，更需要学习、掌握、应用其工作方法，不断在实践中加以研究和发展，使健康教育和健康促进工作能够取得更好的效果。因此，方法学是很重要的，是所有从事这方面工作的人员需要学习的重要内容。《健康教育与健康促进实用方法》一书的出版填补了我国在这方面的一项空白，满足了广大健康教育与健康促进工作者在工作中的实际需要。希望此书的出版能够为提高我国健康教育与健康促进工作人员的业务能力、提高工作效果发挥很好的作用。也希望作者能够吸收广大读者的意见，不断完善此书。

2005年1月

第 2 版前言

《健康教育与健康促进实用方法》自 2005 年出版之后，深得各级健康教育专业人员的喜好，并作为日常健康教育工作、科研工作和职称考试的主要参考书加以学习和应用。随着健康教育专业领域的发展和工作实践的进展，许多专业工作者反映希望本书能够再版。为此，本书编委经过很大的努力，对原版中的内容进行的修订和完善，并根据发展需要对部分章节进行了增减，使本书更加凸显其实用性和时代特色，不仅适用于各级健康教育专业人员在实际工作中参考使用，也适用于健康教育课题研究，同时也为健康教育专业职称考试提供重要参考。

本书内容以实用的工作方法为主，同时也对相关概念以及健康教育的基本理论进行了介绍，本次修订又增加了部分比较实用的理论。相信修订出版后的本书会更加适合各级专业人员的工作需要，更能指导各级专业人员更好地开展健康教育与健康促进工作。

本人经历 30 余年的健康教育专业学习和工作实践，对健康教育理论和实用方法技术有一些独到的研究和成果，在本书中进行了介绍，也算是对健康教育专业理论发展的微薄贡献。其中包括对健康教育和健康促进做出严密而适合我国国情的定义；关于行为改变影响因素方面改进了 Lawrence W. Green 的"倾向因素""促成因素""强化因素"的理论，提出了行为改变内外因模式图，使之符合国人普遍都学习过的唯物辩证法的哲学理论，也使之简化，容易为专业人员理解记忆；健康教育项目实施部分长期缺乏理论支撑，而健康教育项目实施的 SCOPE 模式填补了这一空白；健康教育材料的设计理论在 20 世纪 90 年代初就已从国外引进，而健康教育材料如何评价则一直是健康教育专业人员所希望学习的评价技术之一，但是又因国内外缺乏参考资料而感到迷茫。我在经过多年的研究、并经过几个培训班的培训和实践使用之后进行了两次较大的修改使其完善之后，该部分内容也比较成熟地呈献给各位读者和健康教育专业人员，填补了另一个空白；健康教育项目设计优先项目区三坐标图使该项内容一目了然；在健康教育评价中使用最多的指标——"知识知晓率"长期以来是个模糊的概念，并长期被错误应用，比如说要求公众或某群体"对某某疾病知识的知晓率"达到多少多少，这个概念很不准确，因为有关该疾病的知识是个没有界定的"未知数"，就无法要求传播对象对某某疾病知识的知晓率达到多少，为此我特地提出了"核心知识（信息）知晓率"的概念，而且提出"核心知识（信息）总知晓率"的概念，以此作为综合评价关于某种疾病（或健康问题）的核心知识/关键知识/基本知识在人群中被掌握的情况的最合适、最敏感的指标，有利于健康教育专业人员统一认识和与相关研究结果进行比较；在健康教育材料的使用上，较全面地介绍了不同健康教育材料的使用方法，还总结出平面健康教育材料设计中存在的 11 个方面的问题，为设计、创作人员提供参考；在人际交流技巧方面也有关于"三种反馈形式"、"三种性质的反馈"、举例印证技巧中的"好近恶远"、"喜新厌旧"等多项独到的理论与技巧介绍，突出了方法学的特点。这些理论与方法技术的研究和应用，推动了健康教育的学科发展和工作实践。

  对于本书的编写与再版修订，本人和其他作者都本着严谨认真的态度。尽管各位编写人员都是具有十多年以上从事本专业工作的经验并具有高级职称资历，但是由于各自的工作都很繁忙，难免仍然存在推敲、斟酌不够的问题，而且我们受自己学识和实践经验的局限，缺点和错误在所难免，恳请读到此书的同仁不吝赐教，将意见反映给我们，虔诚致谢。

2013 年 11 月

E-mail：tian_benchun@126.com

第1版前言

本书是一本实用型的工具书，读者对象广泛。不仅适用于各级健康教育专业人员和其他专业领域从事这方面工作的人员在实际工作中参考使用，也适用于大学生和研究生学习和在生产实习中参考使用。本书内容以实用的工作方法为主，同时也对健康教育与健康促进的概念以及健康教育的基本理论进行了介绍。有关的理论介绍是为了让读者能够以理论指导实践——只有在理论指导下的实践才不会是盲目的实践，也才能使健康教育和健康促进实践步入更高的层次。本书第一、二章是理论基础，第三章到第十五章是方法学的总论部分，第十六章到第二十二章是各论部分。读者如果要学习健康教育与健康促进的一般方法，可以选择阅读第三章到第十五章的内容。如果要学习不同场所、不同人群和不同工作内容的健康教育与健康促进方法，则可以阅读第十六章到第二十二章的内容。本书的特点是以实际工作中所需要的工作方法为主要内容，使读者能够直接从中学习进行实际的健康教育与健康促进工作和开展这方面科学研究工作的方法，具有很强的实用性。本书内容基本包括了健康教育与健康促进活动的常用方法，适合各级健康教育专业人员和其他各专业中从事健康教育与健康促进工作的人员实际工作的需要。健康教育和健康促进工作是一项实践性很强的工作，健康教育和健康促进专业人员的培训虽然需要提高理论水平，但是更为重要的是提高专业人员、特别是在实际工作岗位上工作的专业人员的工作能力，也就是要使他们更多更好地掌握工作方法。我国过去编写或翻译的健康教育书籍多是重在理论，而各级专业人员都迫切需要一部方法学方面的书籍。为了满足我国各级专业人员多年的愿望、适应他们的工作需要，我们组织编写了这本方法学的书籍。本书是我国编写出版的第一本健康教育与健康促进的方法学专著，虽然参与编写的人员都具有大学本科以上学历和工作10年以上的实践经验，但是由于时间紧、各自的工作都很繁忙，在编写中对于内容的推敲和斟酌还显不足。而且我们受自己学识和经验的限制，书中的缺点和错误在所难免。恳请读到此书的同仁不吝赐教，将意见反映给我们，以便下次修订时参考。十分关心我国健康教育与健康促进事业的医学泰斗吴阶平教授热情地为本书作序，不仅给本书增添光彩，更重要的是表明老一代专家和领导人对这项事业和专业发展的重视。在此特别向吴老表示深深的谢意。同时，感谢中国疾病预防控制中心健康教育所所长侯培森研究员对本书的指导和支持，还要感谢对本书的编辑出版提供了各种帮助的单位和同志。

田本淳
2005年1月
E-mail：doctor_tian@126.com

目 录

第一章　绪论 …………………………………………………………………………… 1
　　第一节　健康教育的概念与发展概况 ………………………………………………… 1
　　第二节　健康教育的功能、工作原理和特点 ………………………………………… 5
　　第三节　健康促进和卫生宣传 ………………………………………………………… 10
第二章　健康教育的基本理论 …………………………………………………………… 15
　　第一节　关于行为的基本理论 ………………………………………………………… 15
　　第二节　关于传播的基本理论 ………………………………………………………… 20
　　第三节　关于教育的基本理论 ………………………………………………………… 26
　　第四节　其他相关理论 ………………………………………………………………… 27
第三章　健康教育与健康促进项目设计 ………………………………………………… 32
　　第一节　项目设计概述 ………………………………………………………………… 32
　　第二节　项目设计中的立意和设计步骤 ……………………………………………… 33
　　第三节　项目书的撰写 ………………………………………………………………… 38
第四章　健康教育与健康促进项目实施 ………………………………………………… 44
　　第一节　实施工作概述 ………………………………………………………………… 44
　　第二节　制订实施时间表 ……………………………………………………………… 46
　　第三节　控制实施工作的质量 ………………………………………………………… 49
　　第四节　实施工作中的组织要素 ……………………………………………………… 52
　　第五节　实施人员 ……………………………………………………………………… 54
　　第六节　设备物件与健康教育材料 …………………………………………………… 56
第五章　健康教育评价 …………………………………………………………………… 70
　　第一节　评价概述 ……………………………………………………………………… 70
　　第二节　评价的类型 …………………………………………………………………… 71
　　第三节　健康教育评价方法与评价工作程序 ………………………………………… 86
　　第四节　影响评价结果的因素 ………………………………………………………… 90
第六章　健康教育中的现场调查 ………………………………………………………… 92
　　第一节　现场调查的设计 ……………………………………………………………… 92
　　第二节　常用的现场调查方法 ………………………………………………………… 97
　　第三节　调查问卷的设计 ……………………………………………………………… 104
　　第四节　样本量大小的估计 …………………………………………………………… 113

第五节	常用的几种随机抽样方法	119
第六节	调查的现场组织与实施	125
第七节	现场调查中常见的偏倚及其控制	129

第七章 统计技术在健康教育中的应用 140
- 第一节 健康教育统计分析的基本概念 140
- 第二节 描述性统计分析方法 142
- 第三节 比较与关联性统计分析方法 153
- 第四节 多因素统计研究 168
- 第五节 数据处理与分析 177
- 第六节 统计数据可视化 180

第八章 健康教育培训方法 185
- 第一节 参与式培训概述 185
- 第二节 参与式培训的方法 187
- 第三节 参与式培训方法的选择 196
- 第四节 参与式培训的实施 197
- 第五节 培训效果评价 207

第九章 健康传播策略与传播活动 212
- 第一节 健康传播策略 213
- 第二节 大众传播活动 217
- 第三节 人际传播活动 221

第十章 平面健康教育材料设计制作使用与评价 236
- 第一节 平面健康教育材料设计制作步骤 236
- 第二节 健康教育材料的使用 247
- 第三节 健康教育材料的评价 249
- 第四节 平面健康教育材料设计中的常见问题 259

第十一章 健康相关新媒体传播与舆情监测 262
- 第一节 网络媒体与健康传播 262
- 第二节 新媒体在健康教育中的应用 265
- 第三节 健康相关舆情监测 268

第十二章 健康教育论文撰写 276
- 第一节 健康教育论文的写作要求 276
- 第二节 健康教育论文的撰写规范 277
- 第三节 计量单位的规范撰写 293

第十三章 健康教育演讲技巧和学术报告技巧 294
- 第一节 演讲和学术报告概述 294

| 第二节 | 健康教育演讲技巧 | 301 |
| 第三节 | 健康教育学术报告技巧 | 312 |

第十四章 健康素养及其测评 … 320
第一节	健康素养简介	320
第二节	国内外健康素养研究现状	322
第三节	健康素养评价	325
第四节	提升国民健康素养的实践	329

第十五章 社区健康教育与健康促进 … 343
第一节	社区健康教育与健康促进概述	343
第二节	社区健康教育与健康促进的实施要点	345
第三节	社区健康教育的对象与内容	350
第四节	社区健康教育与健康促进的形式与方法	354
第五节	创建健康城市及健康社区	357

第十六章 学校健康教育与健康促进 … 366
第一节	儿童少年时期的主要健康问题和危害因素	366
第二节	学校健康教育	370
第三节	健康促进学校	373

第十七章 医院健康教育与健康促进 … 384
| 第一节 | 医院健康教育 | 385 |
| 第二节 | 健康促进医院 | 388 |

第十八章 职业健康教育与健康促进 … 396
第一节	概　述	396
第二节	职业健康教育与健康促进的基本内容	399
第三节	职业健康教育与健康促进实施方法	403
第四节	职业健康教育与健康促进评价	408

第十九章 疾病预防控制健康教育与健康促进 … 410
第一节	心脑血管病防控的健康教育与健康促进	412
第二节	糖尿病防控的健康教育	418
第三节	肥胖病防控的健康教育	422
第四节	肿瘤预防的健康教育与健康促进	428
第五节	结核病防控的健康教育	433
第六节	性病艾滋病防控的健康教育与健康促进	439
第七节	预防伤害的健康教育与健康促进	445

第二十章 纠正成瘾行为的健康教育与健康促进 … 449
| 第一节 | 吸烟行为干预 | 449 |

第二节 药物成瘾行为的干预 ·· 459
   第三节 酗酒行为的干预 ·· 462
   第四节 网络成瘾行为的干预 ·· 465

第二十一章 应对突发公共卫生事件健康教育与健康促进 ··· 469
   第一节 突发公共卫生事件概述 ·· 469
   第二节 应对突发公共卫生事件健康教育与健康促进的原则与策略 ······························· 472
   第三节 应对突发公共卫生事件健康教育与健康促进内容与方法 ·································· 475

中文参考文献 ··· 480
英文参考文献 ··· 483

第一章 绪 论

第一节 健康教育的概念与发展概况

本章要点
1. 健康教育、健康促进的概念/定义
2. 健康教育的工作原理和工作目标
3. 健康教育的学科特性
4. 健康促进的5大功能/工作领域
5. 健康教育与卫生宣传在信息传播方面的不同特点

一、健康教育的概念

国际上关于健康教育的概念（或者是定义）有几十种说法，许多专家都有各自的提法，没有统一的能够被公认的概念或定义。即使是在世界卫生组织的文件中对健康教育的提法也不一样。其实，我们不必一定要追求一个让全世界都承认和使用的十分准确的健康教育概念或定义，但是作为健康教育专业人员，则是需要正确理解健康教育的内容和实质，用正确的理解来解释什么是健康教育。

国外对健康教育做出的典型介绍有这么几个：

- 健康教育是一门研究以传播保健知识和技术来影响个体和群体行为、消除危险因素、预防疾病、促进健康的科学。（第13届世界健康教育大会；1988）
- 健康教育帮助并鼓励人们有达到健康状态的愿望，知道怎样做以达到这样的目的，每个人都尽力做好本身或集体应做的努力，并知道在必要时如何寻求适当的帮助。（在1983年第36届世界卫生组织大会专题技术讨论会报告中正式使用；最早由世界卫生组织健康教育处处长 Dr. A. Moarefi 于1982年提出）
- 健康教育工作的着眼点是群众和他们的行为。总的说来，就在于诱导并鼓励人们养成并保持有益于健康的生活，合理而明智地利用已有的保健设施，并自觉地实行改善个人和集体健康状况或环境的活动。（世界卫生组织《健康教育规划及评价专家会议报告》；1969）
- 健康教育和一般教育一样，关系到人们的知识、态度和行为的改变。一般说来，它致力于引导人们养成有益于健康的行为，使之达到最佳的健康状态。（世界卫生组织

《健康教育专家委员会报告》;1954)

本书第一版给健康教育的定义是:健康教育(health education)是以传播、教育、干预为手段,以帮助个体和群体改变不健康行为和建立健康行为为目标,以促进健康为目的所进行的系列活动及其过程。向受众传播健康信息,对目标人群进行健康观、价值观的认知教育以及保健技能的培训,针对特定行为进行干预,通过这些系列工作可以有效地帮助工作对象掌握相关健康知识,树立正确的健康价值观,改变不正确的信念和态度,改变不健康行为和建立健康行为,避免危险因素,预防疾病,主动追求健康,提高健康水平。

健康教育是一门研究保健知识传播技术及针对不健康行为的教育和干预方法,通过改变不健康行为和建立健康行为来促进健康的一门科学。在一些书中引用国外专家关于健康教育的论述,强调"健康教育是有计划、有组织、有系统的教育活动",这是从完整地实施健康教育项目的角度来讲的,并不等于没有组织的个人(如社区卫生人员等)在没有预先计划的情况下,对某些个人或群体不健康的行为进行干预、帮助目标对象实现知信行改变所进行的活动就不是健康教育。计划性、系统性和有组织的干预是健康教育工作的特点,而不应该看成是健康教育的定义。在我们的定义中强调的是为了实现行为目标而采取的"系列活动",也就是说不能把健康教育仅仅只停留在知识传播这个基础活动上,而只有把针对人们知、信、行改变的一系列的干预活动全面地实施才能称其为健康教育。当然,要提高健康教育的效果就必须做好计划设计,有组织地将计划付诸实施,并使用好评价技术。

二、健康教育的发展概况

(一)国外健康教育的发展概况

从世界范围讲,健康教育思想及活动产生很早,有的甚至能够追溯到千年以前,但是到底发生于何年代则无法追踪和查证,其意义也不大。

现代的健康教育最先是从 19 世纪 80 年代美国、英国等国家的学校教育中的卫生课开始的。美国是健康教育专业发展最早的国家之一。开始,健康教育是与体育在一起作为促进人民强身和健康的一个策略加以推动和实行的,后来健康教育就单独分出来发展成一个独立的学科。美国健康教育的大发展时期是在 20 世纪 60—70 年代,是随着对慢性病影响因素认识的提高和人民健康保健的需求增加而确立健康教育在卫生保健领域的重要地位而发展的。

健康教育的发展是与疾病谱的变化密切相关的。当人类发现那些与自身行为相关的健康问题"无药可治"或"讨伐无术"时,终于从化学药品及高科技产品和技术发展中拔出腿来,走向通过改变人类自身的行为来促进健康的"自然法则"。因此,世界卫生组织在著名的《阿拉木图宣言》(1978.9)中强调健康教育是初级卫生保健各项任务当中的首要任务。从 20 世纪 20 年代开始,美国、英国、前苏联等国家正式成立健康教育的组织机构,健康教育开始向着专业领域发展。

美国现在在几百所大学里都设有健康教育专业,向主修健康教育的学生授予的学位有公共卫生硕士、博士,教育科学硕士、博士等。

前苏联在健康教育方面发展也比较早,"十月革命"胜利后苏联政府从预防疾病的角度就认识到健康教育的重要性,并逐渐在卫生防疫系统中加强了健康教育机构建设,并增加了健康教育的经费投入。在20世纪60—70年代他们的健康教育已经发展到了非常正规、非常普及的程度，工作网络也比较健全。在90年代初（前苏联解体前夕）曾派健康教育考察团（由其卫生部防疫司的处长带队）来华访问，由中国健康教育研究所接待，并安排考察了辽宁省、上海市和陕西省的健康教育工作。该考察团对我国的城乡健康教育工作开展情况和机构及网络建设给予了高度评价。法国也是健康教育发展较早的国家之一，国际健康促进与教育联盟（International Union for Health Promotion and Education）总部设在法国巴黎，法国政府对该联盟提供了较大的支持。20世纪末期，澳大利亚利用健康促进策略对健康教育事业的发展提供了更多的支持，在吸烟行为干预方面做出了明显的成绩。

（二）我国健康教育的发展概况

早在3000多年前我国古代的史料中就已经有了"预防疾病"思想的记载，在2000多年前就有了传播医药养生和运动保健知识的记载，这是中华民族健康教育思想的最早起源。到19世纪初，随着西方医学的全面传入，现代健康教育思想也开始对我国产生影响。但是由于历史条件的限制，健康教育在我国的早期发展较为缓慢。直到推翻清朝、成立民国后的20世纪20—30年代卫生教育才有了比较快的发展，政府行政机构中建立了卫生教育部门，同时也建立了不同的卫生教育业务机构和学术团体，如"卫生教育委员会"、"中国卫生教育社"等。1934年出版徐苏恩主编的《学校健康教育》一书和陈志潜编译的《健康教育原理》一书。国内革命战争期间的苏维埃根据地和红军队伍中则习惯用"卫生宣传"，这可能是为了与其他的如"文艺宣传"、"政治宣传"等提法保持一致有关。1949年后一直延续使用"卫生宣传"。随着工作内容的变化，以及对"教育"在健康方面的作用的认识加深，逐渐改用"卫生教育"和"卫生宣传教育"（简称卫生宣教）。在卫生部一直有专门负责或者分管此项工作的部门。上海、沈阳、哈尔滨等城市在20世纪40年代就有卫生教育馆。在大部分省市，此项工作都是由卫生防疫站的宣传科负责，所开展的工作仅仅是卫生宣传而已。20世纪50年代，中央和一些省市也成立了负责卫生宣传教育工作的专业机构，工作有了一定的发展。但在60年代至70年代后期，卫生宣传教育工作和其他工作一样曾经一度处于低潮时期，到70年代后期才逐渐得到恢复。

我国健康教育学科理念产生于20世纪80年代中期，而健康教育事业的第一个大发展时期是在20世纪80年代后期和90年代。在这个时期，政府主管部门正式采用了"健康教育"这一名词，并在健康教育学科建设、理论书籍编写、大专院校健康教育专业设置、专业机构和学术团体建立、专业人才培养和业务工作发展等多方面采取了一系列实际举措，大大推动了我国健康教育事业的发展。20世纪80年代中期，上海医科大学、北京医科大学、河北省职工医学院是第一批创办健康教育专业的大专院校，开始培养健康教育专业的本科和专科学生。后来，同济医科大学、华西医科大学也先后创办了健康教育专业。并且在南京艺术学院创办了两年制卫生美术专业，为健康教育专业机构培养健康教育材料制作方面的美术人才；利用联合国儿童基金会的支持，在福建省健康教育所连续举办数期短期健康教育人员培训班，培训在健康教育专业机构工作的有实际工作经验的专业人员，提高他们的专业知识和技能。这些接受了长期或短期培训的专业人员，特别是大学本科的健康教育专业毕业生，在充实我国健康教育专业人才队伍、发展我国健康教育事业方面起到了重要作用。1988年我国出版了第一部《健康教育学》，使我国有了自己编写的健康教育理论书籍，为我国健康教育理论发展打下了重要基础。

20世纪90年代以来，我国的健康教育事业继续借经济发展的机遇大踏步前进。一方面国际援助项目大大促进了我国健康教育的实践活动，培训了一大批健康教育专业骨干人员，提高了理论水平和实践能力。如联合国儿童基金会（Unicef）的健康教育项目；世界卫生组织（WHO）的健康促进学校项目、预防蠕虫感染项目、艾滋病项目、预防与控制烟草使用项目；世界银行（World Bank）贷款改水环境卫生与健康教育项目、预防碘缺乏病项目、卫生三（农村卫生）、卫生六（妇幼卫生）、卫生七（慢性病和计划免疫）、卫生八（农村卫生与扶贫）、卫生九（妇幼卫生与性病艾滋病）、卫生十（结核病），以及非典和其他传染病预防控制项目等多个国际合作项目都有健康教育与健康促进的内容，健康教育在配合实现项目目标方面起到了重要作用。另一方面，随着各级政府部门对健康教育工作重要性的认识进一步提高，健康教育在各级卫生工作中的地位进一步得到加强。如在卫生城市检查评比中，健康教育的内容占10%的分数，大大促进了城市健康教育的发展。在一系列机制的促进下，健康教育专业机构和人员队伍不断发展壮大。健康教育工作更加活跃，为越来越多的领域提供服务，也越来越被公共卫生各专业领域所认同和接受。同时，社区、学校、工矿、医院以及军队的健康教育工作的开展也越来越广泛和深入。

1997年1月，中共中央、国务院在《关于卫生改革与发展的决定》中指出："健康教育是公民素质教育的重要内容，要十分重视健康教育"。这是我国中央政府从国家的高度对健康教育重要性作的最好阐述。

进入21世纪以后，我国在发展市场经济的同时，为了适应疾病谱的变化而对疾病预防控制系统进行机构改革，将过去的以单一预防传染病为职责的"卫生防疫站"模式改建为预防控制所有疾病、包括传染病和非传染病的"疾病预防控制中心"模式。同时，按照国务院有关精简机构的精神，许多省市将健康教育所并入疾病预防控制中心。这一变化给刚刚发展壮大起来的我国健康教育事业和组织机构带来了重大挑战。

近年来在出台基本公共卫生服务的政策和指导性文件以后，健康教育在基本公共卫生服务中占有重要地位，基本公共卫生服务经费中也明确了用于健康教育的经费比例，这又给健康教育事业的发展带来了新的机遇，同时也提出了更高的要求。

2013年卫生与计划生育的部委合并又一次涉及到健康教育机构，卫生与计划生育委员会成立宣传司，并将多年来置于不顺体制中的健康教育处归于宣传司下，这就解决了多年来健康教育行政管理体制不顺的问题，应该有利于健康教育事业的发展。

近20年来，在健康教育的研究方面有了一定的进步，许多健康教育专业人员和相关领域的专业人员在研究方面做了大量的尝试，针对某些特定人群、特定健康问题，或者某些特定行为开展知识传播、技能教育和行为干预方面的研究工作，评价传播效果和干预效果。还有的对健康教育方法进行研究和比较，对传播材料的效果进行评价等，在国内和国外的学术杂志发表了一定数量的高质量论文，学术水平进一步提高。近些年来对健康素养的研究开始起步，使得健康教育的社会效果整体评价有了一定的规范和依据。

尽管我国大陆健康教育工作近30年来有了较大发展和进步，但是毕竟时间还不长，专业建立的时间还很短。而且国家经济还不够发达，对健康教育的投入还很不足，专业人才的培养、特别是高级专业人才的培养还十分有限。在实践方面，虽然许多领域和项目中有健康教育的内容，但是其实践还非常缺乏健康教育的理论指导。特别是在许多基层单位，健康教育工作往往还只是停留在传播活动上，针对行为的干预工作、特别是针对行为改变的不同阶段采取不同的干预方法的研究还非常不够。而即使在传播活动中也缺乏针对传播规律和传播要素进行研究以争取提高传播效果的努力。所以我国大陆现今的健康教育工作仍然是处在初级发展阶段，当前还只是处在从卫生宣传模式向健康教育模式过渡的阶段（这里只是指针对健康教育的工作内容和工作模式的过渡，并非指卫生宣传工作整个过渡为健康教育工作），健康教育所取得的成绩和在社会保健事业中所显示的地位也仅仅是初步的。政府对健康教育工作的投入还太少；专业人员的数量大大不足；专业人员的业务素质还远远不能适应工作的需要；健康教育实践活动还有很多仍然只是停留在以信息传播为主要内容的卫生宣传模式上；健康教育在公共卫生、健康保健各个领域的渗透，也就是各领域对健康教育的吸纳还有待扩大和加强；健康教育专业人员应该认识到从卫生宣传模式到健康教育模式的转变还没有完成，我们还必须努力学习和不断实践，才能真正完成其实质性转变。只有在政府和专业机构及人员两方面积极性的推动下，健康教育才能在21世纪尽早走出初级阶段。所谓从卫生宣传模式向健康教育模式转变，并非是指把所有的卫生宣传工作都转变成健康教育工作，而是指在开展健康教育工作时应该按照健康教育的原理和工作目标进行设计和实施，而不只是按照卫生宣传的方式进行。

在我国的台湾，至今仍然是使用"卫生教育"一词。台湾师范大学设有卫生教育系、卫生教育研究所，还设有卫生教育中心，一直在培养卫生教育的研究生。健康教育作为一个以教育学为基础的专业被设置在师范大学里也有其基础。台湾和香港的健康教育专业发展比大陆要早很多年，而且那里有许多从美国拿到健康教育（公共卫生或教育科学）学位的专门人才，在研究工作方面有许多的成果。同时，许多研究成果成为卫生行政当局制定卫生规划和分配卫生资源的依据。在健康教育实践方面，他们的传播、教育和干预活动比较能够按照理论的指导去做，做得也深入、细致和规范。台湾出版有《健康促进暨卫生教育杂志》和《学校卫生》杂志，论文的质量比较高。台湾的医院健康教育工作开展得比较普遍，也很讲究质量和规范，健康教育人员也训练有素。

第二节 健康教育的功能、工作原理和特点

一、健康教育的功能

（一）帮助人们建立健康的生活方式

在卫生保健领域，健康教育是以消除或减少不健康的行为因素来达到预防疾病、促进健康为特点的。健康教育通过信息传播、认知教育和行为干预，帮助个人和群体掌握卫生保健知识和技能，树立健康观念，自愿采纳有利于健康的行为和生活方式。

行为学的研究表明，知识与行为之间有着重要的联系，但不完全是因果关系。一个人的行为与知识有关，也与其价值观和信念有关，更与长期的生活环境有关。知识是基础，但知识转变成行为尚需要外界条件，而健康教育就是这种促进把知识转变成行为的重要条件。现实生活中存在许多这样的事实，如在男医生中有一半以上的人吸烟，是他们不懂得吸烟的危害吗？不是的，而是他们的习惯已经形成，而且他们的信念和价值观也存在不健康的因素，要改变他们的行为，需用健康教育中行为干预的方法来帮助他们戒烟。健康教育的作用就在于把健康知识转变成健康行为。这是一门专业，也是一门技术，更是一门科学。

（二）预防慢性非传染性疾病

不健康的生活方式直接或间接地与多种慢性非传染性疾病有关，如高血压、冠心病、肥胖、糖尿病、恶性肿瘤、高脂血症、高胆固醇血症等。现代人类所患疾病中有45%~47%与生活方式有关，而死亡的因素中有60%与生活方式有关。在美国，不健康生活方式占总死因中的49%~60%，在我国占37.3%。从20世纪80年代初期我国开始实现以经济建设为中心的战略大转移以后，我国的经济出现了持续的发展，人民的生活水平明显提高，城乡人民的生活方式也发生了快速变化。在这些生活方式的变化中有有利于健康的变化，如卫生条件改善和个人卫生意识提高使更多人讲究个人和家庭卫生；环境保护意识的提高使更多人注意环境的保护；物质的丰富和收入的提高使更多人增加了蛋白质的摄入量；……而另一方面，对健康不利的生活方式也有许多，如食物过于精细；油脂的摄入量大大超过人体的需要量；体力活动减少；精神压力增大；烟酒的消耗量增加；……而这些不利于健康的生活方式导致了我国慢性疾病患病率的升高。在我国，1979年高血压的患病率为7.73%，而1991年就上升到了11.88%，2002年上升到18.8%。20世纪80年代以来，我国多数地区超重的人数增加了2~6倍。而糖尿病的患病率从1998年的4.76%上升到2002年的5.90%，2009年的一项研究表明，大中城市的糖尿病患病率达9.7%。北京市达10.4%，而1990年北京市只有4.56%。可以预见，慢性非传染性疾病将对生活在21世纪的人类的健康构成巨大的威胁。当前，甚或在今后相当长的时间里，人类对于慢性非传染性疾病没有根本的解决办法，更没有预防的疫苗。要预防控制慢性非传染性疾病，降低慢性病对人民健康的损害程度，只能依靠健康教育。通过广泛地开展健康教育工作，帮助人们懂得健康的知识，树立健康观念，建立健康的生活方式，这样才能有效地预防、减少或推迟慢性非传染性疾病的发生。

（三）预防传染病

当今流行严重的某些传染病不仅仅是微生物致病的结果，而且与不健康的生活方式密切相关。例如，性病、艾滋病、甲型肝炎、乙型肝炎、痢疾等传染病就直接与不健康的生活方式相关。

目前，全世界艾滋病感染者已经有6000万，我国也已经接近百万。怎样有效预防艾滋病是人类共同面对的一个世界性难题。但是，艾滋病完全是一种人类可以通过自身行为改变而有效预防的疾病。因此，运用健康教育手段广泛传播预防知识，干预高危行为就是预防艾滋病的有效措施。即使是有了艾滋病疫苗，健康教育和健康行为将仍然是预防艾滋病的根本措施。在性病的预防控制方面也同样如此，在血吸虫、疟疾、肝炎等传染病的预防控制方面也同样需要人们行为改变的配合，才能获得好的效果。

（四）帮助遏止医疗费用的急剧上涨

西方工业国家自 20 世纪 60 年代以来医疗费用急剧上涨，例如美国在 60 年代的医疗卫生事业的花费是国民总产值的 4%～5%，而到 80 年代就上升到 11%。最近 20 年虽有控制但还是在上升，1991 年的报告是 13.75%。我国自 90 年代初以来，人均医疗费用年增长率在 20% 以上，在未来的几十年内还将有更快增长的趋势，甚至超过国内生产总值（GDP）的增长速度，国力将感受医疗负担的重压。

科学技术发展，先进的医疗设备和检查治疗手段不断进步，花费也越来越高；人口的平均寿命延长，老年人的医疗费用上升；慢性病的发病率上升，治疗费用也不断增加；人们的保健要求也越来越高等因素是医疗费用不断上涨的原因。现代的美国，每天要为保健事业支付 10 亿美元的高昂费用，而且经费压力还在继续加大。在美国，做一个人工心脏手术要用去 12 000 人次的普通门诊保健费用。对照西方国家所走过的道路，可以看出我国医疗费用上涨也是必然的发展趋势。CT、磁共振、早期乳腺癌 X 线检查机等等高科技产品的使用提高了疾病的早期诊断率，但也使得检查费用不断上升。心脏手术、肾透析、脏器移植等医疗技术的发展的确救活了许多的病人，但医疗费用的确也高得惊人。而且，大部分的医疗费用是花在了慢性病的治疗上。近 20 年来，我国医疗费用已经出现了急剧上涨的趋势，这是我国卫生保健工作所面临的一个重大挑战。要遏止医疗费用的急剧上涨，最好的办法就是有效减少慢性非传染性疾病的发生。健康教育就是预防和减少慢性疾病发生的有效手段，因此，从战略上看，健康教育又能有效地降低医疗费用的支出。

（五）适应人民群众越来越高的心理健康服务需求

随着国家经济的发展和人民群众生活水平、教育水平的提高，人们对心理健康的认识和需求也越来越高。同时，随着我国社会的全面改革，市场经济的机制必将全面影响我国人民的生活。岗位将不再是永恒的，工作将是有挑战性的，竞争、紧张、压力将成为人们生活中的普遍感受。而社会的变革必然还将影响到家庭，我国传统家庭格局也将会随社会变革而打破。家庭问题、婚姻问题、独生子女的教育问题、老人的赡养问题等等，将是许多人要面对的现实。可以预见，在今后 20～50 年里，人们将会面临更多的心理问题。正如世界卫生组织心理专家所指出的，心理问题将是 21 世纪人们面临的最严重的健康问题之一。而随着人民健康意识的提高，心理健康将会是许多人追求的目标。只管治疗身体疾病、不管心理健康的卫生保健服务将不能满足人民群众的健康需求。而心理教育和心理干预是健康教育工作的重要组成部分，因此，提供健康教育服务将是适应人民群众心理健康服务需求的重要内容。

二、健康教育的工作原理

健康教育是一门通过改变行为来促进健康的科学，它是结合教育学、行为学、传播学、社会学、心理学和预防医学等学科知识和工作方法进行工作的，其原理是运用社会学和流行病学方法诊断社区或人群的健康问题，找出健康教育的"靶"问题。并以提高科学认知为基础、以树立正确态度为关键、以掌握保健技能为支持、以改变行为为目标开展工作。

人们的行为与其对外界事物的认知有关，为了让人们能够采纳健康行为、改变不健康的行为，很重要的一类工作就是向人们传授有关健康的知识，帮助人们理解健康与行为的关系,懂得采纳和坚持健康行为的原因,知其"所以然"。因此,让人们从学习中获得知识,以认知作为人们行为取向的基础,这也是健康教育的重要基础工作。

知识虽然影响人们的行为,但是人们对自身行为的态度、价值观念、对自身和他人健康的态度、对外界环境的态度等更具有相对重要性。健康教育工作针对人们的这些态度问题进行教育和引导,帮助人们改变不正确的态度,树立对健康的积极态度和正确的信念,建立起正确的价值观。只有在树立起正确的信念、观念和有了正确的态度之后,所拥有的健康知识才能真正起作用。

人们在保护和增进健康的努力中不能缺少了保健技能,保健技能在某些情况下也可能起到十分关键的作用,因为保健技能是某些保健行为能否建立和产生正面效果的关键因素。因此,帮助人们学习和掌握保健技能是健康教育的重要工作内容之一,也是健康教育改变人们行为的目标得以实现的重要环节。

人们的生活方式实际就是人们日常的行为习惯。针对某些特定行为采用直接的指导、引导、训练、纠正、调适等措施使其改变是健康教育对不健康行为的干预。要达到人们能够改变自己的不健康生活方式或行为习惯的目标,除了以上涉及的知识、态度、技能等因素外,对有些行为必须实施特定的干预。人的行为不仅受到知识、态度、价值观、技能等因素的影响,而且也受环境的影响。支持环境(社会环境和物质环境)是行为改变的一个重要因素。健康促进通过政策开发和物质环境的建设为行为改变提供支持。(参看本章第三节关于健康促进和卫生宣传)

健康教育的工作原理是动员各种对行为改变起作用的因素,利用各种可利用的条件促使人们改变不健康行为,建立健康行为。

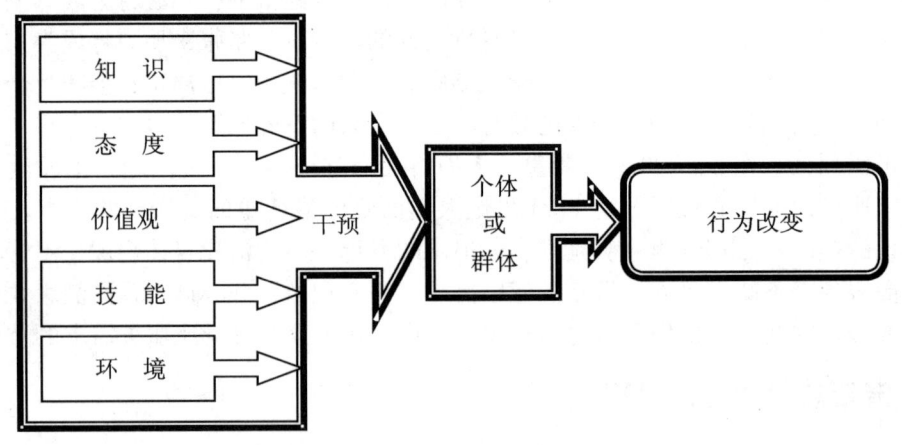

图 1-1 健康教育工作原理

三、健康教育的特点

与其他预防医学学科相比,健康教育具有以下特点:

1. 多学科性和跨学科性:前面已经提到,健康教育的理论是从多门学科发展而来的。

因此，健康教育具有多学科的特点。而从大学科的角度看，健康教育既具有自然科学特征也具有社会科学特征，而且更靠近社会科学，这是健康教育的学科特点。

2. 以行为改变为目标：健康教育的一切内容都是围绕人的行为问题，所以改变人们不健康行为和帮助人们建立健康行为是健康教育的工作目标。它与以减轻症状、治愈疾病为目标的医学和以阻断传播途径、杀灭致病生物、增强人体免疫力为目标的卫生防疫不同，具有明显的特点。虽然促进健康的目的是相同的，但是各自所要实现的中间目标不一样。

3. 以传播、教育、干预为手段：健康教育要达到促进健康的目的，首先要实现行为改变的目标。健康教育主要是使用传播、教育和干预的手段来促使人们的行为发生改变。广义上讲，传播和教育也都可以包括在干预之中，但为了将信息和知识的传播活动、针对态度（观念）和技能的教育活动与针对行为的直接干预（指导、纠正等）活动有所区别，将传播、教育和干预并列起来更为准确和全面。因此，健康教育促进人们健康所使用的手段与生物医学方法、卫生防疫所使用的物理、化学和生物手段也不同。

4. 注重计划设计和效果评价：全面的、完整的健康教育项目应该从科学的设计开始。健康教育项目的设计并非是健康教育人员"闭门造车"，而是要到人群和社区中去，对健康问题进行诊断（分析），确定健康教育项目的优先领域和主攻方向，找出需要健康教育发挥作用的行为问题，并确定行为改变的目标，设计出实现行为改变目标的干预过程计划。对健康教育项目的实施过程和效果进行评价是健康教育的一个重要内容，不仅对传播、教育和干预的过程要进行评价，还要对传播、教育和干预的效果进行评价，也就是要对目标人群在健康知识的增长、对健康问题的信念和态度的转变、健康行为的建立和不健康行为的改变的效果进行评价，对健康状况改善的效果也要进行评价。但是，由于知识和信念态度方面的效果要落实到行为的改变上，而健康状况改善的效果往往需要比较长的时间才能出现，在评价中还需要排除其他干扰因素，所以在实际的健康教育效果评价活动中多以行为改变的效果评价为重点。

5. 评价健康教育对改善健康状况的直接效果有较大难度：人们的健康状况往往受多种因素的影响，虽然行为是影响健康的重要因素，但是行为改变促进健康的效果评价起来是有一定难度的。一方面，行为改变后出现健康状况改善的效果往往需要一段较长的时间，这就不能很快评价出"即时效应"；另一方面，经济水平、社会环境、卫生服务、文化教育和信息传播等因素都会同时作用到目标人群身上，这些因素的改变对健康状况的改善必然会产生作用。因此，要评价健康教育对健康状况改善所起的作用就必须排除这些因素所产生的影响。这样就有较大的难度，需要有很好的对照设计才行。

6. 有领域而又无领域：健康教育是一门学科，它有自己的研究内容、研究范围、研究对象、研究方法，从这个角度讲健康教育有自己的领域。但是从工作范围和领域来看，健康教育工作不像其他一些专业如劳动卫生、环境卫生、食品卫生、营养卫生、妇幼保健和传染病、慢性病等专业那样有自己的相对"封闭"的工作"领地"，而健康教育工作则是"敞开大门"的工作，它的工作和研究必须是建立在与其他卫生领域相结合的基础上。健康教育不能搞"关门主义"，健康教育只有在为其他领域提供服务的基础上才能实现其自身的价值，体现其学科性。也就是说，实际的健康教育工作必然是诸如职业健康教育、营养健康教育、

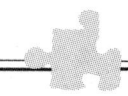

环境卫生健康教育、妇幼健康教育、预防某些疾病的健康教育（如预防艾滋病健康教育、预防结核病健康教育、预防高血压健康教育、预防冠心病健康教育）等等。离开了与其他领域的结合和为其他领域提供服务，健康教育就不能独立存在。从这个角度讲健康教育又是没有自己独立领域的。

第三节 健康促进和卫生宣传

一、健康促进

健康促进（health promotion）是一个产生于20世纪中期的新词汇，围绕这个词产生了许多的内容，包括卫生工作、社会工作、政府职能、环境建设、理论问题等等，并在西方世界的专家中引发了不少的争论。近30多年来，健康促进的理念在讨论和争论中有了很大发展，尽管有关的许多问题还没有定论，但健康促进在全球的公共卫生领域产生了广泛的影响。这也是人类在预防疾病、促进健康的实践中不断总结、不断探索的表现。

（一）健康促进的含义和概念

健康促进是把健康教育和有关组织、政治和经济干预结合起来促使行为和环境改变来改善和保护人们的健康的一种综合策略（Battes/ Winder：1984）。1986年在加拿大渥太华召开的第一届国际健康促进大会发表的《渥太华宪章》中指出：健康促进是促使人们提高、维护和改善他们自身健康的过程。世界卫生组织又曾在其他文件中对健康促进作如下解释：健康促进是促进人们维护和提高他们自身健康的过程，是协调人类与他们环境之间的战略，规定个人与社会对健康各自所负的责任。以上这些都只是对健康促进的解释和说明，还不能称为是健康促进的概念。关于健康促进的概念，美国、加拿大、澳大利亚和欧洲的专家们都有各自不同的说法，以不同的视角给予解释，讨论和争论至今并未停止。

在对健康促进的含义作解释和说明时，有的是从健康教育的角度出发去解释健康促进与健康教育的内在联系；有的是从健康促进的作用进行说明。因此关键在于领会健康促进的精神。在前面世界卫生组织对健康促进的解释中除强调"促进健康"的本身含义之外特别强调了"环境"、"战略"和"责任"三个方面，这是认识和了解健康促进的核心要点。

结合我们国家的实践经验和我们对健康促进内容和实质的理解，健康促进的概念是：健康促进是指运用行政或组织手段，广泛动员和协调社会各相关部门以及社区、家庭和个人，使其履行各自对健康的责任，共同维护和促进健康的一种社会行动和社会战略。

健康促进的许多活动都涉及倡导、建立合作关系和联盟，更加体现社会功能，是一项社会性很强的工作。这些以动员、倡导、协调为主的工作，其艺术性高于科学性。目前从学科领域的角度来看，健康促进单独而言尚不具有学科性质，不能称健康促进为一个学科，或者一个专业领域。但是，现在国际上常常把健康教育与健康促进紧密地联系在一起，是因为健康促进与健康教育的关系十分密切，健康教育是健康促进的重要策略之一。而且，近年来有些国外专家在培训活动中或计划制定中更愿意突出"健康促进"，但讲授的主要理论仍是以健康教育理论为基础的。因此,"健康教育与健康促进"也就越来越有被融合的趋势。正如某些国外专家所说:健康促进具有"跨学科而又无学科性"。关于健康促进的学科性问题应该根据其是否具有学科的条件和实际工作内容来认识。虽然健康促进的工作范围涵盖了健康教育,但是健康促进是一种宏观的战略,它是为了实现这些工作内容而协调部门间的行动、调配资源的战略规划和将规划付诸实施的战略行动,属于行动领域。健康促进为健康教育改变人们行为提供政策和环境的支持。因此,健康促进不能取代或替代健康教育作为学科领域在改变人们知识、态度(信念)和行为方面的特定技术和学科地位。

其实我国很早就实践应用了健康促进理念,并在保护健康方面发挥了很大的作用。只是缺乏理论总结,更缺乏与国外的交流,不能在世界上产生大的影响。我国的专业人员也习惯于拿国外专家的见解作为依据,而轻视国内的经验和本国专家的理论总结和研究成果。在我国国际地位不断提高的当今时代,这种现象也应该随之改变。

(二)健康促进的工作领域

世界卫生组织提出的健康促进的工作领域是:

1. 制定有利于健康的政策:通过健康促进使政府部门产生共同认识和行动,使相关的部门和领导人物了解让人们获得健康是政府有关部门及全社会的共同责任。健康促进推动相关部门间实行广泛的合作,制定并实施相应的政策,创造有利于健康的社会环境。

2. 调整卫生服务方向:通过多种途径,广泛动员可利用的资源,为发展健康事业服务。同时,通过多部门的协作和社区的参与,对卫生服务项目进行优化选择,把卫生服务的重点调整到最需要的地区和最急需的人群。同时,要求改变医疗部门仅仅提供临床治疗服务和以疾病为中心的服务模式,倡导坚持健康促进的方向。

3. 提高个人和群体保健知识和技能:通过提供政策支持、改变卫生服务方向和开展教育活动促进个人和群体发展保健技能,提高对卫生服务的利用能力。健康促进通过政策和物质的发展为个人和群体的行为改变提供环境条件。

4. 建设和保护物质环境和自然环境:人类与其生存的环境是密不可分的,健康促进策略重视保护人类赖以生存的自然环境和物质环境,为建设和保护环境而协调各相关部门及社会资源为共同的目标工作,创建有利于健康的物质环境和自然环境。

5. 发展社区能力(赋能):社会动员和社区行动是健康促进的基础策略。充分调动社区的力量,积极有效地参与卫生保健计划的制定和健康环境的建设,为社区居民提供良好的生活环境和社区卫生服务。在加强社区行动中关键在于调动和发挥社区的能动性,提高社区在促进健康方面的各种基本能力。(注:英文的文件中描述这一工作领域时使用了"empowerment"一词,在这里的意思应该是"给予动力"和"给予能力"的意思,也就是要调动社区在维护社区居民健康方面的积极性并帮助社区做好能力建设工作、提高社区在这些方面的工作能力。在这里将 empowerment 翻译成"授权"或"赋权"则意思不通,如果一定要用一个词汇来表达其意思,则可以翻译成"赋能"。)

以上是世界卫生组织的一些专家总结出来的健康促进五大行动领域或者是工作领域,实际上也是工作内容。

也有专家将健康促进总结为"三点成一面"的理论模式,说健康促进依靠"三条腿站立"，这"三条腿"是政策、教育和服务，形象地将这"三条腿"称之为健康促进的三个支点，共同支撑健康促进，如果缺少了任何一个支点，健康促进就不能正常"站立"。这种对健康促进的描述很精练形象，也抓住了健康促进最主要的三大工作领域，或者称为功能。

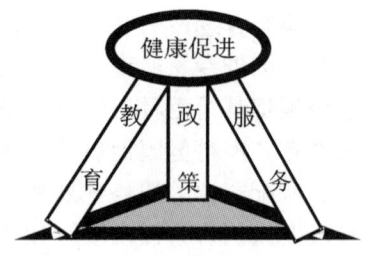

图 1-2 健康促进的三大支柱

这一理论说明健康促进最主要的功能是促进制定有利于健康的政策、促进调整卫生服务方向和通过教育促进提高个人和群体保健知识和技能。

（三）爱国卫生运动——中国特色的健康促进

我国在 20 世纪 50 年代初开创发起的充分动用行政力量，通过协调委员会各委员单位、最大限度地实现政府部门间的合作，及时制定和出台相关政策和法规，广泛地发动社区、机关、学校和所有群众参加的这种以解决卫生和健康问题为目标的"运动"——即社会行动，就是世界上最早的、实施得最成功的健康促进策略。我国人民就是依靠这一策略，战胜了帝国主义的细菌战。同时，有关各部门出台过一系列的卫生政策，从政策到物质都给卫生工作提供了一系列的保障；通过在群众中广泛开展卫生宣传教育，动员群众参与到改变环境的卫生行动中，我国城市乡村的卫生面貌发生了很大的改变，人民的生存环境有了很大的改善；爱国卫生运动落实到基层，城市社区和农村社区的积极性被极大地调动起来，许多地方都是创造性地开展工作；同时，"运动"教育了群众，让群众"自己起来与自己的愚昧和不卫生的习惯作斗争"，改变了群众的落后观念，改变了群众许多不健康的行为习惯；在政策的指引下，当时有限的资源得到了适当的调配，卫生工作的重点得到了政策、物质、经费、人力、信息等方面的保证，政府普遍改善了基层的卫生服务条件。这些完全符合后来被国际公共卫生界所推崇的"健康促进"的原理和主要内容。

我国的成功经验没有能够在国际上得到推广的原因主要有两个方面，当时国际上的敌对势力对我国的封锁是原因之一，我们自己不重视理论研究、不善于"创造"理论（也就是把成功的经验上升成理论）是原因之二。在这方面，我们需要向西方人学习。经常与外界有接触的专业人员可能会有这样的体会：西方国家的专家经常在"创造"新的理论，并利用一些国际学术舞台将他们的理论广为传播。介绍得多了，影响就大了，也就会被别人了解、认识和接受。

二、卫生宣传

"卫生宣传"是我国所特有的一个名词，核心意思是指有关卫生工作信息和健康相关信息的散布（扩散），用英文还不能准确地翻译表达。其概念应该是：卫生宣传是指在群众中进行有关卫生工作、环境保护和改造、健康保健等方面的信息传播活动，传播的内容也包括卫生政策、法规、条例和卫生（医学）科技新闻等。

卫生宣传工作是卫生工作的一个重要组成部分，其工作的目标是向群众传播有关的信息，使群众了解卫生工作的某些与其相关的内容，如某地区在某个阶段防病工作的重点是什么，某个季节应该注意哪些健康问题等；或者将某项新的医疗技术告知大众，以便更好地为大众提供卫生服务；或者将有关的卫生法律、条例告知大众；或者宣传动员群众参与到保护环境、改造环境、除害灭病的活动中来，这些是卫生宣传的主要内容，其中当然少不了要涉及传播卫生知识。

卫生宣传的工作以扩散信息为主要方法，也就是以向群体或社会大众传播信息为主要工作方法。这种信息扩散，基本上是以政府、组织和媒体的需要为准则。

卫生宣传缺乏理论研究，在实际卫生宣传工作中也缺少理论指导。卫生宣传没有学科特性，属于行动领域。其工作目标是群众对信息的接收，而信息的传播主要依靠大众媒体，不强调对传播效果的评价。

三、如何理解健康教育、健康促进和卫生宣传之间的关系

卫生宣传、健康教育、健康促进是相互联系、相互交叉的三项不同的工作领域和工作内容。但是，正如前面所讲，健康促进是一项社会策略和社会行为。它要解决的是为改善人们健康而采取社会行动的策略问题，那就是针对群体的健康问题形成社会共识，并采取协调行动，促进"五大领域"的改善和进步。但是本书认为，健康促进重点应该是解决社会动员、社会倡导和相关部门单位及社区的协调问题，通过这种动员和倡导，实现协调和协作的目标，然后才能在政策的制定、环境的建设和保护、健康支持环境的提供等方面产生作用。健康教育是针对行为问题采取的一系列传播、教育、干预行动，包括设计和评价技术的运用。它要解决的是帮助人们改变不健康的行为和建立健康的行为和生活方式，提高保健技能等问题。前面已经讲到，健康促进作为一种社会战略，它不能替代健康教育的功能。而卫生宣传要解决的是有关信息的扩散，其信息涵盖的范围比健康教育广泛，但传播的信息没有健康教育传播的信息复杂和具体。因此，它们三者之间既有联系交叉又各有自己的工作目标，因此，不能相互替代。而且就各自的工作目标而言，不存在高低之分，因为各自是从自身工作目标出发来确定自己的工作内容的。但是，如果我们在一项健康教育活动中只做了卫生知识传播，目标也只是提高知识知晓率，而没有开展针对行为改变的干预活动，没有追求行为改变的目标，那就是仅仅用了卫生宣传的工作模式，不是完整的健康教育过程。因此，我们在设计的时候就要明确是要设计一项健康教育活动，还是一项卫生宣传活动，或者是健康促进活动；是仅仅为了扩散信息，还是要改变人们的知识和态度并达到改变行为的目标，而实施这样的计划是否牵涉到大的社会环境和多部门协调等问题。在实际工作中，有许多的工作和项目需要卫生宣传、健康教育和健康促进一起来做，才能实现目标。

健康教育、健康促进、卫生宣传三项工作有着很紧密的联系，但是又各有自己的工作目标，互相不能等同，也不能相互代替，更没有高低之分。尽管健康促进策略中含"教育"或"健康教育"的内容，但是健康促进本身是一种社会行动和社会战略，它不能代替专门针对行为问题的、技术性和学术性很强的健康教育科学，它只是为健康教育实现行为改变的目标提供支持环境。

表1-1 健康教育与健康促进和卫生宣传之比较

	卫生宣传	健康教育	健康促进
概念	卫生宣传（hygiene propaganda）系指在群众中进行有关卫生工作、环境保护及改造和健康保健等方面的信息传播活动，也包括卫生政策、法规、条例和卫生科技信息的传播	健康教育（health education）是以传播、教育、干预为手段，以帮助个体和群体改变不健康行为和建立健康行为为目标，以促进健康为目的所进行的系列活动及其过程	健康促进（health promotion）是指运用行政的或组织手段，广泛协调社会各相关部门以及社区、家庭和个人，使其履行各自对健康的责任，共同维护和促进健康的一种社会行动和社会战略
工作内容	传播与健康相关的信息〔包括人类生存环境（自然）的保护和改造/杀灭致病生物/卫生工作/卫生政策、法规、条例/卫生与医学科技新闻/卫生保健知识〕	传播与健康相关的信息（以卫生保健知识为主）；对个体和群体目标人群进行健康观、价值观的认知教育以及保健技能培训；针对不健康行为进行干预	协调社会有关部门，形成承担健康社会责任的共识，从而促进制定有利于健康的公共政策，创造支持性社会环境；调整卫生服务方向；提高社区维护健康的能力；加强对人类生存环境的保护和建设；为社会人群发展保健技能和改变不健康行为提供支持条件
工作目标	以受众接收信息为目标	以个体或群体的行为改变为目标	以建立社会联盟、实现社会相关部门和社区履行对健康的社会责任为目标
特点	多为单向传播 受众泛化 不注重信息反馈和效果评价 属于行动领域	以传播健康知识为基础，传播注重双向交流及对行为的影响 注重健康教育计划的设计 设计注重健康问题诊断、传播策略、干预方法和评价 评价注重行为目标 讲究科学性	以倡导履行社会责任、建立合作关系和联盟为主要工作方法 以政策、教育和卫生服务为基本支柱 注重环境改变 属于行动领域 艺术性高于科学性
理论	无理论	以行为学、传播学、社会学、教育学、心理学、预防医学、社会市场学的理论为基础形成健康教育理论体系	未形成健康促进自身的理论体系（健康教育的理论在健康促进中得到运用）
学科特性	无学科特性	多（跨）学科性	无学科特性/跨学科而又无学科性

（田本淳）

第二章 健康教育的基本理论

> **本章要点**
> 1. 行为的概念、类型、发展阶段
> 2. 影响行为的因素（行为函数公式）
> 3. 健康相关行为
> 4. 促进行为改变的因素
> 5. 行为干预的内容
> 6. 行为改变的不同阶段与干预策略
> 7. 人际传播和大众传播的概念和特点
> 8. 传播6要素与传播模式
> 9. 传播关系：共同经验范围、契约关系、反馈
> 10. 影响传播效果的因素及提高传播效果的基本思路
> 11. 媒介（渠道）可选择性公式
> 12. 教育的原则及其在健康教育工作中的应用
> 13. 创新扩散理论及市场营销理论的基本内涵

健康教育是一门交叉学科，健康教育理论是由教育学、传播学、社会学、行为学、心理学、预防医学、社会市场学等学科的理论融合发展起来的，形成了健康教育的理论和研究范围并形成了一门独立的学科领域。健康教育的相关理论很多，或者说可用于健康教育研究和实践活动的理论很多。由于本书侧重于方法学，故只介绍健康教育的基本理论，并力求这些理论比较容易理解、掌握和应用于基层健康教育与健康促进实践活动。

第一节 关于行为的基本理论

通过行为改变来促进人类健康是健康教育的主旨和有别于其他健康科学的根本特点。人类的行为是一系列的生物、心理和社会现象综合于人类身上的行动表现。了解和学习行为的产生、影响因素和改变规律的理论知识有助于健康教育工作者更好地帮助人们建立健康行为和改变不健康行为，使健康教育的行为干预实践在行为理论的指导下科学地和卓有成效地进行。

一、行为的概念与行为的形成

行为是机体在外界环境刺激下所引起的内在生理和心理变化的反应。从心理学的角度讲，人的行为是人的内心活动的外在表现。

人类的行为有本能的和社会的两大类。

人的生物属性决定人类各种本能行为，如摄食行为、性行为、睡眠行为、自我防御行为等。人的社会属性决定人的社会行为。人的社会存在决定人的思想意识，思想意识又决定人的行为。人是社会的人，人的社会属性影响人的思想和行为。除了本能行为以外，人在后天习得的行为都是具有社会属性的行为。

人类行为是随着生命的发展而逐渐形成的，行为的发展可分为4个阶段。

1. 被动发展阶段（0~3岁）：主要依靠遗传和本能的力量驱使发展行为，这个阶段的行为虽大都是被动发展的，但很容易被训练，通过训练培养出一些基本行为。

2. 主动发展阶段（3~12岁）：在此阶段人的行为开始有意识地发展，这种意识受环境的影响很大，但缺乏认知和调整。

3. 自主发展阶段（12岁~成年）：在这个阶段人们开始通过对自己、对他人、对环境、对社会的综合认识，调整自己的行为发展。这种自我行为调整主要是通过个体的社会化的不断适应逐步实现的，在成长过程中发展起来的行为大都已经定型。

4. 完善巩固阶段（发生在成年后，持续终生）：保持到成年之后的行为虽然大部分已经定型，但随着时代、环境、社会和个人状况的不断变化，行为也有所调整、充实、完善和提高，以更好地适应周围环境。

二、影响行为的因素

行为发展受到遗传因素、环境因素和学习因素的影响。

1. 生物因素：人的生物特性直接影响或者说直接与人的行为有关，如人类遗传的生物特性，人的性别和年龄。遗传基因的传递，使人类在长期进化中获得的基本行为得以继承，而基因的复杂性导致人类行为的多样性，如吸吮行为、呼吸行为、摄食行为、眨眼行为、吞咽行为、睡眠行为等等。而人的性别也直接与人的行为有关，而且随着性别特征的显现，行为特征也逐渐表现出来。年龄也直接影响人的行为。

2. 环境因素：环境因素影响行为，而行为又对环境造成影响。所以环境既是行为的激发因素，又是其接受者。与个体的性别、年龄及遗传等因素对行为的影响不同，环境影响所表现出的对行为影响的作用亦有不同。知识与态度、技术与能力、亲友的态度与个体关系密切，影响直接；生态环境、人文地理、医疗卫生、风俗信仰、教育、制度、法规、经济基础、事物发展规律及意外事件等是人行为发展的外在大环境，对人的行为的影响有的是间接性的，有的呈潜在性。健康教育要注意发挥上述环境因素对行为的形成和促进作用，不仅要注意发展和利用，而且要使来自这些因素的刺激内容尽量丰富多彩，使其中具有的积极向上作用的刺激成分具有足够的强度和持续时间。

3. 学习因素：学习是行为发展的促进条件。12岁以后到成年，行为发展进入自主发展阶段。在此阶段仅靠模仿学习是远远不够的了，必须通过系统教育和强化教育，使其认识目标行为，从理论上感受到自身对它的需要，从而学习并形成和巩固各种有益的行为。

著名的美国心理学家 Kurt Lewis 在 1961 年提出了以下公式：

$$B = f(P+E)$$

他的意思是，人的行为（Behavior）是个人（Personality）因素与环境（Environment）因素相互作用的函数（f）结果。个人的因素中包括了先天遗传因素与后天个人的学习和发展的人生观、世界观、知识面、社会位置等因素在内。

三、健康相关行为

健康相关行为是指个体或团体与健康和疾病有关的行为，包括促进健康的行为（健康行为）和危害健康的行为（不健康行为）。

1. 促进健康的行为：健康行为是有利于自身和他人健康的行为，如定期身体检查、不吸烟、不酗酒、饮食有节等。包括日常健康行为（每天刷牙、平衡膳食、合理营养、适当运动等）、保健行为（定期体检、预防接种、系统保健管理）、保护行为（心理调适、主动避免有害环境、戒除不良嗜好、遵守交通法规、求医遵医行为等）。

2. 危害健康的行为：不健康行为是不利于自身和他人健康、可能增加疾病发生的危险、加重病情、促使疾病预后不良以及造成伤害的行为，又称危害健康行为。如饭前便后不洗手、随地吐痰、吸烟、酗酒、久坐少动、油腻饮食、偏食、生活不规律、不遵守交通规则、怀孕期间不到医院做检查、自我封闭等行为。

有的国外专家把"健康行为"定义为人类在身体、心理、社会各方面都处于良好状态时的行为表现。这样，就把健康行为定义为人类理想的行为，是十全十美的行为。现实生活中行为十全十美的人几乎是没有的。况且，随着时间的变化，新环境的影响会导致新的适应问题。

四、行为改变——干预

（一）行为改变的知信行模式

信息：指人们所传递和接收的信号，这里主要指卫生保健知识和卫生服务信息。

知：认知，知识，这里主要指人们对卫生保健知识和卫生服务信息的知晓和理解。

信：指人们对事物、信息、知识、思想、理念的信念（包括价值观）。这里主要指对健康信息的相信，态度是信念的外在表现，如对健康价值的态度。

行：即行为。这里主要指在健康知识和健康信念的动力下，以及在环境的影响或限定下产生的行为。健康行为又能产生和传递健康的信息。

从接受健康信息到转化为健康行为要经过信念的确立和态度转变的过程。健康教育就在于在知识传播的基础上利用教育、干预的手段促进目标对象信念的确立和态度的转变，并帮助改变不健康行为和建立健康行为，达到获得健康的目的。其中传播健康知识是健康教育的基础工作，知识的学习、理解和掌握是目标人群建立和保持健康行为的基础，而树立健康的信念是目标人群采纳健康行为的关键。

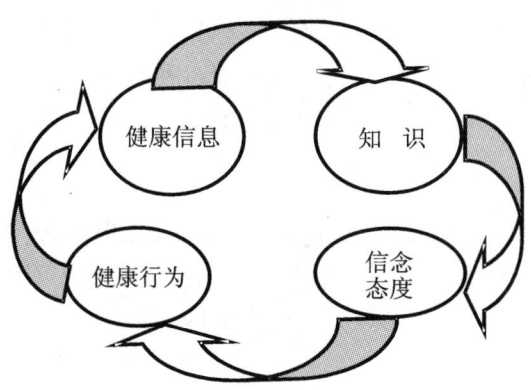

图 2-1 行为改变的知信行模式

（二）促进行为改变的因素

唯物辩证法告诉我们，一切事物的变化都是由内因和外因共同作用的结果，而且内因起主导作用，外因通过内因起作用。同样如此，要使一个人的行为发生改变，起决定性作用的因素也是内因。当然，外因也很重要，外因可以给行为改变提供条件，并可以促进行为改变得以坚持。但是外因是通过内因发挥作用的。国外的健康教育理论中，有一个被称为"PRECEDE-PROCEED 模式"的理论。该理论在行为方面将影响行为改变的因素划分为倾向因素（predisposing）、促成因素（enabling）和强化因素（reinforcing）3 类。其实，这 3 类因素只不过是把外因分成了两类而已。为了便于理解，这里以"行为改变内外因素模式图"来加以说明。

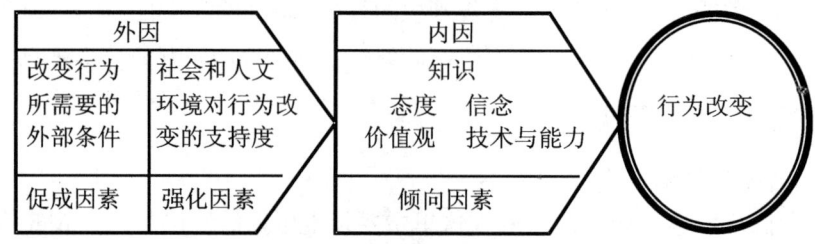

图 2-2 行为改变内外因素模式图

在影响行为改变的外因中，外部条件包括了社会环境和自然环境，社会环境中包括了社会制度、文化风俗、教育、法律规章、经济状况、社会保障和社会服务等等多方面的内容。健康教育是致力于人的行为改变的科学，而健康促进可以为人的行为改变提供环境支持，其中主要是社会环境的支持。健康促进是发动社会关注健康问题和为改善健康状况开展社会行动的一种社会行为和社会策略，而健康促进在创建支持环境方面所取得的成果则能够为健康教育所开展的行为改变工作提供支持环境，有利于目标人群行为的改变。有一种提法把健康促进促使组织机构采取了某些行动称之为组织机构的"行为改变"，这与健康教育中所说的"行为"则不是一个概念。

（三）行为干预

目标人群的行为改变过程分成几个阶段，针对各阶段情况，采取适当的健康教育方法并定期重复，有助于目标人群新的行为即健康行为的形成。

在健康教育活动中，针对目标对象某些不健康的行为，运用指导、建议、说服、警示、告诫、鼓励、限制等方法和手段来帮助其改变不健康行为、采纳健康行为称为行为干预或行为矫正。这里的"行为干预"概念是狭义的概念，是为了区别于以针对信息为主的传播和以针对信念、态度和技能为主的教育。从广义上讲，传播和教育亦可涵盖在干预的大概念里。

健康教育工作者在行为矫正方面的具体工作内容是：

——观察、记录干预对象的行为情况和特点；

——确定目标行为的分阶段干预目标；

——制定初步实施计划，选择具体矫正（干预）方法；

——按计划实施矫正（干预）措施，帮助答疑解惑，提供支持；

——通过评估，反馈信息，及时修正目标，改进措施，加快矫正（干预）进程。

（四）采纳健康行为的不同阶段与相应干预策略

所有受众在决定是否采纳一项健康行为时都需要经历几个不同的阶段。简单地概括为：

- 接受健康教育、了解健康行为阶段；
- 改变信念态度、接受健康建议阶段；
- 尝试健康行为、初步改变不健康行为阶段；
- 坚持和确立健康行为阶段。

在实践一项具体的行为干预计划时，了解以上行为的改变过程和目标对象所处的具体阶段，则有助于健康教育人员决定传播策略和干预的手段：

- 了解——传播；
- 接受——鼓励；
- 尝试——指导；
- 坚持——强化。

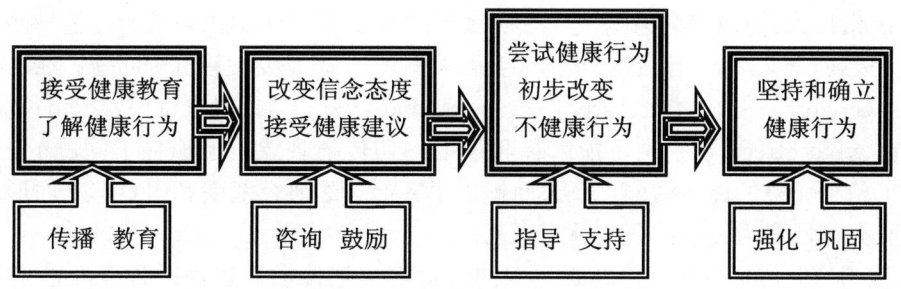

图 2-3　采纳健康行为的 4 个阶段和相应干预策略

第二节 关于传播的基本理论

传播是从 communication 翻译过来的,有交流、沟通、交通、共享的意思。传播是一种普遍的社会性行为(social behavior)。伴随人类的历史从古到今代代相传,人们从最简单的打手势、记刻符号、面对面的交谈,发展到通过广播、电视、互联网等现代化传播手段来交流信息和情感,极大地丰富了人类的生活,推动了社会的发展。人们每天都在不停地以各种各样的方式传递各种信息,同时也在通过各种渠道接受各种信息,这些信息交流活动,便是传播。简单地讲,传播就是传递、散布、交流信息(包括思想感情)的行为和过程。更具体地说,传播是一种社会性传递信息的行为,是个人之间和集体之间,以及集体与个人之间交换传递信息的过程。

一、传播概述

(一)传播的分类

研究传播学的专家们为了深入地认识和探讨传播现象,把人类传播活动作了若干分类,如人际传播、大众传播、组织传播、团体传播等,甚至某些传播学家还将个人的思考活动也纳入到传播的范畴,定义为"自身传播"(实际上这已经超出了传播一词的本义)。作为健康教育工作者,在实际工作中能够经常应用到的主要还是以下两种最主要的传播类型。

1. 人际传播:是两人或者多人之间直接进行的一种双向交流活动。
2. 大众传播:由职业性传播机构和人员通过报刊、广播、电视、网络、电影、书籍等特定的媒介,向大范围的受众传递信息的现象和过程。

(二)传播结构和模式

传播现象是复杂的,为了研究传播现象,人们不得不寻求一种简明易懂的方式来描述和解释传播过程。这就是以传播模式的形式简化而具体地表现复杂的传播现象,并且通过模式来分析传播的结构和过程,揭示传播结构内各因素之间的相互关系。

1. 五因素模式:1948 年美国社会学家、政治学家拉斯韦尔提出被誉为传播学经典的传播过程的文字模式,即"5W"模式,又称"五因素模式"。就是要回答五个问题:谁(who);说了什么(says what);通过什么渠道(through what channel);对谁(to whom);取得什么效果(with what effect),它虽不能解释和说明一切传播现象,但抓住了问题的主要方面。不但提出了一个完整的传播结构,还进而提出了五部分的研究范围和内容,从而形成了传播学研究的五大领域,为传播学研究奠定了基础。

2. 施拉姆双向传播模式:施拉姆用双向传播模式把传播描述为一种有反馈的信息双向循环往复的过程,为传播学重视反馈的研究作出了贡献。

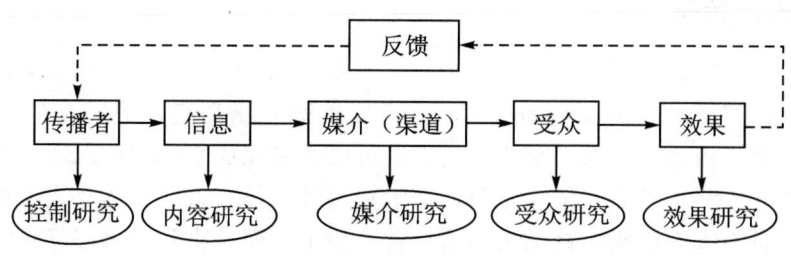

图 2-4 传播过程与传播模式图

（三）传播要素

一次完整的传播活动，必须有一些基本因素存在，这些基本因素称为传播要素。

1. 传播者：在传播过程中指传递信息的个人（如卫生工作者）或团体（如报社、电台、通讯社），是信息的发出者。

2. 信息：在传播学中信息就是传播者所要传递的内容。由一组相关联的信息符号所构成的一则具体的讯息，是信息内容的实体。信息必须转变为讯息，才能传播出去，如"与艾滋病病人及艾滋病病毒感染者握手、拥抱、谈话、共用桌椅和厕所、一起居住和进餐都不会传染艾滋病"就是一条经过加工的"讯息"。

3. 媒介：是讯息的载体，传递信息的中介渠道，如收音机、书刊、报纸、宣传画等。

4. 受传者：在传播过程中接受信息的一方（如听众、观众等）。若信息接受者人数众多简称为受众，若为个人或个别团体，则称为受传者、受方。

5. 效果：受传者接受信息后产生的反应。

6. 反馈：反馈是指受传者对信息的反应和把这种反应回归到传播者的过程。在信息交流活动中反馈可能存在，也可能不存在；可能是直接的，也可能是间接的；可能是受传者主动的反馈，也可能是传播者主动的收集。

（四）传播关系

人们通过信息交流和分享而在传播活动中建立起来的相互关系称为传播关系。建立传播关系必须依靠共同的经验范围、契约关系和反馈这三个基本条件。

1. 共同经验范围：指在人际传播过程中双方对信息能够共同理解相互沟通、产生共识的经验范围；在大众传播中，还要再加上传受双方对传播媒介的使用及理解的共识范围。找到共同语言常常是传播关系的良好开端。

2. 契约关系：指在传播活动中传播双方相互依存的一种默契关系，传播双方以此来约束各自的传播行为。如在门诊咨询服务中，咨询医生与求询者之间的相互依赖与理解的关系。

3. 反馈：反馈是反应和回归的意思。传播学中的"反馈"特指受传者接受讯息后的心理和行为反应及将这些反应返回到传播者，或者是传播者对这些反应的回收。及时的反馈是使传播进行下去的重要条件。反馈越及时越充分，则越有利于传播双方的信息沟通。信息反馈有两种情况：一是受传者向传播者主动的反馈，另一种是传播者向受传者收集反应。特别是在间接传播中，传播者需要用反馈机制去收集受传者的反应。

二、人际传播

（一）人际传播的概念

人际传播（interpersonal communication）也称人际交流，是指人与人之间进行直接信息沟通的一类交流活动。这类交流主要是通过语言来完成，但也可以通过非语言的方式来进行，如动作、手势、表情、信号（包括文字和符号）等。人际传播是人类最早的、最原始的传播方式。自有人类以来，这类传播活动就开始了，而且直到今天，甚至将来，人际传播也是人类的主要传播形式。

人类的祖先最早仅仅是用声音、动作、手势、表情来传递信息，表达感情。再发展，就懂得用符号（如刻木、刻石、结藤等）来传递信息。正是当人类有了语言和文字以后，才使这类交流活动变得方便、丰富、广泛而久远。而近代随着传播技术的发展，特别是媒介技术的发展，使人际传播的方式也发生了很大的改变。人们不仅可以通过书信来交流，而且还可以通过电话来交流，现在又可以通过互联网来交流。使人际传播这种直接的交流形式逐渐扩大到间接交流的范围。

对于人际传播，有两种概念，一是狭义的人际传播概念，就是指一个人与另一个人面对面的直接交流；而广义的人际传播则可以扩大到多人的直接交流活动。在这样的概念中人际传播可以分成个人之间、个人与群体之间、群体与群体之间三种形式。个人与个人之间的传播有交谈、访问、咨询等直接交流形式，还有通信、电话、电子信件等间接形式。个人与群体之间的传播有授课、报告、演讲、讲座等直接形式，还有电话会议、电视电话会议、网上交流等间接形式。群体与群体之间的传播有会谈、座谈、讨论等直接形式，也有电话会议、电视电话会议、网上交流等间接形式。

（二）人际传播的特点

人际传播具有以下主要特点，了解和掌握人际传播的特点，有利于更好地发挥人际传播的作用，获取好的传播效果。

1. 直接的人际传播不需要任何非自然的媒介（medium）。因此，人际传播简便易行，不受机构、媒介、时空等条件的限制。所以在健康教育的传播活动中，人际传播是广泛应用的基本传播形式。特别是在媒介使用还不够普及、不够方便的偏远农村，人际传播往往是开展健康信息传播的主渠道。

2. 就传播活动中信息的发出者和接受者而言，在同一次人际传播活动中交流的双方可以互为传播者和受传者。接受信息的一方能够即时做出反应，而且使反应传递到传播者，这时，开始发出信息的传播者就转变成了接受信息的一方，成了受传者；而原来接受信息的一方转变成了信息的发出方，成了传播者。所以，在人际交流的过程中双方或多方都在不断地变换着自己的角色，不断地接受信息和发出信息。因此，作为健康教育工作者，不仅要掌握传播信息的技巧，而且也需要掌握接受信息的技巧，才能适应人际交流活动的需要。

3. 由于人际传播中的反馈（feedback）及时，所以双方的交流也就容易充分。交流的双方都可以即时了解对方对信息的接受情况和自己的传播效果，这样就能够及时地调整自己的传播策略和技巧，以提高传播的针对性。在健康教育的人际传播活动中，健康教育人员应该根据传播的目的、信息内容和传播对象的反馈随时了解传播效果，随时调整传播技巧，以提高传播效果，实现传播目标。这种在传播活动过程中即时收集反馈、即时调整传播技巧的特点在大众传播中就无法做到。

4. 相对大众传播（mass communication）而言，人际传播的信息量比较少，覆盖的范围比较小，传播的速度也比较慢。人际交流与大众传播中的报纸、书籍、刊物、广播、电视等媒介所载的信息相比，其信息量是很少的。在人际传播中，即使是大型集会，或者是多级人际传播，信息所覆盖的范围仍然是有限的，与大众传播相比，传播的范围就相对很小。正是由于人际传播的信息量比较少、覆盖的范围比较小，自然其传播速度也就相对比较慢。例如一则消息通过国际广播电台或电视台在几分钟内就可以让全世界的许多人都知道。这样的速度只能是大众传播才能做到。

5. 在人际传播活动中，特别是在多级的人际传播活动中，信息容易走样。这是因为受到受传者的理解能力、知识背景、接受习惯，以及记忆力等因素的影响所造成的。因此，在开展健康教育人际传播活动时要特别注意对传播者的培训，使其理解、记忆和掌握信息的内容，并在传播活动的实际开展过程中注意对信息质量的监测（surveillance）。

（三）人际传播在健康教育中的应用

健康教育通过改变人们的行为来达到促进健康的目的。而改变行为的过程是与传播健康知识、启迪健康意识、树立健康信念和健康的价值观、教授保健技能、干预不健康的行为习惯等等活动紧密相伴的，在这些活动中人际传播不可缺少。并且，由于人际传播具有针对性强、交流充分、反馈及时等特点而在影响人们行为改变的活动中具有重要的作用和地位。

不可否认，大众媒介在传播健康信息方面具有很大的优势，并且也可以在改变行为方面发挥作用。但是，有某种不健康行为的人往往更需要具体的指导才能真正采纳某项建议和改变自身的不健康行为。这种具体的指导往往是需要通过人际传播才能实现的。由于生物遗传和环境的多样性，决定了人类健康问题的多因多果性；人的主观能动性与健康观又决定了人对事物的多样性认识、态度、决断与选择，从而决定了卫生需求和解决问题途径的多样性。正是由于这些多样性的特点，只有通过健康教育工作者、卫生和社会工作者面对面的人际交流，才能最有针对性地解决各种具体问题，逐步实现改变行为的目标。因此，可以说人际传播是实施健康教育的基础，是促进行为改变和取得效果的基础。

比如在对高血压患者进行健康教育时，要了解每个人患高血压的危险因素是什么，是家族遗传，还是肥胖超重；是食盐摄入量大，还是工作、生活压力大，精神过于紧张……弄清了这些问题才能确定药物治疗和行为改变之间的关系，并针对行为方面的问题制定行为干预计划，并进行干预活动。在这些获取信息、了解情况以及实施干预计划等所有的活动中，处处都要运用人际传播，而且还要在干预的过程中不断通过交流来了解效果，调整干预方法。因此，人际传播运用得如何直接关系到健康教育计划能否成功。

三、大众传播

（一）大众传播的概念

大众传播是指职业性的（专门的）信息传播机构使用电子和印刷技术，通过广播、电视、网络、报纸、期刊、书籍等媒介向范围广泛、为数众多的社会人群进行的信息传播活动。

（二）大众传播的特点

1. 信息的发送者是职业性的传播机构和人员；

2. 信息的接受者众多；

3. 信息量大，覆盖范围广，传播速度快；

4. 基本上是单向传播，缺乏即时和充分的反馈。

（三）大众传播的障碍

1. 讯息障碍：包括机械性干扰，如广播杂音、影像图像失真等；人为因素干扰如技术水平低、工作态度消极、讯息制作质量差等。

2. 传播障碍：渠道没有建立或出现故障，如没有广播线路或喇叭就无法接收有线广播的信息；没有收音机就无法接收无线电信息；没有电视机就无法接收电视信号；邮递员不送报就无法从报纸获得信息。

（四）影响传播效果的因素及对策

1. 影响传播效果的因素：信息的传播是一个十分复杂的过程，在活动过程中的每一个环节上，都有许多因素能直接或间接地影响传播效果。主要有以下几方面因素：

（1）环境因素：分为社会环境和自然环境。社会环境是指社会习俗、受传者所属的社会群体、社会政治文化氛围、宗教信仰等。自然环境指天气、地理等，如雷电对无线电波的干扰等。

（2）传播者因素：包括传播者的内在因素和外在因素。内在因素包括传播者的价值观、个人品质、知识和技能专长、传播技巧、心理素质、本人行为等；外在因素包括社会地位、行政权力、职位、资历及仪表风度等。传播者与受传者之间共识越多，传播者所传播的内容就越容易被受传者接受。

（3）信息因素：信息的科学性、针对性和表达形式。

（4）媒介与渠道因素：媒介是否适当，是否畅通。

（5）受传者因素：包括受传者的接受能力、兴趣、心理状态、价值观、个性、经济状况、所属社会群体等。

（6）反馈因素：传播者能否获得反馈，反馈是否及时。

2. 提高传播效果的基本思路：

（1）创造良好的传播环境：为了使一项大型健康传播活动能够取得好的效果，需要从社会环境方面考虑如何创造一个有利的社会氛围。例如，通过当地政府出台某项与传播目标相关的政策，并通过大众传媒传播有关信息，在社会上形成一定的舆论氛围。这样，就为健康教育的传播活动打下了一个舆论和认识基础，某项特定的健康教育传播内容就更容易为群众所重视、理解和接受。在小型的传播活动中，甚至在人际传播活动中，也要注意创造良好的氛围，以有利于传播者更好地传播信息和受传者更好地接受信息。

（2）挑选好的传播者：一个让受传者信得过、感到亲近的传播者和媒体所传播的信息就容易让受传者接受。作为一个好的传播者，必须有认真严谨的工作态度，熟悉业务内容并具有好的传播技能，举止和仪表符合受传者审美习惯。

（3）注重对受众的了解分析：了解受众就能选择适合受众的信息和传播渠道，就能更有针对性地开展传播活动，所以必须了解受众，分析受众的特点。

（4）注重信息的选择和制作：根据受传者的特点，选择和制作适合受传者的接受习惯和接受能力的信息内容进行传播（包括信息的重要性、科学性、简练、通俗），受传者才能比较好地接受信息，传播活动才能取得好的效果。

（5）正确选择传播渠道：传播渠道（媒体/媒介）的选择要考虑多种因素，如媒体的效应、传播活动覆盖面、受众拥有该种媒体的比例、经费和其他资源情况等，还要考虑是否适合特定信息的表达。在某些情况下还要看传播活动的需要，如果需要速度快时，就要以速度为重要条件。选择媒体有三原则：效果原则、速度原则、经济原则。

$$媒介/渠道的可选取性 = \frac{效果+速度}{经费}$$

此外，最好选择两种或多种媒介开展传播活动，这样就能获得更好的效果。例如，如果使用一种可以获得60%传播效果的传媒，再使用另一种可以获得50%传播效果的传媒，在这两种传媒的共同传播中就能获得80%的传播效果。（见表2-1）

表2-1 两种媒介达到率组合效果表

		第一种媒介的达到率（%）													
		25	30	35	40	45	50	55	60	65	70	75	80	85	90	95
第二种媒介的达到率（%）	25	46	47	51	55	59	62	66	70	74	77	81	85	89	92	95
	30	47	51	54	58	61	65	68	72	75	79	82	86	90	93	95
	35	51	54	58	61	65	67	71	74	77	80	84	87	90	93	95
	40	55	58	61	64	67	70	73	76	79	82	85	88	91	94	95
	45	59	61	65	67	70	72	75	78	81	83	86	89	92	94	95
	50	62	65	67	70	72	75	77	80	82	85	87	90	92	95	95
	55	66	68	71	73	75	77	80	82	84	86	89	91	93	95	95
	60	70	72	74	76	78	80	82	84	86	90	92	94	95	95	95
	65	74	75	77	79	81	82	84	85	88	89	91	93	95	95	95
	70	77	79	80	82	83	85	86	86	88	91	92	94	95	95	95
	75	81	82	84	85	86	87	89	90	91	92	94	95	95	95	95
	80	85	86	87	88	89	90	91	92	93	94	95	95	95	95	95
	85	89	90	90	91	92	92	93	94	95	95	95	95	95	95	95
	90	92	93	93	94	94	95	95	95	95	95	95	95	95	95	95
	95	95	95	95	95	95	95	95	95	95	95	95	95	95	95	95

(6) 收集反馈：及时收集反馈，根据反馈调整传播策略和传播技巧，能够取得更好的传播效果。

第三节　关于教育的基本理论

教育是培养人的活动。广义的教育包括所有有目的地增进人的知识、技能，影响人的思想品德的活动。普通教育学所研究的内容，主要是指对青少年进行的学校教育。健康教育是针对人的健康进行的一类特殊内容的教育活动。学习和运用教育学的理论方法是开展健康教育工作的基础。

一、教育的原则

教育的原则是教育活动应遵循的基本要求，健康教育同样有着教与学的双边活动过程，因此应充分遵循教育原则来开展健康教育工作。

1. 科学性和思想性统一的原则：科学性就是要向受教育者传播科学的信息，做到观点正确，事实清楚，数据准确。思想性就是要坚持用正确的人生观和世界观来作为健康观的基础，以积极向上的思想和情操来影响受教育者。

2. 理论联系实际的原则：知识传播和行为干预都应该联系群众的实际健康问题和主客观实际条件，教育的内容和方法都应该联系不同的对象、不同的时间场合、不同的环境条件等实际情况进行，否则，就不能取得效果。

3. 启发性与循序渐进的原则：教学中，教是外因，学是内因，外因必须通过内因起作用。受教育者的认识活动必须是能动的而不是消极被动的，健康教育工作者要运用启发性原则，因势利导，调动受教育者学习的积极性。健康教育不是健康教育工作者替受教育对象做出选择，而是要通过启发和教育活动使教育对象自愿地做出正确的选择。

4. 因人施教原则：因人施教就是从受教育者实际情况出发进行教学。教学内容应是受教育者所需要的，与其自身利益密切相关的和可以改善其知识结构、健康状况和生命质量的知识与技能；教育的方式方法是受教育对象可以接受的并适合他们的知识水平和学习能力的；教学应照顾不同对象的个别差异。

5. 巩固性原则：理解知识是巩固的前提，只有巩固了的知识才能形成信念。教学非常注重复习，健康教育中的传播和教育活动也要反复进行，才能收到好的效果。健康行为更需要不断巩固才能真正建立。

6. 正面教育为主的原则：教育理论指导教育工作者要坚持以正面教育为主，正面教育可以取得比反面教育更好的效果，健康教育也应该坚持这一原则。在健康教育的行为干预实践活动中，经常要对目标对象进行教育，涉及观念、信念、价值观的改变，也涉及技能的培养与训练，其中的教授方式一定要坚持正面教育的原则，同样，在传播和干预活动中也要坚持以正面的信息和正面的干预为主要方式。

二、教育的原则在健康教育中的指导作用

实际上，健康教育就是以卫生科学为内容和以促进健康为目的的一类特殊教育活动，教育学是健康教育的重要理论基础之一，教育学所研究的理论方法，如教育本质、教育的一般方法、教育原则等对健康教育都具有重要的指导意义。

在人的发展过程中，遗传、环境和教育（学习）在相互发生着作用。遗传素质给人的发展提供一种可能，而环境和教育决定人能否发展和向什么方向发展。儿童从降生起，就与一定的社会环境发生关系，并接受它的影响，逐渐形成一定的感性认识和行为习惯。环境在影响人，而人也在改造环境。教育原理强调对人的早期智力开发，早期培养，因此，对人的行为干预应该把重点放在习惯形成的最早时期，也就是儿童时期。

健康教育首先必须坚持科学性，必须是以科学的信息和科学的方法来指导人们学习和掌握科学知识；指导人们改变不健康的行为和建立健康行为；指导人们的健康保健活动。此点是健康教育工作者应该具备的最重要、最基本的态度，也是应该坚持的最基本的原则。

在基层工作的健康教育和卫生工作者在开展健康教育活动时应该特别注意针对不同的对象采用不同的工作方式和方法。如文化水平高低不同的人接受信息的快慢不一样，对信息的理解能力也不一样，因此在制作讯息时就应该注意其复杂程度。在干预活动中尽量做到理论联系实际，并且坚持以正面教育为主。在语言文字材料和形象材料的设计上都应该注意正面教育为主的原则。

帮助教育对象树立对健康的正确态度和信念，建立正确的价值观，是健康教育中的教育工作的重要内容。自我保健技能的训练是教育工作的另一个重要方面。这些内容都需要我们按照教育工作的基本原则来进行。

行为的建立和改变是一个长期的过程，不能寄希望经过一两次教育和干预就能奏效，必须坚持循序渐进和反复教育，同时需要建立支持环境，帮助目标人群不断巩固健康行为，才能实现健康教育的目标。

第四节 其他相关理论

其他领域的一些理论同样可以用于指导健康教育工作，此处重点介绍创新扩散理论和市场营销理论。

一、创新扩散理论

1. 创新扩散曲线

1962 年，美国新墨西哥大学埃弗雷特·罗杰斯（Everett M. Rogers）教授研究了多个有关"创新扩散"的案例，出版了《创新扩散》（Diffusion of Innovations）一书，他考察了创新扩散的进程和各种影响因素，总结出创新事物在一个社会系统中扩散的基本规律，提出了著名的创新扩散 S-曲线理论。

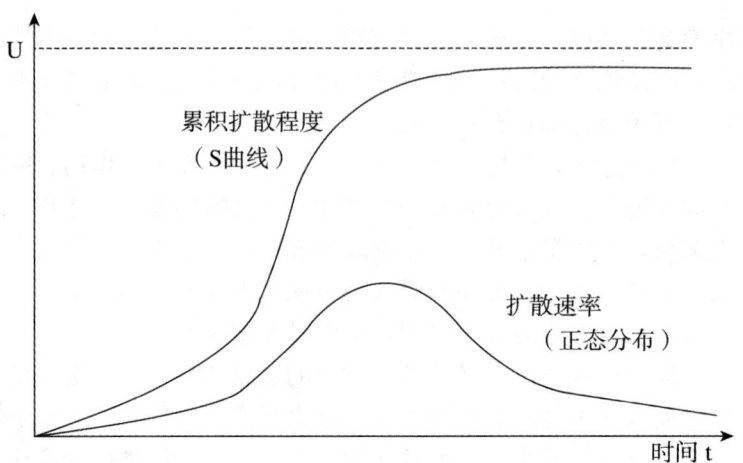

图 2-5 创新扩散曲线图

罗杰斯教授发现几乎大部分新思想、新事物的传播过程是呈"S"形曲线。刚开始时接受的人数很少，扩散的进程很慢，当人数增加到该人群的10%～25%时接受的人数发展速度会突然加快，曲线呈迅速上升趋势，而在接近于最大饱和点时再次慢下来。在这一过程中，那些早期的采用者为后来的普及提供了必要的帮助。这些早期的采用者可能通过人际传播的方式劝说别人采用某项新技术或者接受某种新事物。在罗杰斯教授看来，早期采用者就是愿意率先使用新技术、新产品等新事物并甘愿为之承担风险的那部分人。他们不仅能够接受新产品初期的局限性，还经常通过口头传播，使他们所处各群体的意见领袖们相信并且采用新产品。之后，意见领袖们又向处在他们人际传播范围中的受众扩散影响，于是就会有更多的人接受新产品、新事物。

该理论认为新事物发展与扩散经过五个阶段：
- 了解阶段：接触新技术新事物，但知之甚少。
- 兴趣阶段：发生兴趣，并寻求更多的信息。
- 评估阶段：联系自身需求，考虑是否采纳。
- 试验阶段：观察是否适合自己的情况。
- 采纳阶段：决定在大范围内实施。

罗杰斯指出，创新事物在一个社会系统中要能继续扩散下去，首先必须有一定数量的人采纳这种创新物。通常，这个数量是人口的10%～20%。创新扩散比例一旦达到临界数量，扩散过程就进入快速扩散阶段。饱和点（saturated point）的概念是指创新在社会系统中一般不总能100%扩散。事实上，很多创新在社会系统中最终只能扩散到某个百分比。当系统中的创新采纳者再也没有增加时，系统中的创新采纳者数量（绝对数量表示）或创新采纳者比例（相对数量表示），就是该创新扩散的饱和点。

罗杰斯认为，创新扩散总是借助一定的社会网络进行的，在创新向社会推广和扩散的过程中,信息技术能够有效地提供相关的知识和信息,但在说服人们接受和使用创新方面,人际交流则显得更为直接、有效。因此,创新推广的最佳途径是将信息技术和人际传播结合起来加以应用。由此可见,创新扩散理论既可以用于对行为采纳规律的描述,也更能表现信息扩散的基本现象和规律。这一理论与前面讲到的行为改变阶段理论有相通之处。

2. 影响创新扩散过程的新事物特征

有关新事物的信息在目标对象中传播的速度,或者是新事物在人群中扩散的速度,都会受很多因素的影响。不同的信息或者新事物在同一群人中,或同一信息或同一新事物在不同人群中的扩散速度会有很大不同。从人群角度看,一个新事物或者是一条有关新事物的信息能否被接受要取决于事物的特性(表2-2)。

表2-2 决定其扩散速度和范围的新事物特性

特性	关键问题
相对优势(relative advantage)	新事物是否比要取代的事物更具优势
适应性(compatibility)	新事物是否适宜于目标人群
复杂性(complexity)	新事物是否易于使用
可试用性(trialability)	在决定是否接受前能否试用新事物
可观察性(observability)	采用新事物的结果是否可以被观察到并容易测量
对社会的影响(impact on social relations)	新事物对社会环境是否有不利后果
可逆性(reversibility)	是否可容易地停止使用新事物并恢复原状
传播可能性(communicability)	新事物能否被容易和清楚地理解
时间(time)	新事物是否只花很短的时间就可以使用
风险和不确定性(risk and uncertainty level)	采用新事物是否只面对很小的风险和不确定性
承诺(commitment)	有效使用新事物是否只需适度的投入
可更改性(modifiability)	新事物是否随时间推移而更新或改良

例如,目标人群如认为一项新事物具备以下特征,那么此项新观念、新思维、新事物的推广速度会较快:①在接受前可以试用;②可以看见采用新事物的结果;③与其他现有同类事物相比,新事物相对先进;④使用不太复杂;⑤与现有系统兼容。可见,一项创新在人群中的扩散取决于三方面的变量:新事物本身的特性;目标人群的特点;传播策略、渠道和方法。所以,如要促使一项新事物迅速在人群中传播并被接受、采纳,必须做到:第一,该新事物具有先进性并能适合于目标人群和当地情况;第二,对目标人群和当地实际情况进行仔细分析,找出其特点,发现"先驱者"和潜在的"早期采用者"并通过基层工作人员与之密切合作;第三,根据实际情况选择正确的传播策略、渠道和方法,并注意向目标人群示范新事物的先进性、使用方便、易学、所付代价很小或在适当范围内等。创新扩散理论用来分析新事物在群体中扩散的过程是十分有效的。在健康教育中,新的知识、观点、行为是否在目标人群中扩散,扩散的方式、速度,以及影响因素是健康教育工作是否能达到预期目标的一

些重要因素。学习和应用创新扩散理论有利于了解人群行为改变的模式及其影响因素,从而为制定健康教育干预策略提供新的思路。

二、市场营销理论

市场营销就是面对市场的产品销售策略,是企业在对市场需求进行调查分析的基础上制订的产品营销策略,同时在策略的指导下制订相应的营销计划。市场营销理论是指导开展市场调研和进行产品促销的理论,这一理论应用在健康教育领域就是要运用市场营销的观念和方法研究如何将健康观念和健康行为"推销"给尽可能多的目标人群,正如某外国专家所说:要像推销可口可乐一样推销健康观念和健康生活方式。

1. 市场营销的"4P"和"4C"理论

20世纪50年代,美国哈佛大学鲍顿教授提出了旨在指导企业营销实践的12个方面,即产品计划、定价、厂牌、供销路线、人员销售、广告、促销、包装、陈列、扶持、实体分配和市场调研,开始采用市场营销组合这个概念。这些因素为开展市场营销运作提供了清晰的操作框架,并对市场营销的研究范围进行了较好的界定。

20世纪60年代,麦卡锡对鲍顿提出的营销实践12方面进行了高度的概括和综合,提出了著名的"4P组合理论",即产品(Product)、价格(Price)、地点(Place)和促销(Promotion)。产品包括有形产品、服务、观念、信息等;价格是指人们得到产品需要付出的资源代价的数量,包括社会、经济、心理、生理等多方面;地点是指开展营销、进行交换的地点;促销不仅是指运用传播手段向目标人群传播多种产品信息而且还包括了传播的力度和技巧。

1990年,美国学者劳朋特提出了与其相对应的一种以消费者的需求与欲望(Consumerneeds and wants)、成本(Cost)、购买的便利性(Convenience)、沟通(Communication)4要素为核心的"4C理论"。该理论指导产品销售商以这四个要素来指导市场开发和商品营销工作。

(1)消费者的需求与欲望:以消费者为核心,了解、研究、分析消费者的需要与欲求,企业营销思想应从"消费者请注意"转变为"请注意消费者"。

(2)成本:了解消费者为满足其需要与欲望须付出的成本,包括生产成本、消费者的时间成本、内心斗争是否购买的成本以及消费者能否接受的成本等。

(3)购买的便利性:如何为消费者创建方便购买的环境,以最便捷的方式将产品送到消费者触手可及的地点,这是分销的实质所在。

(4)沟通:改变促销时将顾客看成是被动接受者的观念与做法,从消费者入手,加强买卖双方的对话与交流,及时了解顾客的需要并迅速提供满足顾客需求的优质产品与服务。

2. 市场营销理论在健康教育中的应用

健康教育工作可以借鉴市场营销理论,将健康信息、健康知识、健康观念和健康的生活方式作为健康教育工作者所推销的良好"产品",尽可能地让目标人群获得正确的认知并建立正确的信念,最终采纳健康教育工作者所"推销"的"产品",建立健康行为。如果健康教育工作者所推崇的"产品"适合目标人群的需求,能够给他们的健康带来较大益处,目标人群无需付出过大"代价",又简便易行,而健康教育工作者的传播方法和技巧能够打动目标人群,启迪目标人群的内心需求,并产生采纳动机,0那么健康教育工作者就一定能够获得好的"销售业绩"——目标人群从中获得好的健康效果。

(田本淳　李英华　程玉兰)

第三章　健康教育与健康促进项目设计

本章要点
1. 项目设计的原则
2. 研究项目的类型
3. 项目设计的步骤
4. 设计具体目标应包含的六个要素
5. 四级目标人群的划分
6. 项目书撰写格式
7. 撰写项目书应注意的问题

第一节　项目设计概述

学习和掌握健康教育与健康促进项目设计是健康教育工作者的一项重要技能。经常有些健康教育工作人员想干工作而不知道从哪里"下手"，学习本章内容就是要解决这个问题。

一、项目设计的目的和意义

项目设计是针对项目的目的、目标制定出来的实现目标、达到目的的计划和方案，是通过科学程序和适宜的方法来进行周密计划，这个计划包括了拟采用的方法和实现目标的路径。这个计划形成的过程就是项目设计。

健康教育与健康促进项目设计是研究目标人群有关健康问题及其特征，并形成该问题的理论假设，提出解决该问题的目标以及为实现这些目标所采取的一系列具体方法、措施和步骤。健康教育与健康促进是一项涉及不同目标人群的传播、教育和干预活动，其内容包括控制影响健康的危险因素、预防与控制疾病，以及推动支持性政策出台和倡导与鼓励相关组织机构参与等多种活动，有着明确的远期和近期目标。同时，计划是质量控制的标尺和效果评价的依据。因此，每项健康教育与健康促进的活动都应该有科学的设计。周密的设计是实现目标和达到目的的行动纲领，是健康教育与健康促进工作的首要环节。

二、项目设计的原则

1. 配合总体目标：健康教育与健康促进项目往往是配合某一项总体工作而实施的，是总体工作的一部分。如为了控制突发公共卫生事件造成的健康损失和提高群众预防控制该问题的主动性,必须迅速在群众中开展相关信息的传播和健康教育、健康促进活动,这些工作是应对突发公共卫生事件整体工作中的一部分。又如一个控烟方面的健康教育项目,则是配合实现慢性病防治的总体目标的。当然,独立的健康教育与健康促进项目也是可以成立的,如针对提高公众健康素养的健康教育项目。因此,在健康教育与健康促进项目的设计中一定要坚持围绕总体目标这一基本原则,而不能脱离总体目标来进行健康教育与健康促进项目的设计。

2. 选择优先解决的问题:在设计一个健康教育与健康促进项目时,要选择好"突破口",也就是要考虑能够解决哪些问题,哪些问题比较容易解决,先解决什么、后解决什么。如果不能做出正确的选择,就可能造成资源的浪费而不能获取满意的效果。

3. 突出重点:健康教育与健康促进是一项需要动员目标人群参与的实践活动,涉及目标人群的知识、信念、态度和行为问题,还可能涉及政策和环境,设计的目标、干预策略和活动应该尽量围绕行为问题,突出重点。

4. 留有余地:在制订计划时要尽可能预计到在实施过程中可能出现的变量因素,要留有余地并预先制订应变对策,以确保计划的顺利实施。

第二节　项目设计中的立意和设计步骤

一、设计中应考虑的基本问题

1. 项目地区存在的健康问题有哪些?重点的健康问题是什么?
2. 这些重点健康问题主要存在于哪些人群中?他们需要改变哪些行为,才能使这些健康问题得到改善?
3. 这些人群应了解哪些信息、改变什么信念和态度、掌握哪些技能才可以建立相应的健康行为?
4. 这些目标人群采纳健康行为还需要哪些条件和资源?这些条件和资源是否能够获得?
5. 建立健康行为是否还需要配合提供某些特定的健康服务?这些服务是否可以得到?
6. 行为改变的效果是否可以测定?用什么方法测定?

二、设计的立意

做一个健康教育与健康促进项目设计需要设计者先立意,就是说设计者想把该项目做成哪种类型的项目,在设计者立意之后再进行相关设计。但是立意是否正确则需要在具体设计中得到检验。健康教育与健康促进项目可以分成以下几种类型:

1. 单纯通过调查收集资料的设计:现场调查是一种常见的健康教育工作内容,它是直接通过对某一特定人群或者某一社区(单位)的成员进行某项特定的调查,从调查中获取资料,发现问题。这样的计划相对比较简单,但是对健康教育和健康促进来说,调查只是开始,而重要的则是针对调查发现的问题制定干预计划,所以单纯的调查项目不是一个完整的健康教育和健康促进项目。

2. 实验研究型设计：其特点是将干预对象按随机原则分为实验组和对照组（对照组要求与实验组有可比性，且互不干扰）。然后在实验组中进行干预，两组分别随访，观察实验组在干预前后的变化情况，如干预后实验组在知识、信念、态度和行为方面的变化情况，并与对照组前后两次相应的调查数据相比较，实验组变化比对照组变化明显，说明干预有效。此类项目是在干预对象数量不是太多的情况下才有可能有效执行。在一般情况下难以实行，尤其是随机原则难以落实。

3. 准实验研究型设计：也属于研究计划，与实验研究型计划类似。不同的是实验组和对照组不是随机确定。如以某两个乡为实验组，选相同县内条件相同的另两个乡为对照组。其他做法与实验组研究相同。在进行大规模评价研究时效果较好，但由于未遵循随机化原则分组，在解释干预作用时，其说服力不如实验研究型项目。

4. 自身前后对照比较设计：不设对照，单纯在本底调查的基础上对目标人群开展健康教育和健康促进活动，并评价其有关改变，评价活动效果。这种设计比较容易，做起来也相对比较容易，但其结果不能说明就是干预活动产生的。

三、健康教育与健康促进项目设计的步骤

在制定健康教育计划前要做大量的调查研究，分析相关需求信息，从中抓住主要问题，并针对这些问题找出与其相关的因素，然后制定出实施健康教育的策略，同时对工作程序、相关资源利用等等也加以设计。从实用的角度出发，也有利于基层的专业人员学习、理解和在实际工作中运用。下面介绍最实用、最重要的设计健康教育项目的7个步骤：①健康问题分析；②行为问题分析；③资源分析；④确定优先项目；⑤确定目标；⑥制订传播、教育、干预策略和实施计划；⑦制订评价计划。

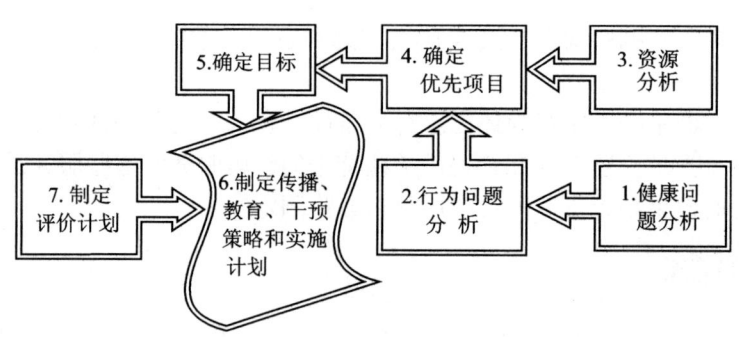

图 3-1　健康教育与健康促进计划设计的 7 个步骤

（一）健康问题分析

要设计一个在某个地区或某人群开展的健康教育工作计划，首先要做的事就是对该地区的健康问题进行分析。健康问题分析就是要找出该社区或某人群在健康与疾病方面的主要问题，以及与健康问题相关的社会环境因素，包括人口、经济、文化、卫生服务、政策、生

产、生活等内容（亦称之为"社会诊断"、"健康诊断"、"流行病学诊断"或"社区诊断"等）。可以利用流行病学的方法客观地分析该地区或人群中存在的主要健康问题。流行病学诊断应该描述社区人群的身体健康问题、心理健康问题、社会健康问题以及发生率、分布、频率、强度等。国外有学者提出了综合性的"5D"指标，即 Death（死亡）、Disease（发病）、Disability（伤残）、Discomfort（不适）和 Dissatisfaction（不满意），以确定健康问题的相对重要性。通过健康问题分析可以了解和找出在该地区或人群中存在的主要健康问题或主要疾病（死亡率高；发病率高；伤残率高；受累人口多；危害大）；对该疾病或健康问题有影响的危险因素；重点受累人群及其特征等。这个步骤多采用社会学调查方法，如个人或集体访谈、查阅资料、问卷调查等。

（二）行为问题分析

健康教育是通过改变行为来促进健康的，所以在找出一个社区或人群的主要健康问题之后，就要进一步分析这些健康问题是否与行为因素有关；该行为是否经常发生；该行为是高可变性行为还是低可变性行为。高低"可变性"是指通过健康教育干预，某行为发生正向改变的难易程度。通常用以下几点作为判断高可变性和低可变性的标准。高可变性行为是：刚刚形成的或者还处在发展时期没有固定的行为；与文化传统或风俗习惯关系不大的行为；在其他项目中已有成功改变实证的行为；社会环境不支持的行为。通过分析即可确定哪些健康问题与健康教育关系最为密切，哪些次之，而哪些与健康教育关系不甚密切。在那些与主要健康问题关系密切的高可变行为中，哪些行为又比较具备可改变的外部条件。

（三）资源分析

进行资源分析，主要是对现有资源及未来可获得资源进行分析。分析时要考虑以下几个方面：

1. 人力资源：包括开展教育活动所需的卫生技术人员、教师、行政干部、自愿参与活动的积极分子、对目标人群有一定影响力的人等，主要分析他们是否具备基本的实施计划的能力，即能否正确领会计划内容及操作要求；能否有能力对计划进行管理、监测、评价。

2. 物力资源：包括是否具备进行健康教育所需的活动场所、基本设备、健康教育材料等。

3. 财力资源：包括有无足够的开展活动所需的业务经费及是否可获得外界的资金援助。

4. 政策资源：在计划制定过程中审视该地区现有的政策状况。如有无与项目计划目标相一致的支持性政策，该政策是否已经比较完善，或者根本没有制定。根据以上情况，采用制定政策、建立政策以及完善政策等不同的干预策略。

5. 时间：可以有多少时间用于完成项目，项目可在多长时间内完成。

6. 信息：已获得和可获得的有关目标人群健康问题、行为问题、媒介等各有关方面的信息资料等。信息资源占有越多，对计划的设计和实施就越有利。

通过对以上资源的分析，可以对项目计划实施的可行性进行分析，并根据资源情况和其他因素来选择和确定优先项目。

（四）确定优先项目

通过对以上三方面的分析，即可以确定优先项目。优先项目应该是那些对健康影响大、与行为关系密切、该行为具有高可变性、并相对具有支持改变该行为的外部条件（资源）的项目。认真选择和确定优先项目不仅能够把有限的资源应用于与群众健康最密切的问题上，而且也使得健康教育干预能够取得最佳的效果。

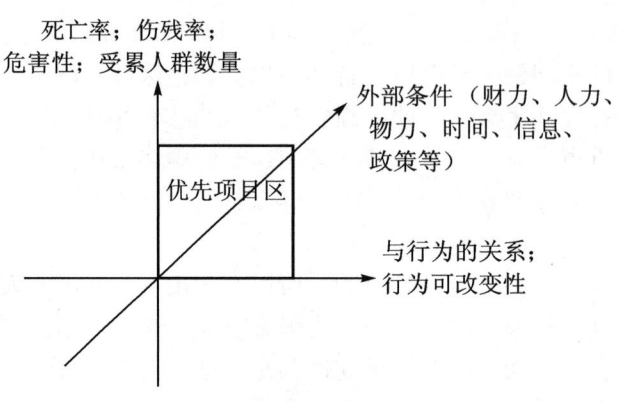

图 3-2　优先项目选定范围三座标图

（五）设定目标

一个健康教育计划必须有明确的目标，它是计划实施和效果评价的根据，如果缺乏明确的目标，整个项目设计将失去意义。一项计划的目标可分为总体目标和具体目标两部分：

1. 总体目标（goal，又称目的）：项目的总体目标是指项目理想的最终结果。它是宏观的、笼统的、长远的，它只是给项目提供一个总体上的努力方向，即改善目标人群健康状况，提高生存质量。例如某个妇幼健康教育项目的总目标可以是"提高项目地区妇女儿童的健康水平"。

2. 具体目标（objective）：项目的具体目标是为实现总体目标设计的具体的分目标。是需要有量化的指标来表达的。具体目标应该具有 SMART 五要素特征，（S：specific 具体的；M：measurable 可测量的；A：achievable 可完成的；R：relevant 与目的相关的；以及 T：time bound 有时间性的）。具体说，项目目标必须回答 4 个 "W" 和 2 个 "H"。

Who——对谁？

What——实现什么变化（知识、信念、行为、发病率等）？

When——在多长时间内实现这种变化？

Where——在多大范围内实现这种变化？

How much——变化程度多大（增加多少？减少多少？）？

How to measure——如何测量这种变化？

例如：在某省某地实施妇幼健康教育项目，目标人群是孕妇；欲实现的变化是降低孕产妇死亡率；实现这种变化的时间是 5 年；5 年内使孕产妇死亡率降低 10 万分之 20。为了实现这个目标，还应当有其他目标，如教育目标（为实现行为改变所必须具备的知识、态度及个人技巧等）和行为目标等。例如教育目标：①知识方面：使项目地区 80% 的孕妇知道产前检查和住院分娩的好处；②信念方面：使项目地区80％的孕妇相信产前检查和住院分娩有利于母子平安。行为目标：①使该项目地区80％以上孕妇在怀孕期间至少能去医院接受3次产前检查；②80％的产妇住院分娩。

（六）制订传播、教育、干预策略和实施框架

关于传播策略制订参看本书第九章第一节健康传播策略。

1. 确定与分析目标人群：目标人群就是健康教育项目计划要重点干预的人群。目标人群的行为发生正向改变时，即能促进健康问题的改善或解决。

由于目标人群的知识、信念、价值观、生活背景有差异，对事物的认识和行为反应不尽相同，对健康问题的相关性及关注程度有所差别，因此为了提高计划的针对性，以便采取不同的教育方法，就必须对受众要进行必要的分析。

在许多的健康教育与健康促进项目中，目标人群比较复杂，要做到在干预活动中分清重点、节约资源，同时也要针对不同的目标人群的信息需求选择不同的信息，就首先要对目标人群进行分类，目标人群应分为四类：

（1）一级目标人群：希望直接实施某种健康行为的人群。如控烟项目干预的一级目标人群是吸烟者；婴幼儿保健教育计划，一级目标人群应该是婴幼儿的母亲。

（2）二级目标人群：与一级目标人群有着直接的利益关系，对一级目标人群的行为有重要影响的人。如目标人群的配偶、父母等。

（3）三级目标人群：受一级目标人群信赖和尊重的，对一级目标人群的知识、信念和行为有重要影响的人，如卫生人员、亲密朋友、舆论或宗教领袖、当地有威望的老人等。

（4）四级目标人群：对一级目标人群改变行为所需要的支持环境有作用的人，如当地政府或组织的领导人。

在目标人群确定之后，还应该对各级目标人群的状况、特点、干预重点、存在的障碍等因素进行分析，才能为干预策略的制订提供帮助。

2. 制订传播、教育与干预策略：策略的制订要紧紧围绕目标人群的特征及预期达到的目标，理想的策略是立体的、全方位的，其内容广泛，涉及众多领域，大体应该包括健康教育策略、社会策略、环境策略3个方面。

（1）健康教育策略：①信息交流类：如人际传播中的讲课、小组讨论、个别咨询；大众传播中以电子媒介为载体的电视讲座、广播讲座、公益广告、影碟、网络交流等，以及以印刷媒介为载体的各种文字资料、如手册、年历、挂图等；②技能培训类：如技能培训性讲座、组织观摩学习、设计示范家庭和示范学校等；③组织方法类：如社区开发、社会活动等。

（2）社会策略：利用包括政策、法规和经济手段在内的社会因素来影响目标人群的行为。如制订公共场所不准吸烟的法规等。

（3）环境策略：通过改变社会环境、人文环境、自然环境来影响目标人群的重点行为。如在街道上摆放分类投放的垃圾箱；竖立讲究卫生的广告牌等。

（关于干预的手段可参看本书第二章第一节关于行为的基本理论）

3. 制订实施框架和技术路线：

在项目的设计中需要包括如何实施项目活动以达到预计的项目目标，但是这里的实施活动只能是一个框架，而不必设计得过于具体和细致，而应该另外制订一个项目实施方案来加以详细描述。同时需要制订一个技术路线，也就是实现目标的思路，经常以"技术路线图"来表示。同时，实施方案框架中也应该包括实施步骤与活动的大体日程。

（七）制定监测与评价计划

监测与评价计划是健康教育与健康促进项目设计中的一个关键内容，在其他部分设计完成以后应该制订出监测和评价的方法、评价的指标，还应该包括实施监测和评价的机构、人员和时间。（参看后面第三节）

第三节　项目书的撰写

本节介绍健康教育与健康促进项目的申请书/项目书/计划书/建议书的撰写内容与格式，但是由于健康教育与健康促进项目的不同来源、不同要求，申请书/项目书/计划书/建议书的写法也有所不同。比如项目申请书有可能是针对某个组织机构所发布的征集项目申请书而专门根据发布征集的项目范围和内容来撰写的，这个内容范围是基本确定的。而有些计划书/建议书是根据申请单位自身的设计构思来撰写的，是用来寻找资源或资金支持的。这些"书"的写法大体相同，格式和内容可能略有差别，但总体就是表达提交方的设计思想、工作思路以及提供给受理方的与内容有关的其他信息。

一、项目计划设计的内容及撰写格式

一份完整的健康教育与健康促进计划的内容包括：项目名称、执行单位（项目负责人及其职称、与本工作有关的经历和经验）、前言（项目或计划的来源、目的、指导思想及有关的政策、理论基础及目前国内外相关研究现状）、背景（根据项目性质和需要可作选择性描述，如对目标社区的一般情况、卫生状况和人群健康状况、执行单位的情况、目标地区媒介情况、国家或地区大众传播媒介的结构组成等进行描述）、问题（存在的主要健康问题、疾病的流行情况、导致该健康问题的主要原因或危险因素、选择什么目标行为及原因、健康问题和目标行为的发展趋势、改变某些重点目标行为具备的外部条件等）、目标（能描述目标终点的知识、态度、行为和环境改变程度）、组织领导（项目的领导机构、执行单位、技术指导、协作与参与单位的组成与职能）、传播、教育、干预策略和活动（目标人群的有关情况的描述，为制定计划需要提供的信息、技能训练、健康教育材料和其他设备物件，信息的选择和讯息制作，媒介渠道，人员培训计划，活动与日程等）、对项目实施的人、财、物的管理和监测、项目计划执行后的评价、经费预算等。健康教育与健康促进计划的内容包括很多，以下提纲作为设计健康教育与健康促进项目计划的思路脉络，可供参考。

第三章 健康教育与健康促进项目设计

健康教育与健康促进项目题目＿＿＿＿＿＿＿＿＿＿＿＿＿＿＿＿＿＿＿＿＿
项目负责人和参与者姓名＿＿＿＿＿＿＿职称（学位）＿＿＿＿＿＿＿＿
工作单位＿＿＿＿＿＿＿＿＿＿
单位地址＿＿＿＿＿＿＿＿＿＿
电话＿＿＿＿＿＿＿＿＿＿＿＿＿　　电子邮箱地址：＿＿＿＿＿＿＿＿

项目计划撰写提纲：
1. 摘要　　　　2. 前言　　　3. 问题的提出与必要性的评估　　4. 总目标和具体目标
5. 方法和路径　6. 评价　　　7. 预算　　　　　　　　　　　　8. 参考资料

书写规范：
1. 摘要：用简明扼要的文字概括项目的整个内容，包括设计与执行本项目的必要性、可靠性；要达到的目标；主要研究方法；研究的目标人群；整个计划执行的时间；资料收集和分析方法；项目计划的总费用及准备申请的经费总额。通常项目书的摘要不要超过一页纸。

2. 前言：明确地陈述项目目的和有关理论基础，概括有关的科学事实、现状（包括国内外、本机构所进行的工作）。资料来源主要有4种：

(1) 流行病学诊断资料。

(2) 社会诊断资料。

(3) 本人或单位在这一领域中曾做过的工作：包括在这一领域中做过哪些研究，取得哪些经验，有什么新发现，从而提出实施本项目的必要性和迫切性，同时也说明对实施本项目具有一定的基础。对没有发表过的资料应作较详细阐述，如进行过预研究也应加以说明。

(4) 文献和其他现有资料的综述：引证及综述迄今为止对这一问题研究的进展，主要目的是对所研究的项目内容作关键性的评价，并借鉴他人经验、发展创新的方法，为本项目提供依据。文献回顾不要求面面俱到，主要陈述涉及本项目有关的理论、概念和方法。对不同的概念、观点和方法应加以详细描述，但也要避免过于繁多。

3. 问题的提出与必要性的评估：评估项目地区开展本项目的必要性，即项目目的的说明。可根据调查资料或政府提供的数据，说明本计划有什么特点，较以往所进行的同类研究计划有什么特殊性。该问题与当地卫生目标的关联性（生物医学、行为科学和卫生体系的开发），研究结果的适用领域。

以上2和3的内容也可以包括在"背景"的标题之下，将这些内容作为项目书的背景来加以叙述和描述，其目的就是要向接受项目书/申请书/计划书的机构介绍实施此项目的基础情况和必要性。

4. 总目标和具体目标：项目目标是所做事情的"结果"，不要与所做事情本身相混淆。方法与目标的区别就是方式和结果的区别。

如果申请者的陈述用这样的词开头，申请者肯定是在谈论方法，而不是目标，如："目的是提供……，目的是建立……，目的是创造……"。而使用"目的是增加……，目的是降低……，目的是减少……"这样的词汇，则是在讨论目标。

5. 方法学：方法学是整个计划的核心。计划设计应包括：研究策略的选择、研究场所的选择、样本大小的估计、是否设立对照组；研究工具、测量指标；资料收集和统计方法等。整个工作计划和日程安排应与计划目标匹配。

现场研究应注意下述的准则：

（1）项目地区的地理、气候、人群的社会和文化背景，确定研究对象的方法，样本的选择和大小；

（2）确定试验区和对照区的条件；

（3）资料收集的详细方法，包括调查表的设计、实验室检验方法、资料记录分析方法；

（4）计划的准备阶段，包括基线调查、物资设备的购置、组织及后勤；

（5）教育方法，包括教育资料和健康教育材料的制作；

（6）执行项目计划的每一步骤，即实施计划进度表。

6. 评价：评价的内容、指标、方法、时间及具体安排都应写入计划之中，可参考本书第五章健康教育评价。

7. 预算：

（1）人头费用：工作人员的直接费用即他们实际上所获得的报酬（包括附加奖金）、有关假期、保险、工作人员的补贴、其他花费（用于项目的住房的费用、支持项目工作的其他服务部门的工作人员的费用）、专家咨询、劳务、差旅、资料分析等。

（2）设备和供应费用：现场调研、开展活动、设备与材料、场地、办公用品、印刷、通讯、管理、培训、其他杂费等。

8. 参考文献：

（1）[文献] 序号. 作者. 题目. 刊名，年份，卷（期）：起始页

例1. ××，×××，×××等. 妇幼贫困人口医疗救助项目可持续发展的研究. 中国妇幼保健，2003，18（3）：142～144.

例2. Huang JH, Xue YD, Jia YX, et al. Evaluation of a health education programme in China to increase breast feeding rates. Health Promotion International，1994，9（2）：95-98.

（2）[书籍] 序号. 作者. 书名. 卷（册）次. 版次. 出版地：出版者，年份. 起始页

例1. ×××主编. 妇幼健康教育学. 第1版. 北京：科学出版社，1998，13-17.

例2. Green LW and Kreuter MW. Health promotion Planning：An educational and environmental approach. CA Mayfield Publishing Company，1991，1-32.

二、调查问卷设计

问卷是现场调查中收集资料的一种测量工具，被广泛应用于各种人群健康调查中，是获取人群健康状况和行为信息的重要途径。问卷设计的好坏直接影响着计划执行的结果。因此，在问卷设计之前，应对项目的主题和预期目标，收集资料的性质，被调查者的行为习惯与文化、职业层次等有清晰和全面的认识。

问卷由按逻辑顺序（时间、内容和类别顺序）排列的调查项目所组成，调查项目又分为分析项目和备查项目。分析项目是直接用于计算调查指标所必需的内容。如在开展青少年吸烟行为的现场调查时，需要计算吸烟比例，每日吸烟量，吸烟支持率，自动戒烟率等指标。备查项目是为了保证分析项目填写得完整、正确，便于对其核查、补填和修改而设置的。如在婴儿死亡调查表中，列出死亡婴儿的姓名和住址、父母亲姓名等，以便确定观察单位和追踪；列出死亡原因和诊断依据有助于核实诊断；列出调查人和调查日期，有助于深入了解情况和明确调查责任。

调查表的填写应力求简便清楚，多用选择、填空以及简单的符号（如"√"、"×"、"○"等）或数字，少用文字回答，最好编制填表说明。

设计调查表是调查设计中困难而又关键的一环。为了抓好这一关键环节，应周密考虑：调查项目能否满足调查指标的要求，项目是否简单明确，可能发生哪些误解，标准是否统一，调查表是否便于填写和整理分析等。[详见本书第六章第三节调查问卷的设计]

三、撰写项目书应注意的问题

1. 项目设计书应当简洁、清晰：最后定稿中不应有纸张及段落排放错误；不要使用过于奢侈的包装和不同寻常的格式。项目设计书只要能够把申请者的想法清晰地表达出来就够了，不必写得过于冗长。

2. 撰写项目设计书要易懂：如无必要最好不要使用专业术语和行话。负责项目评估的几位成员由于所受教育不同，可能对这一项目有着不同的理解，因此，申请者应尽可能地告诉他们自己的想法。申请者为保证书写的条理性，仅仅请自己单位的同事提出意见是不够的，因为他们可能由于专业相近容易理解申请者的想法，也有可能因为是同事而不会特别苛刻；应该让周围的朋友帮助阅读，其中的一些内容可以来自他们，因为他们不熟悉申请者的专业和行话，而不会像申请者那样反复地使用那几个相同的词语。

3. 注意提供参考依据和证据：在项目书中容易出现一些没有根据的表述，主要分为以下几种类型：①申请者误认为资金提供机构对自己已了解，而不写明自己的有关情况；②申请者将某一问题的全国性概况进行了描述，但却不提供有关的参考文献；③申请者将某些事情的偶然联系看成必然，但却不能提供他们之间存在因果关系的证据。

撰写项目书/计划书/申请书还应该注意避免：

- 撰写人不了解该领域的情况就撰写这个领域的项目书（没有查阅有关文献，也没有请了解情况的人参与）；
- 申请人并不了解总的投资金额和项目可能获得的资助金额，对经费心中无数，申请的经费额度不合理；
- 目的不明确，含混；
- 目标不具体，或者对实现项目总目标的意义不大；
- 申请的项目内容缺乏新意；
- 在策略、方法和技术路线上缺乏实现目标所需要的有效手段和方法。

附　参考资料

健康教育项目书提纲

一、项目名称

二、执行单位

项目负责人及其职称；与本工作有关的经历和经验。

三、前言

项目或计划的来源、目的、指导思想及有关的政策、理论基础及目前国内外相关研究现状。

四、背景

根据项目性质和需要可作选择性描述。

1. 目标社区的一般情况，包括地理、人文（总人口、户数、年龄别、性别、职业别人口、家庭平均人口、成人识字率、小学或中学入学率）、社会经济特点（工业、农业、人均国民生产总值、人均收入、贫困人口比重、环境特点）。

2. 卫生状况：如使用清洁饮用水人口的比例；享有医疗保健服务人口的比例；1岁儿童完成全程免疫的百分比；妇幼保健专干和接生员数量；由受过训练的保健人员接生的新生儿占的比例（%）等。

3. 执行单位的情况：机构职责；人员数量和质量；以往的经验；财政经费状况。

4. 目标地区媒介情况：国家或地区大众传播媒介的结构组成；电台和电视台的覆盖面；媒介管理办法；人群收音机和电视机的占有率；其他传播手段（报刊、电影、地方戏）普及情况。

5. 人群健康状况：出生率；死亡率；主要死因；平均期望寿命；主要疾病；婴儿死亡率；5岁以下儿童死亡率；低体重出生婴儿发生率；儿童营养不良发生率；孕产妇死亡率等。

五、问题

1. 存在哪些主要健康问题？

2. 疾病的流行情况怎样？（在男女之间流行是否不同？在不同社会经济人群、不同年龄人群中的流行是否不同？流行是否有季节性？不同地理区域流行是否不同？与其他城市、农村、地区、省、国家的可比资料进行比较，该社区的流行有何特点？去年哪部分人群报告率最高？）

3. 导致该健康问题的主要原因或危险因素（行为的和非行为的因素）是什么？

4. 选择什么目标行为？它的重要性可变性如何？目标人群中实际行为与理想行为之间差距的原因是什么？是缺乏健康信息，还是存在相悖的风俗和文化背景，还是缺乏卫生服务？

5. 健康问题和目标行为的发展趋势如何？是否会日益严重或逐渐缓和？可变程度如何？

6. 改变某些重点目标行为是否具备外部条件？

六、目标（知、信、行）

它应是具体的、可测量的、可实现的、现实的和有时间限定的,能表明目标实现的终点,而不是工作过程,能用以衡量成功与否的质量标准,并能说明"谁"、"多长时间"、"获得什么收益"、"多少收益"以及"在何处"。

七、组织领导

明确规定本项目的领导机构、执行单位、技术指导(专家组)、协作与参与单位的组成与职能,以保证责任明确,分工合作。

八、传播、教育、干预策略和活动

1. 目标人群的有关情况的描述:如人数、职业、文化水平、有关的知信行情况、与大众媒介接触的机会等。

2. 为制定计划需要提供的信息、技能训练、传播材料和其他服务。

3. 讯息设计与媒介渠道:对不同目标人群提供哪些信息?采用什么渠道?

4. 健康教育材料制作和预试验:需要哪些健康教育材料?制作计划(包括预试验)是什么?各种健康教育材料使用的计划和发放计划。

5. 人员培训计划:准备培训哪些人?需要哪种培训教材?学员人数、教员人数、培训时间、地点和预算。

6. 活动与日程:哪些是实现目标的关键活动?是否计划了监测和评价活动?列出日程表。项目活动大体可按四个阶段列出日程:

(1) 调研和计划阶段:基线调查及其他计划前研究。

(2) 准备阶段:建立计划执行组织和监测系统,健康教育材料的设计、预试验和制作,人员培训、物质资源的准备。

(3) 执行(干预)阶段:建立领导和协调机构;开展干预活动;监测计划的执行情况,进行过程评价,及时发现问题和改进工作。

(4) 总结阶段:进行效果评价,整理分析所收集的资料和数据,撰写项目总结报告。

九、管理和监测

对项目实施的管理监测包括对人、财、物的管理和对活动实施过程的监测。

十、评价

评价的中心问题是了解项目计划执行的客观实际情况与原计划的差距以及计划执行后是否达到了预期目标、达到目标的程度如何、为什么?评价的主要问题有目标人群的暴露情况,以及他们的知识、信念、行为的变化。根据评价指标和方法说明评价的设计,如评价的类型、实验点和对照点选择、调查所需的样本、抽样方法、调查内容、调查表设计等等。

十一、预算

项目计划的预算一般以年为单位制定。开支类别主要包括调研、开展活动、设备与材料、培训、差旅、专家咨询、劳务、办公用品等。同时,应写明对项目经费的管理、监督和审查要求等。

(田本淳　张　静)

第四章 健康教育与健康促进项目实施

> **本章要点**
> 1. 健康教育与健康促进项目实施 SCOPE 模式的五大要素
> 2. 时间表包括的主要内容
> 3. 经费预算与决算之间可以容许相差的幅度
> 4. 项目实施的质量从哪几个方面进行监测
> 5. 控制实施质量的方法
> 6. 实施工作中的组织要素涉及的几个方面
> 7. 实施工作人员需要掌握的知识与技能

第一节 实施工作概述

健康教育工作和项目需要很好的设计。一个完整的健康教育（也包括健康促进）计划必须讲究科学的设计、科学的实施和科学的评价。实施是一个完整的健康教育与健康促进计划中的重要组成部分。

一、实施工作的意义

任何一件工作都有从思想到行动的过程。思想是计划的初级阶段，是策划者、指挥者或者干工作的人对于工作的思考，有了思考才有计划，计划是更加详细的、全面的方案。但是，再好的理想都要靠行动来实现。所有的工作计划要靠实施才能产生价值。健康教育与健康促进也是如此，在完成了一项健康教育与健康促进项目的设计之后，必须通过有效的实施工作才能使项目计划中的预期目标得以实现，获得预期的效果，这样计划就产生了价值。实施工作是按照计划的内容去行动、去实现计划中的目标、获得效果的过程。同时，实施也是体现计划根本思想的活动和行动。没有有效地实施工作，再好的计划也只能是一纸空文，不能产生社会效益和经济效益。在一项健康教育和健康促进工作中，实施是主体部分，是工作的重点。例如，在一个配合以降低农村孕产妇死亡率为目标的健康教育项目计划中设计了一系列的专业培训、健康知识传播、目标人群技能训练和针对目标人群的行为干预等活动，并为这些活动制定了预期要达到的目标。那么，只有实施这些活动计划才能实现一系列目标，为降低农村孕产妇死亡率发挥作用。

再如某县制订了提高当地居民健康素养的工作计划，该计划预期通过半年广泛而深入的健康教育活动达到将当地居民健康素养水平提高5个百分点的目标,然后就要落实活动的实施方案,围绕着要开展的健康传播和干预活动这个主体内容来制订出切实可行的工作时间表、确定实施单位和部门、组建实施工作小组、培训实施工作人员、准备所需要的设备器材和健康教育材料,并对这些活动进行质量监测和控制,使计划中的目标得以实现。

二、项目实施的SCOPE模式

实施健康教育项目是很复杂的工作,也是一个复杂的过程。它包括的内容很多,涉及的方面也很多。实施工作虽然是实践性很强的工作,但也必须在理论的指导下进行。只有在理论指导下的实践才不会是盲目的实践,才能保证实施工作各个步骤的科学性,并使实施工作取得好的效果。

健康教育与健康促进项目的实施理论把以健康教育中的传播、教育和干预活动为中心的复杂的实施工作用5大要素来进行概括,这个5大要素实施模式也被称作SCOPE模式。这5大要素是:制定实施工作时间表(schedule);实施活动质量控制(control of quality);实施的组织机构(organization);实施的工作人员(person)和设备物件与健康教育材料(equipment)。这5大要素将实施过程中的主要关键点表现了出来,它们之间的功能又紧密相互联系,共同发挥作用构成实施工作的整体。

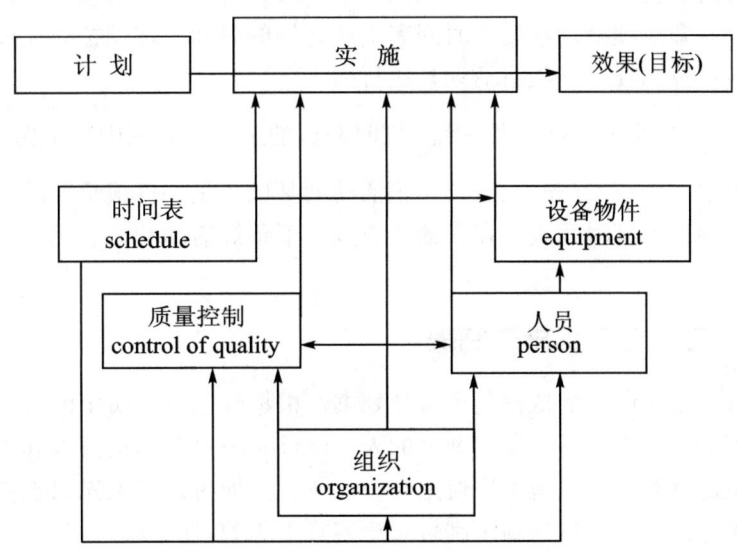

图4-1 健康教育与健康促进项目实施的SCOPE模式图

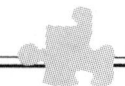

第二节 制订实施时间表

一、时间表的重要性

在实施健康教育与健康促进项目的过程中有一项很基础而往往被忽视的工作，那就是制订实施时间表。实施是一件很复杂的工作，因为它涉及对计划的理解，涉及专业技术，涉及管理，涉及社会环境和多个社会部门，也必然涉及人，因此是很复杂的。在一连串的复杂工作中，我们应该首先抓一个"纲"，这个纲就是实施时间表。实施时间表就是实施工作的"纲"，是实施工作的"纲领"。紧紧抓住这个"纲"才能使实施工作按计划进行。实施时间表也是项目进度表，它是整个执行计划的核心，还是实现目标管理的体现。实施工作应该在时间表的指引下有条不紊地进行，一步一步地实现各项阶段目标，最后实现项目的总体目标。

在实际使用中，时间表是一个实施过程的对照表，用来对照检查各项工作计划的完成情况，进展速度和完成数量。在进行项目过程评估时，时间表是一个主要的依据。评估人员首先依据时间表检查每项工作是否按照计划进行，有多少项活动已经按照时间表上所计划的时间完成，有多少项活动滞后于时间表上所计划的时间。按照按时完成的活动占计划中的总活动的比例计算出任务（项目活动）执行率。

$$项目（活动）执行率 = 按时完成的工作项 / 计划中的工作总项 \times 100\%$$

所以说，制订实施时间表是实施活动的基础，是一件很重要的工作。作为实施人员，一定要学会制订实施时间表，在传播、教育、干预等活动开始启动以前首先制订出这个实施时间表。

二、怎样制订实施时间表

制订实施时间表的依据是项目计划书，根据计划书中所定的目标、活动内容、进度要求和工作现场范围来制订。参加制订的人员应该是项目实施负责人和主要技术人员。实施工作负责人主持召开一个实施工作讨论会，让所有参加讨论的人先熟悉项目计划书，然后清理实施工作思路，根据项目计划来制订一个实施工作的时间表。

时间表应该以时间为引线列出各项实施工作内容、具体负责人员、工作地点、经费预算、特殊需要等。

1. 工作内容：是指各项具体的实施活动，如启动会、培训班、材料制作、传播活动、干预活动等，但不宜划分成过细的活动，有些小活动可以在大的实施时间表之外再另外计划更细小的活动计划。

2. 负责人员：是该项活动的具体负责人员。

3. 检测指标：是检测该项工作完成情况的依据，如以文件为依据来检测项目领导小组是否成立；以培训班的通知、培训班总结和学员名单、学员照片等作为培训班的检测指标。每一项工作都需要有一个能检测其执行情况的指标，用这个指标来说明工作的完成情况。

4. 经费预算：是对该项活动所需要的费用的估计。

5. 特殊需求：指该项活动所需要的特定设备、资料、场所以及技术支持等特殊需要，如多媒体投影仪、车辆、能够说快板书的文艺人员、健康教育材料等。

制定实施时间表的重点是时间的计划安排和活动经费的估算，这需要有一定的实际实施工作经验才能做好。时间的计划和安排是一件经验与科学相结合的工作，首先要保证整体实施工作按实施方案完成，在保证整体计划按实施方案完成的前提下合理安排各分项活动的时间。时间表的制订者在设计每项活动的时间时一定要考虑活动的实际操作程序、运作过程、客观条件和可能遇到的困难等因素，根据这些实际条件，结合以往的工作经验做出科学的安排。在实际的实施工作中，许多的活动是交叉进行的，在时间上是重叠的。因此，除了考虑时间的计划外必须考虑人员的投入，以免在实际工作开展起来以后实施人员的数量和精力分配不过来、力不从心，甚至忙乱不堪。那样就会影响实施质量或者不能按时间表完成活动计划。

经费的估算是另一个重点。正如 Lawrence Green 在 PRECEDE 模式中讲到的："精确制定预算是一种技巧，也是一门艺术"。既要使各项活动得到经费的保证，又要做到合理分配使用经费，尽量避免出现有的活动经费过于充足而另一些活动经费短缺不足的情况。当然，再精确的预算也仍然是一种估算，与实际需要总是会有一定的差距的。因此，预算与实际开支之间存在一定的差距是允许的，但应该把这个差距控制在 10% 以内。如果实际费用与预算之间的差距没有超过 10%，就基本说明预算做得是好的。

编制经费预算要考虑到多种因素，如活动的内容、活动所需要的人力、活动所需要的时间（工作日）、需要的健康教育材料和设备物件等，还要考虑活动发生的地点及与地点有关的差旅费和当地的物价等因素，还有一些因素也要考虑，例如物价上涨因素在实施时间长（如有的大型项目可能跨越 3 年、5 年甚至更长）的项目中应是被考虑的因素之一。

从经费使用的角度也可以计算出一个执行率：

$$（经费使用）执行率 = \frac{按期使用的经费数额}{预算的经费总额} \times 100\%$$

表 4-1　××市控烟项目实施时间表

实施时间（2014.8.—2015.7.）												工作内容	负责人	检测指标	预算（元）	特殊需求	备注
8	9	10	11	12	1	2	3	4	5	6	7						
━												成立领导小组	××× ×××	市政府文件、照片	5000		会议地点：市政府会议室
━	━											领导小组召开协调与行动会议	×××	会议纪要；会议照片	8000	多媒体投影仪；项目背景资料；承诺书征求意见稿	8个政府部门和9个社团组织
	━	━	━									健康教育材料制作	××× ××	印刷材料成品3种	150000		手册—吸烟者；折页—吸烟者家属；传单—公众
			━	━								社区志愿者培训2期	××× ×××	通知、名单、照片	18000	教材200本、教室、教师	培训200名志愿者
				━	━							社区卫生人员培训20期	××× ××× ××	通知、名单、照片	120000	教材400本	每个社区卫生服务站1人，400人
	━	━	━	━	━	━	━	━	━			传播与干预活动	××× ×× ×××	活动记录、照片	250000	车辆、健康教育材料	向媒体提供稿件
			━	━	━	━	━	━				健康教育材料发放	××× ×××	活动记录			各种材料按预先设计发放
	━			━	━	━	━					过程评估	×× ×××	监测报告	18000	车辆	
							━	━				中期效果评估	××× ××	评估报告	5000	车辆	半定量方法
										━		终期效果评估	××× ××	评估报告	80000	汽车2辆20名工作人员	定量调查
											━	总结报告	×××	报告材料	2000		上报项目主管单位、行政管理单位、写作单位、经费支持机构

第三节 控制实施工作的质量

实施工作开始以后，怎样才能使实施工作既按照计划进行，又能保证实施工作的质量呢？这就需要对实施工作进行质量控制。在健康教育与健康促进计划的实施过程中，采用一定的方法和手段，如运用过程评估（process assessment）和即时效应评估（present impact assessment）的手段和方法对实施过程（implementation process）进行监测（monitoring）和评估（assessment），了解和评估实施的过程及实施效果，发现和解决实施过程中出现的问题，及时调整实施策略，调整人力、财力、物力的分配，调整各分项工作的进度，控制实施质量，以保证计划的顺利实施和取得预期的效果。因此，在实施工作中要十分注重对实施质量的控制，在实施工作开始的时候就应该建立起有效的实施工作监测与质量控制体系。

一、需要控制质量的工作内容

对实施工作的质量控制主要靠监测活动来实现，监测其实也就是过程评估。那么，实施工作中的哪些内容和环节特别需要监测、哪些工作的质量需要特别加以控制呢？

（一）对工作进程的监测

在实施方案中的各项活动是否都是在按照时间表上的计划进行，已经完成的活动是否是在预计的时间之内，或者延误了多久。对于这些活动的进展情况，实施工作负责人必须十分清楚。

一项大型的健康教育与健康促进计划不仅内容庞杂、活动多，而且活动覆盖的地域范围可能也很大，分项目的负责人也多。因此，应该要求每个分项目负责人按照实施工作的管理要求，按时汇报实施工作的进展情况，必要时可以通过召开会议来收集信息，了解哪些活动没有按时完成、哪些活动需要在时间上进行调整。对于进展情况的监测有利于保证实施工作按照预定计划进行。

（二）对活动内容的监测

对活动内容的监测主要是检查实际开展的健康教育和健康促进活动的内容和数量是否符合计划和实施方案的要求，包括了解活动的组织准备工作做得如何；参与活动的部门和人员是否符合要求等几个方面。

例如开展一项培训活动，对其活动内容的监测主要是看培训的内容是否符合计划，教授的课程数量、教学时数是否符合计划，教材和教师是否符合要求，学员的数量和条件是否符合预先制定的要求等。

在某些情况下，实际开展的活动与计划要求不一致，或改变了活动的性质，这样就会影响实施质量，甚至完不成原定计划。因此，在开展监测时不可忽视对活动内容的监测。

（三）对活动开展状况的监测

对项目活动开展的状况进行监测主要是对实施人员工作状况、目标人群参与状况和相关部门配合状况三个方面进行监测。

对实施人员工作状况的监测主要是了解实施人员是否按计划进入岗位，是否按要求接受了培训，是否掌握了应掌握的知识与技能。以及他们的工作态度如何，积极性怎样，出勤天数多少等。

对目标人群参与状况的监测主要是了解目标人群的参与率以及目标人群对项目活动的态度。例如某项健康教育活动计划要求80%新婚至35岁的妇女接受该项教育，但监测的结果发现只有60%的目标妇女参与活动，那么该项活动的有效水平（effectiveness level）EL＝（60∶80）×100%＝75%。目标人群的参与态度可以反映出实施人员的发动工作成效。如果没有对目标人群的很好发动，目标人群不能积极地参与项目活动，就难以取得好的效果。

干预活动暴露率＝实际被干预的目标人数/应该被干预的目标人数×100%

对相关部门配合状况的监测主要是看与活动实施相关的各个部门是否能够在领导机构的协调下与实施机构配合行动，支持实施活动，为实施活动提供支持。适时地向领导小组提供这方面的报告有利于不断协调有关部门，促进合作。在很多情况下，项目活动实施开始时所建立起来的合作关系如果缺少了监测和不断的督促，往往会随着时间的推移而逐渐减弱，而监测活动可以促进部门间的协调和合作。

部门参与率＝参与到项目活动中的协作单位数/协作单位总数×100%

（四）对人群知信行及有关危险因素变化情况的监测

健康教育干预的主要目的在于提高人群在预防疾病、促进健康方面的认知和信念，减少危险因素尤其是行为性危险因素。对于人群知、信、行水平及危险因素的监测，有利于掌握项目活动的针对性（pertinence）和有效性（validity）。根据监测提供的反馈信息，实施工作负责人既可了解项目进行的质量，也能了解目标的实现情况，是必要时调整干预策略、干预方法的重要依据。

使用的指标有：

- 单条核心信息知晓率＝知晓某核心信息的目标人数/被调查目标人数×100%
- 核心信息总知晓率＝调查对象知晓的核心信息总数/核心信息条目数×有效调查问卷数
- 信念持有率＝持有某一信念的目标人数/被调查的目标人数×100%
- 行为具有率＝具有某一行为的目标人数/被调查的目标人数×100%
- 行为改变率＝在干预期间正向改变某一行为的目标人数/干预前具有该行为的目标人数×100%
- 知识（行为）合格率＝达到预定合格标准的目标人数/被调查的目标人数×100%

（五）对经费开支的监测

对各分项活动经费开支情况进行监测有利于及时调整分项预算、控制整体预算，保证计划顺利实施。

经费开支情况的监测包括两个方面：一是审计活动的实际开支与预算的符合程度；二是分析经费开支与预算之间出现差距的原因。监测经费开支与预算之间的差距：一是为了作相应调整，二是为了评估预算和实施工作的质量。研究出现差距的原因同样也是为了以上目的，但只有分析清楚其内在原因才能做出正确的调整。

例如，在某项健康教育计划的实施过程中，印制健康教育材料所支出的经费超过了预算的 20%，其原因是印制材料的工作是在实施工作开始后一年半进行的，此时的纸张价格已经比制订预算时有了大幅度上升。根据此项监测结果，实施负责人必须另外寻求经费，或者从其他活动中进行调整来解决此项经费的短缺，并且要重新调整其他印刷材料的预算或者调整印刷计划。

二、质量控制的方法

（一）记录与报告方法

从计划开始实施时起就要求各分项目和各部分工作的负责人切实做好实施记录（实施日记），即时记录下实施工作中的重要信息，包括活动发生的地点、时间，参加活动的人员，现场情况，经费使用，参与人员对活动的意见等。实施记录可以反映实施过程、实施内容、实施方法、实施的现场情况，对于掌握实施的全过程和控制实施质量有重要意义。

定期或不定期的报告制度有利于领导小组和实施负责人了解实施情况，监控实施质量。一些大型项目更是需要建立报告制度，具体要求可以根据项目实施范围大小、时间长短、参与人员多少等情况决定。记录是报告的基础，也是报告的依据。无论是书面报告还是口头报告，都应以记录为依据。

（二）现场考察和参与方法

为了监测实施过程和控制实施质量，主管人员可以对实施活动现场进行考察，或者亲自参与实施活动，在考察和参与中了解实施工作情况，发现问题、解决问题。通过考察和参与所掌握的情况是第一手资料，是指导实施工作的可靠依据。实施负责人应该尽量多到实施现场，多参与活动。

现场考察和参与活动应是有计划的，同样应列入实施时间表。监测活动可以是监测小组的集体活动，也可以由专业人员或管理人员单独进行。监测人员应作好监测记录，供报告和讨论用。

（三）审计方法

审计（audit）方法主要用于财务方面的监测。对于一些大型项目的经费开支情况必须作好分项目审计、阶段性审计和总体审计。审计的目的是监测经费的管理和使用情况，审计的结果可以用来指导经费的管理和分配，调整预算，保证经费的使用质量。亦可以用来向资助人报告经费的使用情况，在经费不足时争取补足经费。

（四）调查方法

通过调查来获取资料，监测实施过程和控制实施质量也是一种常用的方法。调查方法可以分为定量调查（quantitative）、半定量调查（semi-quantitative）和定性调查（qualitative）。

定量调查，特别是严格的定量调查需要耗费较多的人力、物力和时间，一般只用于基线调查和效果评价，在实施过程的监测活动中使用不多。半定量调查和定性调查则常用于实施过程中的质量监测。

如果需要监测传播效果和干预效果，需要用粗略的"率"反映问题，可以用简便易行的批质量保证抽样方法（lot quality assurance sampling，LQAS）抽取很少的样本，进行半定量调查和分析。其结果可以粗略反映实施工作中的传播效果和干预效果。实施人员可从监测结果估测效果与终期目标的距离，指导后面的实施工作。（参看本书第六章健康教育中的现场调查）

如果要了解某些深层的信息，如受众对传播渠道的喜好程度和喜好原因；农村妇女的哺乳习惯和对代乳品的看法；结核病患者为什么不能坚持服药；农村妇女为什么不能有效利用当地的卫生服务；性病艾滋病高危人群对使用安全套问题的看法等等，最好选用专题小组讨论（focus group discussion）、个别访谈（individual interview）、现场观察（site observation）等定性调查方法获取比较深层面的信息，才能了解问题的实质。

第四节　实施工作中的组织要素

实施一个项目计划需要建立（或者是确定）领导实施工作的项目领导机构和具体承担实施任务的执行机构，并确定协作单位。这些机构是顺利实施计划、实现计划目标的组织保证。

一、领导机构

一项健康教育计划有时只涉及一个单位、一个社区，而有时则涉及全省，甚至几个或多个省、市、自治区。实施的领导机构应根据计划所涉及的层面来确定。实施的领导机构有的可以由原有的行政机构兼任或替代，有的则需要另行成立。参与领导机构的成员需根据实施工作所涉及的范围和部门来确定。一般而言，一个领导机构（如领导小组）应该包括与该项计划实施直接相关的机构/单位领导和主持实施工作的业务负责人。领导机构成员应该了解和熟悉计划内容，对预期效果具有信心，支持该项计划，并具有决策能力。一个具有影响力和决策能力、办事效力高的领导机构是顺利实施项目计划的基础。

领导小组的职责是审核实施计划和预算，听取项目进展报告，提供政策支持，研究解决执行中的困难和问题。

二、执行机构

执行机构是指具体负责操作和运行计划的机构。除特殊情况需要另外成立专门机构外，一般执行机构往往设置在某一相关业务部门内，其成员大多由专业人员组成。例如在某县执行一项妇幼健康教育计划，其执行机构一般可设在县妇幼保健院/所。在一个省开展地区性预防艾滋病健康教育计划，执行机构可以是省健康教育所，也可以是省疾病预防控制中心。还可以以一个部门为主体，吸收相关部门的专业人员参加。根据我国国情和以往的经验，执行机构的确定或组成往往取决于项目申请单位和经费的来源。

执行机构人员的数量和专业组成根据项目内容确定，既要适应工作需要，又要避免庞杂。执行人员的相对稳定十分重要，特别是执行时间较长的项目，从开始确定执行人员时就要考虑到主要执行人员是否能够从始至终执行实施计划。

执行机构的职责是分解计划中的每项活动，将计划的意图付诸实施，开展活动，实现目标。同时，执行机构有责任向领导机构汇报工作进展情况，听取和接受领导机构的意见。

三、组织间的协调与合作

健康教育与健康促进项目的实施是一项社会工程，需要多个部门的合作。社会有关组织、机构、团体是否被发动并参与到项目实施中来，是否能和项目执行部门协调行动并提供支持，是关系到项目能否顺利实施、实施工作能否获得预期效果的另一个关键。

如在某地区实施一个推广加碘盐、预防碘缺乏病的健康教育与健康促进项目，除了卫生部门的努力之外必须得到盐业、商业、文化、大众传媒及工会、妇联等社会团体的支持。如果没有大众传媒和文化、妇联、工会等部门帮助做好健康信息的传播工作，单靠卫生部门是很难覆盖如此大量的人群的。而如果没有盐业部门配合大量生产加碘盐、商业部门销售加碘盐，那些接受了健康教育后愿意使用碘盐的群众仍然买不到加碘盐，健康教育计划就不能取得效果。

本书中涉及的"社会动员"（social mobilization）具备建立社会多部门联合的功能。在健康教育与健康促进活动中充分应用社会动员和行政干预的手段，协调社会有关部门的关系并建立起多个部门的联合是成功实施计划的一项重要保证。

四、政策支持

推动开发有利于健康教育工作和项目实施的支持性政策是健康促进的重要功能之一。所谓政策，是指政府部门或组织机构就某些方面的内容制定发布的相关规定、办法、措施、决定、条例、方针或规章制度等。

在健康教育与健康促进项目实施地区出台有利于项目实施的政策对于实施工作具有很大的影响。这类支持性政策可以动员当地资源（包括经费、人力、物力、信息）的投入；可以开创多部门协调合作的局面；可以影响当地群众参与的态度；可以创建有利于实施工作的环境。实施的领导机构可以影响当地政府，促进支持性政策的出台。

在预防性病艾滋病和打击卖淫嫖娼两项由不同部门负责、似有对立而实质又有内在紧密联系的工作中，政策的因素十分重要。2000年以后，公安部门出台了新的政策，不把安全套作为卖淫嫖娼的证据，这就为推广安全套提供了很好的政策环境。而2003年中宣部又解除了在大众媒体上宣传安全套的禁令，又更进一步地给使用安全套预防性病艾滋病的宣传工作提供了政策支持和媒介帮助。以上这些政策支持都是依靠组织因素来实现的，没有公安部门和宣传部门的组织支持，这些政策也不可能出台。因此，要使实施工作能够顺利开展和卓有成效，充分利用和发挥每一个相关组织机构的作用，特别是在开发相关政策方面的作用是十分关键的。

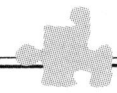

第五节 实施人员

实施工作需要具体人员去执行才能实现和达到目标,没有质量上和数量上适合实施工作需要的工作人员,一切实施活动就将无法进行。因此,实施人员在 SCOPE 模式的 5 大要素中是最重要的。

一、实施人员的数量

健康教育与健康促进项目的实施需要有与工作量相适应的人员数量,人员的数量应根据计划中的活动数量多少、活动内容及目标实现的难易程度、实施工作所覆盖的范围大小、目标人群的数量多少来确定。项目中的活动数量越多、活动内容越复杂、目标实现越困难、项目地区越大、涉及的目标人群数量越多,所需要的实施工作人员就越多。

工作人员的数量以各部分具体工作有人执行实施为准。各项工作既要分工又要合作,有些工作需要几个人干,而每个人也很可能需要干几件事情。评估实施工作人员的数量是否合适可以看在一个实施阶段中是否每件事情、每项活动都有人负责和有足够的人手工作,也看是否每个人员都有事情干,而且他们的工作量基本上是合适的(不能太多也不能太少)。

一般来说,实施工作人员是指基层的直接参与项目计划实施的工作人员,而上层和中层的项目管理人员的数量也是要根据项目的内容和管理工作的困难程度、经费的数额、项目覆盖的范围等因素来确定。

在实施工作开始之际,工作人员的数量可以考虑以精简为原则,在实施过程中发现需要增加时再及时补充,尽量避免一开始把人员安排过多、出现人浮于事的现象。

二、实施人员的相关知识技能

实施人员应该掌握与实施该项计划有关的知识与技能。虽然培训是必要的,但实施人员原有的知识、技能和经验也十分重要。

(一)专业知识

实施人员需要掌握的专业知识因项目内容不同会有很大差别,特殊的项目内容需要特定的专业知识。如妇幼项目需要工作人员懂得一定的妇幼保健知识;艾滋病项目需要工作人员懂得艾滋病的预防知识;结核病项目需要工作人员懂得必要的结核病防治知识。

除了医学专业知识外,还有健康教育的专业知识也是工作人员需要掌握的。如调查方法、行为干预(behavior intervention)方法、人际传播技巧(interpersonal communication skill),以及资料收集方法和报告书写方法等。

当然,在不同层面工作的人员需要掌握的专业知识的深浅程度不同。如在省级工作的人员需要掌握调查问卷的设计知识,而在县或县以下工作的人员只需懂得如何使用问卷、如何询问和填写问卷即可。担任培训任务的专业人员还应掌握培训方法。

从一些国际合作项目引进和采用的新知识、新方法在各类健康教育和健康促进计划的实

第四章　健康教育与健康促进项目实施

施中有重要的实用价值，应为多数实施人员所掌握和运用。如定性研究方法、成人培训方法、健康教育材料和调查问卷预试验（pretest）方法、批质量保证抽样方法等。

（二）专业技能（professional skill）

基层的实施人员应该掌握与实施内容相关的专业技能以便适应实施工作的需要。如在慢病防治健康教育项目中应掌握体重的测量和体重指数计算方法、血压计的使用方法、血糖仪的使用方法等。在艾滋病预防控制项目中需要掌握安全套的使用方法、深入访谈（in-depth interview）方法、劝服技巧（persuasion skill）等等。

作为一个实施人员，多媒体投影仪、照相机、摄像机等器材设备的使用方法和技能也是必须掌握的。此外，健康教育材料的使用技巧、人际沟通技巧等专业技能也需要懂得和训练。

（三）管理知识

每个项目的实施都有管理工作，特别是大型项目的实施需要有较多的人力和时间放在管理工作上。在上、中层的实施工作人员需要懂得和熟悉有关的管理规章和知识，如年度计划的制定；年度和阶段性总结报告的书写；人员、经费、物件的管理和调配；与上级领导部门和相关协作单位的联络等。

三、怎样选定实施人员

一般来说，实施人员主要是从执行机构中选定。如妇幼保健项目的实施工作人员可能主要是从妇幼保健机构选定；艾滋病项目主要从性病艾滋病控制的机构选定；结核病项目则主要从结核病控制机构和医疗机构中选定。但是，作为健康教育项目，各级健康教育机构都是应该参与和起主要作用的。在专业机构的人员数量不足时则应从相应业务部门聘请人员共同工作，或者是由几个机构共同来承担实施任务，实施人员就需要从这些实施机构中选定。选定实施工作人员需要考虑实施工作的每个方面的需要。除了医学、卫生方面的人员以外，还需要懂得健康教育的人员，而且可能还需要有懂得设备、材料制作的人员，大型的项目也必然需要财务人员等。

在挑选具体工作人员时，需要在考虑单位工作允许的基础上选定有专业基础和实践经验的人员，以前参与过某些项目实施工作、或者接受过相关培训的人员更适合工作的需要，能够较快地进入角色，承担工作任务。

四、实施人员的培训

实施一项健康教育与健康促进项目的过程就是工作人员把计划分解并用具体的方法表达、体现计划的思想和实现计划目标的过程。为了成功地完成这一过程，工作人员必须经过必要的培训。培训工作可以使实施工作人员熟悉项目的管理程序，使其掌握相关的知识与技能，并学习新的工作方法。经过了培训的人员才能够适应实施工作的需要。没有这样的一组人员，项目计划目标的实现是不可能的。因此，培训是成功实施项目计划的一个重要的基本因素。培训的内容要视项目的具体内容而定，不同的项目需要不同的专业知识。如艾滋病预防知识、结核病预防知识、妇幼保健知识、计划免疫知识、人禽流感防治知识、吸烟危害健康的知识、高血压防治知识、糖尿病防治知识等。应该根据项目的内容对实施人员有选择地进行专业知识培训。但是，有些基本的内容大多数项目都是需要的，如项目计划书、项目实施方案、监测与评价方法、人际传播技巧、健康教育材料的使用方法等。这些都是实施健康教育与健康促进项目的工作人员所必须掌握的内容。另外，有些内容如果需要也必须列入培训计划，如有些项目中包括了某些设备的使用，那么就需要对实施人员进行一定的使用方法培训，否则也不能做好实施工作。

培训活动应该根据实施方案尽量早安排，并根据培训内容分时间段进行。如项目的管理培训班、基线调查培训班、实施方案培训班都应该在实施工作启动之初就举办。因为只有完成了这些培训才能开始工作。有的培训如妇幼保健、艾滋病、结核病、慢病防治知识等医学专业知识的培训可以在第二步进行。而有些内容的培训，如监测与评价培训、材料使用培训、人际交流技巧等内容的培训则可以与医学专业知识培训一起进行或在其后进行。总之，培训是根据实施工作的需要和工作人员的需要来安排的。（具体的培训方法等可参见本书第八章健康教育培训方法）。

第六节　设备物件与健康教育材料

实施工作需要有一定的物质条件支持，有时这些物质条件可能成为成功实施的关键因素。例如，工作人员要按时完成全县基线调查工作，可是如果没有交通工具、或者没有准备调查问卷就无法进行调查工作。又如在大范围地区众多的目标人群中传播某一方面的预防保健知识，除了运用广播电视和人际传播的方法外，如果没有可以分发给目标人群、由他们自己阅读学习的健康教育材料的话，传播的效果就会受很大的影响。因此，在实施工作中物质条件不可忽视。

一、实施所需的设备物件

健康教育与健康促进计划的实施工作需要设备物件的支持。这些设备物件大到交通工具、印刷设备，小到纸张、铅笔，凡是实施工作所需要的都与成功实施有着密切的关系。例如实施一项高血压健康教育计划，必然要对高血压病人的血压进行监测，因此血压计是不可缺少的设备。如果没有血压计，这项计划就无法实施。

（一）设备物件的种类

1. 交通工具类：吉普车、面包车、摩托车等。
2. 印刷设备类：胶印机、速印机、复印机等。
3. 音像设备类：摄像机、编辑机、照相机、录音机、电影机、光碟机等。
4. 办公设备类：电话机、传真机、计算机、打印机、订书机、纸张、笔记本、笔、曲别针等。
5. 医疗仪器材料类：血压计、听诊器、体温计、尿糖试纸、体重计、视力表、量杯等。
6. 教学设备类：多媒体投影仪、黑（白）板、大白纸、水性彩笔等。

7. 其他。

(二) 设备物件的来源

用于实施工作的设备物件可以来源于多种渠道，有些直接来源于执行机构，有些则需要用项目经费购置，还有些可以从合作单位借用，甚至从有关单位租用。总之，为了实施项目计划，所需设备物件应满足工作的需要，同时应尽量节约开支。

进行社会发动，开展部门协作，其功能和作用也包括在实施设备和物件上从合作部门得到援助。这样可以节约许多经费，给其他活动留有余地，对控制预算很有好处。

(三) 设备物件的使用与管理

设备物件应有专人管理，特别是一些特殊设备如速印机、车辆、摄像机等，如无专人管理很容易损坏。对这些设备的使用者需要进行专门的培训，使其掌握设备的使用和保养方法，这对于保证工作的顺利进行和延长设备的寿命非常重要。有些大型项目可能引进较多新设备，为了让这些新设备能够很好发挥作用，常常需要对使用和管理这些设备的有关人员进行专门的培训。因此，培训工作也包括对设备使用人员的培训。

设备的管理还应在各分项目中做好协调，使各种设备能够在分项目中轮回使用，避免闲置，充分发挥各件设备的作用。

二、实施所需要的健康教育材料

(一) 使用健康教育材料帮助提高传播效果

在健康传播活动中配合使用辅助的文字图画、音像以及某些实物和模型等健康教育材料，传播的效果就会好过单纯的口头传播。某些健康信息，目标受众不是听一次就能够记住的，特别是对于低文化水平的受众来讲，理解和记忆健康信息的能力比较差，就更需要配合使用辅助材料。如果能够向目标人群分发某些健康教育材料，指导目标人群阅读或视听学习，必然能够帮助目标人群理解和记忆那些重要的信息。因此，在健康教育传播活动中，应该尽量多使用健康教育材料，以提高传播的效果。

(二) 健康教育材料的选择

如何选择或制定合适的健康教育材料也是有讲究的。一个较大的健康教育与健康促进项目除应考虑在现有的健康教育材料中寻找可以利用的、基本适合于该项目的材料，以节省时间和经费，在很多情况下还需要根据项目目标和传播内容来制作新的材料，以满足传播活动和受众的需要。但是，无论是选择材料还是制作材料，都应该考虑受众的特点。有些健康教育活动则需要使用实物或模型，例如骨盆模型、婴儿模型、糖尿病饮食的食物模型等等。这些材料在吸引受众和帮助受众理解和记忆健康信息以及理解和掌握操作性的技能等方面特别重要，健康教育人员学习、掌握和使用健康教育材料是基本的健康教育技能之一。

(三) 健康教育材料的发放和使用

本部分可参阅本书第十章平面健康教育材料的设计制作使用与评价，此处不再重复。

以上是健康教育项目实施 SCOPE 模式的五要素，也是实施工作中的五个重要环节，按照这五个环节考虑并执行实施活动，才能做好健康教育的信息传播、态度/信念教育、技能培训和行为干预等工作，完成项目的预定计划，实现项目工作目标。五个环节既有相对的独立性又相互关联（见图 4-1），是健康教育工作者实施项目计划的工作思路和操作指南。

（田本淳）

案例 1

中国/WHO 以肥胖控制为切入点发展健康促进学校项目实施方案

以肥胖控制为切入点发展健康促进学校项目是 2002 年我国与世界卫生组织合作的又一个健康促进学校项目，为了按照项目计划书的思想和框架实施好本项目，并取得好的效果，特制定本实施方案。

一、项目总目标

以肥胖控制为切入点创建健康促进学校，通过健康促进学校的创建树立健康促进理念，改善学校的健康环境，提高学生的健康知识水平和自我保健能力，树立正确信念，改变不健康的生活方式，达到提高健康水平的目的。

二、分目标

到项目结束时，项目学校要实现以下具体目标：

1. 学生的健康知识及格率达 95%；其中 98% 以上的学生对肥胖和肥胖控制有正确认识；
2. 对营养和运动具有正确态度的学生达 98%；
3. 学生在膳食运动方面具有正确行为的比例达 80%；
4. 90% 的肥胖和超重学生摄入高热量饮食能控制在每周 2 次以下；
5. 80% 的学生每天运动时间不少于 1 小时；
6. 80% 的肥胖和超重的学生每天运动时间不少于 1.5 小时；
7. 80% 的教师将健康知识有机地融入自己的教学活动中；
8. 80% 的学生家长能够干预孩子的不健康生活方式；
9. 与对照学校相比，试点学校学生肥胖和超重比例的上升趋势得到控制；
10. 项目学校能够达到健康促进学校的铜奖标准。

三、主要策略

策略 1：学校制定和出台有关健康环境、膳食、运动、健康教育课等相关政策，增强教职工培养健康人才的意识，鼓励所有教师参与促进健康的教育活动。

策略 2：为学生和学生家长提供平衡营养教育，在学校和学生家庭中倡导选择健康食物和平衡营养的健康行为，并针对肥胖儿童的膳食提供具体指导。

策略 3：改善学校运动场所和运动设施，在学生中开展多种运动项目和体能训练。特别是为肥胖儿童制订训练计划，提供运动指导。

策略 4：发动学生家长和社区人员参与到健康促进学校项目中来，提供支持和必要的条件。

策略 5：发展学生和家长的保健技能，特别是家长对健康食物的选择和烹调技能。

策略6：在学校创造相互关心、相互尊重、团结友爱的良好人际关系，形成关心健康、促进健康的氛围。特别是要消除同学间在肥胖控制方面的歧视和嘲笑等不良现象。

策略7：学校和社区的医疗保健机构参与健康促进学校工作，为学生提供卫生服务，监测超重和肥胖学生的身高体重，并为学校的健康政策制定和教师参与健康教学活动提供技术资料和技术指导。

四、实施步骤与活动

（一）选择项目实施单位

1. 确定项目学校

在北京、武汉各选2所小学，深圳选1所小学作为本项目的实施学校。选择项目学校的原则是：未开展过健康促进学校项目；学生人数在1000以上；学生肥胖发生率处于本市或本地区中等以上水平（8%以上）；当地的教育主管部门、卫生部门及学校领导对本项目重视，有积极性。

2. 确定目标人群

一级目标人群：试点学校学生（肥胖学生为其中的重点人群）；

二级目标人群：试点学校学生家长；学校教职员工；

三级目标人群：社区相关部门主要成员。

3. 在项目学校所在城区选择学校规模和条件、生源、运动场地、学生午餐提供等几方面情况相仿的学校1~2所为对照学校，对照学校只作两次调查。

（二）项目启动

2002.3.12~14日在深圳召开启动会。

1. 内容

介绍WHO健康促进学校的概念、总体框架、标准与原则；

介绍我国健康促进学校发展概况；

介绍国内外儿童肥胖流行趋势和控制肥胖的经验；

介绍我国儿童肥胖确定标准；

介绍以肥胖控制为切入点发展健康促进学校项目实施计划；

介绍调查问卷、数据库和资料统计等有关具体要求；

进行相关的知识、技能和实施工作技术指导。

2. 参加人员

三市（或项目学校所在区）卫生局、教育局有关领导；

项目学校校长及学校主管健康教育的教师；

三市项目工作责任单位负责人和主管业务人员；

世界卫生组织顾问和国内专家。

（三）项目人员及责任教师培训

1. 内容

- 健康促进学校的基本理念和标准；
- 中国/WHO以肥胖控制为切入点发展健康促进学校项目的总体要求和实施步骤；

- 肥胖控制相关的知识和技能；
- 基线调查的组织与实施。

2. 参加人员

试点校校长、年级主任、班主任、校医及健康教育课的教师。邀请所在区健康教育所所长和专业人员、教育局体卫艺科、防疫站学校卫生科有关人员参加。

3. 时间地点：4月中旬（1天时间），由项目市分别组织实施。

（四）基线调查

1. 目的：（见调查指南）。
2. 内容：（见调查指南）。
3. 方法与对象
- 问卷调查：项目学校三、四年级全部学生及其家长；全体教职工；
  对照学校三、四年级全部学生。
- 专题小组讨论：在项目学校组织2～3个肥胖学生的家长（不限三、四年级）进行专题小组讨论。
- 测量身高体重：由中小学卫生保健所统一组织安排，使用同一量器，测量项目学校和对照学校三、四年级学生的身高和体重。
- 要求：见问卷调查指南和专题小组讨论方案与提纲。

4. 时间：2002年4月第3周。

（五）实施干预

根据基线调查资料，按照项目的总体要求，每个项目学校制定相应的干预策略和活动，特别是要贯彻健康促进学校的理念和原则，并具体与肥胖控制相结合，同时将项目活动与学校的日常教学工作有机地结合起来，纳入到相关的学科教育中去，建立以健康为核心的教育思想。

1. 核心活动——每个项目学校都要开展的活动。
- 出台健康政策，倡导健康行为，在全校掀起健康第一的舆论热潮。
- 利用健康教育课及其他所有课程穿插有关营养和运动的健康知识，特别是肥胖危害和肥胖控制的知识。
- 举办肥胖学生的家长培训班，讲授肥胖危害及肥胖控制的有关知识。
- 出版有关健康膳食、平衡营养内容的校园板报，向学生和家长分发有关健康教育材料。
- 肥胖学生记录每日的食品摄入种类和数量，以及每日运动情况。
- 肥胖学生每周自称一次体重，并记录在个人管理手册上。由校医每周检查一次肥胖学生的体重和膳食记录，提出具体指导意见。
- 针对肥胖学生提供有针对性的膳食指导。
- 组织主要是由肥胖学生参加的健身俱乐部，在责任老师的指导下由肥胖学生自己设计和组织以运动和减肥为目的的校内外活动。如举办超重、肥胖学生和家长共同参与的远足活动、耐力训练活动等。

2. 参考活动：根据实际情况选择开展适合的活动。
- 提供心理、饮食、运动咨询。

- 举办健康食物展示,使学生和家长了解多种食物的营养价值。
- 给学生和家长放映有关内容的电影、录像或光盘。
- 安排肥胖学生访问身患肥胖、高血压、糖尿病、冠心病的成年病人,了解肥胖的危害。
- 以家长会的形式邀请家长与社区成员参与学校的肥胖控制、平衡膳食教育活动。(如配餐比赛、共同进餐、参观营养项目等。)
- 布置营养教育家庭作业,学生与家长共同参与,如饮食评估,准备健康菜谱等。
- 通过游戏、角色扮演等活动,鼓励肥胖儿童克服自卑心理,积极参与集体活动。
- 组织超重、肥胖学生夏令营/春游/秋游。
- 其他各种适合本校的创造性活动。

3. 干预时间
- 2002年4月~7月:第1阶段干预。

重点:围绕创建健康促进学校在项目学校形成健康氛围,按照健康促进学校标准开展系列活动,同时初步改变学生和家长有关膳食营养和运动的知识和信念,使学生初步形成正确的膳食和运动行为。

- 2002年9~2003年1月:第2阶段干预。

重点:强化正确的膳食营养及运动行为,降低肥胖学生的体重。

(六) 设计制作健康教育材料

1. 学生自我管理手册:由中国疾病预防控制中心健康教育所组织统一编印,时间:2002年4月。

2. 其他材料:北京、武汉和深圳三地健康教育材料交流。

(七) 经验交流活动

目的:学习国内外健康促进学校及青少年肥胖控制的经验,促进本项目的实施。

考察和交流活动的时间和地点另定。

由中国疾病预防控制中心健康教育所统一组织。

(八) 中期评估

1. 评估内容:主要为过程评估。学校有关肥胖控制相关政策出台情况、教师培训、各科教学参与情况、基线调查情况、知识传播情况、干预活动的设计与开展情况、学生及其家长的参与情况、健康教育材料使用情况等等。

2. 评估组织:由各项目城市卫生、教育部门和牵头单位组织自评,完成并提交评价报告,国家项目组派人参与。

3. 负责单位和人员:各项目城市项目学校所在区的卫生、教育行政部门参与领导,项目技术指导单位(牵头单位)和项目负责人负责组织实施。

4. 评估时间:可以在第一阶段干预活动完成后的2002年7月或第二阶段干预开始前的2002年9月进行。

5. 评估方法:现场观察;座谈讨论;查阅文件;追踪了解等。

6. 评估指标:召开会议数;出台政策数;组织活动数;分发健康教育材料数;结合健康知识的教学活动开展数目;干预活动覆盖率和暴露率;肥胖学生干预活动暴露率;肥胖学

生的家长干预活动暴露率；有效指数；投入经费数等。

（九）终期评估

1. 评估内容：根据健康促进学校6大标准和项目的各项分目标进行考核总结，评价项目实施所产生的效果。
- 在创建健康促进学校方面的进展（6大考核标准）。
- 项目学校和对照学校四、五年级学生相关知识、态度、行为变化比较，并与基线调查情况比较。
- 试点校学生肥胖率和超重率与前一年体检结果比较，并与对照学校情况比较。
- 项目学校和对照学校四、五年级学生身高体重比较，并与基线调查情况比较。

2. 评估组织：由国家项目组负责组织，各项目城市卫生、教育部门和牵头单位负责实施。

3. 负责单位和人员：总体由中国疾病预防控制中心健康教育所负责，每个城市的评估实施由市或区的卫生、教育部门和项目牵头单位负责。项目负责人和课题组负责完成数据录入和分报告的撰写。国家项目组完成整体资料分析和撰写综合报告。

4. 评估时间：2003年2～3月。

5. 评估方法
- 由国家专家组组织对项目学校进行现场实地考察，查阅文件资料，组织座谈会等。
- 在项目学校和对照学校对四、五年级学生进行问卷调查和身高体重的测量；在项目学校对四、五年级学生的家长和全校教职工进行问卷调查。问卷调查和体重测量要求与基线调查相同。全校学生的身高体重以每年学生的体检资料为依据。

6. 评估指标
- 学校健康相关政策和规定的出台数；
- 运动设施和环境建设投资数额；
- 项目学校学生肥胖率；（与对照学校相比上升趋势得到控制）
- 项目学校学生超重率；（与对照学校相比上升趋势得到控制）
- 项目学校四、五年级学生的相关健康知识及格率（合格：问卷知识题正确应答10/13达95%；其中98%以上的学生对肥胖和肥胖控制有正确认识，问卷问题16、17正确选择）；
- 正确态度持有率（合格：对营养和运动具有正确态度的学生达98%，问卷态度题全部正确选择）；
- 学生膳食运动正确行为形成率（合格：80%；行为题正确选择9/12）；
- 摄食行为改变率（合格：90%的肥胖和超重学生摄入高热量饮食能控制在每周2次以下；问卷26、27、28正确选择）；
- 运动行为形成率（合格：80%的学生每天运动时间不少于1小时；80%的肥胖学生每天运动时间不少于1.5小时）；
- 教师参与率（合格：80%的教师将健康知识有机地融入自己的教学活动中，30题正确选择）；
- 学生家长参与率（80%的学生家长能够干预孩子的不健康生活方式，35题正向选择）；
- 健康促进学校铜牌授予率（合格：5所项目学校全部达到健康促进学校的铜牌标

准）。

（十）项目总结会

1. 内容
- 总结交流项目经验；
- 宣布项目终期评估结果；
- 颁发健康促进学校铜奖。

2. 参加人员：卫生部、教育部主管司局有关领导；三市卫生、教育部门主管领导；三市项目实施负责单位负责人、项目学校负责人、主管教师；国家项目人员和有关项目专家；世界卫生组织驻华代表处官员。

3. 时间地点：2003 年 4 月。

五、实施时间进度

实施时间（2002～2003）															工作内容	责任单位	备注
2	3	4	5	6	7	8	9	10	11	12	1	2	3	4			
—															方案与问卷设计	国家项目组	
	—														项目启动会	国家项目组	
	▲														项目人员培训	市牵头单位	
	◆														问卷预试验	国家项目组	
		—	—												基线调查	市项目组、学校	三市一致
			—	—	—										健康教育材料制作	国家、市项目组	
				—	—	—									第一阶段干预	市项目组、学校	基本一致
						—	—								中期评估	市项目组、学校	基本一致
							◆								交流活动	国家项目组	具体待定
								—	—	—					第二阶段干预	市项目组、学校	基本一致
										—	—				终期评估资料分析	国家、市、学校	三市一致
											☆				项目总结	国家、市、学校	

（田本淳　吕书红）

案例2

学校控烟项目实施方案

一、背景

吸烟是一种能够引发多种疾病的危险行为。在西方国家，通过多年的宣传教育，随着国民对烟草危害认识的提高，吸烟率明显下降。而在发展中国家，吸烟率正以每年1~2个百分点的速度上升，特别是青少年的吸烟率上升明显。在我国，1996年的调查结果与1984年相比，吸烟率升高了3.7个百分点，开始吸烟的平均年龄提前了3岁，30岁以下年轻人的吸烟率呈上升趋势。同时，绝大多数吸烟者都在公共场所吸烟。另一份研究资料显示，20%左右的初中学生有过尝试吸烟的行为，其中50%的学生开始尝试吸烟的年龄是在10~14岁，70%的学生尝试吸烟的原因是"好奇"。由此可见，要控制我国的烟草使用和降低吸烟率，必须从预防青少年吸烟着手，将中小学生作为预防吸烟教育的重点人群，将中小学校作为预防吸烟教育的重点场所。

近些年来，我国各地在青少年中开展了许多控烟活动，包括在中小学校开展的"无烟学校"授名活动、"不吸第一支烟"活动、"做不吸烟的新一代"活动等，并在健康教育课中增加了吸烟有害健康内容。然而，我国是个人口大国，全国共有小学49.13万所，初中学校6.66万所，普通高中14 907所，开展"无烟学校"活动的学校比例只有2%左右，覆盖面还很小。因此，很有必要通过国际合作项目进一步推动和发展学校控烟工作，探索具有我国特色、行之有效且可持续发展的学校控烟模式。

二、项目目标

通过在项目学校开展系列控烟活动，总结经验，探索一种适合学校情况和学生特点的预防吸烟健康教育活动的新模式，创建学校无烟环境，使项目学校达到新制定的"无烟学校"标准，创建更多的无烟学校。同时通过项目活动的开展提高或强化学生对烟草危害的认知，树立或强化不尝试吸烟的信念，培养训练或改善学生的拒绝技巧，降低学生中的尝试吸烟率。

在项目结束时达到以下具体目标：

1. 总结出学校控烟的新模式；
2. 产出一套中小学预防吸烟教师指导用书和一种适合学生的传播材料；
3. 为社区公众制作一种控烟健康教育传播材料；
4. 项目学校出台有关学校控烟的政策三条以上；
5. 参与控烟活动并在课程中渗入控烟内容的任课老师达80%以上；
6. 参与控烟活动的学生达90%以上；
7. 学生对烟草危害的知识及格率达95%以上；
8. 学生对控烟工作和支持控烟活动的正确态度持有率达98%以上；
9. 80%的学生能够改善拒绝（吸烟）技巧；
10. 与对照学校相比，学生的尝试吸烟率下降；

11. 与对照学校相比，学校教师的吸烟行为有正向改变；
12. 项目学校达到本项目制定的"无烟学校"标准；
13. 增加项目城市无烟学校的数量。（由各城市确定增加的数目或比例）

三、主要策略

1. 教育部门和卫生部门的协调行动；
2. 充分利用现有资源并发挥专家作用；
3. 培训骨干教师和学校领导，调动教师职工的积极性；
4. 学校控烟活动与学生家庭、学校所在社区相结合；
5. 以学生为中心，调动学生的积极性；
6. 以点带面，先进引路，增加无烟学校数量。

四、实施步骤与活动

1. 学校控烟子项目实施责任部门
（1）项目的设计及总体实施工作由中国疾病预防控制中心健康教育所负责。
（2）项目城市的项目领导和实施工作由各地所确定的单位负责。

2. 项目城市和项目学校/对照学校的确定
（1）在6个项目城市（北京、上海、天津、深圳、濮阳、长沙）中根据基础情况确定本项目的实施城市。
（2）在确定的每个城市至少选择两所项目学校，条件如下：
- 一所普通小学，一所普通初中；（非重点或其他特殊学校）
- 每所学校有1000以上学生；
- 过去没开展过控烟项目（国内或国际合作项目）；
- 学校领导有积极性；
- 所在区（县）教育部门支持；
- 项目学校最好是控烟能力建设项目中所选的控烟示范社区里的学校（以便与社区控烟项目结合）。

（3）在不同的社区选择对照学校（一所小学，一所初中），学校学生数量、来源、学校条件与规模、所在社区条件等要与项目学校基本相似匹配。

3. 干预学生的确定
- 在项目学校和准备发展成"无烟学校"的学校干预全体学生；
- 在小学重点干预三、四年级学生；在初中重点干预初中一年级学生。

4. 调查问卷的设计及预试验
由中国疾病预防控制中心健康教育所培训与评价中心负责设计调查问卷（分小学、初中、教师3种），经过预试验后统一印刷，并发送至各项目实施责任单位。

5. 培训
2003年3月初举办学校控烟项目实施培训班，培训对象为各项目城市具体负责实施工作的业务人员和项目学校责任教师。培训内容包括：

(1) 介绍全球控烟形势;

(2) 介绍我国过去开展的学校预防吸烟的情况和经验;

(3) 介绍本项目的具体实施要求,活动设计与干预方法,基线调查与项目终期评价工作的要求,数据录入方法等;

(4) 参观学习与交流:参观以前的先进控烟项目学校,学习学校控烟活动与经验;各城市和各项目学校交流各自工作计划、干预活动思路以及创新点。

6. 基线调查

(1) 目的:掌握基本情况和有关数据;

(2) 调查实施单位:各项目实施责任单位负责调查的培训和具体调查工作;

(3) 调查内容:学生与教师关于吸烟方面的知识状况与知识来源、态度(观念)、行为以及被动吸烟环境和知识技能需求等。

(4) 调查对象

- 项目小学与对照小学全体教师及三、四、五年级全体学生;
- 项目初中与对照初中全体教师及一、二年级全体学生。

(5) 调查时间:2003年3月15～20日完成调查;3月27日前完成本城市的数据录入,并于4月1日前将数据资料和软盘寄到中国疾病预防控制中心健康教育所培训与评价中心(收件人:钱玲;地址:北京安华西里1区12楼;邮编:100011)。

(6) 调查方法与具体要求见《调查指南》(在培训班讲解)。

7. 项目实施与干预

(1) 校内培训:由各项目城市负责单位和项目学校共同组织安排;由参加国家级培训的业务人员和项目学校责任教师具体进行培训工作。

- 时间:2003年3月下旬完成(半天时间);
- 参加人员:项目学校的领导及全体教职工;
- 内容:汇报国家级培训班的内容;介绍项目实施计划和总体要求;介绍本学校实施计划;动员全体教师参与控烟活动;讨论本学校的控烟规章措施等。

(2) 实施干预

A. 核心活动——每个项目学校均需开展的活动

- 出台三条以上的校园控烟规定并实行这些规定和制度;
- 各科教师制订参与控烟活动的教学方案,在教学中有机地结合控烟内容;
- 在教师中实施禁止在校园吸烟、禁止在学生面前吸烟的规定;
- 制作有关烟草危害、拒烟技巧等内容的校园板报,并定期更换;
- 通过信件或家长会的方式向学生家长宣传早期对学生进行吸烟有害和预防吸烟教育对学生健康的重要性,告知学校将实施控烟教育的课外活动,取得家长的配合和支持;
- 与学校所在社区的控烟工作相配合,创造校园外的支持环境;
- 充分调动学生的积极性,发挥学生的创造能力,(责任教师提供技术支持和指导)开展丰富多彩的课外活动,如角色扮演、绘画比赛、小游戏、自编歌曲、表决心——决

第四章　健康教育与健康促进项目实施

心不吸第一支烟——签名活动、决心不吸烟演讲比赛等；
- 组织学生参加社会有关控烟的宣传活动，如 5 月 31 日的"世界无烟日"活动等；
- 暑假期间布置学生参与对吸烟家长或社区居民的吸烟行为进行了解和宣传戒烟等活动，并写一篇以此为内容的作文；
- 暑假结束后组织学生作文演讲比赛，交流暑期生活中参与控烟活动的体会；
- 组织其他学校到项目学校参观学习，交流体会，把经验向其他学校推广。

B. 参考活动——各项目学校根据情况选择开展的活动
- 播放吸烟有害健康的录像带或光盘；
- 邀请家长或学校周边社区成员参加学校控烟活动；
- 召开吸烟家长会，讲授吸烟危害的有关知识以及成人吸烟对学生的不良影响等。

（3）干预阶段与重点
- 第一阶段 2003.4～7 月：重点是出台校园控烟政策；提高教师的认识与参与控烟活动的主动性；在项目学校形成立体交叉的预防吸烟的健康教育氛围；提高学生对吸烟危害的认识；提高学生对参与预防吸烟的教育活动的热情；改善学生拒绝劝烟的技巧；增强不吸烟的决心；改变吸烟行为；组织校际交流。
- 第二阶段 2003.7～8 月（暑假期间）：重点是布置学生参与对吸烟家长或社区居民的吸烟行为进行了解和宣传戒烟等活动，在实际的劝阻吸烟活动中强化不吸烟的决心；提高劝阻吸烟的能力；扩大校际交流，推动创建"无烟学校"活动。
- 第三阶段 2003 年 9 月：通过交流暑期生活中参与控烟活动的体会，进一步提高学生对吸烟危害的认识，强化不吸烟的决心，改变吸烟行为和确立不吸烟的行为，降低尝试吸烟率，巩固学校的无烟环境。

（4）教师指导用书与传播材料开发

由中国疾病预防控制中心健康教育所负责结合项目的实施开发学校控烟教师指导用书和供学生及社区居民使用的传播材料。

（5）中期评估

A. 内容：评估学校有关项目的进展情况，包括：
- 学校相关政策规定出台情况；
- 教师、家长参与情况（参与控烟教学的课程和教师数、与控烟有关的家长会次数、家长的支持情况等）；
- 活动开展情况（如开展的活动类型与次数、参与学生人数、学生对活动的接受程度等）；
- 与社区结合情况和校际交流情况。

B. 负责部门与实施：由各项目城市责任部门实施工作负责人和项目学校责任教师共同以了解的项目实施实际情况为基础写出评估报告。

C. 指标
- 培训教师人数；
- 召开专题会议数和参与人员情况；

- 出台政策数；
- 带课教师结合控烟教学活动的教师人数和教学次数；
- 专题家长会次数和人数；
- 专题墙报期数；
- 课外活动开展情况（类型、数量、活动时间及参与学生数）；
- 健康教育材料发放范围及数量；
- 与社区结合的活动次数；
- 组织校际交流的次数。

D. 时间：于2003年7月第二周将评估报告寄发健康教育所培训与评价中心。

（6）终期评估

A. 负责单位与人员：各项目实施责任单位负责终期评估工作的组织与实施。

B. 评估方法与内容：使用基线调查问卷进行定量调查，并对项目实施过程写出总结材料，内容除包括中期评估的资料外，还需要对项目活动实施后的学校环境变化、是否达到"无烟学校标准"（后提供）进行说明，并完成调查表（后提供）的填写。并由国家专家组对项目学校进行现场评估，方式包括环境考察、查阅活动记录、与教师学生座谈等。

C. 调查对象

- 项目小学与对照小学全体教师及三、四、五年级全体学生；
- 项目初中与对照初中全体教师及一、二年级全体学生。

D. 调查时间：2003年9月15～18日完成调查；9月29日前完成本城市的数据录入，并于9月30日将数据资料和软盘寄到中国疾病预防控制中心健康教育所培训与评价中心（收件人及地址同前）。

E. 调查方法及要求同基线调查。

五、质量控制

1. 保证项目学校、对照学校以及目标人群有关基本特征的均衡可比。
2. 对调查问卷进行预试验，保证调查问卷的科学性、可操作性。
3. 对项目设计的学校控烟教师指导用书和供学生及社区居民使用的传播材料进行预试验，保证其科学性、适用性。
4. 对项目实施工作的具体人员和责任教师进行统一的国家级培训，保证项目执行人员对项目实施要求的充分理解以及原则的掌握。
5. 在调查及资料录入过程中，针对每一份问卷进行逻辑检查、计算检查以及录入检查，统一录入标准。
6. 保证基线调查与终期调查问卷的统一，录入和分析标准的统一。
7. 在项目的实施过程中，开展项目活动的监督工作。

六、项目总结及"无烟学校"授牌

1. 目的：总结项目成果，交流学校控烟工作经验，推动学校控烟工作的持续发展。

2. 内容：总结项目的产出；报告终期评估结果；给达到"无烟学校"标准的项目学校授牌；交流学校控烟工作的经验；奖励在项目实施和控烟能力建设方面有突出贡献的实施人员、教师和学生；研讨推广策略和具体方法。

3. 参加人员：卫生部、教育部主管司局有关领导；WHO驻华代表处官员；各项目城市项目负责人、项目学校负责人及责任教师；国家项目人员和有关项目专家；邀请某些其他省市教育及卫生部门人员参加。

4. 时间地点：2003年11月中旬，地点待定。

5. 项目城市和项目学校需要准备的材料：总结报告；特殊事例材料；优秀个人材料；照片图片展板等。

七、项目进度时间表

2002.9～12：	准备项目实施计划；部门协调；确定项目城市；选定项目学校和对照学校；设计调查表。
2003.1.8～10：	召开项目启动研讨会。
2003.3.1～5：	举办学校控烟实施工作培训班。
2003.3.15～18：	基线调查。
2003.3.19～29：	各项目城市完成数据录入；各项目学校完成校内培训。
2003.3.31：	将数据资料和软盘寄到国家健康教育所。
2003.4：	基线调查资料分析。
2003.4～7.：	项目学校实施第一阶段干预。
2003.4～8.：	国家健康教育所完成基线调查资料分析；开发供学生及社区居民使用的传播材料和学校控烟教师指导用书。
2003.7.1～7：	中期评估。
2003.7～8：	项目学校实施第二阶段干预。
2003.8～9：	项目学校实施第三阶段干预。
2003.9.15～18：	终期评估调查；国家专家组对项目学校进行现场考察。
2003.9.19～29：	完成本城市的数据录入。
2003.9.30：	将数据资料和软盘寄到国家健康教育所。
2003.10～11.15：	数据统计与资料分析；报告撰写。
2003.11.15～18：	项目总结会。

（田本淳　钱　玲）

第五章 健康教育评价

> **本章要点**
> 1. 评价的概念
> 2. 评价的类型
> 3. 形成性评价的特点和作用
> 4. 过程评价的作用与方法
> 5. 效果评价的作用和方法
> 6. 成本—效益（效果）分析的作用
> 7. 评价的工作程序
> 8. 选取和确定评价指标的原则
> 9. 影响评价结果的因素

随着健康教育与健康促进事业的发展，越来越多的专业人员重视评价、运用评价，但许多健康教育工作者没有掌握评价技术和方法，不会运用评价，评价研究和运用目前仍是我国健康教育与健康促进领域的薄弱环节，因此，健康教育专业人员学习和掌握评价理论、技术、方法非常必要。

第一节 评价概述

一、评价的概念

评价就是比较，即把客观实际情况与原定计划进行比较；把实际结果与预期目标进行比较。通过比较找出差异，分析原因，总结规律，改善管理，提高效率。评价是保证项目计划设计合理先进、实施成功、并取得应有效果的关键性措施，应当贯穿项目活动的全过程。

健康教育评价指采用科学而且可行的方法，收集真实而完整的信息，对健康教育活动的计划、活动过程、活动效果进行评估，并与预定的标准或其他健康教育项目（活动）的情况进行比较，描述和解释活动的规划、执行过程和成效，为改善活动的决策提供依据。

1998年世界卫生组织对健康促进评价（health promotion evaluation）的定义是：对健康促进行动达到的"有价值"的结果的程度和范围的评价。有价值的结果，包括三个层次：个人层次、社区层次和政府层次。个人层次指提高个人健康生活的能力，包括掌握知识、转变态度和改变行为，或掌握某些相关技能，促使健康的行为形成。在社区和政府两个层次，指共同创造支持性环境，如通过调整卫生服务方向、社区参与、多部门协作，使社会力量动员起来，形成多部门协作网络，合理转变组织的机构和功能，在社会和自然环境的支持下实现公正、平等、有效的卫生服务，促使人们形成和发展健康的生活方式。因此健康促进评价就是对这三个层次上获得结果的范围和程度进行评价。世界卫生组织组织一批国际专家对健康促进评价进行了研究，提出了健康促进评价的设想和框架，但是由于健康促进是一项以策略为主导的社会性活动，所以尽管专家们提出了各自的设想和见解，但是评价的方法和重点仍然是以过程评价为主体和依托，对健康促进的效果的评价仍然是一项十分困难的事情。

二、评价的目的

评价是健康教育活动中必不可少的环节，是重要的质量控制手段，是推动健康教育活动继续深入的前奏，应贯穿于整个健康教育活动过程。通过评价，可以达到以下目的：

1. 通过事先对目标人群和环境条件进行需求评估，为制定活动目标、方法、策略和措施提供客观依据。

2. 评价可以衡量项目设计的合理性及可行性，发现项目设计的局限性和不足，为改进项目设计提供经验和依据。

3. 评价尤其是过程评价有助于管理者全面掌握项目进展情况，项目是否按计划实施？项目是否达到预期的目标？项目实施中存在哪些问题或不足？干预措施和方法是否适合目标人群？干预措施是否有效？人、财、物配置是否合理？项目计划需要做哪些调整？从而帮助决策者和实施者及时调整项目计划，提高项目管理水平，保证项目实施质量。

4. 评价总结项目设计及实施中的先进性、创新性、合理性，为项目的评审提供具有说服力的事实依据。

5. 评价考核项目的社会效益、经济效益及项目的成本-效益，科学说明项目的影响、贡献与价值，向决策者提供决策依据，争取他们的支持与资源投入。向资助者、公众说明项目的结果，显示项目的影响，争取社会各界的广泛支持与合作。通过评价，可以及时发现项目的效果，有利于获得项目的进一步支持，能使项目的领导、执行者、参与的社区分享成功的乐趣，坚定执行项目的信心。

6. 通过评价工作实践，可以提高工作人员的评价理论水平和实际操作能力，提高项目执行水平和管理水平。丰富评价知识和理论，为评价研究积累经验。

第二节 评价的类型

在健康教育实践中，常用以下 5 种评价类型。它们都有不同的目的、方法、特点和指标，针对健康教育活动的不同方面提出不同要求，如表 5-1 所示。

表 5-1 评价框架

评价类型			
形成性评价 (概念与设计)	过程评价(项目监督) (投入与产出)	效果和影响评估 (包括模型)	成本-效益分析 (包括可持续发展问题)
有关的基本问题			
需要进行干预吗 谁需要干预 干预如何实施	计划的活动在实际工作中被完成到什么程度	观察到什么效果 这些效果说明什么 项目产生影响了吗	项目的优先领域需要改变或扩展吗 如何重新合理分配资源

一、形成性评价

（一）定义

形成性评价（formative evaluation）在健康教育干预活动开展前进行，通过收集信息，阐明社会问题或卫生问题的严重程度和性质，发现开展干预活动的有利条件和障碍，以帮助决策，制定合适的干预措施，确保干预措施的合理性、可行性。形成性评价包括需求评估——对问题的类型、范围和程度进行系统的评估；资源评估——对改善问题所需资源（资金、人员、机构）的系统评估，确定现有的、可供使用资源的优势、不足、差距及可能需要的新资源。

（二）内容

形成性评价主要获得以下信息：问题的社会、空间、人群分布，发展趋势，问题的严重程度、问题产生的原因、问题的特征，促进其蔓延的因素，阻止其蔓延的因素，促进项目开展的因素，阻碍项目开展的因素，有哪些相关政策，已经实施了哪些干预措施，可利用的人财物资源有哪些，需要开发和提供哪些新资源等。

（三）收集资料的方法

形成性评价尽可能运用已有的资料，如人口普查资料、流行病学监测的资料等，如果已有的资料不能满足需求评估的要求，需要进行调查研究补充资料或校对现有的资料。这个阶段的调查研究不宜采用复杂的、耗时的方法，应采用简洁、快速方法。常用的资料收集方法包括查阅文献和文件，关键人物访谈，小组讨论，问卷调查等。例如，在某地开展预防艾滋病学校健康教育活动之前，需作如下准备：①查阅文献，包括政府部门发布的艾滋病流行状况监测报告，最新的调查研究，有关艾滋病预防的政策和文件；②通过小样本的问卷调查，了解当地学生有关预防艾滋病的知识、态度、行为等方面的基线状况；③邀请相关人员，如学校领导、班主任、家长、校医等进行座谈，了解他们对在学校开展预防艾滋病宣传教育活动的态度、建议，可利用的资源、存在的困难、解决的方法等；④选取部分学生座谈，了解学生们对预防艾滋病宣传教育的愿望、需求和建议等。

（四）工作步骤

1. 确定计划干预的问题。
2. 围绕问题收集已有的相关资料，包括政策、文件、人口统计资料，疾病监测报告等。

3. 如果需要，进行个人深入访谈、小组讨论、问卷调查等。
4. 对收集的资料进行核查、整理、归纳，描述结果，为制定干预方案提供依据。

二、过程评价

（一）定义

过程评价（process evaluation）在健康教育活动过程中进行，贯穿计划执行的全过程。过程评价就是根据项目目标和计划设计，系统地考察项目的执行过程，并与项目计划进行比较，对项目的执行情况做出结论。

（二）目的

过程评价的目的是保证项目按计划顺利进行并达到预期效果。过程评价是监督项目执行的必要措施，应与项目管理工作结合起来，有计划地进行，通过简单的观察性分析，掌握项目的执行情况，及时了解阻碍项目实施的原因，从而根据项目设计和目标及时调整项目计划，保障项目质量。

（三）内容

过程评价主要评估项目活动执行情况，项目活动的覆盖面，目标人群的满意程度，项目活动的质量，工作人员工作情况，项目资源使用情况。

1. 评估项目活动执行情况：可通过表5-2项目执行情况报表，对照项目计划，了解项目活动执行情况。如果项目计划中每一项活动及其时间安排非常明确，只需要检查工作记录和调查参加者，然后对照项目计划中的时间进度表检查活动是否执行，就能简单明了地评估项目活动执行情况。但如果项目活动及其时间安排不明确，评估就很困难，需要借助其他的手段。

采用的指标：项目活动执行率 $= \dfrac{\text{按计划完成的项目活动数}}{\text{计划的项目活动总数}} \times 100\%$

表5-2 项目执行情况报表

填报时间： 年 月 日

项目编号		项目名称		
项目负责人		执行单位		
计划开展的活动	活动执行情况	成功经验	存在的问题及原因	拟解决问题的办法及措施

2. 评估项目活动的覆盖面：过程评价首先要考察项目活动的覆盖面，如多少人正在或已经参与了项目活动？参与项目活动的人群是否是预期的目标人群？是否有项目对象没有参与项目活动？干预活动的类型、次数、持续时间、参与对象？培训班的次数、参与人数、持续时间、主要培训内容、举办单位与地点？传播材料发放的种类、数量、对象？大众媒介宣

传的方式、时间、内容、次数、频率？这些信息可从表5-3项目进度报表获得。

表5-3 项目进度报表

填报时间： 年 月 日

项目编号		项目名称		
项目负责人		执行单位		
指　　标	计划数	实际数	备　　注	
培训的工作人员数（人次）				
直接培训的目标人群数（人次）				
培训同伴教育者数（人次）				
宣传品发放数				
广播电视和报纸刊播次数				
同伴教育者教育的人数（人次）				
参加活动的人数（人次）				
接受服务的人数（人次）				
电话咨询的人数（人次）				

评估方法：考察项目活动工作记录或通过实地调查进行估计。

评价指标：

(1) 项目活动覆盖率 = $\dfrac{实际参与项目活动的目标人群人数}{目标人群总人数} \times 100\%$

(2) 干预活动暴露率 = $\dfrac{实际参与某项干预活动的人数}{应该参与某项干预活动的总人数} \times 100\%$

(3) 干预活动有效指数（effectiveness index，EI） = $\dfrac{实际干预活动暴露率}{预期干预活动暴露率} \times 100\%$

(4) 覆盖率 = $\left[\dfrac{参与项目活动的目标人群人数}{目标人群总人数} - \dfrac{参与项目活动的非目标人群人数}{参与项目活动的总人数}\right] \times 100\%$

目标人群选择性偏差可能导致项目活动覆盖不足、覆盖过量。覆盖不足：项目只能覆盖项目对象中较小比例的人群。覆盖过量：项目活动覆盖的人群不仅包括了目标人群，而且还超出了目标人群。目标人群选择性偏差的后果：最需要参与项目活动的人有可能被排斥在项目之外，却把项目利益带给那些不一定需要的人群。

3. 评估目标人群的满意程度

一般来说，项目计划书中的主要项目活动，都应进行目标人群满意度的评价，了解项目对象对活动的内容、组织形式、安排是否满意，不满意的原因是什么。

满意度评价包括三个方面的内容：对人际关系的满意程度，对服务安排的满意程度和对服务内容的满意程度。具体内容见表5-4项目活动满意度评价表。

对于满意度的测量，可以通过定量调查，即设计调查表，在活动结束或在一定阶段，随机抽取一些人进行匿名调查。这种方法让人们填写设计好的调查表，快速了解人们对项目活动是否满意，是十分简单的横断面调查。也可以通过定性调查，如专题小组讨论来获得满意度的信息。

表 5－4　项目活动满意度评价表

1　对人际关系的满意度
在参加该活动时
- 是否感到心情舒畅
- 和其他参加者能否友好相处
- 自己的问题是否有人认真倾听和被理解
- 工作人员是否友好，真诚，可接近

2　对服务的满意度
- 提供的服务是方便的，容易得到的吗
- 时间安排是否方便
- 服务设施是否充足
- 价格是否合理

3　对服务内容的满意度
- 提供的服务，培训的内容，提供的宣传材料是否与自己有关
- 提供的服务，培训的内容，提供的宣传材料是否有趣
- 提供的服务，培训的内容，提供的宣传材料内容的深度合适吗
- 是否还有更好的途径来提供这些服务，或进行培训

4. 评估项目活动的质量：项目活动只有一定的覆盖面而没有质量保证同样不能达到项目的目标。评估项目活动的质量就是考察项目活动是否符合目标人群的需要、是否完成、完成得是否合格？干预方法是否有效，干预实施质量如何？服务利用情况如何，利用率低的原因是什么？信息反馈系统是否健全，工作记录的完整性和质量如何？

项目执行中，因为缺乏足够的资源、没有合格的项目执行人员、项目活动设计得太复杂或不适用、项目活动中留下太多的随意空间都会导致项目活动无法正确完成甚至根本无法完成。为了项目活动的改进，过程评价还要考察项目活动不合格的原因，项目活动的针对性，项目活动的可及性等。

对项目活动质量的评价是一项综合性的评价。项目活动多种多样，不同活动的质量判断方法不同，需要请相应的专家进行评价，如健康教育专家、政策研究专家、社会活动家、媒介传播方面的专家等等。例如对在社区开展的预防高血压干预活动质量的评价，应请高血压防治的专家进行评价，包括血压测量是否准确，对高血压患者的指导是否正确，对血压正常的人提出的预防措施是否正确等等。

评价项目活动质量主要采用定性调查方法来进行。由特定活动领域内的专家和专业人员，采用观察法、专题小组讨论或个人深入访谈来完成。对传播材料质量的评价，主要采用问卷调查或个人深入访谈询问传播材料是否适合目标人群，是否对他们的知识、态度、未来

的行为有影响等。

5. 评估工作人员工作情况：考察工作人员的工作态度、知识、技能与管理水平，可通过查阅工作记录和管理日志，访谈内部的同行、领导和外部的教育对象，观察实际工作等方法进行评估。

6. 评估项目资源使用情况：对资源的评估包括项目中预定经费分配比例与实际使用比例是否相符，活动的进展和经费的使用是否相匹配，项目资源是否获得了充分、有效的利用等。

$$评价指标：经费执行率 = \frac{实际使用的经费}{计划中预算经费} \times 100\%$$

主要由财务人员和项目管理人员根据各自的记录检查项目活动中的实际花费，对照项目计划中经费预算，判断项目活动的花费是否与完成的活动匹配。对每类活动、每年活动和每一执行单位的活动与支付比都有清楚的了解。在此基础上对不匹配者，进行原因分析。属于计划不合理者应该调整计划；属于执行中的问题，应提请有关单位注意改正。

（四）资料收集方法

搜集过程评价所需要的资料不必采用大规模的调查方式，而是利用已有的资料，包括项目活动记录、管理日志、项目反馈，或是在项目的设计时，把过程评价问题纳入项目执行和管理框架，直接从项目的日常管理中获得过程评价所需要的绝大部分资料。

（五）过程评价方法之一——督导

督导（monitoring & supervision）是项目管理的重要组成部分，也是过程评价的一种形式，已得到越来越多项目投资者、管理者和实施者的重视。督导是为了及时了解项目活动是否正在按计划和实施方案进行，发现项目成功的经验和存在的问题，及时给予指导，以便推广经验和解决问题。

1. 督导的方式

（1）项目实施者对照项目计划进行日常自查，填写、提交月报表、季度报表、年度报表以及项目执行情况进度报告。进度报告的内容包括计划的活动、活动完成情况、好的项目执行经验、存在的差距和困难、解决问题的建议等。项目管理部门汇总各个项目的报表和进度报告，了解掌握项目的进展情况，以便更好地管理项目，也为制定专家督导和外部督导计划提供参考依据。

（2）项目管理部门和专家组进行现场督导。项目管理部门可通过查阅报表、电话沟通了解项目执行单位的执行情况，存在的问题，及时提出改进建议，也可以组织现场督导。如有些国家级项目每年组织2次督导，每次一周，在1~2个项目省进行，宏观了解项目进度，督导意见的执行情况。国家项目办不定期地组织国内专家组对项目推进有困难的地区进行督导，主要侧重协调，以推动项目工作。不同领域的专家组根据需要进行专项督导，如健康教育领域、行为干预领域、行为监测领域等，主要提供技术支持和技术援助。目前采用逐级督导：国家→省→地市→项目点，动员很多人参与督导，专家直接到点上，指导直接落在实处。为了避免重复督导给基层增加负担，提高督导的效率，常采用联合督导，各方面的专家和人员组成一个督导组,一次解决各方面的问题。

(3) 聘请外围专家进行相对独立的外部督导与评估。如为了保证评估的公正性,世界银行贷款卫生Ⅸ项目艾滋病/性病预防与控制子项目聘请北京大学公共卫生学院艾滋病中心对项目进行中期外部评估,外部评估后,提交中期外部评估报告,主要阐述项目进展、存在问题、主要建议,该评估为改进项目的管理和实施提出许多有价值的意见。

2. 督导工作方法:由督导目的和内容决定,通常采用定量研究与定性研究相结合的方法,如:

(1) 现场考察;

(2) 听取汇报;

(3) 查看项目进展记录;

(4) 翻阅项目档案资料;

(5) 与有关部门、工作人员座谈;

(6) 访谈主要受益人;

(7) 现场观察;

(8) 问卷调查。

3. 督导工作步骤

(1) 汇总、分析各个项目报表、进度报告、督导报告,了解项目进展情况,存在的困难和问题,确定需要督导的重点地区、领域。

(2) 制定督导计划:督导目的、督导组人员组成、督导内容与方法(包括查阅资料的内容与记录表,访谈内容与访谈人数,现场调查的抽样方法与人数、问卷)。

(3) 现场督导。

(4) 整理分析督导资料。

(5) 现场反馈:将督导结果及时告诉被督导单位,帮助他们总结成功经验,发现问题,改进工作。

(6) 提交督导报告:督导目的、督导组人员组成、督导内容与方法、督导结果(包括项目进展、成功经验、存在的问题、改进意见)。

4. 督导信息的利用

(1) 调整项目计划,提高项目质量。通过督导可以及时检查项目的进度、质量,以便总结经验、发现问题、纠正错误和提出改进方法。

(2) 进行共享和推广。项目管理部门汇总有关信息,可用于项目报告中,向领导和有关人员进行政策开发,也可以通过在网站发布或下发简报等形式将项目的进展、有价值的信息、有意义的案例、有效的工作方法、工作中的障碍和问题等,反馈给项目人员,以共同切磋,相互借鉴。通过参加经验交流会、发表论文,一些经验教训能提供给其他机构或项目借鉴。

(3) 有些信息可用于大众宣传。

(4) 加强项目执行机构与项目管理部门的交流与合作,提高项目执行能力。

三、效果评价

效果评价（effect evaluation）是评估健康教育活动导致的目标人群健康相关行为及其影响因素的变化，评价的焦点在于活动对目标人群知识、态度、行为的直接影响。

效果评价与过程评价的区别见图 5-1 监督和评估途径。

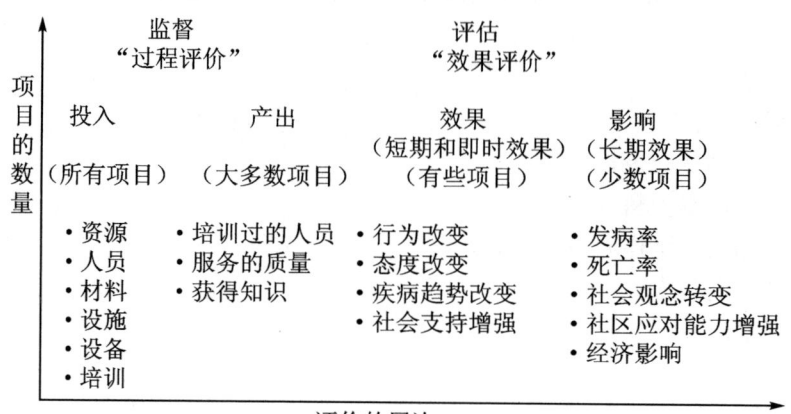

图 5-1　监督和评估途径

因为效果评价比较复杂，需要大量的人力、财力、物力支持，需要进行周密的设计，所以是否进行效果评价需考虑三方面的因素：①项目是否产生了明确的影响，是否进行效果评价。②考察项目的规范性和成熟性，项目的环境是否适合做效果评价。③是否有足够的资源。

（一）类型

根据健康教育活动结束后进行评价的时间，效果评价可分为即时效果评价、近期效果评价、中期效果评价和远期效果评价。即时效果评价和近期效果评价侧重于知识、态度、信念等的转变程度，发生转变者的比例等。中期效果评价主要涉及行为，但行为转变要经过几年甚至更长时间的努力才能有所表现。远期效果评价又称结局评价（outcome evaluation），主要评价健康教育项目导致的目标人群健康状况乃至生活质量的变化情况，在健康教育活动全部结束后进行，评价项目最终目标实现与否。只有很少的大项目有条件进行结局评价。

在这些评价中只有即时效果评价是在健康教育活动刚刚结束后所进行的评价，时间是很明确的，而近期、中期和远期效果评价的时间点划分不是绝对的，取决于项目目标和项目大小。有的健康教育活动结束半年后进行近期效果评价，而有的项目则是在活动结束后 3 个月进行近期效果评价。如饮食行为的变化，对于一个社区营养健康教育的小项目来说是远期效果评价的指标，对于一个降低心脑血管疾病发病率的国家级大项目来说，则是近期效果评价指标。

（二）内容

1. 影响目标人群健康行为的内因（倾向因素——知识、态度、信念）的变化程度。

2. 影响目标人群健康行为的外因（包括促成因素——政策、法规、资源、卫生服务等外部条件及强化因素——与目标人群关系密切的人与环境对目标人群的支持）的变化程度。

3. 行为改变的情况：是否建立有益健康的行为？是否改变或控制不利健康的行为？行为改变的程度如何？

4. 政策、法规制定情况：领导及关键人物的思想观念是否转变？是否出台相关的政策、法规？

5. 健康状况

（1）生理指标：如身高、体重、血压、脉搏等。

（2）心理指标：如人格测验结果、智商等。

（3）疾病与死亡指标：如发病率、患病率、死亡率等。

6. 生活质量：评价改善健康状况产生的经济效益和社会效益，如环境的改善、劳动生产率的提高、寿命的延长、人们生活满意度的提高等。

（三）常用评价指标

1. 健康知识平均分 $=\dfrac{\text{被调查者卫生知识得分总和}}{\text{被调查者总人数}} \times 100\%$

2. 某项健康知识的知晓率 $=\dfrac{\text{正确知晓某知识的人数}}{\text{被调查者总人数}} \times 100\%$

3. 信念持有率 $=\dfrac{\text{持有某种信念的人数}}{\text{被调查者总人数}} \times 100\%$

4. 行为流行（具有）率 $=\dfrac{\text{具有某种行为的人数}}{\text{被调查者总人数}} \times 100\%$

5. 行为改变率 $=\dfrac{\text{在干预期间改变某种行为的人数}}{\text{干预前具有该行为的人数}} \times 100\%$

6. 核心信息总知晓率：核心信息总知晓率是反映某一地区调查对象或某一人群对某一方面知识核心信息的总体掌握情况的唯一敏感指标。核心信息总知晓率的计算方法是：

核心信息总知晓率 $=\dfrac{\text{全部有效问卷中回答正确的核心信息总数}}{\text{每份问卷中核心信息条目数} \times \text{有效问卷总数}} \times 100\%$

（四）常用评价方法

1. 同一人群不同时期的前后对照法

（1）最简单的一种是不设对照组的前后测试、比较，通过比较目标人群在项目实施前后有关指标的情况反映项目的效果。这种方法设计和实际操作简单，节省人力、物力，但干预效果可能受干预之外其他因素的影响，而这种方法无法控制这些因素的影响，从而影响对干预效果的准确认定。这种方法比较适用于周期比较短或资源有限的健康教育计划的评价。

（2）另一种是设对照组的前后测试、比较，通过设立与干预组相匹配的对照组，比较干预组、对照组在项目实施前后的变化，评价项目的效果。这种方法可以有效消除一些混杂因素对干预效果的影响，从而更科学、准确的确定项目干预的效果，但选择对照组时要保证与干预组的均衡性，避免对照组与干预组的不均衡影响干预效果的评价。

如学生肥胖控制项目的效果评价，在项目开始时，测量对照组和干预组学生的身高、体重，进行基线调查，了解他们关于肥胖控制的知识、态度、行为，计算对照组和干预组学生肥胖率、超重率，卫生知识平均分，体育活动参与率等。在项目实施期间，项目实施人员要建立项目管理档案，并及时记录项目开展的各项活动，还要使用《学生个人饮食、营养、运动管理手册》跟踪、观察、记录肥胖和超重学生的肥胖控制情况。干预活动进行一段时间如一年后，再测量对照组和干预组学生的身高、体重，使用同一份问卷调查他们关于肥胖控制的知识、态度、行为，计算对照组和干预组学生肥胖率、超重率，卫生知识平均分，体育活动参与率等，并与基线调查的结果进行比较，了解对照组和干预组学生肥胖率、超重率，卫生知识平均分，体育活动参与率等指标的变化，了解肥胖干预的效果。

2. 不同地区不同人群的横向比较

这种方法既可用于基线调查，也可用于项目干预效果评价，通过不同地区、不同人群的比较，了解项目工作的总体进展情况和效果，哪些地区、哪些人群是薄弱环节，项目获得哪些成功经验，有哪些不足，需要如何改进。这种方法通常用于比较大的项目，设计和实施比较复杂，需要大量的人力、物力和财力支持。

案例：

世界银行贷款卫生九项目艾滋病/性病预防与控制子项目预防艾滋病公众健康教育效果评估方案部分内容（2003）

（1）评估目的：了解当地贯彻执行《中国预防与控制艾滋病中长期规划》（1998—2010年）和《中国遏制与预防艾滋病行动计划》的情况及预防艾滋病公众健康教育工作开展情况，检验当地预防艾滋病公众健康教育工作成效，为当地政府和有关部门调整和完善预防艾滋病宣传教育策略及加强预防艾滋病公众健康教育工作提供依据。

（2）评估方法：调查督导员和调查员经过统一培训后，按照统一要求、使用统一的记录表和调查表及资料收集方法进行现场评估和质量控制。每个区（县）根据经济发展水平选取发展水平高、中、低各1个街道（乡镇）。每个街道（乡镇）采用机械抽样的方法抽取3个居委会（村委会）。在每个居委会（村委会）的辖区内用机械抽样的方法抽取40人。男女比例大致为1∶1，保证3个年龄段：14～18岁、19～39岁、40～59岁有等容样本。每个街道（乡镇）调查120人，每个区（县）调查360人。

（3）评估资料收集方法：主要采用查阅文件资料和工作记录及现场问卷调查的方法。资料收集方法见表5-5，使用的调查问卷见本书第六章附录案3健康教育问卷设计实例。

表 5-5 预防艾滋病公众健康教育效果评价资料收集方法（部分）

指　　标	效果评价资料收集方法
居委会、村委会开展预防艾滋病宣传教育活动	在进行现场问卷调查的 3 个街道（乡镇），查看他们所管辖的居委会（村委会）开展预防艾滋病宣传教育活动的记录，在评价记录上记录活动形式、时间、参加人数，记录居委会（村委会）是否开展预防艾滋病健康教育活动，并对进行现场问卷调查的 9 个居委会（村委会）进行实地考察
艾滋病传播途径知识的知晓率	问卷第 9 题调查结果
艾滋病预防知识的知晓率	问卷第 10 题、11 题调查结果
参考指标	
1. 卖淫行为安全套使用率	当地性病艾滋病监测结果
2. 男性同性性行为安全套使用率	当地性病艾滋病监测结果
3. 静脉吸毒行为不共用注射器率	当地性病艾滋病监测结果

（4）评价指标：采用预防艾滋病公众健康教育效果评价指标体系见表 5-6，并使用预防艾滋病公众健康教育效果评价指标评分标准（见表 5-7）将评估结果转换成分值进行比较。

表 5-6 预防艾滋病公众健康教育效果评价指标及权重

指　　标	权　重
1. 组织管理	0.12
1.1 在当地预防与控制艾滋病的领导小组中有分工负责宣传教育工作的成员	0.47
1.2 当地有预防艾滋病宣传教育工作的年度计划及总结	0.53
2. 传播与教育活动	0.17
2.1 大众媒体参与情况	0.26
2.1.1 当地广播电台或电视台播放有关预防艾滋病的节目或公益广告	0.55
2.1.2 当地主要报纸刊登有关预防艾滋病的文章	0.45
2.2 卫生机构参与情况	0.29
2.2.1 对医疗卫生人员进行有关预防艾滋病知识的培训	0.50
2.2.2 对社区工作人员进行有关预防艾滋病知识的培训	0.50
2.3 学校参与情况	0.24
2.3.1 初中开展预防艾滋病健康教育活动	1
2.4 社区参与情况	0.21
2.4.1 居委会、村委会开展预防艾滋病宣传教育活动	1
3. 预防艾滋病信息的可及性	0.07

续表

指标	权重
3.1 最近1年从大众媒介获得有关预防艾滋病信息	0.37
3.2 最近1年通过人际传播获得有关预防艾滋病信息	0.33
3.3 最近1年得到过有关预防艾滋病知识的传播材料	0.30
4. 公众的知信行	0.64
4.1 知识	0.32
4.1.1 艾滋病传播途径知识的知晓率	0.48
4.1.2 艾滋病预防知识的知晓率	0.52
4.2 态度	0.28
4.2.1 对预防艾滋病紧迫性的态度	0.32
4.2.2 对预防艾滋病宣传教育的态度	0.32
4.2.3 对艾滋病病毒感染者或病人的态度	0.36
4.3 行为	0.40
4.3.1 主动寻求预防艾滋病的相关信息	0.50
4.3.2 当自己（或家人、亲友）注射时要求使用一次性或经消毒的注射器	0.30
4.3.3 无偿献血	0.20

参考指标

1. 卖淫行为安全套使用率
2. 男性同性性行为安全套使用率
3. 静脉吸毒行为不共用注射器率

表5-7 预防艾滋病公众健康教育效果评价指标评分标准（部分）

指标	评分标准
2.4.1 居委会、村委会开展预防艾滋病宣传教育活动	5：≥85%　4：65%～　3：45%～　2：25%～　1：0～
4.1.2 艾滋病预防知识的知晓率	5：城市≥75%，农村≥45%　4：城市60%～，农村35%～　3：城市45%～，农村25%～　2：城市30%～，农村15%～　1：0～

（5）评估资料整理与分析：区县在现场收集完资料后，按照统一要求进行资料整理，合格的资料按编码要求使用统一的数据库进行录入，然后将录好的数据库和收集的资料提交到项目主管单位进行核查、分析，最后向各省（区）反馈评估结果，向有关部门提交评估报告，发表有关论文向社会公布评估结果。

四、成本—效益分析与成本—效果分析

健康教育的资源是非常有限的,为了使有限的资源获得最大的社会效益和经济效益,对健康教育项目进行成本—效益(效果)分析是非常必要的。在制定计划、进行计划评价和决策时,进行成本—效益(效果)的科学分析,提供评价和决策依据,可以减少或避免决策失误造成的浪费或损失,更好地分配和利用卫生资源。

成本—效益(效果)分析是通过对健康教育项目所消耗的资源与健康收益的分析比较,确定项目价值的一种比较分析方法。它既可以用于项目计划阶段对项目可行性的评估和方案比较选择,也可以用于项目评价阶段对其实际效益(效果)的评估。成本—效益(效果)分析技术性比较强,要求也比较苛刻,往往建立在过程评价和效果评价的基础之上,只有规范的、稳定的、成熟的项目,才有条件进行成本—效益(效果)分析。

(一)成本—效益分析

1. 成本—效益分析的定义:成本—效益分析(cost-benefit analysis)是在效益可以用货币计量的情况下,对成本和效益进行数量的对比,来确定投入一定(单位)成本的产出。进行健康教育成本—效益分析要解决几个难题,如健康的经济价值如何计算,不同年龄的人的健康价值如何计算,未来的成本或效益如何换算到现在的价值等。最大的难题是经济价值和健康价值的通约性问题。而且,健康教育的很多产出和效益难以转化为货币值,如减少一个人发病值多少钱。因此,成本—效益分析比较复杂,技术要求高。

2. 成本:成本(cost)指社会在实施某项健康教育项目的过程中所消耗的全部人力、物力、财力,都以货币统一计量和表示,包括公共支付的与私人支付的,两者加在一起又称社会代价。成本是从整个社会的角度来计量的,不仅包括国家或卫生部门的支出、服务对象的支出,还包括所涉及的其他方面的支出或付出的代价。计算成本时,不要忽视人力资源的消耗,尤其是社会人力资源的消耗,也要避免重复计算。

根据不同的目的,可以对成本进行不同的分类。直接成本与间接成本是最常用的分类方法。

(1)直接成本(direct-cost):指在为某特定人群提供卫生服务时直接消耗的资源。一个健康教育项目的直接成本应包括:①所有全职工作人员的工资、津贴;专家咨询费;培训教师讲课费;调查员劳务费等人员费用。②设备、材料费用,如计算机、放像机、健康教育材料等。③交通、通讯费用,包括交通、电话、邮件、传真等。④日常消耗费用,如纸张、文具、复印资料、表格印刷、场地租用等。

(2)间接成本(indirect-cost):指与项目有关,但又未直接用于项目的那部分成本。也可以理解为由于项目的实施而引发的其他资源消耗。在健康教育项目中,包括由于目标人群参与项目而花费的成本,如为参与项目而付出的时间、交通费用;用于克服某些副作用而花费的成本等。

(3)无形成本(intangible-cost)是相对于有形成本(tangible cost)而言的,有形成本即那些可以以物质形态呈现的成本,直接成本、间接成本都属于有形成本;而无形成本则指无法以物质形态表现的成本,如因疾病引起的疼痛,精神上的痛苦,生活与行动不便等。无

形成本很难测量,也难以转换成货币值,但在决策时应考虑到无形成本所带来的影响。

3. 效益:效益(benefit)是用货币表示的卫生服务的有用效果,即开展某项健康教育项目所得到的利益或节省的开支金额。从全社会利益的角度出发,效益可分为:

(1) 直接效益(direct-benefit):指实行了某健康教育计划后所节省的支出或减少的消耗,如发病率降低,就减少了诊断、治疗、住院、手术或药品费用的支出,也减少了人力、物力的消耗。

(2) 间接效益(indirect-benefit):指实行健康教育计划后减少的其他方面的经济损失。如发病率降低,避免生病的人正常工作所创造的价值及工资、奖金的损失等。

(3) 无形效益(intangible-benefit):是难以定量并用货币表示的客观存在的效益,如健康教育项目实施后减轻或避免了服务对象肉体或精神上的痛苦,带来的舒适和愉快等等。

4. 成本—效益分析的步骤:成本—效益分析一般由6个基本步骤组成。

(1) 熟悉项目计划:在进行成本—效益分析之前,要全面了解项目背景及实施情况,明确项目目标及具体内容。

(2) 确定成本与效益。①计算总成本:总成本是计划的总支出,包括发生在不同时间的直接成本、间接成本及克服计划负效应所投入的资源,按不同年份分别计算。②计算总效益:包括收入的增加和资源的节约。总效益包括在不同时间发生的效益。

(3) 用货币表示成本和效益:成本和效益确定以后,用货币进行量化。有些结果难以用货币表示,需要用适当的方法进行处理,使它能够用货币量表示。实在不行,只能用成本—效果分析的方法。

(4) 贴现:把将来不同时间的成本和效益通过适当的贴现率进行折算,统一换算成现在这一时点上的价值,以便进行效果的合理比较。贴现率由于资金来源不同而不同,一般考虑通货膨胀的因素,按银行的年利率进行贴现。

(5) 指标的计算和评价:将所有的现值按成本和效益汇总,计算有关的成本—效益分析指标。根据计算的结果对项目的效果做出评价。

(6) 灵敏度分析(sensitivity analysis):在进行计划可行性分析和方案优选时,有些关键数据并不是十分确定的,如贴现率、发病率等,可改变某些数值,进行灵敏度分析(或敏感性分析),对计划和方案进行修正,然后进行评价和选择。

5. 成本—效益分析常用的两种方法

(1) 净现值法(net present value,NPV):净现值就是计划期内方案各年效益的现值总和与成本的现值总和之差。净现值法是根据货币时间价值的原理,消除货币时间因素的影响,对计划方案的总效益现值与总成本现值进行比较,并根据其差值即净现值对方案作出评价和决策的方法。净现值是正数,表示方案的效益大于成本;净现值是负数,表示方案的效益小于成本。只有当净现值大于零时,这个方案才可考虑被采纳,才有实施的价值。

(2) 效益成本比率法(benefit-cost ratio):效益成本比率是方案的效益现值总额与成本现值总额之比。效益成本比率法实际上就是使有限的资源获得最大效益的一种评价决策的方法。效益成本比率应大于1,才是可以考虑被接受的方案。单位成本取得的效益越大,方案越值得采用。

(二) 成本—效果分析

1. 成本—效果分析的定义：成本—效果分析（cost-effectiveness analysis）的原理和分析步骤与成本—效益分析十分相似，但成本—效果分析不仅使用货币值作为效果指标，而且使用能够反映健康状况变化的指标，如减少的死亡人数、降低的发病率、患病率、延长的人均期望寿命等等，从而确定单位成本取得的效果。因此，成本—效果分析是对方案实施结果直接进行比较分析和评价的一种方法，对于那些不能或不宜采用成本—效益分析的方案，常常采用成本—效果分析。成本—效果分析被广泛应用于方案评价和决策中。

成本—效果分析只能进行同一项目（或疾病）不同方案之间的比较，无法进行项目间（病种间）的比较，因为不同的疾病即使发病率或死亡率相同，其对人群健康状况的影响也是不一样的。为此有人建议以质量调整生命年（quality adjusted life years，QALY）作为指标来进行跨病种的比较。

2. 效果：效果（effectiveness）指实行某计划后产生的实际结果，可以是各种具体的结果，包括直接由货币形式表示的结果。

对于一个具体的项目而言，其效果可能是好的，有益于健康的，但有时也有坏的效果，如药物使用的副作用等。

健康教育的效果是以健康指标来表示的，通常有下列4种情况：

（1）人群健康生命年的延长：项目计划不仅延长了寿命，同时在延长的这些年中，目标人群能健康地生活。

（2）推迟死亡：尽管延长了寿命，但在延长的年份中，目标人群有活动受限、卧床等健康问题的存在。

（3）健康状况的改变：已存在健康问题的目标人群在寿命不变的情况下健康状况得到改善，如不再卧床不起。

（4）负效果：见于健康教育计划不适合于目标人群或其中的某些个体时，项目的实施为预防某一疾病，却导致了其他健康问题的出现，从而使健康水平下降。

习惯上，把完全健康的指数定为1，将死亡定为0，不同健康问题视严重程度其指数介于0~1之间。以此指数乘以生命年，得到质量调整生命年（QALY），便于不同项目之间的比较。

3. 效果指标的选择：成本—效果分析一般用于相同目标、同类指标的比较上，如果目标不同，活动的性质和效果就不同，这样的效果指标就难以比较。因此，在成本—效果分析中对效果指标的选择和确定，不同方案之间效果指标的合理和正确比较十分重要。

评价一个健康教育方案的效果如何，就是看目标实现的程度如何，而目标实现的程度由各项指标完成或达到的情况体现。因此，要正确评价方案的效果，就要选择适当的指标。选择效果指标，尽量采用定量或半定量的指标，注意指标的有效性、客观性、灵敏性、特异性，保证所用的指标能真实反映效果。

4. 成本—效果分析的方法：成本—效果分析的基本思想是以最低的成本获得最大的卫生服务效果。常用的方法有以下两种：

（1）成本相同比较效果的大小：消耗的成本总额相同，比较其效果。如两个县各投资

10万元开展艾滋病自愿咨询检测服务，甲县咨询2000人、检测300人，乙县咨询1800人、检测240人，甲县效果比乙县好。

（2）效果相同比较成本的高低：达到同样的效果，成本低的项目是效果好的项目。

第三节　健康教育评价方法与评价工作程序

健康教育效果评价是一项复杂而细致的工作，只有严格、认真遵循"设计评价方案→现场收集资料→分析资料→完成评价报告→推广利用评价结果"的工作程序，评价结果才具有可比性和说服力，才能真正发挥评价的作用。

一、设计评价方案

在项目设计时兼顾评价方案的设计是评价活动能产生有效结果的重要保证。为了保证评价活动的关联性和持续性，项目设计人员应与投资者一起制定一个综合的、内容全面的评价方案。

由于项目级别和大小的差异，项目的目标、评价指标和评价方法不同。国家级或省级的项目，评价时主要考虑项目的效果，如流行率和行为方面的变化；单个小项目的评价则主要进行过程评价和近期效果评价，如目标人群参与的数量，用定性的方法确定干预策略是否合适等。不管是包含多个子项目的大项目还是单个小项目，都应有一个科学、严密、可行的评价方案，以指导项目评价工作。

（一）设计评价方案的目的

1. 向投资者展示项目设计如何为投资者负责。

2. 在制定评价方案的过程中，需要参考已有的资料和正在进行的评价活动，这样将增强评价方案的有效性，减少盲目性。

3. 制定长期的评价方案有助于对未来评价的优先领域做出决策。

4. 制定评价方案可对投资者未来的投资决策产生有利影响。

（二）评价方案的内容

综合评价方案应包括评价的总体目标，评价对象，评价的内容，采用的评价方法，评价指标，需要收集哪些资料，如何收集资料，如何分析资料，评价报告的内容与格式，评价结果如何被利用，开展评价工作需要哪些资源，谁进行评价，评价活动进行的时间进度表。

（三）设计评价方案的步骤

1. 了解项目的设计与实施情况：包括项目的总目标、具体目标、策略与活动。项目活动的执行情况：项目是否按照计划在执行；项目运行是否稳定；项目是否已经获得一些正面的结果，确定项目是否具备进行效果评价的基本条件。

2. 明确评价的目的：在进行评价之前，首先要问问谁需要评价的结果，他们的目的是什么，是项目的投资者希望通过评价了解投资的效果，还是项目的实施者希望通过评价进一步改进项目的设计和实施，提高项目的质量。明确评价的目的，评价的设计才容易达到评的要求。

3. 利用现有的经验和资源：查阅已有的评价资料，分析已做的评价研究活动，从中获取信息和经验。如果发现有人进行过或正在进行类似的评价活动，可邀请他们参与评价方案的设计与实施。

4. 确定健康教育干预活动与效果之间的因果链：由于受其他因素和其他干预活动的影响，判断干预活动和效果的关系比较困难，需要区分哪些效果是干预活动引起的，哪些是其他因素引起的。

5. 选择评价方法：根据评价的目的、项目实施的具体情况、可能收集到的资料、技术条件、可使用的经费等选择合理、可行的评价方法。

（1）测量机构是否发生了变化，是否出台政策、文件等，可采用无对照的后测量法。

（2）对一项新措施的效果研究，需要使用严格的随机试验来进行评价。

（3）对于已经证明为有效的方法，第一次在目标人群中实施时，需要采用严格的队列观察方法来收集资料和进行分析。

（4）对在其他人群中已经多次实施并证明为有效的方法，可采用时间序列法来收集资料和进行分析。

（5）当对出现效果的因素变化规律非常清楚，而且效果非常单一，可使用有对照的前后比较法或无对照的前后比较法，但要区分混杂因素的影响，结论的可信度可能会受到影响。

6. 确定评价指标或评价指标体系

（1）选取评价指标

1）评价指标的定义：评价指标是反映评价对象某一方面特征的要素。每个指标只能提供一个特定视角的信息，用于测量评价对象的一个特征。每个指标应包括指标名称、指标解释、指标来源。如指标"艾滋病病毒感染者和艾滋病病人安全套使用率"，指标名称为"艾滋病病毒感染者和艾滋病病人安全套使用率"；指标解释为"指艾滋病病毒感染者和艾滋病病人在最近一次性行为中，使用安全套的比例"；指标来源为"在艾滋病病毒感染者和艾滋病病人中进行问卷调查"；问卷调查使用的问题及答案为"在最近一次性行为中，你用安全套了吗？①用了；②没用；③不记得"。常用的指标有知识知晓率、持有某种态度的比例、行为发生率等。

如果某个评价对象具有多种属性特征，就需要采用多指标的综合测量。这并不意味着每个评价对象都需要采用多指标测量，有时，概括性的指标可以简化工作。

2）选取评价指标的原则：选取评价指标时，首先根据评价的目的及列出的健康教育干预活动与效果之间的因果链，确定量度干预效果的指标。选取的指标是否合适，直接影响评价的结果。指标数量太多，会出现重复性的指标，相互干扰；指标数量太少，所选的指标缺乏足够的代表性，会产生片面性。一般原则是尽可能全面、指标数量尽可能少。选取评价指标要遵循的原则，通常有以下几条：

A 有效性：指标能够反映项目目标的内容与实现程度，与评价对象和评价内容密切相关；

B 灵敏性：能及时准确地反映评价对象的特征及变化；

C 可行性：指标对所要测量的事物可以进行实际测量，指标容易获得；

D 特异性：指标具有较强的针对性，只反映评价对象某种特征的变化；

E 可靠性：能如实稳定地反映评价对象某种特征，不同的人测量结果一致；

F 评价指标尽可能量化：尽量采用定量和半定量的指标，定性的指标要进行恰当处理，使其量化，便于计算机处理，可以更确切地反映实际效果，也便于比较和分析；

G 尽量运用已有的测量指标。寻找类似的项目，从类似的评估中，甚至不同项目的类似问题中进行借鉴和移植。在无法借鉴已有测量指标的情况下，只有建立新的测量指标。一个有效的测量指标需要长时间的积累和发展，才能获得相应的信度和效度。

（2）建立评价指标体系进行综合评分

1）评价指标体系的定义：通常反映一个评价对象特征的评价指标，不是简单的一两个，而是多个指标，尤其是复杂的大项目，可采用综合评分法，将这些评价指标从粗指标划分成更细的分项指标，分成不同的层次，形成一个系统，我们称之为评价指标体系。评价指标体系包括指标、指标的权重、指标的评分标准、综合评分方法及公式，如预防艾滋病公众健康教育效果评价指标体系（见表5-6所示）包括四个方面三个层次19个指标及3个参考指标，在《预防艾滋病公众健康教育效果评价操作手册》中，系统介绍了预防艾滋病公众健康教育效果评价的指标与权重、指标解释及定义、指标评分标准、资料收集方法、效果评价记录表、现场调查问卷，为大家提供了一套可行的操作指南。

2）建立评价指标体系的原则：①全面系统：每个指标代表评价对象的一个侧面，指标体系通过不同侧面、不同部分、不同层次以及相互逻辑关系反映评价对象的总体特征，尽可能覆盖评价对象的全部特征；②层次合理：指标体系层次清楚，结构严谨，逻辑框架清晰；③界定清楚：指标与指标之间不重复、不交叉；④简单可行：对每一个评价对象，有许多指标反映它的不同特征，但指标越多，评价时耗费的人力、物力、财力越多，工作难度越大，所以应该选择那些灵敏度高、特异性强、可操作性强的指标，尽可能用最少的指标反映评价对象的全部特征。

3）综合评分法的分析步骤：综合评分法的分析步骤如下：选择评价指标→根据各指标对总体评价的重要程度确定指标的权重→确定指标的评分标准→对各指标根据其数值和评分标准给以一定的分数→最后根据综合评分方法及公式将各指标换算成一个综合性指标，作为总效果的代表值，用于不同地区或同一地区不同时间项目效果的比较。

确定评价指标体系的指标权重值可采用主观赋权法，即各位专家根据自己的经验对各评价指标的重要程度打分，再经统计分析后得出指标权重值，如德尔菲法（参见《现代流行病学方法与运用》）；也可采用客观赋权法，从指标的统计性质考虑，由调查数据决定，而不是由专家的意见决定。德尔菲法是常用方法之一。

指标的评分标准根据项目的实际情况和评价的实际需要而定，不宜太粗，也不宜过细，通常采用5级记分法，例如以5分为最优，1分为最差，涵盖所有可能的结果，如预防艾滋病公众健康教育效果评价指标体系的评分标准（如表5-7所示）。

7. 确定资料收集的内容与方法：确定了评价指标后，需进一步列出资料收集计划，明确需要收集哪些资料，从哪些地方、采用什么方法可以收集到量度这些指标的资料。不仅要列出每一类指标的资料来源，还要对每一类资料的信度和效度进行检查，了解在资料收集过程中可能存在的偏倚以及克服的方法。常用的资料收集方法有：

（1）查阅工作记录和文件资料：适用于了解政策出台和文件颁布实施情况，也可用于过程评价。

（2）观察法：可用于观察、记录目标人群的行为表现、态度，工作人员的工作态度及表现，结果可以量化，比较客观、准确，但比较费时费力。

（3）个别访谈：操作比较简单快捷，通过面对面的交谈，可以比较深入地探讨问题的深层原因，获取深层次的信息，但结果具有一定的主观性，不能代表总体。可用于了解访谈对象知、信、行方面的情况，项目执行情况、项目活动的质量以及对项目活动的满意度。

（4）专题小组讨论：小群体面对面直接交流，交流比较充分，可获得及时的反馈和比较深入的信息，也可以发现新问题，但不能得出"量"的结果，得出的结论不能说明整体的情况。是一种快速评估方法，可以用来弥补定量调查的不足。可用于需求评估、效果评价。

（5）批质量保证抽样方法（lot quality assurance sampling，LQAS），称为半定量评价。是一种粗略的抽样调查方法，抽取的样本很少，结果是粗略的阳性率估计，操作简单，具有一定的实用价值。可用于本底调查、过程评价和对实施效果的粗略评价。

（6）问卷调查：最常用于效果评价，了解被调查者的知、信、行水平。但对问卷设计和调查人员工作能力要求较高，问卷要求内容适宜、难度适中、问题简单明了、答案具体标准，调查过程规范统一，资料录入准确无误，还要有足够的可支配的资源包括经费、时间和人员。

8. 确定资料分析的方法与内容：根据资料收集计划，指标的定义、计算公式、权重、评分标准，以及资料与指标之间的关系，再列出资料分析提纲，包括数据库、数据录入方法；用什么软件进行资料分析；做什么分析，是简单的频数统计、卡方检验，还是需要做回归分析、相关分析；希望得到哪些结果，知晓率、行为改变率等，每一项结果如何计算得出。

9. 确定评价报告的格式与内容：评价报告应包括以下内容：评价目的；人员组成；评价内容和方法、时间安排；评价结果；项目成功经验与不足之处；改进建议。

10. 制定评价结果反馈与利用的计划：向谁报告评价结果？评价结果如何被推广利用？发表论文，召开研讨会或成果推广会，制定操作手册出版发行等。

11. 制定评价活动进行的时间进度表：每一项活动实施的时间、负责人、完成的标准。

12. 撰写评价方案。

二、实施评价方案

1. 进行评价的准备工作
（1）争取领导支持、组织协调，为评价工作创造良好的支持环境。
（2）争取经费、技术支持。
（3）人员培训，培训评价的内容、方法、要求、技术规范等。

2. 进行现场资料收集：根据评价方案和统一的规范进行现场资料收集工作，尤其要保证资料收集的质量。

3. 进行资料整理与分析：按照资料分析提纲，利用实际获得的资料进行资料分析。

4. 完成评价报告：根据评价结果和评价报告的格式撰写评价报告。

5. 评价结果的反馈和利用：评价报告完成后，一方面我们要向有关领导部门报告结果，使领导部门了解情况，作出进一步决策；另一方面，我们更要向被评价单位反馈评价结果，推广项目的成功经验，改进项目设计、实施、资金使用中的不足之处。

第四节　影响评价结果的因素

健康教育效果评价的过程和结果受多种因素影响，主要影响因素如下：

一、客观因素

1. 开展评价活动的资源不足，如经费紧张、技术力量缺乏等。

2. 评价方案设计不合理，不切合实际，缺乏可操作性等。

（1）选取的指标不合适，不能代表客观实际情况；指标太多、交叉重复；指标所需要的资料收集不到，或收集的信息不真实；指标的权重或评分标准不合理，评价结果不能反映客观工作情况。

（2）问卷设计不合理，被调查对象不理解所问的问题，或无法回答问题，或不按真实情况回答问题，尤其是敏感问题；访谈提纲设计不合理，或专题小组讨论组织得不好，没有得到有价值的信息；没有认真进行行为观察或没有认真填写观察记录表，信息不全，无法利用。

（3）定性资料太多，而且没有量化；定量资料太少，评价结果没有说服力。

（4）统计分析没有充分挖掘、利用资料的价值，许多有用的信息被浪费。

（5）时间安排不合理，与被调查对象的其他活动时间冲突，或受突发事件或社会活动的影响。

3. 测量手段：如仪器、试剂或问卷的有效性和准确性直接影响评价结果，应选择准确、可靠的测量方法和工具。

4. 选择偏倚：干预组和对照组选择不均衡可引起观察结果的偏倚，可通过随机抽样或配对研究防止或减少选择偏倚。

5. 失访：在项目执行或评价过程中，目标人群失访比例过高（超过10%）会影响评价结果，应采取措施，加强追踪，努力减少失访的影响。

二、主观因素

1. 有关领导或工作人员缺乏效果评价的意识，或对评价工作重视不够，不注重项目的效果，导致评价工作没有开展或做表面文章。

2. 当评价的结果与被考评者的任用奖惩挂钩时，直接关系到被考评者或当事人的利益，可能引导一些人追求短期效应，做表面文章甚至弄虚作假，一味追求评价结果，为评价而评价。

3. 评价工作人员缺乏进行评价工作的经验，不能按照统一要求和规范进行资料收集、整理和分析工作，导致评价结果出现偏差。

4. 评价工作人员是项目实施者，他们的主观立场影响评价结果的客观性。应尽可能请其他机构的人员进行评价工作，保证评价结果的公正性和权威性。

5. 测试或调查过程中，工作人员对目标人群的暗示或引导、或工作人员的主观偏差影响评价结果，应加强对调查员的培训或资料收集的质量控制。

6. 被测试或调查对象按社会期望回答问题，而不是根据实际情况，影响测量结果的真实性。

（程玉兰）

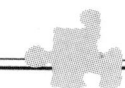

第六章 健康教育中的现场调查

本章要点
1. 现场调查设计的步骤，不同资料收集方法的优缺点及使用
2. 常用的现场调查方法及其适用范围和注意事项
3. 调查问卷的设计思路，调查项目的确定及组织排列，调查问卷的信度和效度分析
4. 现场调查中常用的随机抽样方法及使用优缺点，进行样本量估计需要考虑的因素
5. 现场调查的组织和实施中需要把握的重点，如何控制调查质量
6. 现场调查中常见的偏倚及其控制方法

所谓现场调查（field survey or locale survey）是指有计划地在"现场"收集资料，这里的"现场"通常是指一般的自然人群。现场调查是通过直接观察、采访或查阅记录，收集现有的信息，并进行量化，建立起人群中两个或多个变量之间关系的一种方法。从时间上而言，现场调查是在某一时点或短时间内完成，因而属于一种横断面调查（cross-sectional study）。

在流行病学各种研究中，如现况研究、疾病监测、病例对照研究、队列研究及人群干预研究中常常会用到现场调查的方法。在健康教育领域，健康教育工作者需要了解服务人群的知识、态度及行为状况，了解服务人群的健康状况及其影响因素，研究如何开展健康教育干预来影响服务人群的知识、态度/信念和行为，促使其采取健康的行为生活方式，以及评价健康教育干预效果。开展现场调查是健康教育工作者的一项基本功。

第一节 现场调查的设计

一、选题

健康教育领域的现场调查应该从哪里开始入手呢？目前，健康教育现场调查不外乎有两个方面，一是作为健康教育干预计划中的一部分，为健康教育干预计划的实施提供本底资料和效果评价资料；二是针对目前人群中的疾病或健康状况单纯开展一项健康教育专题调查研究。无论是哪一方面的调查，都需要经过选题和定题两个阶段才能形成一套比较成熟的设计。具体的选题原则和选题方法参见第三章健康教育与健康促进计划设计。

二、确定调查目的及调查内容

调查目的是指调查最后要解决的问题。调查内容则是指为了实现调查目的所采取的"路径",包括调查应分为几个步骤进行、从哪里入手、重点调查哪个侧面以及将出现什么样的预期结果等。健康教育现场调查的目的和内容到底是什么?在选题的同时就必须明确。

尽管不同的健康教育现场调查,其具体目的也各不相同,但从解决问题的角度来讲,调查目的不外乎两个,一是了解目标人群的健康或行为特征(如某地居民有关艾滋病的知识、态度和行为情况、某地居民某种疾病的患病率等);二是研究事物间的相关联系(如影响居民知识、信念/态度和行为的因素,开展青少年控烟干预活动的效果等)。

无论是出于哪一种调查目的,均需要化为具体指标来说明,并据此确定具体的调查内容。在现场调查中,调查内容具体体现在:

1. 现场调查的范围和调查目标人群;
2. 现场调查的方法;
3. 调查对象的数量以及选择方法;
4. 调查资料的收集方法;
5. 调查表的设计以及其中所包含的项目;
6. 调查的组织实施;
7. 资料的整理分析方法以及预期结果等。

总之,目的要明确,内容要具体,才能十分清楚地规定出自己的任务。

三、进行现场调查的具体设计

在明确了现场调查的目的和内容之后,为了能以较少的人力物力获得明确可靠的结论,在进行调查之前,应根据这些目的和内容进行合理的计划设计,制定出一个切实可行、科学严谨的整体调查工作计划。虽然在调查实施过程中有时也需要对计划进行必要的修改,但是,如果没有一个全盘计划,做了上一步再来考虑下一步,则容易导致调查工作进展不理想甚至失败,这是必须注意避免的。那么,如何进行具体的计划设计,将调查目的具体化,对调查内容给予充实呢?

(一)确定调查指标

通常调查目的是比较抽象的,例如拟在某地居民中开展有关艾滋病知识、态度和行为的调查,目的是了解该地居民艾滋病的相关知识、态度和行为,为有针对性地进行艾滋病预防健康教育干预提供依据。显然,这个总的调查目的还是比较抽象,如果明确提出下列调查指标就比较具体了:①该地不同性别、年龄居民对艾滋病相关知识的知晓率;②该地不同性别、年龄居民对艾滋病的正确态度持有率;③该地居民中某些相关危险行为的发生率等,这样在进行资料分析时就可以通过计算这些具体的调查指标来说明调查目的了。由此可见,调查目的是选择调查指标的依据,而调查指标又是调查目的的具体体现。

调查指标的选择应本着少而精的原则,尽量选用客观性强、灵敏度高和精确性好的定量指标,而少用定性指标。尽管由于计算机的普及和统计软件的使用,代替了相当部分的资料人工整理及分析工作，调查指标的选择仍不可贪多求全，不仅浪费人力、财力和时间，也会影响资料的准确性。

（二）确定调查范围、调查对象和观察单位

根据调查的目的和指标来确定开展现场调查的范围，确定调查对象和观察单位，也就是划清调查总体（调查目标人群）的同质范围。如在上述艾滋病知识、态度和行为的调查中，调查对象应是该地某年的15岁以上常住人口，观察单位是每个"人"，同属于该地区和时间范围的全部的15岁以上常住人口组成调查的总体。

（三）调查方法

根据不同的分类原则，现场调查的具体方法有不同的类别。如根据调查指标是否量化、是否随机抽取调查对象和调查对象的多少，现场调查可分为定性调查、定量调查或半定量调查。根据调查的范围，现场调查的方法又可分为全面调查（普查）和非全面调查，而后者根据是否进行抽样可分为抽样调查和非抽样调查，其中非抽样调查中又以典型调查较为常用。在此对普查、抽样调查和典型调查方法作一个简单的叙述，详细内容参见本章第二节常用的现场调查方法。

1. 全面调查或普查：全面调查（complete survey）或普查（overall survey）就是在特定时间对特定范围人群（即确定的所有调查总体）全部加以调查或测量的方法。如我国进行的人口普查（census），各地进行的子宫颈癌普查以及在有限的规定范围内进行的小规模普查，等等。由于普查不存在抽样误差，理论上只有普查才能取得总体指标参数，但是普查中非抽样误差往往较大。普查一般用于了解调查总体在某一特定"时点"的情况。

2. 抽样调查：抽样调查（sampling survey）是一种非全面调查，在确定的所有调查总体中，随机抽取一定数量的调查对象组成样本，进行调查或测量，然后由样本来推断总体，由样本统计量来估计总体指标参数。一般根据调查总体的不同特点选择不同的抽样方法（参见本章第五节常见的几种随机抽样方法）。与普查比较，抽样调查的调查对象较少，调查范围较小，能够节省时间、人力和物力，并获得较为细致和准确的资料。抽样调查在实际工作中应用最多，凡是不必要进行普查的研究，均可采取抽样调查。

3. 典型调查或案例调查：典型调查（typical survey）或案例调查（case survey）是在对事物作全面分析基础上，有目的地选定典型的人或单位进行的调查。典型调查有利于对事物特征的深入了解，可与普查结合，分别从深度和广度上说明问题。典型调查没有遵循随机抽样的原则，不能用于估计总体指标参数。然而，在一定条件下，可根据专业知识选定一般典型，对总体特征做出经验推论，此已不属于统计推断范畴。

在实际工作中，健康教育工作者可以根据不同的调查目的选用不同的调查方法。如果是了解目标人群的健康或行为特征（如某地居民艾滋病知识、态度和行为情况、某地居民某种疾病的患病率等），可根据调查范围大小选择使用普查或抽样调查；如是说明事物的典型特征（如欲了解某地居民对现有传播艾滋病知识渠道的反映），可用典型调查。

（四）资料收集方式

现场调查中收集资料的方式很多，常用的主要有两种：直接观察法和采访法，在实际工作中两者通常结合使用。

1. 直接观察法：直接观察法是指由调查人员到现场对调查对象进行直接观察、检查、测量或计数来获得资料的方法。如在小学生超重、肥胖的调查中，可以由校医或调查员直接进行调查学生的身高体重测量；在社区常见慢性病的调查中，可以由医务人员或培训后的调查员对调查对象现场测量血压、血糖和心率；在调查学校健康环境改善状况中，可通过对学校环境（如运动环境、饮水环境、环境安全措施等）进行观察来获得资料。直接观察法取得的资料比较真实可靠，但所需人力、物力和时间较多，不宜于大规模应用。

2. 采访法：采访法是根据调查对象的回答来收集资料。传统的采访法有 3 种，即访问、访谈和信访。随着信息技术的发展，通讯工具、电脑和网络在人们生活中占据了一个重要地位，电话调查和网络调查扩大了调查人群和地域范围，逐渐得到广泛运用。

（1）访问：即通过调查员向调查对象作口头询问，将答案填入调查问卷。访问是常用收集资料的方法，具有一定的灵活性，可以保证调查对象对问题的理解与设计要求一致，获得较为准确的调查资料。访问，有时也被称作面对面询问调查。

（2）访谈：即通过召集调查对象或有关知情人以座谈会或个人访谈的方式来获得资料。如在对农村居民预防艾滋病知识的需求调查中，可以通过与调查对象的团体或个人访谈来获得信息；在开展农村高危人群有关艾滋病危险行为调查中，可通过召开乡村干部、乡村医生及计划生育人员等知情人员的座谈会，了解本乡村居民中的外出务工情况，选择重点人群，然后逐个进行访问调查。通过访谈可以深入了解调查对象的想法，获得较深层次的信息。与知情人的座谈会还可以起到初筛和快速获得资料的作用。

（3）信访：即将调查问卷及相关资料邮寄给调查对象，请他们根据要求填写并寄回；或者是召集调查对象，使他们在调查员的指导下，按照要求自己将答案填入调查问卷。该法节省人力、财力，但失访较多；同时由于调查对象不能获得调查员的直接帮助，尤其是前一种信访方式，其对问题的理解和回答常会出现与设计要求不一致的情况，因而影响调查的质量。另一方面，由于信访时调查员不与调查对象直接接触，且较能确保匿名，与访问比较，对于某些敏感性的问题，调查对象可能愿意提供比较真实的信息。信访一般应用于对时效性要求不高、样本框较齐全、调查内容较多、调查问题较敏感的项目。

（4）电话调查：即利用电话作为媒介，与调查对象进行信息交流，从而达到资料收集的目的。电话调查可分为传统的电话调查和计算机辅助电话调查。调查员被集中在某个场所或专门的电话访问间，在固定的时间内进行工作，督导现场管理。电话调查适用于一些简单的访问，一般不超过 10 分钟。它的优点是整个项目的访问费用较低，可以解除对陌生人的心理压力。缺点则在于抽样前需获取调查总体的电话资料；调查有效应答率可能较低。

（5）网络调查：也称网上调查，即在互联网上进行的简单调查设计、收集资料和初步分析活动。网络调查有两种方式，一种是网上直接调查，即利用互联网直接进行问卷调查等方式收集一手资料；另一种方式是网上间接调查，即利用互联网的媒体功能，从互联网收集二手资料，发现和挖掘有价值信息。在网络调查中，以网上问卷调查这种网上直接调查方法最为常用。与传统调查手段相比较，网络调查具有其独特优势，如调查便捷和低费用、无时空、地域限制，调查结果可靠客观、可及时呈现和共享，调查质量可控，等等。然而，同电话调查一样，由于不能进行面对面的解释和交流，提高问卷设计的质量、合理设置问题数量、控制填写问卷的时间、注意调查对象个人隐私的保护是保证较高有效应答率的关键。对于网络调查来说，给予调查对象适当的奖励和答谢十分必要。

（五）确定调查项目和调查问卷

根据调查指标确定对每个观察对象的调查项目（item），包括分析项目和备查项目。详见本章第三节调查问卷（questionnaire）的设计。

（六）制定调查的现场组织和实施计划

调查的现场组织与实施计划实际上是指如何按照调查设计的要求，有序且有效地开展调查资料的收集和整理工作。包括制定调查实施时间表、确定调查实施的组织和人员、准备调查有关材料、进行调查人员培训、控制调查实施质量和经费预算等。详见本章第六节调查的现场组织与实施。

（七）调查资料的整理与分析

通过现场调查所获得的原始资料还需经过整理、分析，去伪存真，去粗取精，才能获得预期设计所需得到的信息。资料的整理分析也需要按照一定的计划有条不紊地进行。一般包括：

1. 资料的编码、录入和清理

（1）资料的整理、检查：资料收集后，调查员或编码人员首先应对原始资料进行检查和核对，并进行逻辑检错，填补缺漏，删除重复，纠正错误，以提高原始资料的正确性和完整性。必要的情况下，可对调查对象进行回访，以获得比较准确的资料。

（2）资料的编码：在完成资料的检查整理后，可由调查员或编码人员根据调查问卷编码说明进行编码。

（3）资料的录入：由于计算机的普遍应用，目前一般通过建立数据库，利用计算机来完成资料的录入。为了防止和减少计算机录入错误，进一步检查资料中存在的问题，可采取以下措施：① 在建立数据库时，对变量类型和取值范围进行设置。如性别变量，设置其取值范围是1和2，如录入其他数值，计算机显示错误并拒绝接受。又如年龄变量，设置其为两位数录入，则计算机会拒绝录入三位数数值。在某些情况下，还可通过设置逻辑型或数值型变量录入来防止录入错误的发生。② 同一资料的分别重复录入。如果两次录入不一致，计算机将会拒绝，并显示第一次录入数据供核对。③ 资料录入完成后，可抽查部分调查表，再次进行核对，了解录入的质量。

（4）资料的清理：完成资料的录入后，可通过简单的统计描述，如编制频数分布表来发现异常值，绘制散点图来发现异常点，并核实是发生的录入错误还是资料本身的问题，从而确定进一步的处理方法。也可以针对调查项目间的逻辑关系，编制检查程序，检查数据间的逻辑矛盾。

2. 设计分析表和资料的分组：根据调查目的和调查指标，按照统计学要求设计资料分析表（或资料分析大纲），并对清理后的资料进行分组。

一般按照调查指标的要求设计分析表。如表6-1是根据"在某地居民中开展有关艾滋病知识、态度和行为的调查"的例子设计的分析表，可见分析表能清晰、明确地表示调查指标，陈述调查结果。有时，为了充分说明所有的调查指标，可以设计多个分析表对问题进行详细说明。如可以将表6-1分化成3个分析表对知识、态度和行为三方面的调查结果进行进一步的陈述。

表6-1　某地某年15岁以上居民艾滋病相关知识、态度和行为调查结果（%）

年龄组（岁）	艾滋病相关知识的知晓率		对艾滋病的正确态度持有率		某些相关危险行为的发生率	
	男	女	男	女	男	女
15~						
25~						
35~						
45~						
55~						
65~						
合计						

为了充分说明调查目的，排除某些主要影响因素对调查结果的干扰，通常需要对资料进行分组，如表6-1中的性别和年龄的分组。通过分组，将性质相同的观察单位归于一类，将性质不同的观察单位分开，以显示组内的共性和组间的差异。资料的分组通常是根据调查对象最主要的、本质的特征进行，如性别、年龄、职业、文化程度等。在实际工作中，可根据对本领域的了解和调查目的来确定分组变量。

3. 分析方法的选择及使用：根据调查目的、资料类型和调查指标的含义选择适当的计算和分析方法，消除混杂因素影响的方法。具体参见本书第十一章统计技术应用。

第二节　常用的现场调查方法

前已述及，现场调查根据调查指标是否量化、是否随机抽取调查对象和调查对象的多少，可以分为定量调查、定性调查和半定量调查方法，其中定量调查包括普查和抽样调查；定性调查则以专题小组讨论和个人深入访谈较为常用；半定量调查方法又以批质量抽样保证法应用较多。本节将分别讨论各种调查方法。

一、定量调查

定量调查（quantitative survey）方法，指的是根据事先设计的调查问卷或使用测量工具对一定数量的研究对象通过询问、测量等方式获得量化资料的方法。根据不同的调查范围，定量调查方法可分为普查和抽样调查。

在定量调查中，通过对调查问卷数据的计算和分析，获得相应的调查指标，通过指标来说明调查目的。由于定量调查或者是对全部对象加以调查，获得总体指标参数；或者是采用概率抽样的方法获得调查样本，并用统计分析方法推断总体参数，其调查结果具有一定的可靠性和精确性。

在健康教育现场调查中,由于普查本身的局限性以及不同的研究目的,往往以抽样调查应用较多。

(一)普查的优缺点及适用范围

由于普查是针对全部调查总体开展的调查,因此具有以下的优点:① 普查不存在抽样误差(但非抽样误差往往较大);② 能够全面地描述疾病或行为的分布特征,提供疾病或行为分布情况和流行因素或病因线索;③ 普查能起到普及医学科学知识的作用;④通过疾病普查能够发现人群中的全部病例,使其得到及时的治疗。

同样由于普查的范围大,也给调查工作的开展带来一些局限性:① 普查的工作量大,工作不易做得细致,常难免漏查研究对象;②普查耗费人力物力大,成本较高;③普查方法不适用于患病率很低的疾病,或者没有简单易行的诊断手段的疾病;④对于疾病的普查,只能获得患病率资料,而不能获得发病率资料。

因此,普查比较适用于:①患病率较高疾病;②对所查疾病有比较容易而准确、现场操作不很复杂的检查方法;③对查出的病例有可靠有效的治疗方法;④具有足够人力、物力、财力及设备条件支持,具有完成普查的可行性。否则不宜开展普查。

健康教育现场调查往往关注的是健康相关行为的分布情况,在健康行为发生率较低,或者缺乏有效干预策略或措施,或者不具备足够资源的情况下,不适宜开展普查。

在开展普查时,应注意的是:

(1)应明确划定普查的范围:根据调查目的事先确定调查对象,掌握调查对象不同性别、年龄等特征的人口数等资料。

(2)统一调查的时间和期限:不同地区的调查人员应基本在同一时间段开始调查,并在同一时限内完成。普查时间不宜太长,否则会由于种种因素的作用影响结果的真实性。

(3)统一并固定普查中使用的诊断标准和检测方法,保证不同地区资料的可比性。

(4)尽量减小漏诊率:一般要求普查的应答率(即实际调查人数与计划调查人数之百分比)在85%以上。

(二)抽样调查

抽样调查是一种非全面调查,通过在特定的调查总体中随机抽取一定数量的样本对象进行调查或测量,由样本来获得对总体的推断。

1. 抽样调查的优缺点

(1)优点:①调查对象较普查少,节省时间、人力、物力;②调查范围小,调查工作容易做得细致;③适用于调查发病率较高的疾病,或者是对发生率较高的行为调查。

(2)缺点:① 设计、实施和资料分析比较复杂;②重复和遗漏不容易发现;③不适用于变异较大的资料调查;④不适用于需要普查普治的计划;⑤对于低发病率的疾病或行为发生率较低时,样本量太小不能提供足够的信息资料,样本量扩大到近于总体的75%时,直接进行普查更有意义。

2. 抽样调查的适用范围和用途:抽样调查在实际工作中应用最多。在定量调查中,凡是不必要进行普查的研究,均可采取抽样调查。抽样调查一般用于:

(1) 描述疾病或某种健康相关问题等的分布；
(2) 衡量一个国家或地区的卫生水平；
(3) 研究影响健康的因素；
(4) 评价各种干预措施的效果；
(5) 进行卫生标准的检验；
(6) 检查和衡量资料的质量。

3. 抽样调查的组织开展：开展抽样调查需要首先制定调查计划，与普查相比，抽样调查的计划设计、实施和资料的分析更为复杂。首先必须根据调查目的和指标确定调查的范围和调查总体，再根据调查总体的不同特点确定不同的抽样方法以及抽取样本的大小，然后根据统一规定的调查标准和调查内容对样本对象进行调查。因此设计中要特别考虑抽样方法的选择、样本含量大小的确定和调查对象的分组等方面，以保证样本对总体有足够的代表性和可靠性。

在选择抽样方法时，根据是否客观、随机地选取样本，可将抽样方法分为随机抽样和非随机抽样方法。研究者用随机的方法抽取样本即所谓的随机抽样，此法遵循概率论的原理，又称为概率抽样，可计算抽样误差并在设计时加以控制，能客观评价调查结果的精密度。相对于随机抽样，研究者根据自身主观判断、样本的可及性或调查的方便性等因素来抽取样本的方法，即为非随机抽样。非随机抽样无法估计抽样误差，因而不能依据样本推论总体，更谈不上样本对总体的代表性了。常用的非随机抽样方法包括方便抽样、目的抽样、滚雪球抽样、定额抽样等。

在实际开展的健康教育现场调查中，由于种种条件限制，有时并未严格遵循随机抽样原则来选择调查样本，或者是部分采用随机抽样的方法，或者是完全采用非随机抽样方法，此时获得的调查资料只能说明该部分样本的结果，或在某种程度上为进一步开展更严谨的调查研究提供线索。

4. 开展抽样调查时，应注意的问题
(1) 应根据调查研究的目的和调查对象的特点选择合适的抽样方法。
(2) 应根据调查目的和抽样方法估计样本调查对象的大小。
(3) 在随机抽样调查中，抽样误差虽然不可避免，但抽样误差是可以测量的，可以通过样本大小和抽样设计来适当控制。
(4) 必须防止非抽样误差的影响：非抽样误差产生偏倚，是一种错误。在抽样调查中，非抽样误差的产生主要是由于抽样方法的设计不随机，设计者主观选择调查对象；在抽样过程中未按照预先设计进行随机抽样，任意变换抽样方法等。
(5) 统一调查的时限：统一并固定调查标准和方法，保证不同地区资料的可比性。
(6) 尽量提高调查的应答率，一般要求在85%以上。

二、定性调查

定性调查（qualitative survey）相对于定量调查而言，主要侧重于探究定量调查研究中所不容易了解的深层次问题。在定性调查中，研究者可以通过与调查对象的开放式讨论发现问题,并引导调查对象就某些有价值的问题进行深入讨论,探讨问题的深层次原因。因此,定性调查方法可以弥补定量调查方法的不足,两者结合起来可以从广度和深度上研究问题。常用的定性调查方法有专题小组讨论、观察法、深入访谈法等。

(一)专题小组讨论

专题小组讨论(focus group discussion,FGD),又称专题小组访谈、焦点团体讨论等,是指从某一特定目标人群中选择数人组成小组,在主持人的引导下,小组成员就某一研究议题深入交换意见的一种定性研究方法。

1. 专题小组讨论的优缺点

(1)优点:①调查样本量较小,花费较少;②调查范围相对较小,可在相对短的时间内收集到大量的信息;③由于是小群体内面对面的直接沟通,信息交流比较充分;④能够激发调查对象的积极参与,可以发现一些新的问题和线索,获得更深入、更有价值的信息;⑤由于大多数参与者的群体压力的作用,可以帮助改变少数参与者的信念和行为。

(2)缺点:①专题小组讨论的结果不宜"量化"描述;②由于调查对象不是来源于概率抽样,结果不能外推至整体;③主持人的水平和技巧对调查的质量和结果的可靠性有很大的决定作用;④不适用于讨论敏感性问题;⑤容易产生"趋同"效应。

2. 专题小组讨论的用途

(1)探索新的研究领域,找出研究的重点。如通过专题小组讨论可以发现人群中对某种重大卫生问题及其影响因素的认识,找出研究或干预的切入点。

(2)有助于确定研究设计。如通过专题小组讨论进行人群的需求评估、为调查问卷或量表的设计和完善提供基础信息、了解某项干预计划实施的可行性,以及进行传播材料的预试验等。

(3)在定量调查基础上,进一步获得更深层次的信息。

(4)对项目实施过程及实施效果进行快速的评价。

3. 专题小组讨论的组织和开展

(1)专题小组讨论的构成要素:主要包括①主持人1名;②记录员和(或)观察员各1名;③讨论提纲;④讨论场所;⑤一组具有类似背景和经验的人。

(2)专题小组讨论的准备

1)确定讨论提纲:根据研究目的确定专题小组讨论的主题,并拟定讨论提纲。讨论提纲包括开场白和一系列开放式问题。在开场白中,主持人应向小组成员做自我介绍,并说明讨论的目的。展开讨论的问题包括一般性问题、针对性问题和探索性问题,这些问题必须按照一定的逻辑顺序由非敏感性问题到敏感性问题、由浅入深进行排列,可穿插一些可视性、参与性活动。展开讨论的问题需要经过预实验方能最后确定。

2)选择小组成员:根据研究目的、信息收集的需求和人群的可及性来选择专题小组讨论的成员。一般要求同一小组的成员保持"同质",即具有相同或类似的背景和经验,如性别、年龄、文化程度、职业、生活经历、需求或兴趣等的相同或相似。小组成员的数量一般以6~12人为宜。小组讨论的组数没有统一的限制,可以根据研究目的、研究的人力、物力来确定,一般遵循"信息饱和"原则——即组织更多次的专题小组讨论已不能进一步发现新的信息，信息穷尽。注意："信息饱和"原则的使用前提是必须保证访谈对象的"同质"。

3）选择与布置讨论场所：专题小组讨论应尽量选择方便、安静、舒适，让小组成员感觉可以自由发表意见的场所；场所内不宜采用对讨论有影响或引发小组成员联想的布置；座位的摆放应尽量呈圆形或半圆形，以避免对小组成员身份的指定；主持人和记录员/观察员的座位摆放应以能保持与每个成员的目光接触，并观察到每个成员的反应为宜。专题小组讨论过程中，应保持其他非访谈对象的回避。

4）对主持人的要求：主持人应具有良好的人格特征和人际交流技巧，善于观察和倾听，并严守态度中立；主持人还应具有随机应变的技巧，能应对诸如支配性回答、胆怯性回答、提问性回答等各种场面。

主持人应在讨论前复习提纲，以对讨论的主题有深入的了解，并能在讨论中根据问题的重要性和复杂程度灵活安排时间，提出问题，引导深入的讨论。

为了与小组成员建立良好的、友善的关系，主持人应尽可能与小组成员同性别，并说同种语言。

5）其他材料的准备：包括录音机、磁带、电池（电源）、记录纸笔以及与讨论主题有关的材料如传播材料，等等。

6）时间：可根据研究的目的、讨论的提纲以及在讨论过程中获得信息的情况来确定讨论的时间。一般以1小时左右为宜。

（3）专题小组讨论的组织

1）讨论开始前

- 主持人、记录员/观察员应先到场，查看讨论场所及其布置。
- 准备好讨论有关的材料，如录音机、磁带、电池（电源）、记录纸笔、讨论提纲以及与讨论主题有关的材料如传播材料等。
- 与先到的小组成员随意交谈，互相熟悉，活跃气氛。
- 等待大部分小组成员到齐后，请大家按照事先摆放的位置按圆形或半圆形随意就座，着手开始小组讨论。

2）专题小组讨论主要按下列程序进行：开场白——初步讨论——深入讨论——小结，确定讨论结果——结束语。

- 开场白：是在正式讨论前的一个简短的互相介绍和营造讨论气氛的过程。
  - 首先主持人、记录员/观察员作自我介绍，并介绍各自承担的职责；
  - 主持人说明讨论的专题及目的，并征得小组成员的知情同意（是否愿意参加访谈，是否同意进行访谈录音）；
  - 请小组成员进行自我介绍，主持人和记录员应尽量记住各小组成员的特征。

总之，通过开场白这一阶段，使主持人和小组成员之间能够建立起初步的友善关系，使小组成员能够打消顾虑，活泼放松，从而营造出宽松愉快的讨论气氛。

- 初步讨论：或热身讨论。通过主持人询问一般性的、不敏感的问题如生活情况、家庭、孩子等，自然地进入主题，并过渡到下一阶段。在这一阶段中，主持人主要是巧妙、自然地引导小组成员进入角色，积极参与发言讨论。

- 深入讨论：或专题讨论。主持人围绕讨论提纲有针对性地提出问题，并引导讨论的方向。此阶段是专题小组讨论的核心阶段，主持人要善于运用技巧，及时处理讨论中遇到的冷场、跑题及垄断性发言等问题，以达到在短时间内获得关键信息的目的。记录员/观察员应尽量忠实记录讨论原话，留意说话者的神态、说话的语气，注意区分说话人的身份，并记录下来，不要完全依赖录音机等辅助设备。在必要时，可以提醒主持人遗忘、缺漏的讨论内容，或向主持人建议讨论有关问题。
- 小结：在主持人认为已经达到讨论目的时，可以结束讨论，并对小组成员的观点和意见做一个客观的总结。
  - 首先主持人进行简单的陈述，对小组成员的意见做一个不带任何倾向性和判决性的基本的归纳和总结；
  - 询问小组成员归纳的结果是否与其意见一致；
  - 请小组成员补充或修正对有关问题的看法。
- 结束语：在结束讨论前，主持人应向小组成员表示感谢，并分发纪念品；同时向小组成员强调如有什么问题需要说明或解释，会后可以再作讨论。

3) 讨论结束后：主持人、记录员/观察员及时就讨论的过程及结果进行沟通、交流，填补记录的不足，并对讨论中出现的问题进行及时修订和完善。

（4）专题小组讨论的资料分析和总结报告：在进行完所有的专题小组讨论之后，研究人员应汇集全部的讨论材料，包括讨论提纲、记录和录音带等。在完成对记录的整理，以及将录音材料转化成文字资料后，研究人员应将收集的信息根据不同的特征进行分类汇总，并撰写总结报告。总结报告的格式：主要包括开展专题小组讨论的背景、目的、具体方法（时间、地点、人数、人员等）、讨论的结果及分析、结论等部分。总结报告中，可以适当选取小组成员的原话作为结果陈述的佐证，所谓保留"故事情节"。必要时可以把原始记录作为报告的附件。

4. 开展专题小组讨论时，应注意的问题

（1）专题小组讨论场所的选择和座位的摆放。

（2）应选择具备较高的主持技巧和善于解决讨论中疑难问题的人担任主持人；必要时进行主持人的培训，使之了解讨论的内容，拟定讨论提纲，并掌握主持的技巧。

（3）专题小组讨论的人数不宜过多，一般在6～12人之间。

（4）时间不宜过长，一般以1小时左右为宜。

（5）专题小组讨论结束后，主持人与记录员/观察员之间要及时沟通交流，及时填补记录的不足。

（6）对于专题小组讨论结果的描述应使用趋势性语言，如多数、大多数、少部分，等等。

（二）观察法

观察法（observational method）是指研究者通过对调查对象所处环境的现场观察，获得有关研究内容的第一手资料。观察法可以获得较为客观、准确、量化的结果，但实施起来比较耗时耗力。

在进行观察前,研究者需要在研究目的的基础上确定观察的内容,并统一观察内容的确定标准和记录方式,最大限度地减少主观因素的影响,获得最为客观的资料。必要时,可以事先编写观察登记表,使观察程序统一、规范,并便于资料的整理分析。

(三)深入访谈法

也称个人深入访谈(personal in-depth interview,PII),是指调查员和调查对象以一对一的面对面方式的讨论,通过两者之间的直接对话来获得符合研究目的的资料。

同专题小组讨论一样,在进行个人深入访谈之前,研究者应根据研究目的拟定访谈提纲;在开始访谈时征得访谈对象的知情同意,并适当使用录音技术;在访谈结束后进行相应的资料整理分析。

相对于专题小组讨论而言,深入访谈的优点在于能够深层次地理解和剖析不同个体在某些方面问题上的认识,从个案中总结规律。通常情况下,深入访谈法更适用于对某些敏感问题的调查和评估。与专题小组讨论一次面对多个人不同,深入访谈法一次只能面对一个人,因而在有限的时间内访谈的人数较少。深入访谈法的结果同样不具有统计代表性,不能外推至整体。

三、半定量调查方法——以"批质量保证抽样法"为例

批质量保证抽样法(lot quality assurance sampling,LQAS)最初应用于工业产品质量的监督和控制,与传统的抽样方法相比,批质量保证抽样法具有抽取样本量少、节省人力、物力和经费等优点,近年来被 WHO 提倡应用于卫生项目的监测与评价。

(一)批质量保证抽样法的原理

批质量保证抽样法属于一种半定量研究的方法。在此方法中,需要事先了解或确定调查指标的改变率,如在健康教育调查研究中,需要了解目标人群某方面知识的改变率。其基本原理是:在了解预期发生率和不同目标人群数的情况下(如知识的知晓率达到80%),将不同人群看作不同的批次,根据分级监督抽样样本确定表(表6-2,可信度为95%,出现阴性结果数 d=0),确定需要调查的人数,随机抽取相应数目的对象进行调查。

表6-2 分级监督抽样样本确定表(可信度 $1-\alpha=95\%$,阴性数 d=0)

批量范围 (目标人群数)	阳性发生率(%)								
	90	85	80	75	70	65	60	50	40
<100	25	17	12	10	8	7	6	5	4
100~200	27	18	13	10	8	7	6	5	4
>200	29	19	14	11	9	7	6	5	4

(二)批质量保证抽样法的用途

作为一种半定量研究的方法,尽管批质量保证抽样法进行了抽样和量化,但其抽取的样本量较少,量化也是一种有限度的、非精确的量化,因而并不适用于进行准确的效果评价,

一般用于项目实施过程中检测与目标的差距,粗略测量过程目标和效果目标的实现情况。

(三)批质量保证抽样法的应用

1. 确定抽样样本数的大小:在确定了调查研究的方案后,根据所要调查对象的"批量"和预期希望达到的阳性发生率,查分级监督抽样样本确定表来确定实际应调查的样本数。

如要调查某学校学生有关控烟知识的知晓率,该学校的学生数在 200 人以上,预期达到的知晓率为 80%,按照表 6-2 的要求,需随机调查 14 人。

在实际应用中,如果已知目标人数在 200 人以上,也可以不依据预期阳性发生率,一次固定抽取 29 人作为调查样本。

一旦确定应抽取的样本数后,必须严格遵循随机抽样的原则,随机抽取相应的对象进行调查。

2. 判定"批质量"水平,进行结果分析

(1) 根据分级监督抽样样本确定表进行结果判定:仍以上例某学校学生有关控烟知识的知晓率调查为例,由于阴性数 d=0,在所调查的 14 名学生中,如果他们的控烟知识知晓情况全部达到要求,其结果可判定控烟知识知晓率达到 80%;如果只有 11 人达到要求,则学生控烟知识知晓率可能为 75% 左右,甚至更低。

(2) 采用固定样本量阳性率判定分级表(表 6-3)进行结果判定。

当目标人数在 200 人以上,一次固定抽取 29 人作为调查样本时,根据 29 个调查对象中阴性发生人数(即 d 值),按照表 6-3 估计目标人群的阳性率。

表 6-3 固定样本量阳性率判断分级表(可信度 $1-\alpha=95\%$,样本数 $n=29$)

	阴性发生数(d)								
	0	1	2	3	4	5	7	8	10
阳性率(%)	90	85	80	75	70	65	60	50	40

仍以上例某学校学生有关控烟知识的知晓率调查为例,在随机抽查的 29 名学生中,如果有 3 名学生的控烟知识知晓情况没有达到要求,即 d=3,此时可判定控烟知识知晓率在 75% 左右。

(四)应用批质量保证抽样法时,应注意的问题

1. 批质量保证抽样法是一种快速评估方法,其抽取样本少,调查工作量较小。但是该方法的应用前提是必须随机抽取样本。因此,在抽样时必须严格按照随机化原则和方法抽取调查对象,否则所得的结果将失去真实性和科学性。

2. 批质量保证抽样法的原理是建立在检验批质量的假设上,用于推断人群中的某项阳性率是高于还是低于某水平,只是对率的一种粗略的估计。

第三节 调查问卷的设计

拟订调查问卷是进行健康教育现场调查的一种基本手段。一旦确定调查主题、调查目的

和现场收集资料的方法,就要着手设计调查问卷。

一、调查问卷的组成

1. 调查问卷指导语(应包含征求调查对象是否同意参加此项调查的意见的语句;必要时,可单独准备针对集体或个人的"调查知情同意书")。
2. 调查项目(包括调查问题题干及答案)。
3. 问卷编码。

在完成问卷设计的同时,应完成以下几个方面:①调查问卷说明:保证所有调查人员和调查对象对调查项目以及填写方法有正确的理解,统一标准。②调查问卷编码说明。③调查数据库的建立及数据库录入说明。

二、调查问卷的设计原则

1. 根据调查目的和调查指标,选择调查项目。调查项目必须围绕调查目的,通过对调查项目的资料分析可以获得预期的调查指标来说明调查目的。原则上讲,为达到调查目的所必需的项目一个不能遗漏,而不是调查所必需的项目一个也不要列入调查问卷中。
2. 调查项目在问卷中应合理排列,使调查对象易于接受。
3. 调查项目应给予适当的编码,以便于计算机的整理和分析。
4. 通过调查问卷的指导语向调查对象说明调查的目的意义,并获得调查对象的知情同意。
5. 通过小范围的预调查来完善调查问卷的设计。
6. 为了保证调查问卷所获资料的科学性和可信性,应进行调查问卷的信度和效度检验。

三、确定调查项目

(一)调查项目的分类

调查项目一般包括两类:分析项目和备查项目。

1. 分析项目:直接用于计算调查指标以及分析时排除混杂因素影响所必需的内容。

如调查对象的年龄、性别、文化程度等,又如要计算调查对象对艾滋病有关知识的知晓率,就必须了解调查对象对有关信息的知晓情况,这时既可计算不同特征调查对象对有关知识的知晓率,还可进行影响知晓率的因素分析。

2. 备查项目:为了保证分析项目填写的完整、准确,便于对其核查、补填和更正而设置的项目,通常不直接用于分析。

如在某些情况下列出调查对象的姓名、电话、地址,有助于对调查对象的追踪、确认和查考;列出调查员姓名及调查日期,有助于查询调查情况和明确责任。

(二)确定调查项目的原则

1. 调查项目要尽量精简:分析项目一个也不能少,备查项目也不宜多,与调查目的和调查指标无关的、不必要的项目坚决不要。
2. 调查项目的陈述要简单明了:问题的提出要通俗易懂,使人不产生误解,尽量做到不说明或少加说明也能使标准统一。

3. 调查项目的定义要明确：尤其是对疾病分型、吸烟者或饮酒者划分、文化程度等要明确规定，不能模棱两可。

4. 能用定量指标时尽量采用定量指标，以利于统计分析。定性指标往往容易失去一定的统计信息量。

（三）调查项目的答案设计

调查问卷中的分析项目通常是以问题的形式列出的。调查问卷中的问题由三部分组成：题干、答案以及对问题做出的必要说明［通常此部分以"调查问卷说明"的形式另列］，使调查人员和调查对象能遵循有关说明，恰当组织询问和应答问题。

调查问卷中所列问题的答案有两种设计方式：开放式设计和封闭式设计。

封闭式设计中要针对某一问题的所有可能性，同时提供两个或两个以上固定的答案，限定调查对象从中选择。如：问题"您的性别是：男＝0 女＝1"，提供了两个可供选择的答案，调查对象必须从中选择一项。又如：问题"您认为肺气肿与吸烟的关系如何？没关系＝0 有关系＝1 不知道＝2"，提供了三个可供选择的答案给调查对象选择。在此类答案设计中，调查对象只能选定问卷设计者事先提供的答案，而不能随意发挥。

开放式设计不提供预先做出的答案，由调查对象按照自己的意见和想法，自由地回答问题。如：问题"您的身高是：cm"，由调查对象根据自己的实际身高来填写；又如：问题"您认为一所'无烟学校'最重要的5条标准应该是："，此时，调查对象没有任何限制，可以根据自己的意见和想法填写5条标准。

设计者在调查问卷的设计时，可以根据问题的性质、答案的特点，结合研究目的，综合使用不同形式的答案设计。

1. 封闭式选择答案

（1）在调查问卷中，封闭式选择答案宜多选用。其优点有：

1）答案标准化，可避免不贴切的回答，易于整理归类和分析；

2）容易询问，容易回答，节省时间；即使是文化程度较低者也能填写；

3）一般情况下，拒答率较低。

（2）然而，封闭式选择答案也有一些缺点，如：

1）有时选择答案太少，不能概括所有实际情况；选择答案太多，会增加调查时确切判定的困难；

2）对于无主见或不知道怎样回答的调查对象，可能会诱导他们随便选答而失真；

3）不容易觉察到调查对象对问题的误解；

4）填写时容易出现笔误，漏圈或圈错答案，从而给资料分析带来困难；

5）无法获得选择答案以外的信息。

尽管封闭式选择答案有以上不足之处，但如果设计者对实际情况有深刻了解，具有设计调查问卷的经验，同时在完成调查问卷的初步设计后，进行小范围的预调查来修改和完善调查问卷的设计，上述缺点是可以克服的。

（3）应用封闭式选择答案时，应注意的是：

1）封闭式选择答案一般在问题答案的类型与数量较少，并且能互相区别时使用；

2）大多数封闭式问题测量的是定性变量如性别、民族、职业等，或等级变量如文化程度、疾病严重程度、对卫生服务的满意程度等；

3）封闭式问题的答案应尽可能包括主要的、全部的答案，即使在没有指导的情况下，调查对象也能独自回答，不至于产生误解；通常在多种可能的答案外，增加"不详"和"其他"两项答案，以涵盖所有出现的可能情况，使调查对象在规定的答案之外，还可以填写这两种答案。

2. 开放式回答

（1）开放式回答有以下一些优点：

1）在不知道答案的情况下，可以让调查对象自由发挥，从而收集到设计者不能预料到的信息资料；

2）能让调查对象以喜欢的方式回答问题，并加以论证说明，充分阐述其观点；

3）可用于有多种答案的问题。如答案可能有 10 个以上时，难以逐一列举，利用开放式回答则比较好。

（2）然而开放式回答也存在一些不足之处，如：

1）不易于对资料进行统计分析，特别是需要统一编码进行计算机运算时，难以统计处理；

2）容易离题。可能会收集到一些无关的、无价值的资料，而需要的资料反而未能收集到；

3）拒答率较高。由于需要花费调查对象较多的时间和精力，对于不惯于用文字表达自己看法的人，回答率较低，在信访调查时更是如此；

4）调查时间花费较多；

5）适用范围有限，对具有一定文化程度者可能适用。

开放式设计主要适用于少数几个无法概括的错综复杂的答案，此时设计者无法肯定问题的各种可能答案，或是要求详细讨论或回答问题，以发现调查对象的特殊意见与观点。

3. 答案的组织和排列

（1）开放式设计不需要提供答案，只需留出足够的空格供调查对象或调查员填写即可。

（2）封闭式设计由于要提供多种答案，其组织和排列要复杂得多。根据不同的答案特征可设计不同的格式：

1）定性变量：直接列出答案，供选择填写。如，性别：男、女，是否患病：是、否。

2）等级变量：按升序或降序排列答案，供调查对象从中选择一个适合自己情况的答案。如文化程度：文盲、小学、初中、高中、大学及以上、不详。满意程度：很好、好、一般、不好、很不好。或用图表方式列出，供调查对象在图表上表示自己的看法。

3）如将数值变量（如年龄、身高、体重、经济收入等）以封闭式答案表示，则需要将该变量定性化，也就是归为不同种类。如年人均收入：1000 元以下、1000 元～、3000 元～、5000 元～、10000 元及以上，这种分类可使有些不愿意告知确切数字的回答者乐于接受。

（3）答案的组织和排列应注意合理有效地利用纸面。问题与答案之间应紧密联系，答案与答案之间应间断分明，使填写者在选择和圈定答案时，不易混淆，也不至于"张冠李戴"。

四、确定调查问卷

（一）调查项目的组织

将调查项目组合成调查问卷，设计者应考虑如何将调查项目合理排列，使调查对象易于接受。一般可遵循以下原则：

1. 按一定的逻辑顺序排列：或者是考虑事情发生发展的先后顺序；或者是考虑问题的内容及其相互关系。

如：询问居民两周就诊情况时，应该先询问在过去的两周是否患病，患了什么病，是否就诊，在哪里就诊，在什么科就诊，就诊费用，不去就诊的原因等，这种排列顺序不宜颠倒。

对一些调查范围很广的问题，通常将性质相似的问题组合在一起，归为若干类问题，使调查员和调查对象都能集中询问、思考和回答同一类问题，不至于跳来跳去思绪混乱。如：调查内容涉及有关艾滋病传播途径、预防的知识，获取知识的途径，以及对待艾滋病感染者的态度等等，应分别将问题归于若干类，使询问系统有序地进行下去。

2. 敏感性问题和开放式问题一般宜安排在问卷的后面：因为敏感的问题容易引起调查对象的反感，而开放式问题需要有时间思考，不易回答，如将其放在问卷的前面，容易导致拒绝继续回答。如置于问卷后面，则不会影响对前述问题的回答。

3. 设计时首先应考虑有关调查对象的基本信息，如性别、年龄、职业、文化程度等等。必要时，有关核对项目如姓名、地址、调查人员签名等也可首先考虑列入。有时，在涉及某些敏感行为的调查时，可考虑将调查对象的基本情况部分置于调查问卷的最后；或者在询问式调查中，由调查员最后就该部分内容询问调查对象，从而避免调查对象的反感和不配合。

4. 检验资料可靠性的问题应分隔开来询问。在现场调查中，经常由于调查人员有意无意地"诱导"调查对象向某一方向回答问题，或者由于调查对象复杂的社会心态，导致信息的不准确。为此，可设置正反提问来检验资料的可靠性。这类问题一个是用肯定的形式提出，另一个是用否定的形式提出，它们在问卷中不能排列在一起，否则调查对象很容易觉察并会使两个回答不产生矛盾，从而达不到检验目的。

如：对于吸烟的有关看法，调查中学生的认识，提出正反两个问题：

A：有人说，吸烟有助于社交，你说这种看法对不对？
   不对＝0 说不好＝1 对＝2 不表态＝3

B：有人说，在社交场合，如果不吸烟，不容易找到朋友，你说这种看法对不对？
   不对＝0 说不好＝1 对＝2 不表态＝3

这种正反提问可部分说明资料的可靠性。

（二）调查项目的编码

为了便于计算机处理资料，需要将调查问卷中的有关项目及其各种可能的答案给以适当的代码。一般原则如下：

1. 对于地址：可根据所属调查范围的"县/市、乡/镇、村/街道、居民组/居委会"名单分别给以代码；

2. 对于定性变量，如"性别"，男性代码为1，女性为2；或者分别编码为"0、1"；

3. 对于等级变量，可按答案的升序或降序编码。如"文化程度：文盲、小学、初中、高中、大学及以上、不详"，可按升序相应编码为"1、2、3、4、5、9"；

4. 对于数值变量，如年龄，可以不必另行编码，只需写明单位为"周岁"，调查时直接填入数字；

5. 由于预计有时不能提供预期的答案，或失掉信息，最好指定一个取值范围的最高值，如9，99，999等代表"不详"。

6. 为了减少调查误差，可将调查登记和编码录入分开进行。

（三）调查问卷的指导语

调查问卷指导语用于向调查对象说明调查的目的意义、调查所采取的方式以及对调查对象个人隐私权的保护，征求调查对象的知情同意，并希望其支持和配合。有些情况下，还包括调查对象在填写问卷中应注意的一些事项。必要时，研究者或调查问卷设计者需要单独准备"知情同意书"，征求有关单位或个人的意见，并请其在"知情同意书"上签字，同意作为集体或个人参加此项调查。

在指导语的设计中，需说明调查目的以及对调查对象本人的意义。因为调查对象更多关注的是自身的利益，设计者应找到更具亲和力的语言和词句来表达，使调查对象感到他们提供的信息不仅仅是为了研究工作，而且也是为了他们的自身利益。

如：在一次针对初中学生开展的青少年健康危险行为监测的问卷调查中，第一次设计的指导语如下：

"同学们，你们好！我们是中国青少年健康危险行为监测调查组的成员。开展本次调查的目的是了解我国青少年的健康及有关行为情况，在全国只有部分青少年参加本次调查。你们所提供的信息将为国家相关部门制定相关政策、措施，开展青少年健康项目提供依据。"

对于初中学生而言，他们并不会太多关注为国家有关部门制定相关政策、措施提供依据，他们更关注的是这次调查对他们自己有何利益。修改后的指导语为：

"亲爱的同学，你们好！目前你们正进入青春发育期，这个时期对于你们而言是一个关键的时期，在此期间养成的行为习惯将对你们现在和成人后的健康产生较大的影响。我们作为青少年健康行为监测的成员，非常关注你们的健康和健康生活方式的形成，希望通过这项调查了解你们的健康和行为习惯情况，更好地促进你们的健康成长。真诚地希望我们能携起手来，共同筑造健康的长城！请同学们根据自己的真实体验放心回答，也不必在问卷上写名字，我们会为你保守秘密。谢谢你们的合作！"

（四）预调查、调查问卷的修改和最后定稿

初步完成调查问卷设计和确定调查方法后，应由经过培训的调查员在小范围内作预调查（pre-test），以检验调查问卷的可行性，以及设计的问卷是否与研究目的相符合。

预调查是问卷设计的一个重要步骤。即使是具有丰富经验的设计者，经过深思熟虑后设计出的调查问卷，也还会发现值得修改和进一步完善的地方。设计者设计调查问卷的技巧和对实际情况的不完全了解,都可能使调查问卷需作进一步的修改。

例如:通过预调查发现存在拒答的现象并集中于某几个问题,则应分析拒答原因,是问题设计不合适还是该问题属于敏感问题,前者应设法修改或取消询问,后者应设法改进询问技巧或改进答案内容,力求每个问题都能得出结果。另外,通过预调查可以发现调查对象对问题的理解能力,是否需要过多的解释说明,此时可以采用一种能被调查对象所接受的提问方式进行问题设计和询问。通过预调查还可以发现未被设计者考虑到的,而被调查对象关心的问题。

总之,只有当完成预调查并进一步修改调查问卷后,再进行正式调查,才能避免在正式调查中出现需要的资料收集不到,收集到的资料又不需要的局面。

由于预调查的目的仅仅是为了修改调查问卷,预调查样本并不严格限制数量,也不限制在目标人群中进行。预调查的结果不能列入正式调查结果一同进行分析。预调查的方式应与正式调查一致。

(五) 调查问卷的信度和效度检验

1. 调查问卷的信度:也称调查问卷的可靠性(reliability),是指调查问卷测量结果的可靠程度或可重复的程度,可用一致性分析。通常,研究者可以在调查对象中随机抽取10%～15%的对象进行重复调查,并将重复调查的结果与初次调查的结果进行比较,以评价调查问卷的信度。在此,应注意说明两次调查的时间间隔和调查对象在此间隔中的有关经历,应确保能在尽可能短的时间间隔内完成两次调查,并保持调查标准的一致性和调查对象经历的相对稳定。

(1) 对于分类变量资料,可用 $Kappa$ 值来表示两次调查结果的一致性,反映问卷的可信度。$Kappa$ 值可由下式直接求得:

$$Kappa 值 = \frac{N(a+d)-(r_1c_1+r_2c_2)}{N^2-(r_1c_1+r_2c_2)} \tag{式6-1}$$

式中的符号如表 6-4 所示。$Kappa$ 值越大,表示两次调查的一致性越好,问卷的可信度越高。一般 $Kappa$ 值在 0.75 以上为可信度高,在 0.40 和 0.75 之间为可信度较好,低于 0.40 表示可信度差。

表 6-4 重复调查结果的一致性比较

第二次调查	第一次调查		合计
	答案1	答案2	
答案1	a	b	r_1
答案2	c	d	r_2
合计	c_1	c_2	N

例式 6-1 某地在 1000 名中学男生中开展尝试吸烟率的调查,为了检验调查数据的可靠性和调查质量,设计者在参与第一次调查的 1000 名中学男生中随机抽取 150 名进行了第二次重复调查(调查标准及要求与第一次调查一致),这 150 名中学男生的两次调查结果如

表6-5所示,试评价两次调查结果的一致性,并说明调查资料的可信度。

表6-5 两次调查结果的一致性比较

第二次调查	第一次调查		合计
	尝试吸烟行为	没有尝试吸烟行为	
尝试吸烟行为	19 (a)	8 (b)	27 (r_1)
没有尝试吸烟行为	1 (c)	122 (d)	123 (r_2)
合计	20 (c_1)	130 (c_2)	150 (N)

$$Kappa 值 = \frac{N(a+d) - (r_1c_1 + r_2c_2)}{N^2 - (r_1c_1 + r_2c_2)} = \frac{150(19+122) - (27 \times 20 + 123 \times 130)}{150^2 - (27 \times 20 + 123 \times 130)} = 0.77$$

计算得的 Kappa 值为 0.77>0.75,说明两次调查结果高度一致,该问卷设计的可信度高。

(2) 对于数值变量资料,可用 Pearson 积差相关系数,或称简单相关系数(r)来表示两次调查结果的符合程度。r 越大,表示两次调查的一致性越好。关于相关系数 r 的计算和应用,参见本书第十一章统计技术应用第三节相关部分。

(3) 调查问卷的信度,除了可以通过调查结果的一致性来说明,还可以进行同质性分析,来衡量调查问卷内部所有项目间的一致性。也就是说调查问卷中,用以说明某一方面特征的所有调查项目应该是高度相关的(同质的),而用以说明不同特征的调查项目间应是没有什么关系的(异质的)。同质性分析可以通过计算题目间相关的平均数来衡量,也可以通过因素分析方法来衡量。

2. 调查问卷的效度:也称调查问卷的正确性(validity),是指问卷(表)调查结果符合实际情况的真实程度,效度越高,表示调查结果的真实性愈好。效度一般分为内容效度、构想效度和效标效度/实证效度三类。

(1) 内容效度指的是问卷的问题设计是否能够代表所研究的有关内容或行为范围,也就是问题选择的适当性如何。可以通过专家判断法、统计分析法、再测法和经验法等来确定问卷的内容效度。

(2) 构想效度,或构思效度、结构效度,指的是调查问卷对研究所涉及的理论概念或心理特质的测量程度,即问卷测量结果是否能证实或解释某一理论假设、术语或构想以及解释的程度。包括问卷的问题设计、在各种情况下问卷结果的稳定性、问卷测量的同质性以及与其他同类问卷或变量的关系等。问卷构想效度的估计方法有:①问卷内测量方法,即对问卷本身的分析,可用问卷的内容效度、问卷的同质性指标以及分析调查对象对问题的反应特点等作为构想效度的证据;②问卷间测量方法,即问卷间的相互比较,可用问卷的相容效度、区分效度和因素效度等作为证据;③效标效度也可作为分析构想效度的指标。

(3) 效标效度/实证效度指的是问卷测量的结果对所研究内容或行为的预测性。通常用效度系数来反映效标效度。

在实际调查工作中,虽然常采用专家判断法来衡量问卷的内容效度,但更强调通过对调查问卷构想效度的判定和评价,来衡量调查问卷的真实性。调查问卷的构想效度是指调查问卷内容设计的系统性和有效性,从而保证调查结果符合被调查对象真实情况,保证其科学性和可信性。调查问卷的构想效度是反映调查问卷质量的一个重要指标。在调查完成后,对所获数据进行有关统计分析,以考核评价问卷的合理和科学性。目前已有多种方法可以用于评价调查问卷及量表的构想效度,因子分析法是较为常用的一种方法。具体的操作请参照有关统计书。

（六）询问式调查问卷设计和自填式调查问卷设计的区别

根据填写对象的不同,调查问卷可分为询问式调查问卷和自填式调查问卷。前者通过调查员向调查对象询问问题或采集某些数据,由调查员填写结果;后者是由调查对象自行填写的,即调查问卷设计者设计一系列的调查项目,调查对象在调查问卷上根据要求自己回答。在实际工作中,设计者通常根据调查对象的不同特点选择使用不同形式的调查问卷。

在问卷设计方面,除了遵循一般设计原则外,两种问卷在以下方面也有所区别,见表6-6。

表6-6 询问式调查问卷（表）设计和自填式调查问卷（表）设计的区别

	询问式调查问卷（表）	自填式调查问卷（表）
1. 填写对象	调查员	调查对象
2. 问卷（表）设计		
（1）项目设计原则	符合调查员的理解能力	符合调查对象的理解能力
（2）专业术语的采用	适当采用	尽量少用
（3）答案设计类型	可相对增设开放式答案设计	尽量使用封闭式答案设计
（4）项目的组织排列	可遵循一般组织排列原则	尽量考虑调查对象的可接受性
3. 适用对象	对文化程度相对较低者或不愿使用文字表达者尤为适用	有一定文化程度人群
4. 常见问题	调查员的诱导作用；调查对象对某些问题的拒答现象	调查对象的理解程度不一致
5. 着重点	调查员的选择和培训；统一标准	调查项目的组织排列；调查对象的统一认识

询问式调查问卷的填写者是调查员,因此调查项目的设计更多需要针对调查员的理解水平,可以采用一些比较专业化的术语或者是符合调查人员理解能力的语句来陈述问题。询问式调查问卷中也可以相对增设开放式答案设计,由调查员根据调查对象的回答及时归纳和总结。询问式调查问卷可以按照一般的原则进行调查项目的组织排列;而在调查时,调查员可以根据实际的需要运用一些询问技巧或适当变换问题询问的秩序来获得调查对象对某些敏感问题或开放式问题的回答。但应注意的是调查员应避免诱导调查对象向某一方向回答问题,同时在询问所有调查对象时应采用同种询问的秩序和提问方法。

询问式调查的开展,尤其强调对调查员的选择和培训工作。通常需要选择具有一定专业水平和现场调查经验的人员作为调查员,调查员必须具有一定的谈话技巧和对问题的归纳综合能力。同时,通过培训,使调查员充分熟悉和理解调查的目的意义、调查进行的程序和调查问卷中的每一条调查项目，并在询问所有调查对象时能遵循同样的方法提出同样的问题。通常需要在编写调查问卷说明、调查程序和调查员须知时进行详细规定，供调查员接受培训和开展调查时遵照使用。

与询问式调查问卷不同的是，自填式调查问卷是由调查对象自行填写，因此调查项目的设计应与调查对象的理解水平一致，尽量使用所有调查对象都能理解的词句来说明调查问题，同时应尽量避免使用专业术语，必要的情况下需要在问卷上对相应的调查项目做简单的说明以帮助调查对象对问题的了解。自填式调查问卷中应尽量使用封闭式答案设计。调查项目的组织和排列尤其是某些敏感性问题、开放式问题或正反提问的设置应尽量考虑调查对象的复杂心态和感觉，以获得准确的信息资料。

自填式问卷可以防止调查对象产生拒绝问答的现象，与询问式调查问卷相比，容易被调查对象接受，也可以获得较为准确的信息。但是由于调查对象的理解水平不一致，也可能产生理解的偏差而获得错误的信息。必要的情况下，调查员可以根据调查问卷设计者的要求对调查对象的询问给予一定的解释，但应尽量避免诱导倾向。进行自填式问卷调查时，调查员应在调查前向调查对象说明调查的目的和意义，填写问卷的要求。

第四节 样本量大小的估计

一、意义

在现场调查中，尤其是在抽样调查中，需要考虑样本量的问题，即调查单位数的多少问题。样本量过少，所得观察指标不够稳定，样本没有足够的代表性，不能精确地推断总体特征；样本量过多，不单是造成人力、物力等资源的不必要的浪费，而且由于工作量增大，调查不够细致反而容易发生偏倚。进行样本量大小的估计，目的是在保证一定精确度的前提下，确定最少的调查单位数。

采取不同的调查方法，所需的样本量也各有不同。

二、定量调查中样本量的确定

（一）现况调查中的样本量估计

现况调查也称横断面调查，是在特定时间同时调查特定范围人群中的每个人是否患病和某些变量或特征的情况，如年龄、性别、职业等。现况调查中样本量的确定方法根据不同的调查形式有所差异。

在普查中，只要确定了调查的范围和调查对象的特征条件，即可对该范围内所有符合规定条件的对象进行调查。由于是对调查总体中所有对象的调查，因而不存在样本量大小的问题，也不存在样本的代表性问题，更不存在抽样误差的问题。

如果开展抽样调查，就要估计样本量的大小。根据调查指标的不同、抽样方法的不同，样本量大小的估计方法也不同。尤其是在有多种不同类型或多个指标时（实际情况往往如此），样本量大小的估计更需要进行特别的处理。

样本量的估计主要取决于以下因素：①所调查总体的预期阳性率：如在调查的目标人群中，要了解某种情况（知识、态度或行为等）的阳性率，如阳性率低，则需要的样本量大，反之，则样本量要小一些；②调查单位间的变异程度：用标准差或变异系数表示。如果各个调查单位之间的变异较大，则样本量要大，反之，如果各调查单位之间的均衡较好，样本量可小一些；③精确度：若调查要求的精确度高，即容许误差小，则需要的样本量就要大一些，反之则样本量不必过大；④控制容许误差的概率 α。若要求 α 越小，所需样本含量就越大。根据需要一般为 0.05 或 0.01。⑤把握度（$1-\beta$）：在要求的 α 下，能够发现差异的概率。若要求把握度越大，所需样本含量就越大。一般不宜低于 0.75。

1. 采用单纯随机抽样或系统抽样估计总体均数

$$n = \left(\frac{u_\alpha \sigma}{\delta}\right)^2 \tag{式 6-2}$$

其中 n 为样本数。u_α 可通过 u 界值表查得，当 $\alpha=0.01$ 时，$u_\alpha=2.58$；当 $\alpha=0.05$ 时，$u_\alpha=1.96$。σ 为总体估计标准差，可通过文献查得；如 σ 有多个估计值参考，应取其较大者。δ 为绝对容许误差，$\delta=\bar{\chi}-\mu$，通常预先设定。

例式 6-2 拟通过简单随机抽样（或系统抽样）研究了解某医科大学一年级 1500 名大学生控烟知识均分。已知学生知识均分的标准差为 14.7，希望样本结果与实际值相差不到 ±1.5 分，请估计在 $\alpha=0.05$ 时所需的样本大小。

解：由题意知：$\delta=2\times1.5$。由 $\alpha=0.05$ 得 $u_{0.05}=1.96\approx2$。

据（式 6-2）有：$n=(2\times14.7/3)^2=96$

因此，只要随机抽取 96 名同学，即可在 $\alpha=0.05$ 水平估计出 1500 名学生的控烟知识均分，误差在 ±1.5 分左右。

2. 采用单纯随机抽样或系统抽样估计总体率

$$n = \left(\frac{u_\alpha^2 \pi (1-\pi)}{\delta^2}\right) \tag{式 6-3}$$

$$\delta = p - \pi$$

式中 π 为总体率，可通过文献查得；如同时有多个估计值参考，应取最接近 0.5 者；若对总体一无所知，亦可设 $\pi=0.5$，以免 n 太小。

本式中，如要求容许误差 $\delta=0.1\pi$，$\alpha=0.05$，$u_\alpha=1.96\approx2$，则

$$n = 400 \times \left(\frac{1-\pi}{\pi}\right) \tag{式 6-4}$$

如要求容许误差 $\delta=0.15\pi$，则 $n=178\times\left(\frac{1-\pi}{\pi}\right)$；

如要求容许误差 $\delta=0.2\pi$，则 $n=100\times\left(\frac{1-\pi}{\pi}\right)$。

第六章 健康教育中的现场调查

在不同预期阳性率和容许误差的条件下，可根据表6-7估计调查样本量。

表6-7 不同预期现患率与不同容许误差下的样本含量

预期现患率	容许误差		
	0.1p	0.15p	0.2p
0.05	7600	3382	1900
0.075	4933	2195	1233
0.10	3600	1602	900
0.15	2267	1009	566
0.20	1600	712	400
0.25	1200	533	300
0.30	930	415	233
0.35	743	330	186
0.40	600	267	150

例式6-3 为了了解武汉市老年痴呆患病率水平，欲作一抽样调查。已知我国60岁以上人口老年痴呆症的患病率在6%左右。若把误差定为5%，请估计在$\alpha=0.05$水平时所需样本大小。

解：这里，武汉市老年人口可看作为无限总体，直接用（式6-3）计算样本大小。

已知：$\pi=0.06$ $\delta=0.06\times0.05\times2=0.006$ $u_{0.05}=1.96\approx2$

根据（式6-3）有，样本大小为：

$$n=\frac{2^2\times(0.06)\times(1-0.06)}{(0.006)^2}=6267$$

即要抽取60岁以上老年人口6267人做调查，才可在$\alpha=0.05$水平，保证抽样获得的患病率与实际患病率之间的误差控制在5%水平。

3. 整群抽样和分层抽样时样本大小的估计：整群抽样和分层抽样时，除了考虑样本总量外，还要考虑样本在各群（层）中的分配。一般情况下，样本总量的计算可按各种抽样设计的专用公式计算（参见相关统计书）；也可利用单纯随机抽样估计样本含量的公式，计算其他抽样方法的样本含量的粗估值。但由于各种随机抽样方法的抽样误差不同，一般由大到小的顺序是：整群抽样、单纯随机抽样、系统抽样、分层抽样，因此上述粗估值对整群抽样来说一般偏低，而对系统抽样和分层抽样来说，又偏高。

然而，每层的样本数则必须运用专门的公式计算。

(1) 用总体均数作为研究指标：若研究对象有K群（层），第i群（层）中应抽出的个体数用n_i表示，则按照最优分配原则，第i群（层）中应该抽出的样本数为：

$$n_i=n\frac{N_i\cdot\sigma_i}{\sum_{i=1}^{k}N_i\cdot\sigma_i} \qquad (式6-5)$$

式中 n 为样本总量。N_i 为第 i 群（层）总体中的个体总数。σ_i 为第 i 群（层）相应变量的标准差，可通过文献获得；若有多个值时，宜以较大的为准。

例式 6-4 研究某综合大学学生某方面知识均分时，通过计算需抽取 1000 人作为研究样本。现按专业门类把在校学生分为四个亚群，资料见表 6-8 第（1）~（3）列，试确定各亚群应抽出的学生数。

解：由题目可知，所需样本总数为 $n=1000$。按照（式 6-5）进行的计算见表 6-8 的第（4）~（6）列。

从表 6-8 可知，该研究需要抽取的各专业学生数分别为 502，263，155，80。

表 6-8 整群抽样各群样本数估计

亚群名称 i	学生总数 N_i	σ_i	$N_i\sigma_i$	$P(i)$	$n_i=P(i)*n$
(1)	(2)	(3)	(4)	(5)	(6)
甲 ($i=1$)	4500	7.2	32400	0.5015	502
乙 ($i=2$)	2500	6.8	17000	0.2631	263
丙 ($i=3$)	1300	7.7	10010	0.1549	155
丁 ($i=4$)	800	6.5	5200	0.0805	80
合计	9100	—	64610	1.0000	1000

说明：表中 $P(i)=N_i\sigma_i/64610$。例如，$P(1)=0.501=32400/64610$

每一个亚群身高的标准差 σ_i 据文献资料获得。

（2）以率（比）作为研究指标：按照最优分配原则，第 i 群（层）中应该抽出的样本数为：

$$n_i = n \cdot \frac{N_i\sqrt{\pi_i \cdot (1-\pi_i)}}{\sum_{i=1}^{k} N_i\sqrt{\pi_i \cdot (1-\pi_i)}} \qquad \text{（式 6-6）}$$

式中 n 同前，为样本总量。N_i 为第 i 群（层）总体中的个体总数。π_i 为第 i 群（层）对应的率（或比），可通过文献获得；若有多个值时，宜选取与 0.5 最接近的。

例式 6-5 以例式 6-3 结果为例，由于老年痴呆患病存在性别差异，把人口按男女分为两层。由文献已知一般男性患病率为 6.8%，女性为 5.3%，试分别确定应抽取的男女样本数。

解：由例 6-3 已知，所需样本总数为 $n=6267$。

由于不知总体中男女人口的总数，从文献得知武汉市 60 岁以上人口男女比例为 $N_男/N_女=0.7$。因此，男性人口所占比例 $p_男=7/(10+7)=0.41$，女性人口所占比例则为 $p_女=1-0.41=0.59$。

利用 $p_男$、$p_女$ 代替 N_i 代入式（6-6），便可求出相应的样本数（见表 6-9）。

从表 6-9 可知，该调查需要抽取 60 岁以上男性 2468 例，女性 3799 例。

第六章 健康教育中的现场调查

表6-9 老年痴呆患病率调查的男女样本量计算

性别（i）	P_i (1)	π_i (2)	$\sqrt{\pi_i(1-\pi_i)}$ (3)	$p_i\sqrt{\pi_i(1-\pi_i)}$ (4)	$P(i)$ (5)	$n_i=p(i)*n$ (6)
1=男	0.41	0.068	0.0466	0.0191	0.3938	2468
2=女	0.59	0.053	0.0499	0.0294	0.6062	3799
合计	—	—	—	0.0485	1.0000	6267

说明：$P(i)$ = 第四列对应的数除以 0.0485。

4. 多项指标时样本大小的确定技巧：在实际工作中，很少只用一个/类指标来描述事物，而常常是同时运用率、比、平均数等多项指标来描述所研究事物的特征。

此时，确定样本大小的关键在于从诸多指标中找到一个具有限制性的指标，即所谓"瓶颈指标"；然后依照该指标的要求估计出样本大小，即可以满足所有指标的要求。

寻找限制性指标有以下几条规则：

(1) 如果同时有平均数、率和比时，率和比为限制性指标。
(2) 对于同一类指标，误差要求最小的为限制性指标。
(3) 对于平均数类指标，标准差最大的为限制性指标。
(4) 对于率和比类指标，率和比的值最小的为限制性指标。

在实际工作中，可按上述原则挑选出几个限制性指标，分别计算出样本大小，以最大的作为实际样本。

5. 调查中应答率的问题：在调查研究中常常由于这样或那样的原因，导致调查对象的不应答，或调查问卷的无效，这一点在调查设计估计样本量时也应加以考虑。如一般要求调查应答率至少为85%，因此，在通过上述公式计算样本量后，应根据下式估计实际应调查的样本量：

$$n'=n/85\%$$

（二）干预效果研究中的样本量估计

在健康教育领域，我们通常需要通过现场调查来评价在某特定人群开展健康教育干预的效果。根据对照选择不同，样本量估计的方法有所差异。

1. 干预前后自身对照研究：在事先确定了研究对象的情况下，对这些对象进行某种干预，并比较干预措施对该群对象的知、信、行影响的效果，此属干预前后自身对照研究。这类研究中采用下列方法估计样本量。

(1) 比较指标是均数时，样本大小 n

$$n=\left[\frac{(u_\alpha+u_\beta)\sigma}{\delta}\right]^2 \qquad \text{（式6-7）}$$

式中，σ 为总体标准差，δ 是容许误差，u_α 和 u_β 可以 u 界值表查出。u_α 有单双侧之分，如果期望或知道干预措施有效，则取单侧；如果完全不知道干预措施是否有效，则应取双侧。u_β只取单侧。

(2) 比较的指标是比或率时，样本大小 n

$$n=\frac{(Z_\alpha+Z_\beta)^2[\pi(1-\pi)]}{\delta^2}$$ （式6-8）

式中 π 为估计的率（比），其余的同（式6-7）。

2. 另设对照的干预效果研究：对某一人群进行某种健康教育干预，并另设一对照人群，比较干预措施对干预人群的知、信、行影响的效果，此属另设对照的干预效果研究。

(1) 比较指标是均数时，样本大小 n

$$n=2\left[\frac{(u_\alpha+u_\beta)\sigma}{\delta}\right]^2$$ （式6-9）

式中，n 为其中一组的样本数，σ 为总体标准差，δ 是容许误差，u_α 和 u_β 可以 u 界值表查出。u_α 有单双侧之分，如果期望或知道干预措施有效，则取单侧；如果完全不知道干预措施是否有效，则应取双侧。u_β 只取单侧。

例式6-6 假设某种膳食干预可使干预组的血清胆固醇水平较对照组低10mg/dl，已知从其他材料获得血清胆固醇标准差为50mg/dl，本设计为单侧检验，α 水平为5%，$(1-\beta)$ 为90%，试估计各组样本数。

u_α 和 u_β 可以 u 界值表查出。单侧 $u_{0.05}=1.645$，单侧 $u_{0.10}=1.282$。代入公式（6-9）得：

$$n=2\left[\frac{(u_\alpha+u_\beta)\sigma}{\delta}\right]^2=2\left[\frac{(1.645+1.282)(50)}{10}\right]^2\approx428（人）$$

即各组需要428人。

(2) 比较的指标是比或率时，样本大小 n

$$n=\frac{(u_\alpha+u_\beta)^2 2p(1-p)}{(p_1-p_2)^2}$$ （式6-10）

式中 p_1 与 p_2 为干预前后率的估计值，p 为合并率，其余的同（式6-9）。

例式6-7 假设对照组的超重肥胖率为20%，进行膳食及运动等干预后，超重肥胖率降低至15%，α 水平为5%，$(1-\beta)$ 为90%，本研究为双侧检验，请估计干预组和对照组各需的样本数。

u_α 和 u_β 可以 u 界值表查出。双侧 $u_{0.05}=1.96$，单侧 $u_{0.10}=1.282$。$p=(0.2+0.15)/2=0.175$。代入公式得：

$$n=\frac{(u_\alpha+u_\beta)^2 2p(1-p)}{(p_1-p_2)^2}=\frac{(1.96+1.282)^2 2(0.175)(1-0.175)}{(0.2-0.15)^2}\approx1214（人）$$

即各组需要1214人。

三、定性调查中样本量的确定——以专题小组讨论为例

根据研究目的、信息收集的需求和人群的可及性来确定选择参与专题小组讨论的成员。

小组成员的数量一般以6~12人为宜。小组讨论的组数没有统一的限制，可以根据研究目的、研究的人力、物力来确定，一般遵循"信息饱和"原则——即组织更多次的专题小组讨论已不能进一步发现新的信息，信息穷尽。注意："信息饱和"原则的应用前提是同一小组成员的"同质"，即具有相同或类似的背景和经验（尤其是在影响讨论结果的特征性因素方面）。

四、半定量调查中样本量的确定——以批质量保证抽样法为例

批质量保证抽样法中样本量的大小估计，主要有两种方案：

(1) 根据目标调查对象的"批量"和预期希望达到的阳性发生率，查分级监督抽样样本确定表（表6-2）来确定实际应调查的样本数。

如要调查某学校学生有关控烟知识的知晓率，该学校的学生数在200人以上，预期达到的知晓率为90%，按照表6-2的要求，需随机调查29人。

(2) 在实际应用中，如果已知目标人数在200人以上，也可以不依据预期阳性发生率，一次固定抽取29人作为调查样本。

第五节 常用的几种随机抽样方法

在抽样调查设计中，研究者要特别考虑选择哪种抽样方法，以保证抽取样本代表研究对象总体的准确性及可靠性。通常情况下采用随机化抽样来获得样本调查对象。在随机化抽样中，研究者用客观、随机的方法来获取样本，样本抽样误差是可以估计的并且可以加以控制的。目前常用的随机抽样方法有简单随机抽样、系统抽样、整群抽样和分层抽样。在健康教育研究领域常用后两种随机抽样方法。

一、简单随机抽样

1. 简单随机抽样的定义：简单随机抽样（simple random sampling）也称作单纯随机抽样，是最简单、最基本的抽样方法，指从总体N个单位（如人、户）中，按照一定的技术程序以同等概率，随机抽取n个单位构成所需的样本。

在简单随机抽样中，一般先有总体中各调查单位的编号，再用随机化技术确定被调查单位。随机化需要一定的技术来实现，"随机"不等于随意或随便。在街道上走若干步选择一户，从口袋里摸取有号码的纸团，都不会得到一个满意的随机样本。抽签法和掷钱币法在原则上虽然可取，但实用价值很小。

使用随机数字表是一种比较简单而可靠的科学随机化抽样方法。一般数学和统计书中均有随机数字表可供查阅。现在的计算器或计算机也有一些程序可以提供随机数字。

2. 简单随机抽样的实施：使用随机数字表进行简单随机抽样一般按以下步骤进行：

(1) 在抽样前需要先有一份研究对象（人、户、班级等）的总名单；

(2) 对于该名单上的研究对象进行编号：如是学生、教师或士兵等有组织的人员，可以

不必另行编号,利用学号、徽章号、工作证号或工资单人员编号等即可;

(3) 根据有关指标确定样本量的大小;

(4) 根据样本量的大小利用随机数字抽取研究对象。

例式6-8 若采取简单随机抽样方法,从全校1000名学生中抽取100名学生进行身高、体重测量,了解超重肥胖率。有两种方法可以采用:

(1) 可以从随机数字表中取出1000个随机数字记在学生卡片上,按随机数字大小将卡片排序,以开头的100张或末尾的100张卡片上的学生为样本,或者每10张卡片抽取一张组成样本量为100的样本。

(2) 以学生的学号作为编号或采取其他编号方法,从随机数字表中的任一位置开始(如从第4行第3列开始),按一定的顺序(如向右的方向)抄录100个四位数字(如随机数字表中数字为五位数,只取后面的四位数),凡首数大于2的均减去首数,大于1000或重复者弃去,再按顺序补充,到100个为止。凡学生编号属于这100个随机数字的即作为抽取的调查样本。

3. 简单随机抽样的抽样误差估计:简单随机抽样中的抽样误差主要用下式估计:

均数的标准误: $S_{\bar{x}} = \sqrt{\left(1-\frac{n}{N}\right)\frac{s^2}{n}}$ (式6-11)

率的标准误: $S_p = \sqrt{\left(1-\frac{n}{N}\right)\frac{p(1-p)}{n-1}}$ (式6-12)

式中,s为样本标准差,p为样本率,N为总体观察单位数,n为样本量大小,$(1-n/N)$为有限总体校正数,其中n/N为抽样比,即总体中每个观察单位被抽取入样本的概率,当n/N很小,如小于0.05时,可略去不计。

4. 简单随机抽样的优缺点:简单随机抽样是最简单、最基本的抽样方法。目前在实际调查研究中,使用简单随机抽样的机会并不多,但它是理解和实施其他抽样方法的基础。

简单随机抽样的优点在于均数/率及标准误的计算比较简便,比较容易估计抽样误差。同时,在个体差异较大的人群研究中,利用简单随机抽样方法抽取足够数量的样本时,能较好地代表研究人群。

简单随机抽样的缺点在于需要对研究对象一一编号,甚为麻烦,在实际工作中往往难以做到。

二、系统抽样

1. 系统抽样的定义:系统抽样(systematic sampling)也称作等距抽样或机械抽样,指从总体N个单位(如人、户)中,按照一定比例或一定间隔,抽取n个单位构成所需的样本。

2. 系统抽样的实施:系统抽样一般按以下步骤进行:

(1) 在抽样前需要先有一份研究对象(人、户、班级等)的总名单;

(2) 对于该名单上的研究对象进行编号;

(3) 根据有关指标确定样本量的大小；

(4) 根据研究对象总观察数和样本量大小确定抽样比（n/N），即确定每隔多大间隔抽取一个单位进入样本；

(5) 将总体观察单位按照编号的大小顺序分为 n 个部分；

(6) 在第一部分中随机抽取 k 号观察单位，作为抽取的第一个样本；

(7) 之后，按照相同间隔（确定的抽样比）机械地从每一部分各抽一个单位进入样本。

例式 6-9 若采取系统抽样方法，从全校 2000 名学生中抽取 100 名学生进行身高、体重测量，了解超重肥胖率。

今总体例数 $N=2000$，样本例数 $n=100$，抽样比=100/2000=1/20，也就是每隔 20 名学生要抽取一名学生。

A. 现将 2000 名学生进行编号（1，2，3，……，2000）或使用学生学号按从小到大顺序排列；

B. 按照顺序将学生分成 100 个部分，第 1 部分编号为 1，2，3，……，20；第 2 部分编号为 21，22，23，……，40；以此类推；

C. 从第 1 部分中随机抽取某号学生，如 4 号学生作为样本；则按照"20"的抽样间隔陆续抽取第二部分中的 24 号，第三部分中的 44 号，……。

于是，以编号为 4，24，44，64，84，……，1984 的学生组成样本。

3. 系统抽样的抽样误差估计：实际工作中，一般按照简单随机抽样方法来估计系统抽样的抽样误差。

4. 系统抽样的优缺点：

(1) 系统抽样的优点：①易于理解，简便易行；② 如果总体观察单位的分布是均匀的，则由此方法得到的样本在整个人群中的分布也比较均匀，代表性比较好；③ 系统抽样的抽样误差小于简单随机抽样。

(2) 系统抽样的缺点：① 当总体观察单位按顺序有周期趋势或单调递增或递减趋势时，则系统抽样将产生明显的偏性。如按照住户抽取样本时，如果一栋楼房的设计是两头为三套间，中间为两套间，采用系统抽样方法抽取住户时，可能得到的样本全是三套间的住户，或全是两套间的住户，显然，这样的样本是不能代表整栋楼的住户的。② 系统抽样同样需要对研究对象——编号，在实际工作中比较麻烦。③ 虽然系统抽样的抽样误差是按照简单随机抽样方法来估计的。但是系统抽样中各个样本观察单位之间并不是彼此独立的，除了第一个样本是独立的，可以随机选择以外，其他样本均不是独立的。

三、分层抽样

1. 分层抽样的定义：分层抽样（stratified sampling）又称分类抽样。即先按某种影响因素或总体的某些特征（如性别、年龄、居住条件、文化程度或疾病严重程度等）将总体分为若干类型或组别（统计学称为"层"），再从每一层内随机抽取一定数量的观察单位（人、户、班级等）组成样本。

2. 分层抽样的实施：分层抽样一般按以下步骤进行：

(1) 在抽样前需要将总体研究对象按照某种特征（如性别、年龄、居住条件、文化程度或疾病严重程度等）分成 K 个"层"；抽样前需要了解各个"层"实际包括的观察单位数；

(2) 根据有关指标确定样本量 n 的大小；

(3) 根据样本量 n 的大小按照一定原则确定每层所需要抽取的观察单位数 n_i；

当样本量 n 的大小确定后，如何确定每层所需要抽取的观察单位数 n_i，有两种方案：

1) 按比例分配（proportional allocation），即按照各层观察单位总数 N_i 占总观察单位数 N 的比例，将总样本量 n 分配至各层中。

$$n_i = n(N_i/N) = N_i(n/N) \quad \text{(式 6-13)}$$

在实际应用时，可以先计算出抽样比（n/N），再用各层观察单位总数 N_i 乘上抽样比得到各层应抽样本数 n_i。此时按比例分配，即是按照抽样比进行分配。

2) 最优分配法（optional allocation），即同时按照各层观察单位总数 N_i 的多少和层内标准差 σ_i 的大小，将总样本量 n 分配至各层中，从而使抽样误差最小。式中 σ_i 或 π_i 为总体第 i 层的标准差或率，一般根据以往经验、文献资料或小范围试查来估计。

均数的抽样：$n_i = n \dfrac{N_i \sigma_i}{\sum N_i \sigma_i}$ （式 6-14）

率的抽样：$n_i = n \dfrac{N_i \sqrt{\pi_i(1-\pi_i)}}{\sum N_i \sqrt{\pi_i(1-\pi_i)}}$ （式 6-15）

由此可见，按比例分配设计需了解总体中各层的观察单位数；而最优分配法还需要了解 σ_i 或 π_i。

(4) 在相应的"层"中随机抽取相应数量的观察单位作为调查样本。具体抽样方法可用简单随机抽样法、整群抽样法或系统抽样法。

3. **分层抽样的抽样误差估计**：分层抽样的抽样误差可以通过下式进行估计：

样本均数：$\bar{X} = \sum \dfrac{N_i}{N} \bar{X}_i$ （式 6-16）

均数的标准误：$S_{\bar{x}} = \sqrt{\sum \left(1 - \dfrac{n_i}{N_i}\right)\left(\dfrac{N_i}{N}\right)^2 s_{\bar{X}_i}^2}$ （式 6-17）

样本率：$p = \sum \dfrac{N_i}{N} p_i$ （式 6-18）

率的标准误：$S_p = \sqrt{\sum \left(1 - \dfrac{n_i}{N_i}\right)\left(\dfrac{N_i}{N}\right)^2 s_{p_i}^2}$ （式 6-19）

式中 $\bar{X}_i$ 或 p_i 为第 i 层的样本均数或率，$s_{\bar{x}_i}$ 或 s_{p_i} 为第 i 层所用随机抽样方法的标准误。如果采用的是简单随机抽样，则按简单随机抽样的方法计算标准误，估计抽样误差。

4. **分层抽样的优缺点**

(1) 分层抽样的优点：① 减少抽样误差。由于各层之间的差异已被排除，其抽样误差比其他抽样方法小，代表性亦较好。② 便于在不同层内采用不同的抽样方法。如对某市居民进行行为危险因素监测调查,将居民按城乡分为两层后,由于城镇居民比较集中,有门牌号,可用系统抽样方法;而农村人口分散,可以乡或村为单位用整群抽样方法获得样本。③可以对不同的层独立进行分析。④ 分层抽样要求各"层"间的差异越大越好,"层"内研究对象的差异则越小越好。因此,当层间差异大,层内差异小时,最适合应用分层抽样方法。

(2) 分层抽样的缺点:① 分层抽样中,如果各层内某变量的差异很大时,分层抽样的益处不大。如按年龄或职业分层,应考虑各层男女比例的差异大小,如果差异很大,就不是代表性很好的分层。② 分层抽样中应注意分层变量的选择。如果选择不当,层内变异较大,层间均数/率相近,分层抽样就失去意义。

四、整群抽样

1. 整群抽样的定义:前面三种抽样方法都是直接从总体中随机抽取若干观察单位组成样本,基本抽样单位为研究对象(人、户等)。整群抽样(cluster sampling)是从总体中随机抽取若干群组(如学校、工厂、村庄等),对群组内所有单位进行调查的方法,其基本抽样单位为群组。

2. 整群抽样的实施:整群抽样一般按以下步骤进行:

(1) 在抽样前需要将研究对象按照某种特征(如学校、工厂、村庄等)分成 K 个"群"组,每个"群"组包括若干个观察单位;抽样前需要了解各个"群"组实际包括的观察单位数;

(2) 根据有关指标确定样本量的大小;

(3) 根据样本量大小随机抽取 k 个"群"组,保证抽取"群"组中所有观察单位数能满足样本量大小;

(4) 以抽取"群"组中的所有观察单位作为调查样本。

例式 6 - 10 某地区中学生开展青少年行为危险因素调查,拟在该地区 80 所中学 100 000 名学生中抽取 3000 名 14~16 岁中学生进行调查。如果采取简单随机抽样方法,则抽取的中学生将分散至各个中学,调查起来非常不方便。这时可采用整群抽样方法。

A. 将 80 所中学按照 14~16 岁中学生数多少进行编号(1,2,3,……,80);

B. 采取简单随机抽样方法抽取学校。如果每所学校中 14~16 岁中学生均在 150 人左右,则随机抽取 20 所学校,既可满足样本量大小的需要,实施起来也比较方便。如果每所学校中 14~16 岁的中学生数不同,则抽取的学校数依据样本量大小而定。

C. 对抽取学校中的全部 14~16 岁中学生进行调查。

3. 整群抽样的抽样误差估计:整群抽样的抽样误差估计方法根据各群内观察单位数是否相等而不同。

(1) 群内观察单位数 m 不等

样本均数: $\overline{X} = \dfrac{K}{Nk} \sum X = \dfrac{K}{Nk} \sum m_i \overline{X}_i$ (式 6 - 20)

均数的标准误: $S_{\overline{x}} = \dfrac{K}{N} \sqrt{\left(1 - \dfrac{k}{K}\right)\left(\dfrac{1}{k(k-1)}\right) \sum_{i=1}^{k} (T_i - \overline{T})^2}$ (式 6 - 21)

式中 N 为总体观察单位数，K 为总体观察单位的"群"数，k 为抽取的样本"群"数，$\sum X$ 为全部样本观察值之和，$\overline{X}_i$ 为第 i 群样本观察值的均数，T_i 为第 i 群样本观察值之和，$\overline{T}$ 为各 T_i 的均数，$\overline{T}=\sum T_i/k$。当 k/K 甚小时，$(1-k/K)$ 可以省去。

样本率：$p=\dfrac{K}{Nk}\sum a_i$ （式 6-22）

率的标准误：$S_p=\dfrac{K}{N}\sqrt{\left(1-\dfrac{k}{K}\right)\left(\dfrac{1}{k(k-1)}\right)\sum\limits_{i=1}^{k}(a_i-\overline{a})^2}$ （式 6-23）

式中 N 为总体观察单位数，K 为总体观察单位的"群"数，k 为抽取的样本"群"数，$\sum a_i$ 为全部观察样本中阳性数之和，a_i 为第 i 群样本中的阳性数，$\overline{a}$ 为各群 a_i 的均数，$\overline{a}=\sum a_i/k$。当 k/k 甚小时，$(1-k/k)$ 可以省去。

（2）群内观察单位数 m 相等（实际上是 m_i 不等的特例，此时 $k/K=1/m$）

样本均数：$\overline{X}=\dfrac{1}{km}\sum X=\dfrac{1}{k}\sum \overline{X}_i$ （式 6-24）

均数的标准误：$S_{\overline{x}}=\sqrt{\left(1-\dfrac{k}{K}\right)\left[\dfrac{\sum(\overline{X}_i-\overline{X})^2}{k(k-1)}\right]}$ （式 6-25）

样本率：$p=\dfrac{1}{km}\sum a_i=\dfrac{1}{k}\sum p_i$ （式 6-26）

率的标准误：$S_p=\sqrt{\left(1-\dfrac{k}{K}\right)\left[\dfrac{\sum(p_i-p)^2}{k(k-1)}\right]}$ （式 6-27）

式中 p_i 为第 i 群样本中的阳性率，其他符号同上。

4. 整群抽样的优缺点

（1）整群抽样的优点：① 节省人力、物力。② 容易控制实施质量。③ 便于组织，实施方便。④ 在实际工作中，按地域、单位或其他组织等划分抽样"群"组，是非常清楚的并且不用另外编制名单，因此，整群抽样方法颇为常用。⑤ 整群抽样多用于大规模的调查。

（2）整群抽样的缺点：① 整群抽样的抽样误差较大。当样本量大小确定时，由于样本观察单位未能广泛散布在总体中，其抽样误差一般大于单纯随机抽样的抽样误差。② 整群抽样要求各"群"组间的差异越小越好，"群"组内研究对象的差异则越大越好，这样抽样误差就非常小，抽取的"群"组就越能代表未被抽取的"群"组，就越能代表总体。③ 在实际实施中，由于不能保证各"群"组间的最小差异，为了尽可能减少抽样误差，可以在样本量大小确定的基础上，增加抽样的"群"数而减少群内的观察单位数。

五、多阶段抽样

1. 多阶段抽样的定义：前面 4 种基本抽样方法都是通过一次随机抽样产生一个完整的样本，称为单阶段抽样。多阶段抽样（multistage sampling）顾名思义，是将整个抽样过程按照实际情况分为若干个阶段来进行的一种抽样方法。多阶段抽样是对上述抽样方法的综合应用,是大规模调查中常用的抽样方法。

2. 多阶段抽样方法的实施:多阶段抽样的具体方法是:

(1) 从总体中先随机抽取范围较大的单元(如省、市、自治区等),称为一级抽样单元;

(2) 在抽中的一级抽样单元随机抽取范围较小的二级抽样单元(如县、区、街道);

(3) 再在二级抽样单元随机抽取范围更小的三级抽样单元(如村、居委会、学校等)作为调查单位;

(4) 多阶段抽样一般根据实际情况和经验来划分阶段,一般以两、三个阶段,最多四个阶段为宜。

例式 6-11 要调查某省居民高血压的患病率,首先要确定调查的样本量大小,然后进行抽样。可以先随机抽取几个市作为一级抽样单位,再从这些市中随机抽取几个县作为二级抽样单位,再从这些县中随机抽取几个乡/城镇作为三级抽样单位,至于是否对抽取乡/城镇居民全部进行调查,或依此类推至村/街道,以村/街道居民作为调查样本,则根据确定的调查样本量大小以及实际操作情况而定。

3. 多阶段抽样的抽样误差估计:多阶段抽样的设计变化甚多,均数/率以及标准误的计算也随之而异,较为繁琐。

4. 多阶段抽样的优缺点

(1) 多阶段抽样的优点:① 充分利用各种抽样方法的优势,克服各自的不足,节省人力、物力;② 在实际工作中,常用多阶段抽样。因为现场中往往存在可供多阶段使用的自然分段,如行政划分区域;③ 在样本量大小确定后,多阶段抽样的观察单位在总体中较为分散,可有较好的代表性;④ 可以结合具体情况,在各阶段或同一阶段采用不同的抽样方法。但除最后阶段外,不宜采用整群抽样;⑤ 多阶段抽样多用于大规模的调查。我国进行的慢性病大规模调查即是采取这种方法。

(2) 多阶段抽样的缺点:① 在每一阶段抽样前,都需要掌握本级抽样单位的人口资料及其特点,有时十分困难。② 如果抽样阶段过多,在理论和实际操作上都会产生困难。

第六节 调查的现场组织与实施

调查的现场组织与实施实际上是按照调查设计的要求,有序而有效地开展调查资料的收集和整理工作。同执行其他健康教育项目计划一样,调查的现场组织与实施也应把握以下重点:制定调查实施时间表、确定调查实施的组织和人员、准备调查有关材料、进行调查人员培训、控制调查实施质量等。本节将对此作简单的阐述,更详细的内容参见本书第四章健康教育计划实施。

一、制定调查实施的时间表

1. 意义:尽管在调查计划设计时,已经考虑了对整个调查研究活动进行安排,但是在执行计划方案时,往往同时有许多工作要做。为了使活动有条不紊地按照计划方案进行,在具体实施调查研究计划之前，应订出各项工作的实施时间表。

2．内容：调查实施时间表并不只是一个简单的时间计划，而是一个以时间为线索展开的对各项调查实施工作的排列，是一份详尽的计划执行表。

调查实施时间表应明确规定工作内容、要求、实施起止时间、地点（场所）、负责人、经费预算等内容。

（1）工作内容：指的是各项活动，如准备调查材料（调查表格和宣传材料），领导动员，组织调查实施小组，制定调查资料检查制度，培训调查人员，开展调查等。

（2）工作要求：即检测工作完成情况的记录指标，如调查实施小组成员名单、关于开展调查实施的通知、培训人员培训通知、培训人员名单、培训材料等。

（3）调查任务分工及负责人员：每项活动的具体负责人。

（4）起止时间和地点：即各项活动的时间、地点安排。

（5）经费预算：对每项活动的估计费用以及整个调查实施所需的费用。

（6）特殊要求：对开展活动所需特定设备、材料、场所等的要求。如进行培训，培训地点、所需器材等要求，进行调查，准备调查特用的铅笔、答题卡等。

制订调查实施时间表的目的在于合理安排各项活动的时间，保证整个调查按照总体计划按时完成。时间表的制定既需要科学的安排，又需要经验的积累。制定者在计划每项活动的时间时应综合考虑实际运作程序、运作过程、人员、财力等的投入以及可能遇到的困难等因素，结合以往的经验做出科学合理的安排。

二、确定调查现场及实施调查的组织机构

在制定了调查研究计划和调查实施时间表，开始实施调查活动时，首先必须确定调查现场，并与有关部门取得联系，动员有关领导，建立调查实施的领导协调机构和具体实施调查的执行机构。同时，还需要积极协调调查有关单位，建立良好的协作关系，从而保证整个调查按计划顺利进行。

在实际工作中，健康教育工作者常常将调查现场和组织机构结合起来，制定调查计划和调查实施时间表，确保调查的顺利实施，保证调查质量。

1．领导协调机构：调查实施的领导协调机构大部分可以由原有的行政机构（如卫生、教育行政部门等）兼任，参与领导协调机构的人员可以根据调查实施所涉及的范围和部门来确定。一般一个领导机构应该包括与该项调查计划实施直接相关的部门领导和主持实施工作的业务负责人。领导机构成员应了解和熟悉调查的目的、计划的内容以及工作日程，支持调查的实施，并具有决策能力。

领导协调机构的职责是审核调查计划和预算，听取实施负责人的活动汇报，为调查实施提供必要的政策支持，协调有关部门，研究解决实施中的困难和问题。

2．执行机构：具体实施调查的执行机构一般设立在某一相关业务单位内，由其中某个部门来承担实施工作。执行机构由该部门或该单位的专业人员组成，人员数量和专业组成根据调查具体内容确定，并尽量保证人员的相对稳定。

执行机构的职责主要是按照调查计划方案组织和实施调查，向领导协调机构汇报工作进

展情况，听取和接收有关指导意见。如是一个大型调查项目的一部分，还负责向上级项目部门上报调查数据，汇报调查实施情况及调查结果。

3. 部门间的协调合作：一项调查计划的实施不仅仅是项目设计部门能够独立完成的，尚需要多个部门间的合作。如在学校开展的调查，需要当地各级教育行政部门、学校的合作；在社区开展的调查，需要社区行政部门、调查居委会/乡、村等单位的合作。因此，一项调查能否得到顺利地实施，发动各有关部门与调查执行部门的协调合作，为调查实施提供支持是关键之一。

三、准备调查有关材料

1. 现场调查实施中的调查材料准备主要包括：
（1）调查指南和调查标准要求的确定；
（2）调查问卷/调查讨论提纲的设计、预实验、印刷等；
（3）调查问卷有关材料（如问卷说明、资料录入库以及资料录入说明等）的准备；
（4）调查宣传动员材料的准备等。
2. 现场调查实施中所需设备材料主要包括：
（1）调查过程中所需铅笔、纸张、答题卡、录音笔等特殊物品的准备；
（2）调查组织、培训和实施工作中需要的某些仪器（如血压计、体重计等）、设备（如印刷、办公、教学设备、摄影摄像设备等）、车辆等的准备。

四、培训调查实施人员

调查实施人员主要从调查实施的执行机构中选定，必要时可从相应专业部门聘请人员共同工作。实施人员应掌握与调查实施相关的知识和技能。进行调查实施人员的培训，使之掌握统一的调查标准和方法对于保证调查质量是非常必要的。

（一）培训的内容

调查实施人员的培训主要包括：

1. 专业知识培训：根据调查的具体内容而定。包括有关的健康信息，调查计划的目的，调查方法，资料收集方法等。不同层面的人员需要掌握的专业知识和深浅程度有所差别。如在省级工作的人员需要掌握调查问卷的设计知识，而在县或县以下工作的人员只需懂得如何使用问卷，如何询问、填写问卷即可。

2. 专业技能培训：调查实施人员还应掌握与调查内容相关的专业技能。如实施学生肥胖与健康知识的知、信、行调查，还需要测量学生的身高、体重、皮脂厚度等，因而需要掌握有关方面的测量技能。

（二）培训的组织

1. 培训计划：在培训开始前，调查实施的设计者或培训工作负责人应根据调查实施和培训对象的需要制订出培训计划。

培训计划的内容一般包括培训的目的和具体目标，培训的时间、地点和日程，培训的内容及教师，培训所需的材料，培训的方法、评价方法及培训前后的测试问卷，培训所需教具、经费预算及后勤服务等。

调查培训计划的制定应尽量细致具体，使培训工作在计划指导下有条不紊地进行。

2. 培训班组织：培训班的组织工作主要是教学和后勤两部分。在教学方面主要是要结合培训对象的具体情况和培训的目标尽量使培训对象理解和掌握调查实施的目的意义、调查实施的方法和注意事项，等等。

培训的适宜环境，培训材料、教具等的预先准备，培训时间的合理安排以及培训对象饮食休息的妥善安排等，均需要做好组织安排。

3. 培训方法：调查实施的培训主要是针对某特定的调查任务，对有经验的实施人员进行的教学工作。这种培训活动所采用的方法不同于学校教师对学生的常用培训方法，多是利用参与式教学方法，从而能够调动学员的积极性，鼓励学员积极参与，通过问答、讨论、角色扮演、模拟练习、现场实习等方式，使学员能够及时发现和解决问题，共享知识和经验，理解和记忆培训的内容方法。

4. 培训评价：培训评价是培训工作中不可缺少的一部分，是对培训效果、对讲授者和教材、对组织和后勤工作的评价。对培训的过程和效果进行及时的评价有利于总结组织工作和培训工作的经验，指导后面的培训活动。培训活动的负责人应在培训计划中确定评价工作的责任人，并在培训活动的开始和结束时监督检查评估工作。

五、控制调查实施的质量

在调查实施过程中，应加强对调查实施过程的监测和评估，保证调查实施的质量，使调查能够按计划顺利实施并取得预期的效果。

调查实施质量的控制必须联系调查实施过程中信息偏倚的控制。根据信息偏倚的产生来源，采取相应的控制措施。

1. 完善调查问卷的设计，对调查项目进行明确的定义，并编写详细、统一的问卷说明；
2. 实施过程中严格按照抽样设计方案，不得随意更换抽样单位；
3. 做好调查员的选拔和培训工作，要求严格按照设计方案的要求，统一认识，掌握技巧；
4. 做好调查对象的宣传动员工作，争取调查对象的积极配合；
5. 对于敏感问题，要进行细致的思想工作，注意保密，或从侧面进行了解；
6. 对于记忆不清者可请知情人、同龄人帮助回忆；
7. 尽量提高应答率，可通过分析无应答者和应答者在主要影响因素上的差异，来评价调查资料的可靠性；
8. 通过交叉调查、小范围复查等形式来确定调查的质量；
9. 选择标准一致、不易产生偏差和稳定的仪器，统一校正；精确的测量，同等对待每个研究对象，提高调查诊断技术，明确各项标准，严格按规定执行。

调查实施的质量可用两种方法来评价：

1. 抽样复查：即随机抽取部分已调查对象，再次组织更严格的标准调查，抽查人员不得在原调查单位参加复查。

2. 与不同来源的同类资料进行比较。

六、调查组织与实施可能遇到的问题及解决技巧

在现场调查实践中，虽然预先进行了严格的抽样设计，并对调查员进行了培训，但在组织与实施中，常常会遇到一些问题和困难，以下介绍几种典型情况的解决办法。

1. 在调查时间段，未能访问调查对象：应了解原因，如调查对象外出，可待其返回后再调查；如调查对象白天在工作单位，则可以晚上入户调查；如入户三次均未能完成调查，则可纳入失访。

2. 调查对象的性别、年龄比例失衡问题：如以社区为单位或对农村人口的调查，最后完成调查者多是年老人群，因而不能代表总体人群。此时，可基于年龄、性别等特征的分析，选择相关场所（如学校、工作场所等）进行补充调查，调整失衡。更好的解决方案是在进行抽样设计时，充分考虑这种分布失衡，调整抽样设计思路。

3. "入户"困难的问题：无论是城市或农村家庭、社区、学校或其他场所，都存在"入户"的问题。其一，调查前期部门间的组织协调和调查的预先动员或告知尤其重要；其二，可在相关人员的引领下入户调查，如社区调查可以寻求居委会人员或社区医生等的帮助，在农村则可寻求妇联或计生干部、村医或热心者等的引领和帮助；其三，调查人员应携带必要的证件或者介绍信，或配戴胸牌，以进行身份的落实。此外，以居委会或社区服务站或村医诊室等场所的集中调查，也可避免"入户"困难的问题。

4. 调查过程中的有关技巧：在询问式调查或访谈中，由于可能涉及理念、价值观、态度以及行为意识等内容，研究者常常担心不能获得真实的信息。一方面，需要提高调查员的自身素质，如调查员事先对问题进行熟悉，了解问题设置的逻辑关系；在必要时候要对调查对象进行问题的解释，这又需要调查员事先"做功课"，熟悉掌握调查问卷说明和调查指南。另一方面，调查员可运用一些小技巧，缓解与调查对象之间的陌生感，使调查顺利进行下去。如：调查正式开始前的热身（通过所谓的"闲聊"建立关系）；选择相对安静的环境进行询问，请无关人等（如引领者或家人等）回避；调查过程中，调查员可通过话语、表情以及对调查对象的宽容态度等建立对等关系；调查结束后可以针对调查对象提出的问题给予回答。总之，调查不仅仅是帮助调查人员收集相关研究信息，同时也是向调查对象传播健康知识和为未来研究或干预工作建立关系的一个过程。

第七节 现场调查中常见的偏倚及其控制

调查的目的在于了解总体的真实情况，但由于研究对象的变异性，加上各种误差因素的介入，常常使得调查结果或观察值（observed value）与真实值（true value）之间产生差异，这就是误差（error）。在现场调查中，误差是普遍存在的，也是研究者必须了解和控制的因素。只要掌握了不同误差及其发生、发展的规律，就可以设法控制和避免各种可能的误差。

一、误差

误差根据其来源的可预知性分为随机误差与非随机误差两大类。

1. 随机误差（random error）：指由各种目前无法知道的，或无法进行控制的因素所致的观察结果与真实值之间的差异。

如随机抽样时，即使从同一个总体中用完全相同的方法绝对随机地反复抽取同样大小的样本，每次观察的样本结果几乎都是不同的。在抄录大量数据资料时，无论多么严格地进行质量控制，总会出现一定比例的错误等等，都属于随机误差。

随机误差的原因虽然不太清楚，或即使清楚也无法控制（如抽样误差），但随机误差却具有一些重要的特点，如随机误差不可避免，随机误差无法重复，随机误差的大小和方向不可预知，随机误差总是围绕零点呈正态分布等，这些特点使我们能够应用统计学理论和方法来把握随机误差的情况。

随机误差影响了结果的精密度，亦即结果的可重复性。随机误差的控制可以通过加大样本含量或重复操作等方法来进行。

2. 非随机误差：又称为系统误差（system error）或偏倚（bias），是指由某些不能准确定量但较为恒定的因素造成的误差，即使重复抽样或加大样本含量也不能使之减少或消失。

除了随机误差之外，其他所有误差都可以认为是非随机误差。如：错误选择研究对象、测量不标准化、仪器设备故障、研究对象的不配合、工作中的粗心大意等原因所致的误差。

从性质上而言，偏倚是一种错误，是现场调查工作的禁忌。偏倚影响了结果的准确性，即观察结果与其真实值靠近的程度。偏倚是无法通过统计学来消除的，在实际工作中应控制调查的质量，尽量避免或消除偏倚。

二、现场调查中常见的偏倚及其控制

在现场调查的设计、实施、分析以至推论的各个阶段都有可能产生偏倚，不同的阶段偏倚的种类有所不同。主要有两种：① 选择性偏倚（selection bias），主要发生在调查设计阶段；② 信息性偏倚（information bias）/测量偏倚（measurement bias），主要发生在调查的实施阶段，进行观察、访问、测量或数据整理时。

（一）选择性偏倚

1. 选择性偏倚的定义：在调查设计阶段，选择调查对象时，被选入的对象与落选者间在与研究有关的特征方面如年龄、种族等有系统的差别；同时在比较的两组间除研究因素外，其他一些有关因素分布不均衡，都会产生选择性偏倚，导致研究结果系统地偏离真实情况。

2. 现场调查中常见的选择性偏倚：现场调查中的选择性偏倚主要表现在：

（1）调查对象的范围确定不当：如：某地开展居民预防艾滋病知识、态度和行为的调查，确定调查对象的范围是该地 15 岁以上常住户口的居民，对于那些户口在外地而长期居住该地的人则排除在外。如该地是一个人口流动比较大的地区，则这种调查对象的划分会影响研究者获得真实反映该地实际情况的结果。又如：某地开展中学生健康危险行为的调查，由于学校类型、生源等条件的不同，对学校的选择应包括重点、普通和职业中学，学生应包括初中和高中学生。对其中任何一个方面的忽视所得出的结论都不能反映该地中学生的实际情况。同样的情况也可发生在其他不同的场所（如厂矿、单位等）。

（2）调查对象的选择和排除标准不一致：在另设对照的健康教育现场干预试验中，确定干预组和对照组对象时，不遵循同一的原则或标准排除某些调查对象，即可引起排除偏倚。如：在一项针对超重、肥胖学生开展的学校健康教育干预研究中，干预学校超重、肥胖学生的判定采用体质指数作为标准，而在对照学校则采用目测法作为标准，由于两种方法本身的误差导致对健康教育干预效果的错误估计。

（3）在分层抽样、整群抽样中未考虑到有关因素的分布情况：在分层抽样中应按照调查的主要影响因素对调查对象进行分层，使每个层内调查对象间的变异较小，而层间的变异较大。在整群抽样中，则要求每个群内能够包含所有可能的情况，即群内的变异较大，群与群之间的变异较小。如果调查对象中有关因素的分布不能满足抽样方法的条件，该抽样方法的选择将会导致偏倚的出现。

（4）未严格遵循抽样设计方案选择调查对象：如在调查过程中抽中对象不在时，随意以他人顶替。

（5）调查对象的无应答：所谓无应答，是指调查对象没有按照调查设计对被调查的内容予以应答。如调查对象拒绝回答调查问题；或在信访中，调查对象并未将调查问卷交回；或者是在干预研究中，调查对象由于种种原因（如迁出或外出、死亡或拒绝继续参加等）而不能继续按计划接受追踪调查。

有些情况下，无应答者的某些特征与应答者可能不同。如无应答者可能由于不了解调查目的，或不关心调查内容，或对自身健康不十分重视，或未患所研究的疾病等，而对调查表现出倾向性的不合作；那些关心调查内容者，关注自身健康者或患者则可能表现出倾向性的合作，由此产生无应答偏倚。

无应答偏倚对调查真实性的影响程度取决于两方面：一是无应答人群的质，即无应答人群与应答人群在研究的主要方面如果区别不大，无显著性差异，则偏倚的影响不大；二是无应答人群的量，如果无应答人群的量小于观察人数总数的5%，可认为所产生偏倚影响不大，否则，在推论结果时应慎重考虑。

（6）对照选择不当：将目前调查结果与历史对照或其他地区的结果进行对照时会产生偏倚。前者是由于时间等多种因素的影响，人们对有关疾病与健康的认识、健康危险因素、疾病的定义及诊断标准、疾病的轻重和治疗等发生了变迁，目前调查结果与历史对照的不可比而产生。后者则是由于两地某些影响调查结果的特征不均衡所产生。

3. 现场调查中选择性偏倚的控制：对现场调查中的选择性偏倚，一般采取以下措施进行控制。

（1）严格按照抽样设计方案，坚持随机化原则。

（2）严格按规定的标准选择对象，研究的样本人群最好是总人群的一个随机无偏样本。

（3）提高抽中对象的应答率：① 宣传动员；② 分析无应答原因；③ 事先规定漏检率；④ 对未应答者和应答者的特征做比较分析，弄清楚愿意加入者与不愿加入者之间的特点有何不同，从而有助于研究结果的全面解释；⑤从各种途径了解失访者最后的结局，并与已随访者的最后观察结果做比较。

（4）调查对象选择面尽可能广一些。

（二）信息性偏倚

1. 信息性偏倚的定义：信息性偏倚也称测量偏倚、观察偏倚，是指在调查的实施阶段从调查对象获取所需资料时产生的系统误差。其发生可能来自于与收集资料有关的所有人和物，包括调查对象、调查者本身、调查工具、测量仪器、设备、方法等。如回忆偏倚和报告偏倚是来自调查对象的偏倚；诊断怀疑偏倚和暴露怀疑偏倚是来自调查员的偏倚。

2. 现场调查中常见的信息性偏倚：现场调查中常见的信息性偏倚主要有：

（1）回忆偏倚（recall bias）：是指调查对象在回忆以往发生的事情或经历时，由于在准确性和完整性上的差异所导致的系统误差。产生回忆偏倚的原因主要有：①调查的事件或因素发生的频率甚低，未给调查对象留下深刻印象而被遗忘；②调查事件发生在很久以前，调查对象记忆不清；③调查对象对调查内容或事件关心程度不同，因而回忆的认真程度有差异。

如：与来自医院的病例相比，来自社区人群的对照对过去的暴露经历更易遗忘或不予重视，而引起回忆偏倚。

（2）报告偏倚（reporting bias）：是指调查对象有意夸大或缩小某些信息所导致的偏倚，有时也称说谎偏倚。

如：进行青少年吸烟、饮酒和使用其他成瘾性物质的行为调查时，可能会有相当部分的调查对象倾向于不如实回答问题。又如在健康教育干预效果评价中，干预组或对照组对象在了解了研究目的和自己所处的组别时，可能会在主观上认同自己干预的有效或无效，从而导致研究者获得的信息与真实情况的差异。

（3）调查员偏倚（observer bias）：如果调查员在主观上倾向于出现某种结果；或者在健康教育干预研究中，调查员事先了解调查对象处于干预组或对照组，那么在调查时调查员会倾向于自己的判断，采取不同的方式来获得所需要的资料，从而使结果出现偏差。如：调查员对调查对象的诱导回答；调查员对干预组进行详细的询问或面对面的询问，对对照组则是漫不经心地调查和询问或是信访调查等。

（4）测量偏倚（detection bias）：是指对调查所需的指标或数据进行判定或测量时产生的偏倚。如调查指标选择不当，调查项目定义不明确，调查问卷的信度和效度不够，测量所用仪器、设备校正不准，调查的标准或程序不统一，资料的整理、分析方法不一致，以及调查员的技术问题（如对调查程序或调查内容不熟悉，询问技巧不娴熟，仪器使用人员技术不熟练等）等，均可导致测量结果不准确，甚至发生偏倚。

如：在健康教育项目研究中，随着研究人员对有关知识、技能的日渐熟悉，研究人员对项目效果的观察和评定日渐熟练，从而使判定的项目效果优于项目实际效果。

（5）调查环境引起的偏倚：在调查过程中，由于某些人员的介入或调查环境本身的不适宜，导致调查对象不愿意如实回答问题，由此产生信息偏倚。如：对学生进行知识、态度和行为调查时，老师或家长在场；进行有关心理咨询调查时，周围环境的安静平和与否等。

3. 现场调查中信息性偏倚的控制：对现场调查中的信息性偏倚，一般采取以下措施进行控制：

（1）调查对象引起的偏倚：争取调查对象的信任和配合；掌握敏感问题的提问方法。

（2）调查人员引起的偏倚：调查员的训练和监督（包括选择调查员，严格培训其掌握统一调查程序和方法，培训其掌握一定的调查技巧）；进行交叉调查或小范围复查。

（3）测量偏倚：设计完善调查工具；编写详尽的、明确的调查内容说明和资料整理分析程序；统一调查标准和要求，严格按规定执行；选择标准一致、不易产生偏差和性能稳定的仪器，统一校正。

（钱　玲）

案例1　定量调查研究

中国/WHO以肥胖控制为切入点发展健康促进学校项目
——小学生超重/肥胖情况的调查

（一）背景

由教育部、卫生部等五部委联合组织的2000年全国学生肥胖调查数据显示，7～12岁的学生肥胖率上升迅速，城市和农村小学生肥胖率分别为12%和5%。因此在中国预防和控制儿童肥胖已成为迫切的任务。近年来，中国开展的健康促进学校项目表明健康促进学校是提高学生健康水平行之有效的策略和方法。

本项目通过肥胖控制促进试点学校学生的健康，形成控制肥胖的可持续策略，以促进全国的学校卫生工作。

（二）调查活动的目的

了解学生、家长和学校教职工在膳食营养和运动方面的基本知识、态度和行为，为实施本项目干预计划提供基础信息并用于对干预效果进行评价。

（三）具体方法

1. 确定项目地区和学校

（1）选择北京（北方）2所小学，武汉（中部地区）2所小学，深圳（南方）1所小学作为试点学校。

（2）选择项目学校的原则是：未开展过健康促进学校项目；学生人数在1000以上；学生肥胖发生率处于本市或本地区中等以上水平（8%以上）；当地的教育主管部门、卫生部门及学校领导对本项目重视，有积极性。

（3）在项目学校所在城区选择学校规模和条件、生源、运动场地、学生午餐提供等几方面情况相仿的学校1～2所为对照学校，对照学校只作两次调查。

2. 确定调查人群：项目学校三、四年级全部学生及其家长；全体教职工；对照学校三、四年级全部学生。

(1) 基线调查：
- 学生：在三、四年级全体学生中进行；
- 家长：三、四年级学生的家长，要求是家中对学生的生活习惯（主要是饮食习惯和运动习惯）影响最大的一名家长填写；
- 教师职工：学校的全体教师和行政领导。

(2) 终期调查：
- 学生：在四、五年级中进行，是对原基线调查学生的追踪；
- 家长：接受调查的学生家长，要求同前次；
- 教师职工：同前次。

3. 确定调查内容：学生、学生家长和学校教师、领导对膳食营养运动的知识态度和行为，学生还要测量身高体重。

4. 进行调查问卷的设计、预调查及问卷修改，完善问卷有关材料。

5. 确定调查方法：采用问卷调查和身高体重测量相结合的方法。后者由中小学卫生保健所统一组织安排，使用同一量器，测量项目学校和对照学校三、四年级学生的身高和体重。

(1) 学生
- 由学校安排统一时间在三、四年级进行调查，由接受过培训的各班班主任组织学生在教室里进行；（时间最好安排在周五，以便家长周末填写问卷）
- 班主任首先要进行说明，要求学生按照实际情况进行填写；
- 把问卷发给每个学生，学生在班主任的带领下逐一回答每个问题，在每一个自己选择的答案题号上画圈（只选一个答案）；
- 一般的问题只念题不解释，需要解释的问题由班主任解释；
- 一般30分钟内完成问卷填写，并在班主任检查没有漏填问题后收回问卷，交由校医统一保管，最后在保健所的体检组对学生进行身高和体重的测量并完成问卷第3、4项填写后由校医交项目技术指导单位的项目负责人进行数据录入和统计分析。身高和体重的测量精确到小数点后一位（如135.5厘米和51.2公斤）。

(2) 家长
- 在学生完成问卷填写后，即由班主任向他们分发家长问卷，让学生带回家交家长；
- 要求学生在下周一将家长填写完成后的问卷带回学校交班主任；
- 由班主任交由校医收集并交项目技术指导单位的项目负责人。

(3) 教职工
- 学校安排统一时间，由校医组织教职工进行问卷填写；
- 完成后由校医收集交项目技术指导单位的项目负责人。

6. 确定调查时间：基线调查在2002年4月第3周进行；终期调查在2003年3月第3周进行。

7. 调查质量的控制措施

(1) 调查人数：保证应该调查的三类对象能够全部接受调查。

(2) 问卷填写：注意要求填写的问卷没有空项；每题只选择一个答案；学生问卷第三、四两项由体检人员填写。

(3) 问卷回收：保证问卷的回收率在97%以上，由班主任负责学生和学生家长的问卷回收，校医负责教职工的问卷回收。

(4) 问卷保存：各地问卷统一保存在责任单位责任人那里备查。

8. 进行调查的组织与培训

(1) 组织：由中国疾病预防控制中心健康教育所（中国健康教育研究所）和专家组进行组织和指导全面的调查工作。北京市的调查由北京市疾病预防控制中心健康教育所负责；武汉市的调查由同济公共卫生学院和武汉市健康教育所共同负责；深圳市的调查由深圳市卫生防疫站负责。

(2) 培训：在深圳举行的项目启动会上对三地技术人员进行调查工作的有关培训，会后三地可分别对本市项目学校和对照学校的校医和保健所负责体检工作的技术人员进行必要的培训。各校的校医再对三、四年级的班主任进行必要培训。培训重点是掌握调查方法和对问卷中的每一个问题以及填写方法，了解调查要求。

9. 资料收集与数据录入：由各地责任单位负责收集问卷资料并安排适当人员使用统一提供的数据库进行数据录入，在2003年4月第1周将软盘寄到中国疾病预防控制中心健康教育所（原中国健康教育研究所）统一进行分析。

（田本淳　吕书红）

案例 2　定性研究方法

农村预防艾滋病信息与媒体材料需求评估调查培训
——专题小组讨论

（一）背景

艾滋病的预防控制在很大程度上依靠对公众进行健康教育，使公众懂得如何预防艾滋病。而信息的正确选择和媒体材料的科学制作和使用是取得传播成功的关键因素之一。但是这项工作在许多单位没有得到应有的重视，该项技术也未能很好地被传授和应用。这种现象和状况不利于提高预防艾滋病知识的传播效果。

本次培训的目的在于提高各地艾滋病预防控制工作人员和健康教育人员评估农村居民对预防艾滋病的信息和媒体材料的需求状况以及媒体材料制作、使用和传播效果评价技术能力，评估现有农村预防艾滋病媒体材料的可及性与可接受性。

（二）活动的目的

通过在农村组织专题小组讨论深入了解关于预防艾滋病信息与媒体材料的需求情况和深层次原因，弥补问卷调查的不足。

（三）具体方法

1. 确定访谈提纲
2. 选择访谈对象

（1）访谈对象为16～60岁的农村居民。

（2）每省选择经济和交通状况中等的1个县，选择2个条件中等的乡（不是县镇），每个乡选择4个村，共8个村。

（3）在其中一个乡只选取男性农民，在另一个乡只选取女性农民。在每个乡中，一个村选取16～25岁组农民10人，另一个村选取45～60岁组农民10人，其余两个村选取25～40岁组农民各10人。总共选取男女农民各40人，共80人。

（4）每村的10个人组成一个小组进行讨论。

3. 确定时间和地点：各村的专题小组讨论可在各村的适宜场所进行，如村委会会议室或周末的乡村小学等环境安静、不受外界干扰的地方。

专题小组讨论的时间要适合农村人作息时间。

4. 主持人的要求及培训：主持人必须熟悉艾滋病知识并了解农村居民预防艾滋病信息知晓状况和需求状况，熟悉讨论提纲并预先准备好开场白（参见下文开场白）；具有较好的交流沟通能力和控制能力，在讨论中要善于发现深层次问题并能引导受访对象积极地谈论自己的真实想法，要能够紧扣主题和讨论提纲，控制局面，控制时间。一般要求对主持人进行培训。

开场白：（参考）

大家好！我们一起来开个座谈会，请大家谈一谈对艾滋病的一些看法。我们不会记录大家的名字，对大家的意见也绝对保密。参加这个座谈会完全是自愿的，您可以拒绝谈论您不愿意谈的任何问题，也可以随时退出座谈会。希望大家不要拘束，把自己的真实想法告诉我们，从中你们可以获得一些有关预防艾滋病的知识，也能帮助我们了解你们的想法和看法，为有关部门制定预防与控制艾滋病的策略和措施提供参考。好，现在我们开始讨论。

5. 记录员/观察员的要求及培训：记录员要记录对每个问题每个人的观点，还必须能清楚地记录有多少人持有某种观点。所有讨论结束后要与主持人、观察员一起整理记录，写出总结报告。

观察员要能够注意观察受访人员的表情、情绪、态度、注意力等并加以记录。讨论结束，观察员应将观察结果整理成文，与现场录音和记录结果配合使用。

6. 专题小组讨论的组织

（1）座位安排：主持人、记录员和受访人员应围坐成圆圈形，或者马蹄形。

（2）录音笔：一般要求使用录音笔进行现场录音，以防遗漏。

（3）记录整理：所有专题小组讨论结束后进行笔录、录音和观察记录的整理和融合；若某次讨论万一没有使用录音笔，就必须当天及时地整理笔记并回忆遗漏的内容，以防信息丢失。

7. 资料分析和报告撰写：专题小组讨论信息需求部分的结果补充和说明信息需求问卷调查结果，形成信息需求评估结果；专题小组讨论媒体需求部分的结果补充和说明媒体需求

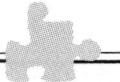

问卷调查结果,形成媒体材料需求评估结果。对问卷调查结果要善于用专题小组讨论的结果加以补充、扩展和深化。信息需求和媒体材料需求评估结果组合成需求评估报告。

(田本淳)

案例3 健康教育问卷设计

预防艾滋病公众健康教育效果评价现场调查——开场白

您好!我是××××××单位工作人员。为了掌握您对有关艾滋病知识的了解状况,我们向您询问几个问题。我们保证您提供的信息是绝对保密的,您的名字不会写在调查表上,而且永远不会与您提供的任何信息发生联系,参加这项调查不会给您的生活和工作带来任何伤害。参加这项调查完全是自愿的,您可以拒绝回答您不愿意回答的任何问题,在调查中如果您想要终止您可以随时终止。然而,通过参加这项调查,您可以获得有关预防艾滋病的知识和信息,也帮助我们更好地了解人们的想法和看法,帮助有关部门制定预防与控制艾滋病的策略和措施,从而有效地预防艾滋病,更好地保护大家。本调查需要15分钟。

非常感谢您的大力支持与合作!

预防艾滋病公众健康教育效果评价调查问卷

问卷编码:□□□□□□□□□ □□□□□□□□
调查日期:□□□□年 □□月 □□日 □□□□□□□□
调查员(签名)_____ 督导员(签名)_____
调查结果: 1)完成 2)拒绝访问 3)部分完成(原因:_____)
□

(一)被调查对象的基本情况

1. 你的性别   1)男   2)女   □
2. 出生年月   □□□□年 □□月 □□日   □□□□□□□□
3. 你的民族   1)汉族   2)其他_____   □
4. 你的文化程度   1)文盲与半文盲   2)小学   3)初中   □
                      4)高中/职高/中专 5)大专及以上
5. 你目前的婚姻状况   1)未婚   2)已婚   3)离婚   □
                      4)丧偶   5)其他
6. 你目前的就业状况   1)在岗   2)下岗   3)离退休 □
                      4)在校学生   5)无业
7. 在岗时,主要从事   1)机关、企事业单位管理人员 2)专业技术人员 □
                      3)办事或一般业务人员   4)商业或服务业人员
                      5)制造、生产、运输和有关人员 6)农业生产人员

7) 林牧渔业生产人员　　8) 医务人员　　9) 其他

8. 你的户口所在地　　1) 本地　　2) 本省其他地区　　3) 外省　　4) 其他　□

(二) 关于艾滋病的知识、态度与行为

9. 你认为以下情况可传播艾滋病吗？（每题只能选一项答案）

输血	1) 不可能	2) 可能	3) 不知道 □
注射血液制品	1) 不可能	2) 可能	3) 不知道 □
共用注射器	1) 不可能	2) 可能	3) 不知道 □
性交	1) 不可能	2) 可能	3) 不知道 □
多性伴	1) 不可能	2) 可能	3) 不知道 □
蚊虫叮咬	1) 不可能	2) 可能	3) 不知道 □
与感染艾滋病的人一起工作	1) 不可能	2) 可能	3) 不知道 □
与感染艾滋病的人握手	1) 不可能	2) 可能	3) 不知道 □
与感染艾滋病的人共用餐具	1) 不可能	2) 可能	3) 不知道 □
感染艾滋病的妇女经怀孕分娩传给胎儿	1) 不可能	2) 可能	3) 不知道 □
感染艾滋病的母亲经哺乳传给婴儿	1) 不可能	2) 可能	3) 不知道 □

10. 你认为以下措施可以预防感染艾滋病吗？（每题只能选一项）

性交时使用安全套	1) 不能预防	2) 可以预防	3) 不知道 □
性交后冲洗生殖器	1) 不能预防	2) 可以预防	3) 不知道 □
不共用注射器	1) 不能预防	2) 可以预防	3) 不知道 □
不吸毒	1) 不能预防	2) 可以预防	3) 不知道 □
减少不必要的输血	1) 不能预防	2) 可以预防	3) 不知道 □
尽早治愈性病	1) 不能预防	2) 可以预防	3) 不知道 □

11. 从表面上能辨认出艾滋病病毒感染者吗？

　　　　　　1) 能　　　　2) 不能　　　　3) 不知道　□

12. 你认为我国艾滋病的流行形势严峻吗？

　　　　　　1) 不严峻　　2) 严峻　　　　3) 不知道　□

13. 你认为艾滋病对你自己有威胁吗？　　1) 没有　　2) 有　　3) 不知道　□

14. 如果你的亲戚朋友感染了艾滋病，你愿意和他（她）继续交往吗？

　　1) 不愿意　　　2) 愿意　　　3) 不知道　　　4) 无所谓　□

15. 你愿意了解和获取有关艾滋病的知识吗？

　　1) 不愿意　　　2) 愿意　　　3) 不知道　　　4) 无所谓　□

16. 最近1年来，你获得过有关艾滋病的知识吗？

　　1) 没有获得过　　2) 获得过　　3) 不知道

17. 最近1年来，你从哪些途径获得过有关艾滋病的知识？（可以多选）

　　□ 1) 报纸、杂志、书籍　　　　　□ 2) 电视、广播、网络、电影
　　□ 3) 讲座、咨询、访谈、健康教育课　□ 4) 宣传单、折页、小册子
　　□ 5) 朋友、同伴的宣传　　　　　□ 6) 其他_____

18. 你曾主动寻求过有关艾滋病的知识吗? □
    1) 没寻求过　　　　　2) 寻求过　　　　　3) 不知道
19. 你曾参与过预防艾滋病的公众活动（培训、讲座、演出、展览、宣传等）吗? □
    1) 没参与　　　　　　2) 参与过　　　　　3) 不知道
20. 当自己（或家人、亲友）注射时，你是否会主动要求使用一次性的或经消毒的注射器? □
    1) 不要求，因为看见医护人员使用的是一次性注射器
    2) 不要求，因为相信医护人员使用的是消过毒的注射器
    3) 无所谓　　　　　　4) 要求　　　　　　5) 不知道
21. 最近3年内你曾主动到采血点无偿献过血吗? □
    1) 没献过　　　　　　2) 献过　　　　　　3) 不知道

（调查结束，谢谢你的合作。）

备注：1. 在选择的答案编号上划"√"。
     2. 如果被调查者确实不知道"什么是艾滋病"，则跳问15题、20题和21题，并根据被调查对象的回答勾划答案；不询问9～14题、16题、18～19题，而直接勾划"不知道"；17题不勾划任何答案，录入时均输入"0"。

（田本淳　程玉兰）

第七章 统计技术在健康教育中的应用

> **本章要点**
> 1. 描述性研究、比较性研究、关联性研究是统计学的3种基本方法
> 2. 数据分析的4个基本步骤和程序
> 3. 统计资料一般分为计量资料和计数资料两大类。计量资料的特征一般用平均数、标准差等指标描述，计数资料一般用率、构成比和相对比描述
> 4. 抽样研究的目的；抽样误差、可信区间估计的计算方法与表达
> 5. 计算机统计分析软件SPSS和SAS两大分析系统的应用程序与实例
> 6. 统计学上是通过假设检验，即显著性检验进行比较性分析，常用方法t检验、方差检验、卡方检验的原理、适用范围、计算公式和方法
> 7. 对方差不齐的多组资料，可采用秩和检验方法进行比较，秩和检验的原理与应用实例
> 8. 相关分析和回归分析方法是用于分析变量间相互联系以及变量间的依存关系，常用模型分析包括简单线性回归、多因素回归分析技术、logistic回归分析技术
> 9. 统计数据可视化的概念、作用、意义和研究结果的表达

第一节 健康教育统计分析的基本概念

一、研究对象的特征

研究对象是所研究问题的载体。通过对研究对象的操作，来获得关于所选的研究题目的信息。研究题目一旦确定，就必须明确以什么样的人或物作为研究操作的对象。比如，研究疾病与行为间的关系中，以患肺癌的人群为本研究对象，发现患肺癌的人群中吸烟的比例高，通过对这些人的研究，就可以找出吸烟会导致肺癌的信息。研究对象指研究工作直接操作的主要客体，包括各种客观外界环境条件、人、动物、器官、组织、细胞、药物、医疗设备等等。在医学科学研究中，大多以人或者人群作为研究对象。这些对象可以是一个家庭的人、一所学校的人、一个社区的人、一个国家乃至全世界的人作为研究对象；医学研究也可以以一个人、一个人的某一器官系统或某一解剖结构、生理生化机制作为研究对象；也可以以某种疾病的病理、诊断、治疗、预防作为研究对象。

健康教育中研究对象大多集中在人或人群上，人所具有的生物特性和社会特性、内在特性与外部环境的影响均表现为健康教育研究对象的特征。其特征归纳为复杂性、变动性特点。

二、研究方法的特征

研究方法是科学研究成功与否的关键。不同类型的问题，需要选择不同的方法进行研究。这里主要介绍三种统计学基本方法。

（一）描述性研究法

以认识把握事物基本特征为主要任务的科学研究，宜采用描述性研究方法。描述性研究主要通过对被研究事物的客观仔细观察，从组成、形态、结构、功能、数量、质地等方面来认识和把握事物。描述性研究常常可以涵盖很宽的范围和很长的时间。因此，在运用描述性研究方法时，千万注意中心突出，点面结合，从而客观全面地把握所研究事物的根本特征和变化趋势。描述性研究是属经验层次并以观察为主的研究方法，是认识事物的第一步。描述性研究还是很多深入研究的开始。描述性研究为更深层次的研究奠定基础，指出参考方向。

（二）比较性研究法

不通过比较，就很难辨别不同的事物。没有对比，就无法知道健康人和病人的区别；没有比较，更无法把某一研究因素从复杂的、不能通过实验控制的疾病危险因素中鉴别出来。比较性研究是通过对比来认识把握事物的一种基本研究方法，它比描述性研究更深入一层。比较性研究是在一定假设前提下，通过样本结果来推断所有研究对象的情况时，还要注意排除因为抽样而导致误差的可能性。虽然比较性研究是一种普通的研究方法，但在应用时常常容易犯可比性不够的错误。把缺乏对比性的两事物放在一起比较是没有任何意义的。

（三）关联性研究法

从某种意义上讲，医学科学就是要寻找健康或疾病与有关诸因素之间的关系和规律。在研究各种疾病危险因素和药物疗效时，要非常准确地建立起剂量—反应关系；在研究多因多果的医学问题时，不仅要搞清因与果之间的关系，还要剖析构成原因的多个因素内部之间的相互关系及全部可能的结果之间的相互影响和作用。只有这样才能达到对事物较为全面、系统和深入的了解。关联性研究方法是以寻求事物间内在关系为主要目标的一种基本研究方法。其具体作法是：先假设研究的某事物与另一事物之间存在某种联系；再根据这种假设建立一个模型；然后通过观察或者实验，获得有关数据资料；最后把数据资料与假设的模型配合。若得到阳性结果，则表明所假设的关系存在，否则，就无法肯定所假设的关系（但不能否定所假设的关系）。

三、数据分析程序

数据分析可分为四个基本步骤，即：数据的质量考核评价、数据的系统整理、数据的统计学分析以及结果的分析判断和选用。数据分析的核心就是要全面、充分、准确、有效地从原始数据中提炼出与研究目的有关的信息，即原始数据的信息化。用条理化的思维指导数据的处理分析，是数据分析的关键。否则，不仅数据分析会走弯路，浪费时间，有时还会偏离研究方向，错失研究机会。一旦思路理清了，再加上一定的数据库和统计学技术与方法，数据资料的处理分析就易如反掌了。

数据分析的主要内容和程序：

- 了解研究目的、资料搜集情况、数据意义、整理分析要解决什么问题
- 区分资料类型
- 数据的质量考核评价
- 数据的系统整理
- 数据的统计学分析
  - 计量资料的处理
    - 了解样本含量与频数分布
    - 计算平均数与标准差
    - 描述抽样误差的大小
    - 估计总体均数所在范围
    - 均数之间的比较
  - 计数资料的处理
    - 计算有关的相对数
    - 描述率的抽样误差大小
    - 估计总体率所在范围
    - 率之间的比较
  - 关联研究
    - 因素间的相关关系
    - 因素间数量依存关系
- 结果的分析判断、选用和表达

四、资料信息化与整理

资料整理的目的是把杂乱无章的原始资料系统化、条理化,便于进一步计算统计指标和分析。资料整理的过程如下:

1. 检查和核对:在资料整理之前将收集到的数据和各种资料进行检查和核对。
2. 设计分组:分组有两种:①质量分组,即将观察单位按其属性或类别(如性别、职业、疾病分类、婚姻状况等)归类分组;②数量分组,即将观察单位数值大小(如年龄大小、血压高低等)分组。两种分组往往结合使用,一般是在质量分组基础上进行数量分组。如先按性别分组,再按身高的数值上分组。
3. 变量编码。
4. 录入计算机。
5. 按分组要求设计整理表,进行计算机汇总。

第二节 描述性统计分析方法

在数据分析过程中,首先要呈现的是数据的基本特征。医学统计资料按其性质一般分为

计量资料和计数资料两大类,计量资料可以得到较多的信息。不同类型的统计资料应采用不同的统计分析方法。计量资料的特征一般用平均数、标准差等指标描述,计数资料一般用率、构成比和相对比描述。

一、描述性指标

(一)计量资料描述

1. 集中趋势指标:平均数是统计中应用最广泛、最重要的一个指标体系。常用的有算术均数、几何均数、中位数三个指标。它们用于描述一组同质计量资料的集中趋势或反映一组观察值的平均水平。

(1)算术均数(arithmetic mean):简称均数(mean)。习惯上以 $\bar{X}$ 表示样本均数,以希腊字母 μ 表示总体均数。均数适用于对称分布,特别是正态或近似正态分布的计量资料,基本计算方法:

$$\bar{X}=\frac{X_1+X_2+X_3+\cdots+X_n}{n}=\frac{\sum_{i=1}^{n}X_i}{n} \qquad (公式7-1)$$

式中,$\bar{X}$:均数

X_i:第 i 个观察值

n:观察的例数,样本含量

样本均数的两个重要性质:

- $\sum(X-\bar{X})=0$,各离均差的总和等于零。
- $\sum(X-\bar{X})^2 < \sum(X-a)^2, a \neq \bar{X}$,离均差平方和小于观察值 X 与任何数 a($a \neq \bar{X}$)之差的平方和。

上述两个性质的意义反映均数是一组观察值最理想的代表值。

(2)几何均数(geometric mean):用 G 表示。常用于等比级数资料和对数对称分布,尤其是对数正态分布的计量资料。对数正态分布即原始数据呈偏态分布,经对数变换后(用原始数据的对数值 $\lg X$ 代替 X)服从正态分布。其计算方法:

$$G=\sqrt[n]{X_1 \times X_2 \times X_3 \times \cdots \times X_n} \qquad (公式7-2)$$

$$G = \lg^{-1}\left(\frac{\lg X_1 + \lg X_2 + \lg X_3 + \cdots + \lg X_n}{n}\right)$$

$$= \lg^{-1}\left(\frac{\sum_{i=1}^{n}\lg X_i}{n}\right) \qquad (公式7-3)$$

式中,G:几何均数

X_i:第 i 个观察值

n:观察的例数,样本含量

公式7-3是公式7-2的对数形式。应用以上公式时，观察值中不能有0。因为0不能取对数，即0不能与任何其他数呈倍数关系。

(3) 中位数（median）：中位数是一组按大小顺序排列的观察值中位次居中的数值，用Md表示。它常用于描述偏态分布资料的集中趋势。中位数不受个别特小或特大观察值的影响，特别是分布末端无确定数据不能求均数和几何均数，但可求中位数。计算方法：

当观察例数较少时，将观察值按大到小顺序排列，按下式计算：

$$Md = X_{\frac{n+1}{2}}，n 为奇数 \quad (公式7-4)$$

$$Md = (X_{\frac{n}{2}} + X_{\frac{n}{2}+1})/2，n 为偶数 \quad (公式7-5)$$

式中，Md：中位数

n：观察的例数，样本含量

当观察例数较多时，先将观察数据编制成频数表，按下式计算：

$$P_{50} = L + \frac{i}{f_{50}} \times (n \times 0.5 - \sum f_L) \quad (公式7-6)$$

式中，P_{50}：中位数

L：中位数所在组的下限

i：中位数所在组的组距

f_{50}：中位数所在组的频数

n：观察的例数，样本含量

$\sum f_L$：小于中位数所在组的各组段的累计频数

2. 离散趋势指标：计量资料的频数分布有集中趋势和离散趋势两个主要特征，只有把两者结合起来，才能全面地认识事物。描述一组同质计量资料离散趋势的常用指标有全距、四分位数间距、方差和标准差，其中方差和标准差最常用。

(1) 全距（range）：亦称极差，用R表示。全距是一组观察值中最大值与最小值之差，用于反映个体变异范围的大小。全距大，说明变异度大；反之，说明变异度小。计算方法：

$$R = X_{max} - X_{mix} \quad (公式7-7)$$

式中，R：极差

X_{max}：观察变量的最大值

X_{min}：观察变量的最小值

用全距来表达变异度的大小，简单明了，故曾广为使用。但它不能反映组内所有数据的变异度，如两组的最大值与最小值之差相同时，其变异度的差异就反映不出来；其更大的缺点是易受个别特大或特小数值的影响，往往样本越大，全距亦会越大。

(2) 四分位数间距（quartile interval）：四分位数间距是上四分位数Q_U（即P_{75}）与下四位数Q_L（即P_{25}）之差，其间包括了全部观察值的一半，用Q表示。它和极差类似，数值越大，说明变异越大；反之，说明变异越小。计算方法：

$$Q = Q_U - Q_L = P_{75} - P_{25} \quad \text{(公式 7-8)}$$

式中，Q：四分位数间距

Q_U：上四分位数，等于 P_{75}

Q_L：下四分位数，等于 P_{25}

四分位数间距比极差稳定，不受个别特大或特小数值的影响，但仍未考虑到每个观察值的变异度。

（3）方差（variance）：为了克服极差的缺点，需全面地考虑组内每个观察值的离散情况。因为组内每一观察值（亦称变量值）与总体均数的距离大小都会影响总体的变异度，故有人提出以各变量值离均差 $(X-\mu)$ 的平方和除以变量值的总个数 N，来反映变异度大小，称为总体方差，用 σ^2 表示。计算方法：

$$\sigma^2 = \frac{\sum (X-\mu)^2}{N} \quad \text{(公式 7-9)}$$

式中，σ^2：总体方差

μ：总体均数

N：总体观察例数

实际工作中经常得到的是样本资料，μ 是未知的，只能用样本均数 $\overline{X}$ 来代替 μ，用样本含量 n 代替 N。

$$S^2 = \frac{\sum (X-\overline{X})^2}{n-1} \quad \text{(公式 7-10)}$$

式中，S^2：样本方差

$n-1$：自由度

如果直接将样本指标带入公式 7-9 计算，得到的样本方差常比总体标准差小。统计学家 W. S. Gosset 提出用 $n-1$ 代替 n，求得总体方差的最好估计值—样本方差。式中的 $n-1$，在统计学上称为自由度（degree of freedom）。

（4）标准差（standard deviation）：是将方差开方，称为标准差。计算方法：

$$\sigma = \sqrt{\frac{\sum (X-\mu)^2}{N}} \quad \text{(公式 7-11)}$$

式中，σ：总体标准差

实际工作中经常得到的是样本资料，总体均数 μ 是未知的，只能用样本指标来代替总体参数。

$$S = \sqrt{\frac{\sum (X-\overline{X})^2}{n-1}} \quad \text{(公式 7-12)}$$

式中，S：样本标准差

（5）变异系数（coefficient of variation）：用 CV 表示。比较度量单位不同或均数相差悬殊的两组（或几组）观察值的变异度。计算方法：

$$CV = \frac{S}{\overline{X}} \times 100\% \quad \text{（公式 7-13）}$$

式中，CV：变异系数
　　　S：样本标准差
　　　$\overline{X}$：样本均数

（二）计数资料描述

计数资料是先将观察单位按某种属性或类别分成若干组，再清点各组观察单位个数所得到的资料。清点结果的数值称为绝对数。绝对数是研究事物现象有基本资料，本身就能说明一定问题；但是在许多情况下要进一步比较分析现象间的关系和发展，就要将绝对数换算成相对数。常用的相对数指标有构成比、率、相对比等。

1. 率（rate）：表示在一定条件下，某种现象实际发生的例数与可能发生这种现象的总数之比，用以说明某种现象发生的频率，故又称为频率指标。计算率时原则上以结果至少保留一位整数为宜，其计算公式为：

$$率 = \frac{发生某现象的观察单位数}{可能发生某现象的观察单位总数} \times 100\% \quad \text{（公式 7-14）}$$

2. 构成比（constituent ratio）：表示事物内部各个组成部分所占的比重，通常以 100 为例基数，故又称为百分比（percentage）。其计算公式如下：

$$构成比 = \frac{某一组成部分的观察单位数}{同一事物各组成部分的观察单位总数} \times 100\% \quad \text{（公式 7-15）}$$

构成比的特点：
① 各组成的构成比之和为 100%；
② 构成比的大小受自身数值的变化影响；
③ 构成比的大小还受其他部分数值的变化影响。
构成比只能反映构成成分的相对比重，不能反映其发生的严重程度。

3. 相对比（relative ratio）：表示有关事物指标之对比，常以百分数和倍数表示。两个指标的性质可以相同也可以不相同。

$$相对比 = \frac{甲指标}{乙指标} \quad \text{（公式 7-16）}$$

二、数据处理的软件实现

当今计算机的迅速发展，包括许多计算机数据库软件和统计处理分析软件的开发，以及快速自动数据输入输出系统的快速发展，不仅使得过去需要大量时间的统计学处理分析变得轻松、快速、准确，而且使得许多过去只能在理论上进行分析的方法也逐步成为可用来解决实际问题的应用技术。应用计算机进行的数据统计分析使得许多医学科学工作者能够从大量

第七章 统计技术在健康教育中的应用

单调重复的简单劳动中解放出来，有更多的时间和精力来思考更深层次的、更高水平的、更大范围的和更为复杂的问题。

在统计计算领域，世界上具有领导地位的计算机统计分析软件有 SPSS 和 SAS 两大分析系统。下面以健康教育与健康促进方面的一个具体实例的部分数据来介绍如何应用两大统计分析系统完成数据资料的描述性分析。

[例 7-1] 某市 2003 年进行了"学校学生健康行为调查"，共调查了 83 项。我们选择了其中一个班级学生的年龄（15～18 岁）、性别（1、男，2、女）、身高（厘米）、体重（公斤）、对自己体重的描述（1、很轻，2、有点轻，3、适中，4、有点重，5、很重）、学校有无清洁饮用水（1、有，2、无）、有几个亲密的朋友（1、0 个，2、1 个，3、2 个，4、3 个或更多）和"非典"后洗手次数增多（1、增多，2、没有）等 8 项指标为例介绍资料的描述性统计指标的分析过程。数据资料见表 7-1。

表 7-1 2003 年某市某班学生健康行为调查数据

编号	年龄（岁）	性别	身高（cm）	体重（kg）	体重看法	清洁水	朋友	洗手
1	16	2	160	48	3	1	4	1
2	16	2	158	53	4	1	4	1
3	16	2	164	53	4	1	4	1
4	17	2	160	46	3	1	4	1
5	17	2	171	60	4	1	4	1
6	15	1	167	60	3	2	4	1
7	15	2	165	50	4	2	4	1
8	16	2	176	55	4	1	4	1
9	17	2	164	51	4	1	4	1
10	16	2	160	44	2	1	4	1
11	16	2	164	49	3	1	4	1
12	17	1	170	55	4	1	4	2
13	16	2	167	48	3	2	4	1
14	16	2	166	53	4	1	4	1
15	17	1	163	45	1	2	2	2
16	16	1	170	65	4	1	4	2
17	16	1	179	56	1	1	4	1
18	16	2	160	48	3	1	1	1
19	17	1	176	70	4	2	3	2
20	17	2	168	51	4	2	2	2

147

续表

编号	年龄（岁）	性别	身高（cm）	体重（kg）	体重看法	清洁水	朋友	洗手
21	17	2	168	52	2	2	4	1
22	16	2	161	45	3	1	1	1
23	17	2	163	52	4	2	4	1
24	16	2	167	46	3	2	3	1
25	17	2	161	42	2	1	3	2
26	16	2	172	55	4	2	4	1
27	16	2	168	56	4	1	3	1
28	16	2	158	48	3	2	1	1
29	17	2	161	50	3	2	3	1
30	16	1	175	56	2	2	4	2
31	17	2	163	52	4	2	4	1
32	16	2	158	49	5	1	4	1
33	16	2	159	52	4	2	4	1
34	16	2	169	62	5	1	4	1
35	17	2	152	45	4	2	2	2
36	16	1	165	57	5	1	4	1
37	17	1	171	64	3	1	1	1
38	17	1	166	50	3	2	4	1
39	17	2	162	48	4	1	4	1
40	17	1	177	68	1	2	4	1
41	16	1	172	50	3	1	2	1

（一）SPSS分析过程

首先建立 SPSS 数据文件，将表 7-1 中的数据输入到 SPSS 的数据编辑器 Data View 中，数据录入与 Excel 的数据录入方式相似。在录入数据前需定义变量，定义变量包括变量的名称，变量的类型，变量值的长度，小数位数等。例 7-1 中的数据在 SPSS 数据编辑器 Data View 中录入。

数据录入完成后，点击数据编辑器窗口的【File】菜单下的【Save】命令存盘，以备以后使用。

1. 计量资料的描述性分析

在例 7-1 中，有年龄、身高、体重三个变量是计量资料类型。

（1）在数据编辑器窗口下读取已录入准备好的数据。

第七章 统计技术在健康教育中的应用

（2）在数据编辑器窗口下选择【Analyze】下的【Descriptive Statistics】下的【Descriptives】。

（3）在 Descriptives 窗口下，将年龄、身高、体重三个计量资料类型的变量用箭头按键移到 Variable（s）变量框中。

（4）在 Descriptives 窗口下，按 Options 选择按键，在弹出的对话框中选择要分析的统计量和显示顺序。

在 Descriptives：Options 窗口下，选择 Mean（均数）、Std. deviation（标准差）、Minimum（最小值）、Maximum（最大值）等统计量和 Variable list（变量列表）方式的显示顺序。按 Continue 按键返回。

（5）在 Descriptives 窗口下，按 OK 按键提交系统执行。就得到所选变量的基本统计量。见下图。

Descriptive Statistics

	N	Minimum	Maximum	Mean	Std. Deviation
年龄	41	15	17	16.37	.581
身高	41	152	179	165.76	6.041
体重	41	42	70	52.66	6.529
Valid N（listwise）	41				

对于熟悉 SPSS 软件的使用者，也可以在 SPSS 的 Syntax Editor 编辑器中输入如下程序运行得到以上基本统计量。

DESCRIPTIVES
　VARIABLES=年龄 身高 体重
　/STATISTICS=MEAN STDDEV MIN MAX．

2. 计数资料的描述性分析

在［例7-1］中，有性别、对自己体重的描述、学校有无清洁饮用水、有几个亲密的朋友和"非典"后洗手次数增多五个变量是计数资料类型。

（1）在数据编辑器窗口下读取已录入准备好的数据。

（2）在数据编辑器窗口下选择【Analyze】下的【Descriptive Statistics】下的【Frequencies】。

（3）在 Frequencies 窗口下，将性别、对自己体重的描述、学校有无清洁饮用水、有几个亲密的朋友和"非典"后洗手次数增多五个变量计数资料类型的变量用箭头按键移到 Variable（s）变量框中。

（4）在 Frequencies 窗口下，按 OK 按键提交系统执行。就得到所选变量的基本统计量。见下图。

性　别

		Frequency	Percent	Valid Percent	Cumulative Percent
Valid	男	12	29.3	29.3	29.3
	女	29	70.7	70.7	100.0
	Total	41	100.0	100.0	

体重看法

		Frequency	Percent	Valid Percent	Cumulative Percent
Valid	很轻	3	7.3	7.3	7.3
	有点轻	4	9.8	9.8	17.1
	适中	13	31.7	31.7	48.8
	有点重	18	43.9	43.9	92.7
	很重	3	7.3	7.3	100.0
	Total	41	100.0	100.0	

清洁水

		Frequency	Percent	Valid Percent	Cumulative Percent
Valid	有	22	53.7	53.7	53.7
	无	19	46.3	46.3	100.0
	Total	41	100.0	100.0	

朋　友

		Frequency	Percent	Valid Percent	Cumulative Percent
Valid	0个	3	7.3	7.3	7.3
	1个	4	9.8	9.8	17.1
	2个	5	12.2	12.2	29.3
	3个或更多	29	70.7	70.7	100.0
	Total	41	100.0	100.0	

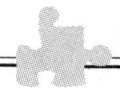

洗 手

		Frequency	Percent	Valid Percent	Cumulative Percent
Valid	增多	33	80.5	80.5	80.5
	没有	8	19.5	19.5	100.0
	Total	41	100.0	100.0	

对于熟悉 SPSS 软件的使用者，也可以在 SPSS 的 Syntax Editor 编辑器中输入如下程序运行得到以上基本统计量。

```
FREQUENCIES
   VARIABLES=性别 体重看法 清洁水 朋友 洗手
   /ORDER=   ANALYSIS．
```

（二）SAS 分析程序

在 SAS 的程序编辑器中，输入如下程序，点击运行按键，提交系统执行。就得到计量资料类型变量和计数资料类型变量的基本统计量（计算结果同前）。在以下程序中，no 代表资料表 7-2-1 中的编号（与计算无关），a1 代表年龄、a3 代表身高、a4 代表体重三个计量类型变量，a2 代表性别、a5 代表对自己体重的描述、a6 代表学校有无清洁饮用水、a7 代表有几个亲密的朋友和 a8 代表"非典"后洗手次数增多五个计数类型变量。

```
data sample070201；
input no a1 a2 a3 a4 a5 a6 a7 a8；
cards；
1    16   2   160   48   3   1   4   1
2    16   2   158   53   4   1   4   1
3    16   2   164   53   4   1   4   1
4    17   2   160   46   3   1   4   1
…
40   17   1   177   68   1   2   4   1
41   16   1   172   50   3   1   2   1
；
proc means；
var a1 a3 a4；
run；
proc freq；
table a2 a5 a6 a7 a8；
run；
```

本程序从"data sample070201;"开始到"proc means;"前为SAS的数据步,是准备数据的过程;"proc means; var a1 a3 a4; run;"为计量资料的描述性分析的基本统计量计算过程;"proc freq; table a2 a5 a6 a7 a8; run;"为计数资料的描述性分析的基本统计量计算过程。

三、总体参数的估计

（一）均数的抽样误差

抽样研究的目的是用样本信息推断总体特征。由于存在变异,用样本算得的样本均数$\bar{X}$往往不等于总体均数μ;这种由抽样而造成的样本均数与总体均数之差异或各样本均数之差异称为均数的抽样误差。在抽样研究中,抽样误差是不可避免的,但可以估计其大小。反映均数抽样误差大小的指标是样本均数$\bar{X}$的标准差,简称标准误（standard error）。计算方法：

$$S_{\bar{X}} = \frac{S}{\sqrt{n}} \qquad \text{（公式 7-17）}$$

式中, $S_{\bar{X}}$：标准误（估计值）

S：总体标准差

n：观察的例数,样本含量

以例7-1中身高计量资料变量为例计算其均数的抽样误差。在描述性分析统计量的计算中,得到了身高的均数和标准差,分别是165.76和6.041,观察例数为41例。将它们带入公式7-17计算,其标准误：

$$S_{\bar{X}} = \frac{S}{\sqrt{n}} = \frac{6.041}{\sqrt{41}} = 0.9334$$

（二）总体均数的估计

参数估计的方法有两种。一是点（值）估计（point estimation）,如用样本均数估计总体均数。该法简单,但未考虑抽样误差,而抽样误差在抽样研究中又是不可避免的;二是用区间估计（interval estimation）,即按一定的可信度估计未知总体均数所在范围。统计上习惯用95%（或99%）可信区间表示总体均数μ有95%（或99%）的可能在某一范围。计算方法：

$$(\bar{X} - t_{\alpha,v} \times S_{\bar{X}}, \bar{X} + t_{\alpha,v} \times S_{\bar{X}}) \qquad \text{（公式 7-18）}$$

以例7-1中身高计量资料变量为例计算其总体均数的95%和99%可信区间的估计值。在计算前需要得到公式7-18中的$t_{\alpha,v}$的值,可以在Excel中的【插入】菜单的【函数】对话框找出【TINV】函数,在Probability框中输入0.05（第一类错误的概率）,在Deg_freedom框中输入40（自由度的值）,本例95%可信区间的$t_{\alpha,v}$值为：2.021074579;同理,在Probability框中输入0.01,得到本例99%可信区间的$t_{\alpha,v}$值：2.704455255。将样本均数、标准误和$t_{\alpha,v}$值带到公式7-18中,分别得到身高总体均数95%和99%的可信区间。

身高总体均数95%的可信区间：
(165.76－2.021074579×0.9334，165.76＋2.021074579×0.9334)
(163.87，167.65)
身高总体均数99%的可信区间：
(165.76－2.704455255×0.9334，165.76＋2.704455255×0.9334)
(163.24，168.28)

（三）总体率的估计

以例7-1中"学校有清洁饮用水"计数资料变量为例计算其总体率的95%和99%可信区间。在41名学生中有22名回答学校有清洁饮用水，样本率为53.66%，样本率的标准误 $S_P = \sqrt{\dfrac{P(1-P)}{n}} = \sqrt{\dfrac{0.5366\times(1-0.5366)}{41}} = 0.0779$。总体率的可信区间估计公式：

$$(P - u_\alpha \times S_P,\ P + u_\alpha \times S_P) \quad \text{（公式7-19）}$$

式中，$u_{0.05}=1.96$，$u_{0.01}=2.58$。

总体率的95%可信区间：
(0.5366－1.96×0.0779，0.5366＋1.96×0.0779)
(0.3839，0.6893) 或 (38.39%，68.93%)
总体率的99%可信区间：
(0.5366－2.58×0.0779，0.5366＋2.58×0.0779)
(0.3356，0.7376) 或 (33.56%，73.76%)

第三节 比较与关联性统计分析方法

比较是科学研究最基本，也是最常用的分析方法。比较的目的，不仅仅只是发现事物之间的差异，还可以帮助判断事物之间的联系。在医学科学研究中，常常进行大量的比较。例如，比较不同戒烟方法的效果；比较不同营养对生长发育的影响；比较不同种族人群的各种生长发育指标等。通过比较，可以达到两个目的。一是通过比较可以鉴别事物的好坏优劣。二是通过比较，可以考察事物之间的联系。通过比较吸烟与否与肺癌发生率的差异，可以发现吸烟是增加肺癌发病危险的重要因素。

一、两组资料的比较分析方法

（一）假设检验

从同一总体中以固定 n 随机抽样，由于抽样误差的影响，样本均数 $\overline{X}$ 与总体均数 μ 往往不相等，且两个样本均数 $\overline{X}_1$ 和 $\overline{X}_2$ 也往往不相等。因此在实际工作中遇到样本均数与总体均数间或样本均数与样本均数间不相等时，要考虑两种可能：①由于抽样误差所致；②两者来自不同总体。如何作出判断？统计上是通过假设检验（hypothesis testing），又称显著性检验（significance test），来回答这个问题。

假设检验的基本步骤：

1. 建立假设和确定检验水准：无效假设（null hypothesis），符号为 H_0。假设两总体均数 $\mu_1=\mu_2$，即样本均数 $\overline{X}_1$ 所代表的总体均数 μ_1 与样本均数 $\overline{X}_2$ 所代表的总体均数 μ_2 相等，$\overline{X}_1$ 和 $\overline{X}_2$ 差别仅仅由抽样误差所致；二是备择假设（alternative hypothesis），符号为 H_1。二者都是根据推断的目的提出的对总体特征的假设。这里还有双侧检验和单侧检验之分，需根据研究目的和专业知识而定：若目的是推断两总体是否不等（即是否 $\mu_1 \neq \mu_2$），并不关心 $\mu_1>\mu_2$ 或是否 $\mu_1<\mu_2$，应用双侧检验；若从专业知识已知 $\mu_1>\mu_2$ 或 $\mu_1<\mu_2$，或目的是推断是否 $\mu_1>\mu_2$ 或 $\mu_1<\mu_2$，则用单侧检验。一般认为双侧检验较为稳妥，故较常用。

2. 选定检验方法和计算统计量：根据研究设计的类型、资料类型及分析目的选用适当的检验方法。如配对设计的两样本均数比较，选用配对 t 检验；完全随机设计的两样本均数比较，选用 u 检验（大样本时）或 t 检验（小样本时）等。对于多组资料样本均数的比较选择 F 检验。

3. 确定 P 值，作出推断结论：用算得的统计量与相应的界值作比较，确定 P 值。P 值是指在由 H_0 所规定的总体中随机抽样，获得等于及大于（或等于及小于）现有统计量的概率。如在 t 检验中，统计量 $t>t_{\alpha,\nu}$，则 $P<\alpha$，拒绝 H_0；相反则不拒绝 H_0。根据 P 值大小作出拒绝或不拒绝 H_0 的统计结论。

（二）两组资料比较的统计量计算

两组资料比较一般采用 t 检验，其统计量用以下公式计算：

$$t=\frac{\overline{X}_1-\overline{X}_2}{S_{\overline{X}_1-\overline{X}_2}} \qquad (公式7-20)$$

$$S_{\overline{X}_1-\overline{X}_2}=\sqrt{S_c^2 \times \left(\frac{1}{n_1}+\frac{1}{n_2}\right)} \qquad (公式7-21)$$

$$S_c^2=\frac{\sum X_1^2-(\sum X_1)^2/n_1+\sum X_2^2-(\sum X_2)^2/n_2}{n_1+n_2-2} \qquad (公式7-22)$$

式中，$S_{\overline{X}_1-\overline{X}_2}$：两均数差的标准误

S_c^2：合并方差

当两组资料的方差不齐时，统计量的计算见公式 7-23，并需要对界值 $t_{\alpha,\nu}$ 进行校正。其计算公式：

$$t'=\frac{\overline{X}_1-\overline{X}_2}{\sqrt{\frac{S_1^2}{n_1}+\frac{S_2^2}{n_2}}} \qquad (公式7-23)$$

$$t'_\alpha=\frac{S_{\overline{X}_1}^2 \times t_{\alpha,\nu_1}+S_{\overline{X}_2}^2 \times t_{\alpha,\nu_2}}{S_{\overline{X}_1}^2+S_{\overline{X}_2}^2}, \quad \nu_1=n_1-1, \quad \nu_2=n_2-1 \qquad (公式7-24)$$

式中，t'_α：校正界值

第七章 统计技术在健康教育中的应用

(三) 实例分析过程

以 [例 7-1] 中不同性别学生的体重为例,判断不同性别学生体重有无统计学差异。

1. 在数据编辑器窗口下读取已录入准备好的数据。
2. 在数据编辑器窗口下选择【Analyze】下的【Compare means】下的【Independent-Sample T Test】。
3. 在 Independent-Sample T Test 窗口下,将体重变量用箭头按键移到 Test Variable(s) 变量框中,将分组变量性别用箭头按键移到 Grouping Variable 变量框并定义分组变量性别的值,第一组的值为 1 (男性),第二组的值为 2 (女性)。
4. 在 Independent-Sample T Test 窗口下,按 OK 按键提交系统执行。就得到两组资料均数的比较结果。见下图。

Independent Samples Test

		Levene's Test for Equality of Variances		t-test for Equality of Means						
									95% Confidence Interval of the Difference	
		F	Sig.	t	df	Sig. (2-tailed)	Mean Difference	Std. Error Difference	Lower	Upper
体重	Equal variances assumed	5.750	.021	3.932	39	.000	7.55	1.921	3.667	11.437
	Equal variances not assumed			3.187	14.275	.006	7.55	2.370	2.479	12.625

在结果中,"Levene's Test for Equality of Variances" 栏的 F 值为 5.750,$P=0.021$,表示两组资料的方差不齐。需观察 "Equal variances not assumed" 行中的 t 值。方差不齐时,校正的 t 值为 3.187,$P=0.006$。反映男生与女生的体重存在统计学的差异。男生的体重平均比女生重 7.55 公斤。如果方差齐,需观察 "Equal variances assumed" 行中的 t 值。

对于熟悉 SPSS 软件的使用者,也可以在 SPSS 的 Syntax Editor 编辑器中输入如下程序运行得到以上分析结果。

```
T-TEST
  GROUPS=性别 (1 2)
  /MISSING=ANALYSIS
  /VARIABLES=体重
  /CRITERIA=CIN (.95).
```

二、多组资料的比较分析方法

(一) 方差分析的基本原理

如果相互比较的组超过两个，为同时解决几个均数的比较问题，通常使用方差分析法。方差分析时是将总离均差平方和即总变异分析为几个组成部分，其自由度也分解为相应的几部分，故方差分析又称变异数分析。

方差分析的基本思想是：①从总变异中分出组间变异和组内变异，并用数量表示变异的程度；②将组间变异和组内变异进行比较，如两者相差不大，说明不同组的影响不大；如果两者相差较大，组间变异比组内变异大得多，说明不同组的影响不容忽视。

方差分析的统计量：

$$F = \frac{MS_{组间}}{MS_{组内}} \qquad (公式7-25)$$

公式7-25中，

$$MS_{组间} = \frac{SS_{组间}}{\nu_{组间}}, \quad \nu_{组间} = k-1 \qquad (公式7-26)$$

$$MS_{组内} = \frac{SS_{组内}}{\nu_{组内}}, \quad \nu_{组内} = N-k \qquad (公式7-27)$$

公式7-26中，

$$SS_{组间} = \sum_i \frac{(\sum_j X_{ij})^2}{n_i} - \frac{(\sum_j \sum_i X_{ij})^2}{N} \qquad (公式7-28)$$

根据方差分析的基本思想，有 $SS_{总} = SS_{组间} + SS_{组内}$，$\nu_{总} = \nu_{组间} + \nu_{组内}$

公式7-27中，$SS_{组内} = SS_{总} - SS_{组间}$。其中

$$SS_{总} = \sum X^2 - \frac{(\sum_j \sum_i X_{ij})^2}{N} \qquad (公式7-29)$$

总自由度为 $\nu_{总} = N-1$。

在进行方差分析前，还需要分析多组资料间的方差齐性。方差齐性可用以下公式计算统计量。

$$\chi^2 = 2.3026 \times \left\{ \left[\lg \frac{\sum SS_i}{\sum (n_i - 1)} \right] \times \sum(n_i-1) - \sum(n_i-1) \times \lg S_i^2 \right\} \Big/$$
$$\left\{ 1 + \frac{1}{3\times(k-1)} \times \left[\sum \frac{1}{n_i-1} - \frac{1}{\sum(n_i-1)} \right] \right\}, \nu = k-1$$

$$(公式7-30)$$

经方差分析（即F检验），若各组均数之间差别不显著，则到此为止，不必作进一步统计学处理了。当F检验结果为相差显著时，这只是对各组均数的整体而言，至于哪些均数间的差别显著，哪些不显著，还要作如下进一步分析。比较多组中每两组均数间的差别是否显著采用q值法。其基本计算公式：

第七章　统计技术在健康教育中的应用

$$q = \frac{|\overline{X}_A - \overline{X}_B|}{\sqrt{\frac{MS_{误差}}{2} \times \left(\frac{1}{n_A} + \frac{1}{n_B}\right)}} \quad \text{(公式 7 - 31)}$$

（二）实例分析过程

以［例 7-1］中 4 种"对自己体重看法"学生的体重为例，判断对自己体重看法不同的学生体重有无统计学差异，期望得到学生对自己体重看法的这种主观判断是否有效。

1. 在数据编辑器窗口下读取已录入准备好的数据。
2. 在数据编辑器窗口下选择【Analyze】下的【Compare means】下的【One-Way ANOVA】。
3. 在 One-Way ANOVA 窗口下，将体重变量用箭头按键移到 Dependent List 因变量框中，将分组变量体重看法用箭头按键移到 Factor 变量框。
4. 在 One-Way ANOVA 窗口下，点击 Option 按键，选择 homogeneity of variance test 选择项，要求进行方差同质性检验（方差齐性检验）。
5. 在 One-Way ANOVA 窗口下，按 OK 按键提交系统执行。就得到以体重看法分组的四组资料均数的比较结果。见下图。

Test of Homogeneity of Variances

体重

Levene Statistic	df1	df2	Sig.
.732	4	36	.576

以上结果，"Levene Statistics"栏的统计量为 0.732，$P=0.576$，表示四组资料的方差齐。可以直接应用以下的方差分析结果。

ANOVA

体重

	Sum of Squares	df	Mean Square	F	Sig.
Between Groups	268.749	4	67.187	1.684	.175
Within Groups	1436.470	36	39.902		
Total	1705.220	40			

以上方差分析表中，因变量体重的四个组组间离均差平方和为 268.749，组内离均差平方和为 1436.470，总离均差平方和为 1705.220；相应的自由度分别为 4、36 和 40。组间均方为 67.187，组内均方为 39.902，方差分析的统计量 $F=1.684$，$P=0.175$。显示四个组的均数无统计学差异。

如果出现以上结果，方差分析就可以结束了。该结果反映出学生对自己体重的看法不具有客观性，即学生的主观判断无效。

在两组资料的比较分析中，得到了男生与女生在体重指标上有统计学差异的结论。对于以上方差分析的结果从不同性别角度再进行观察，可能会有所帮助。用同样的方法来研究女生对自己体重看法的这种主观判断是否有效。

1. 在数据编辑器窗口下选择【Data】下的【Select Cases】。
2. 在 Select Cases 窗口下，选择 If condition is satisfied 选择项，点击 If 按键。
3. 在 Select Cases：If 窗口下，将性别分组变量用箭头按键移到右框中，并附值为 2（代表女性）。
4. 在 Select Cases 窗口下，按 OK 按键提交系统执行。现在系统中的数据只有满足性别＝2 条件的观察（所有的女生）能参加以下运算。
5. 重复前面介绍过的方差分析过程，就能得到全部女生以体重看法分组的四组资料均数的比较结果。见下图。

Test of Homogeneity of Variances

体重

Levene Statistic	df1	df2	Sig.
4.611	3	25	.011

以上结果，"Levene Statistics" 栏的统计量为 4.611，$P=0.011$，表示女生四组资料的方差不齐。对于方差不齐的多组资料比较，可以用两种方法处理：①经过数据转换，把方差不齐的资料转变成方差齐的资料，再进行方差分析；②直接采用秩和检验方法比较。

假定女生四组资料方差齐，观察以下的方差分析结果。

ANOVA

体重

	Sum of Squares	df	Mean Square	F	Sig.
Between Groups	242.850	3	80.950	6.127	.003
Within Groups	330.322	25	13.213		
Total	573.172	28			

以上方差分析表中，女生因变量体重的四个组组间离均差平方和为 242.850，组内离均差平方和为 330.322，总离均差平方和为 573.172；相应的自由度分别为 3、25 和 28。组间均方为 80.950，组内均方为 13.213，方差分析的统计量 $F=6.127$，$P=0.003$。显示女生四个组的均数有统计学差异。

四个组的均数有统计学差异只能说明总的情况，它并不能指明那些两个组间有差异。要知道各组与其他组间的差异需要进行多重比较。方差分析中多重比较的方法可以在方差分析的过程中增加多重比较选择项。具体操作如下：

在 One-Way ANOVA 窗口下，点击 Post Hoc 按键，弹出 One-Way ANVA：Post Hoc multiple Comparisons（多重比较）对话框。

在 One-Way ANOVA：Post Hoc multiple Comparisons 对话框中选择较为常用的多重比较方法"Tukey"（方差齐时）和"Tamhane's"（方差不齐时）。多重比较一般是在方差分析显著情况下采用的结果，如果方差分析不显著，无论多重比较结果如何，都不应采纳。本例，因方差不齐且方差分析显著，有 Tamhane's 多重比较结果。

Multiple Comparisons

Dependent Variable：体重

Tamhane

（I）体重看法	（J）体重看法	Mean Difference (I-J)	Std. Error	Sig.	95% Confidence Interval	
					Lower Bound	Upper Bound
有点轻	适中	-1.56	3.101	.999	-31.77	28.66
	有点重	-6.40	3.184	.655	-32.81	20.01
	很重	-9.50	7.182	.929	-163.67	144.67
适中	有点轻	1.56	3.101	.999	-28.66	31.77
	有点重	-4.84*	1.043	.001	-7.87	-1.82
	很重	-7.94	6.522	.968	-469.92	454.03
有点重	有点轻	6.40	3.184	.655	-20.01	32.81
	适中	4.84*	1.043	.001	1.82	7.87
	很重	-3.10	6.562	.999	-424.36	418.16
很重	有点轻	9.50	7.182	.929	-144.67	163.67
	适中	7.94	6.522	.968	-454.03	469.92
	有点重	3.10	6.562	.999	-418.16	424.36

*. The mean difference is significant at the .05 level.

多重比较分析结果显示出，四组女生的组与组均数间差异主要由"适中"和"有点重"这两组的差异引起（差异有统计学意义）。

三、计数资料的分析方法

（一）χ^2 检验的原理

χ^2 检验是检验资料的实际频数和按检验假设计算的理论频数是否相符等问题。χ^2 检验的统计量计算公式：

$$\chi^2 = \sum \frac{(A-T)^2}{T} \qquad (公式\ 7-32)$$

式中，A：实际频数

T：理论频数

统计量 χ^2 的自由度，$\nu = (R-1) \times (C-1)$，R 为行数，C 为列数。公式 7-32 中的理论频数计算公式：

$$T_{RC} = \frac{n_R \times n_C}{n} \qquad (公式\ 7-33)$$

式中，T_{RC}：R 行 C 列的理论频数

n_R：R 行的合计

n_C：C 列的合计

χ^2 值是依据连续性的理论分布计算出来的。如果资料是不连续的，特别是自由度较小时，需要计算校正的 χ^2 值。

（二）两个样本率的比较实例

以例 7-1 中男、女生"非典后洗手次数增加"回答率为例，判断不同性别学生非典后洗手次数增加有无统计学差异，期望得到那一类人群非典后洗手次数增加。

1. 在数据编辑器窗口下读取已录入准备好的数据。
2. 在数据编辑器窗口下选择【Analyze】下的【Descriptive Statistics】下的【Crosstabs】。
3. 在 Crosstabs 窗口下，将性别变量用箭头按键移到 Row（s）行变量框中，将洗手变量用箭头按键移到 Column（s）变量框。
4. 在 Crosstabs 窗口下，点击 Statistics 按键，选择 Chi-square 选择项，要求进行卡方检验。
5. 在 Crosstabs 窗口下，点击 Cells 按键，选择 Counts 下是 Observed 和 Expected 选择项，要求显示计算的观察数和期望数。
6. 在 Crosstabs 窗口下，按 OK 按键提交系统执行。结果见下图。

性别 * 洗手 Crosstabulation

			洗手		Total
			增多	没有	
性别	男	Count	7	5	12
		Expected Count	9.7	2.3	12.0
	女	Count	26	3	29
		Expected Count	23.3	5.7	29.0
Total		Count	33	8	41
		Expected Count	33.0	8.0	41.0

第七章　统计技术在健康教育中的应用

以上结果显示的是男女两组资料在洗手增多和没有增加的统计数量以及各实际观察数下的理论频数。

在理论频数中有一个理论频数小于 5，只有 2.3。因此，本例的 χ^2 值需要进行校正。统计量的结果见下表。

Chi-Square Tests

	Value	df	Asymp. Sig. (2-sided)	Exact Sig. (2-sided)	Exact Sig. (1-sided)
Pearson Chi-Square	5.302[b]	1	.021		
Continuity Correction[a]	3.495	1	.062		
Likelihood Ratio	4.881	1	.027		
Fisher's Exact Test				.034	.034
Linear-by-Linear Association	5.173	1	.023		
N of Valid Cases	41				

a. Computed only for a 2x2 table
b. 1 cells (25.0%) have expected count less than 5. The minimum expected count is 2.34.

本例非校正 χ^2 值为 5.302，$P=0.021$，男、女两组的增加率在统计学上有差异。由于有一个理论频数小于 5，需要进行连续性校正，其校正的 χ^2 值为 3.495，$P=0.062$，男、女两组的增加率在统计学上无差异。可见进行连续性校正对于判断两组间统计学差异的重要性。

对于熟悉 SPSS 软件的使用者，也可以在 SPSS 的 Syntax Editor 编辑器中输入如下程序运行得到以上基本统计量。

```
CROSSTABS
  /TABLES=性别　BY 洗手
  /FORMAT= AVALUE TABLES
  /STATISTIC=CHISQ
  /CELLS= COUNT EXPECTED .
```

（三）样本构成的比较实例

以［例 7-1］中男、女生"有几个亲密朋友"回答的构成为例，判断不同性别学生有几个亲密朋友构成上有无统计学差异。

1. 在数据编辑器窗口下读取已录入准备好的数据。
2. 在数据编辑器窗口下选择【Analyze】下的【Descriptive Statistics】下的【Crosstabs】。
3. 在 Crosstabs 窗口下，将性别变量用箭头按键移到 Row（s）行变量框中，将朋友变量用箭头按键移到 Column（s）变量框。

4. 在 Crosstabs 窗口下，点击 Statistics 按键，选择 Chi-square 选择项，要求进行卡方检验。

5. 在 Crosstabs 窗口下，点击 Cells 按键，选择 Counts 下是 Observed 和 Expected 选择项，要求显示计算的观察数和期望数。

6. 在 Crosstabs 窗口下，按 OK 按键提交系统执行。结果如下：

性别 * 朋友 Crosstabulation

			朋友				Total
			0个	1个	2个	3个或更多	
性别	男	Count	1	2	1	8	12
		Expected Count	.9	1.2	1.5	8.5	12.0
	女	Count	2	2	4	21	29
		Expected Count	2.1	2.8	3.5	20.5	29.0
Total		Count	3	4	5	29	41
		Expected Count	3.0	4.0	5.0	29.0	41.0

以上结果显示的是男女两组资料在朋友有几个回答构成的统计数量以及各实际观察数下的理论频数。

在理论频数中有六个理论频数小于5，其中有一个理论频数小于1。因此，本例的 χ^2 值不能直接采用 Pearson Chi-Square 统计量。在该情况下，一般采用 Likelihood Ratio 似然比统计量。统计量的结果见下表。

Chi-Square Tests

	Value	df	Asymp. Sig. (2-sided)
Pearson Chi-Square	1.102[a]	3	.777
Likelihood Ratio	1.042	3	.791
Linear-by-Linear Association	.317	1	.573
N of Valid Cases	41		

a. 6 cells (75.0%) have expected count less than 5. The minimum expected count is .88.

在以上 χ^2 检验统计结果表中，Likelihood Ratio 似然比统计量为 1.042，$P=0.791$。反映男女两组在"朋友有几个"的回答构成上无统计学差异。

四、秩和检验

在女生对自己体重看法的研究中，方差齐性检验结果反映女生四组资料的方差不齐。对于方差不齐的多组资料比较，可以直接采用秩和检验方法比较。

（一）秩和检验原理

假定含量分别为 n_1 和 n_2 的两个样本，它们来自同一个总体（或分布相同的两个总体），每一个观察数据排在第一组或第二组应该是随机的，则有第一组中的数据在全部数据顺序排列中的位子（秩）的和与第二组中的的数据的秩和一般相差不大，即以含量为 n_1 的样本的平均秩与总平均秩相差不大。若相差悬殊，超出了所取检验水准的界限范围，表示按照假定的条件抽取现在这种统计量的样本的概率很小，因此拒绝假设，认为两个样本所代表的总体不同（或分布不相同）；相反，若 P 不是小概率，则不能拒绝假设，认为两个样本所代表的总体同（或分布相同）。

（二）秩和检验实例

以［例7-1］中女生4种"对自己体重看法"学生的体重为例，判断对自己体重看法不同的女生体重有无统计学差异，期望得到女生对自己体重看法的这种主观判断是否有效。

1. 在数据编辑器窗口下读取已录入准备好的数据。
2. 在 Select Cases 窗口下，选择 If condition is satisfied 选择项，点击 If 按键。
3. 在 Select Cases：If 窗口下，将性别分组变量用箭头按键移到右框中，并附值为2（代表女性）。
4. 在数据编辑器窗口下选择【Analyze】下的【Nonparametric Tests】下的【K Independent Samples】。
5. 在 Tests for Several Independent Samples 窗口下，将体重变量用箭头按键移到 Test variable list 行变量框中，将体重看法变量用箭头按键移到 Grouping Variable 变量框。
6. 在 Tests for Several Independent Samples 窗口下，点击 Define Range 按键，定义体重看法变量的范围。本例中女生没有"很轻"回答者，故范围值是2和5。
7. 在 Tests for Several Independent Samples 窗口下，点击 Options 按键，选择 Descriptive 选择项，要求显示计算的平均秩。
8. 在 Tests for Several Independent Samples 窗口下，按 OK 按键提交系统执行。结果如下：

Ranks

	体重看法	N	Mean Rank
体重	有点轻	3	7.50
	适中	9	8.61
	有点重	15	19.57
	很重	2	20.75
	Total	29	

体重在各组的平均秩相差较大。

Test Statistics[a,b]

	体重
Chi-Square	12.747
df	3
Asymp. Sig.	.005

a. Kruskal Wallis Test
b. Grouping Variable：体重看法

秩和检验的统计量反映，女生四组不同回答者的体重差异有统计学意义。秩和检验的统计学差异反映的是总的差异，它并没有指出那两组间有差异。如果要知道组与组的差异，需要进行多重比较。比较的方法见方差分析中多重比较。

用同样的方法，对男生进行分析。以下是男生资料所进行秩和检验的结果

Ranks

	体重看法	N	Mean Rank
体重	很轻	3	5.83
	有点轻	1	5.50
	适中	4	5.50
	有点重	3	8.67
	很重	1	7.00
	Total	12	

体重在各组的平均秩相差不大。

Test Statistics[a,b]

	体重
Chi-Square	1.601
df	4
Asymp. Sig.	.809

a. Kruskal Wallis Test
b. Grouping Variable：体重看法

秩和检验的统计量反映，男生五组不同回答者的体重差异没有统计学意义。

五、两变量关联性关系的研究方法

（一）两变量线性相关与回归的计算

相关关系描述的是两个变量间的同向或反向的变化趋势。相关关系的统计量为相关系数

(correlation coefficient)。一般用 r 表示。其计算公式：

$$r=\frac{\sum (X-\overline{X}) \times (Y-\overline{Y})}{\sqrt{\sum (X-\overline{X})^2 \times \sum (Y-\overline{Y})^2}} \quad \text{(公式 7-34)}$$

相关系数的大小反映的是这种变化趋势联系的强弱，正或负描述的是两个变量间变化趋势联系是同向或反向。

用样本资料计算得到的相关系数 r 是否从相关系数为 0 的总体抽取的，需要对计算的相关系数进行假设检验。检验的统计量计算公式：

$$t=\frac{r-0}{S_r}=\frac{r}{\sqrt{\frac{1-r^2}{n-2}}}, \quad \nu=n-2 \quad \text{(公式 7-35)}$$

直线回归是研究两变量在数量上的依存关系。两变量的依存关系可用回归模型表示：

$$\hat{Y}=a+bX \quad \text{(公式 7-36)}$$

式中，a 为回归直线在 Y 轴上的截距（intercept），b 为回归直线的斜率（slope），即回归系数（regression coefficient），它表示当 x 每增加（或减少）一个单位时，y 随之增加（或减少）b 个单位。回归模型中有两个参数 a 和 b 需要估计，其参数估计方法：

$$b=\frac{\sum (X-\overline{X}) \times (Y-\overline{Y})}{\sum (X-\overline{X})^2} \quad \text{(公式 7-37)}$$

$$a=\overline{Y}-b\overline{X} \quad \text{(公式 7-38)}$$

通常情况下是根据一个样本资料来分析 x 与 y 的回归关系，计算回归系数和回归方程式的。与其他统计量一样，即使是随机抽样的话，回归系数（b）也存在抽样误差。即使（x、y）的总体回归系数为零，由于存在抽样误差，其样本回归系数也不一定为零。因此，需作回归方程和回归系数是否为零的假设检验。

回归方程的显著性检验，就是对回归进行适度检验，采用方差分析方法。如果回归均方显著地大于剩余均方，则说明回归是显著的，因此，可以用方差分析的方法来检验回归方程是否有显著性意义。其统计量：

$$F=\frac{MS_{回}}{MS_{剩}}=\frac{SS_{回}/\nu_{回}}{SS_{剩}/\nu_{剩}}, \quad \nu_{回}=1, \quad \nu_{剩}=n-2 \quad \text{(公式 7-39)}$$

回归方程中相应的各种变异可用下式表示：

$$SS_{总}=SS_{回}+SS_{剩} \quad \text{(公式 7-40)}$$

$$\sum (Y-\overline{Y})^2=\sum (\hat{Y}-\overline{Y})^2+\sum (Y-\overline{Y})^2$$

各部分对应的自由度：

$$\nu_{总}=\nu_{回}+\nu_{剩} \quad \text{(公式 7-41)}$$

$$\nu_{总}=n-1, \quad \nu_{回}=1, \quad \nu_{剩}=n-2$$

回归系数的显著性检验可用 t 检验。其统计量：

$$t=\frac{b}{\sqrt{\dfrac{SS_{剩}}{n-2}}/\sqrt{l_{XX}}}, \quad \nu=n-2 \qquad (公式\ 7-42)$$

$$l_{XX}=\sum(X-\bar{X})^2$$

（二）相关分析的实例

以［例 7-1］中全部学生的身高和体重为例，研究身高和体重间有无联系。

1. 在数据编辑器窗口下读取已录入准备好的数据。
2. 在数据编辑器窗口下选择【Analyze】下的【Correlate】下的【Bivariate】。
3. 在 Bivariate Correlations 窗口下，将身高、体重两变量用箭头按键移到 Variables 变量框中。
4. 在 Bivariate Correlations 窗口下，按 OK 按键提交系统执行。结果如下：

Correlations

		身高	体重
身高	Pearson Correlation	1	.696**
	Sig. (2-tailed)	.	.000
	N	41	41
体重	Pearson Correlation	.696**	1
	Sig. (2-tailed)	.000	.
	N	41	41

**. Correlation is significant at the 0.01 level

以上结果显示，身高与体重的直线相关系数为 0.696，$P=0.000$，相关系数有统计学意义。相关系数反映出学生的身高与体重间存在正向、中等强度的变化趋势之联系。

（三）回归分析的实例

以［例 7-1］中全部学生的身高和体重为例，研究身高和体重间有无联系。

1. 在数据编辑器窗口下读取已录入准备好的数据。
2. 在数据编辑器窗口下选择【Analyze】下的【Regression】下的【Linear】。
3. 在 Linear Regression 窗口下，将身高变量用箭头按键移到 Dependent 变量框中，将体重变量用箭头按键移到 Independent（s）变量框中。
4. 在 Linear Regression 窗口下，按 OK 按键提交系统执行。结果如下：

第七章　统计技术在健康教育中的应用

Model Summary

Model	R	R Square	Adjusted R Square	Std. Error of the Estimate
1	.696a	.484	.471	4.394

a. Predictors：(Constant)，体重

回归模型的决定系数为 0.484，表示因变量身高的变化中有 48.4% 可以由自变量体重解释。两变量间的相关系数为 0.696，同两变量相关关系研究中的结果。回归方程适度检验的方差分析结果如下：

ANOVAb

Model		Sum of Squares	df	Mean Square	F	Sig.
1	Regression	706.474	1	706.474	36.586	.000a
	Residual	753.087	39	19.310		
	Total	1459.561	40			

a. Predictors：(Constant)，体重
b. Dependent Variable：身高

以上方差分析表中，回归平方和为 706.474，剩余平方和为 753.087，总变异的平方和为 1459.561。回归均方为 706.474，剩余均方为 19.310，方差分析的统计量是 36.586，$P=0.000$。回归方程是适度的。回归系数及回归系数的假设检验如下：

Coefficientsa

Model		Unstandardized Coefficients		Standardized Coefficients	t	Sig.
		B	Std. Error	Beta		
1	(Constant)	131.862	5.645		23.357	.000
	体重	.644	.106	.696	6.049	.000

a. Dependent Variable：身高

回归系数的估计值为 0.644，$P=0.000$，有统计学意义。方程的截距为 131.862。回归方程为：

$$\hat{Y}=131.862+0.644\times X$$

第四节 多因素统计研究

随着多元统计学的发展，多元统计学也越来越显示出它在整个医学科学研究中的重要地位，它不仅是医学科学研究中不可缺少的一个重要工具，而且它是促进医学科学发展的一门重要相关学科。近几十年来计算机得到了快速发展，它从根本上解决了多元统计分析中繁杂的计算问题，从而使得多元统计分析这一领域里丰富的理论知识有了真正的应用价值。

一、多元线性回归分析

（一）多元线性回归分析的原理

多元线性回归分析它是一元线性回归分析或简单线性回归分析的推广，它研究的是一组自变量是如何直接影响一个因变量的。多元线性回归分析通常采用最小二乘法来估计未知参数。它的基本原理是：利用观察或收集到的因变量和自变量的一组数据建立一个因变量关于自变量的线性函数模型，并且，这个模型最好地拟合了观察数据。所谓最好地拟合了观察数据，从几何意义上讲，就是从各种可能的因变量关于自变量的线性函数中找出一个最优的模型，使得这个最优模型对应的空间中的几何体尽可能地靠近所有的观察值对应的几何点。

多元线性回归分析的数学模型：

$$y=\beta_0+\beta_1 x_1+\cdots+\beta_j x_j+\cdots+\beta_x x_x+e \quad \text{（公式 7-43）}$$

多元线性回归分析可以从统计意义上确定在消除了其他自变量的影响后，每一个自变量的变化是否引起因变量的变化，并且估计出在其他自变量固定不变的情况下，每个自变量对因变量的数值影响大小。多元线性回归分析，除了估计每一个自变量的偏回归系数之外，判断哪一个自变量对因变量的影响最大，也是多元线性回归分析的一个重要内容。由于各自变量的单位不同，因此，不能直接用偏回归系数的大小来说明各自变量的重要性。为了去掉量纲对偏回归系数的影响，需要将偏回归系数标准化。

需要指出的是多元线性回归分析要求因变量是连续型数值变量，且呈正态分布，对自变量的要求不限。如果自变量是分类变量，特别是名义变量，要转化为哑变量才能进行分析。

模型参数的估计：通常采用最小二乘法来估计未知参数。即使得残差平方和最小的方法。用样本数据估计出模型参数 β_0，β_1，β_2，…，β_k 的估计值 b_0，b_1，b_2，…，b_k，得到多元线性回归方程：

$$\hat{Y}=b_0+b_1 x_1+b_2 x_2+\cdots+b_j x_j+\cdots+b_k x_k \quad \text{（公式 7-44）}$$

检验总体方程：和一元线性回归分析一样，模型的总体检验采用的是方差分析法。变量 y 的总体变异可以被分解为两部分：一部分是由回归引起的，称为回归部分；另一部分是由残差引起的，称为剩余部分。判断总体方程因变量与自变量间是否存在线性关系，其计算统计量：

$$F=\frac{SS_{回}/k}{SS_{剩}/(n-k-1)}$$
（公式 7-45）

总体方程有显著性意义时，表明总体方程的因变量与自变量有线性关系。但还需要判断因变量与各自变量间的线性关系是否有统计学意义。参数的检验方法用 t 检验。如果有一个参数的估计值 b_j（第 j 个自变量的偏回归系数）没有统计学显著性意义，应该把这个自变量从方程中删除，重新计算方程并进行检验。直到没有自变量从方程中删除。

模型参数的意义解释：用样本观察数据拟合一个回归模型，目的是借助模型来解释客观现实中相关指标变量之间的依存关系。多元线性回归分析可以得到两种参数估计值，一种是非标准回归系数估计值，一种是标准回归系数估计值。两种参数估计值的意义完全不同。非标准回归系数估计值 b_j 可以直接用来解释自变量 x_j 和因变量 y 的依存关系，bj 的值表示当其他自变量不变时，自变量 x_j 变化一个单位引起因变量 y 的变化量。非标准回归系数估计值没有消除量纲影响，因此，在同一模型中它们的值不能相互比较。但是，在不同的模型中可以进行比较。标准回归系数估计值 b_j，消除了量纲的影响，本身没有实际意义，不能直接用来解释自变量 x_j 和因变量 y 的依存关系，也不能在不同的模型中进行比较。由于标准回归系数估计值消除了量纲的影响，所以可以在同一模型中对参数估计值进行大小比较。

多元回归分析的目的是为了找出一个最优的模型，用来解释和预测自变量和因变量的依存关系。但是，要注意的是，所谓的最优模型，只是相比较而言。没有一个绝对的最优模型存在。判断一个模型是否是一个最优模型，除了评估各种统计检验指标外，还要结合专业知识全面权衡各个指标变量系数的实际意义，如符号，数值大小等，特别是对于比较重要的自变量，它的留舍和进入模型的顺序要倍加小心。

（二）多元线性回归分析实例

以［例 7-1］中全部学生的身高和体重、年龄、性别为例，研究身高和体重、年龄、性别间有线性关系。

1. 在数据编辑器窗口下读取已录入准备好的数据。

2. 在数据编辑器窗口下选择【Transform】下的【Compute】。对分类变量"性别"进行哑变量转化，产生"性别男"和"性别女"两个哑变量，"性别男"赋值为 1 表示男性，0 为非男性；"性别女"同理。

3. 在数据编辑器窗口下选择【Analyze】下的【Regression】下的【Linear】。

4. 在 Linear Regression 窗口下，将身高变量用箭头按键移到 Dependent 变量框中，将体重、年龄、性别男、性别女变量用箭头按键移到 Independent（s）变量框中。

5. 在 Linear Regression 窗口下，选择 Method 模型计算方法框中的 Stepwise 方法。规定多元线性回归方程的拟合采用逐步回归的方法。

6. 在 Linear Regression 窗口下，点击 Statistics 按键，出现 Linear Regression：Statistics 对话框。

7. 在 Linear Regression：Statistics 对话框中，选择 Regression coefficients 下的 Estimates、Model fit、R squared change 三项。

8. 在 Linear Regression 窗口下，点击 Options 按键，出现 Linear Regression：Options

对话框。

9. 在 Linear Regression Options 对话框中选择自变量进入方程的检验水准 0.05，自变量从方程中删除的检验水准 0.10。

10. 在 Linear Regression 窗口下，按 OK 按键提交系统执行。结果如下：

Model Summary

Model	R	R Square	Adjusted R Square	Std. Error of the Estimate	Change Statistics				
					R Square Change	F Change	df1	df2	Sig. F Change
1	.696a	.484	.471	4.394	.484	36.586	1	39	.000

a. Predictors：(Constant)，体重

多元线性回归模型的决定系数为 0.484，表示因变量身高的变化中有 48.4% 可以由自变量解释。因变量与自变量间的相关系数为 0.696。回归方程适度检验的方差分析结果如下：

ANOVAb

Model		Sum of Squares	df	Mean Square	F	Sig.
1	Regression	706.474	1	706.474	36.586	.000a
	Residual	753.087	39	19.310		
	Total	1459.561	40			

a. Predictors：(Constant)，体重
b. Dependent Variable：身高

以上方差分析表中，回归平方和为 706.474，剩余平方和为 753.087，总变异的平方和为 1459.561。回归均方为 706.474，剩余均方为 19.310，方差分析的统计量是 $F=36.586$，$P=0.000$。回归方程是适度的。回归系数及回归系数的假设检验如下：

Coefficientsa

Model		Unstandardized Coefficients		Standardized Coefficients	t	Sig.
		B	Std. Error	Beta		
1	(Constant)	131.862	5.645		23.357	.000
	体重	.644	.106	.696	6.049	.000

a. Dependent Variable：身高

采用逐步回归的方法，多元线性回归方程中有显著性意义的变量只有体重，其他自变量没有进入方程。自变量体重的回归系数估计值为 0.644，$P=0.000$，有统计学意义。方程的截距为 131.862。回归方程为：

$$\hat{Y}=131.862+0.644\times X$$

没有进入方程自变量的统计见下表。

Excluded Variables[b]

Model		Beta In	t	Sig.	Partial Correlation	Collinearity Statistics Tolerance
1	年龄	−.022[a]	−.187	.852	−.030	1.000
	性别男	.259[a]	1.978	.055	.306	.716
	性别女	−.259[a]	−1.978	.055	−.306	.716

a. Predictors in the Model：(Constant)，体重
b. Dependent Variable：身高

二、Logistic 回归分析

（一）Logistic 回归分析的原理

研究中经常需要分析定性分类数据。研究者关心的问题是，哪些因素导致了人群中有些人患某种病而有些人不患某种病，哪些因素导致了某种治疗方法出现治愈、显效、好转、无效等不同的效果，各种致病因素或各种处理方法是如何影响人群健康或处理效果的等等。诸如此类的问题，实质是一个回归分析问题，因变量 y 就是上述提到的这些分类变量，自变量 x 是与之有关的一些因素。但是，这样的问题却不能直接用上面介绍的线性回归分析方法来解决，其根本原因就在于因变量是分类变量，严重违背了线性回归分析所要求的因变量是连续正态分布变量这一假设条件。从数学角度看，logistic 回归模型非常巧妙地避开了分类变量的分布问题，补充完善了线性回归分析的缺陷。

1. Logistic 回归分析的数学模型：假设因变量 y 是一个取值为 1 和 0 的二值变量，假设变量 x_1，x_2，…，x_k 都是影响变量 y 的危险因子，那么，变量 y 在 k 个 x 变量上的 k 元 logistic 回归模型是：

$$p=p(y=1\mid x_1,x_2,\cdots,x_k)=\frac{exp(\alpha+\beta_1 x_1+\beta_2 x_2+\cdots+\beta_k x_k)}{1+exp(\alpha+\beta_1 x_1+\beta_2 x_2+\cdots+\beta_k x_k)}$$

（公式 7-46）

Logistic 回归模型的另外一种形式：

$$\log(p)=\ln\frac{p}{1-p}=\alpha+\beta_1 X_1+\beta_2 X_2+\cdots+\beta_k X_k \quad \text{（公式 7-47）}$$

在公式7-47中$\log(p)=\ln\frac{p}{1-p}$称为logit变换。对公式7-46表达的Logistic模型经logit变换后,公式7-47表达的模型为自变量与$\log(p)$的线性关系。

$\log(p)=\alpha+\beta_1 X_1+\beta_2 X_2+\cdots+\beta_k X_k$模型中的参数$\beta_j$的意义是当其他因素固定不变的条件下,自变量$X_j$每改变一个测量单位所引起因变量比数比的自然对数改变量。在发病率较低时,可以把β_j近似看成相对危险度的自然对数改变量。

2. 估计参数:在logistic回归分析模型中,回归系数的估计方法通常是最大似然法(Maximum Likelihood method)。logistic回归模型的回归系数是自变量对应变量作用大小的一种度量。因为自变量的单位不同,不能用回归系数的估计值来判断哪一个自变量对因变量的影响作用最大。为了要进行比较,需要计算出标准回归系数。计算原理和线性回归分析一样。

在标准回归系数估计值中,绝对值最大的标准回归系数对应的x变量对y变量的影响最大。

3. 检验总体模型:常用的Logistic回归模型的检验方法是似然比检验(likelihood ratio test)。其原理是:假定有一个和几个自变量从模型中删除,模型的似然比对数值发生变化。似然比统计量是两个模型的最大对数似然值之差的负二倍,其大小符合χ^2统计量。χ^2统计量的计算公式:

$$\chi^2=-2\{\ln L[\hat{\beta}(k)]-\ln L[\hat{\beta}]\} \qquad (公式7-48)$$

4. 检验参数:检验上述统计假设常用的方法是Ward卡方检验。服从自由度为1的Wald$\chi^2=Z^2=[b_j/SE(b_j)]^2$,可检验参数$\beta_j$是否为0。

参数β_j的$100(1-\alpha)\%$可信区间为$b_j\pm Z_{\alpha/2}SE(b_j)$,其95%可信区间为:

$$b_j\pm 1.96SE(b_j) \qquad (公式7-49)$$

Logistic回归模型系数的解释:对于logistic回归模型,其回归系数估计值的意义与多元线性回归模型中完全不同。为了搞清楚它的意义,了解流行病学研究中的两个相关概念,相对危险度(RR)表示暴露在危险因子下的发病率与不暴露在危险因子下的发病率的比;比数比(OR)表示暴露在危险因子下的发病率与不发病率之比与非暴露在危险因子下的发病率与不发病率之比的比。当模型中参数β_j大于0的时候,表示自变量X_j每增加一个观察单位其因变量Y相对危险度增加,即自变量X_j是危险因素;β_j小于0的时候,表示自变量X_j每增加一个观察单位其因变量Y相对危险度减少,即即自变量X_j是保护因素。e^β描述是危险因素变化时的比数比或相对危险度,其大小反映这种危险因素或保护因素作用的倍数或百分比。

(二)Logistic回归分析的实例

以[例7-1]中学生的"非典后洗手次数增加"为因变量,其他五个变量年龄、性别、体重看法、清洁水、朋友为自变量为例,进行Logistic回归分析研究。

1. 在数据编辑器窗口下读取已录入准备好的数据。

2. 在数据编辑器窗口下选择【Transform】下的【Compute】。对因变量（分类变量）"洗手"进行变量转化，产生"性别y"新变量，"性别y"赋值为1表示洗手增加，0为不增加。

3. 在数据编辑器窗口下选择【Analyze】下的【Regression】下的【Binary Logistic】。

4. 在 Logistic Regression 窗口下，将"洗手 y"变量用箭头按键移到 Dependent 变量框中，将年龄、性别、体重看法、清洁水、朋友变量用箭头按键移到 Covariates 变量框中。选择 Method 模型计算方法框中的 Backward：LR 方法。规定 Logistic 回归方程的拟合采用向后偏最大似然比回归方法。

5. 在 Logistic Regression 窗口下，点击 Categorical 按键，出现 Logistic Regression：Define Categorical Variable 对话框。

6. 在 Logistic Regression：Define Categorical Variable 对话框下，将变量性别、清洁水用箭头按键移到 Categorical Covariates 变量框中，选中性别后在 Change Contrast 栏中的 Contrast 下对变量性别的比较方式改变为 Simple，并选择 Reference Categoey 下的 First，再按 Change 按键；清洁水变量的操作相同。

7. 在 Logistic Regression 窗口下，点击 Options 按键，出现 Linear Regression：Options 对话框。

8. 在 Linear Regression：Options 对话框下，选择 Statistics and Plots 下的 hosmer-Lemeshow goodness-of-fit 选择项，计算模型拟合指数；选择 Correlations of estimates 选择项，估计模型相关系数矩阵；选择 CI for exp（b）：95%选择项，计算相对危险度的95%可信区间。

9. 在 Logistic Regression 窗口下，按 OK 按键提交系统执行。结果如下：

Dependent Variable Encoding	
Original Value	Internal Value
.00	0
1.00	1

因变量的原观察值为0时，模型中定义为0；因变量的原观察值为1时，模型中定义为1。自变量都不在方程中时的统计结果：

variables not in the Equation

			Score	df	Sig.
Step 0	Variables	年龄	4.440	1	.035
		性别（1）	5.302	1	.021
		体重看法	.464	1	.496
		清洁水（1）	1.044	1	.307
		朋友	2.419	1	.120
	Overall Statistics		11.075	5	.050

从以上结果情况看，年龄（$P=0.035$）和性别（$P=0.021$）两个自变量最有可能进入方程。方程的向后偏最大似然比回归分析经过4步完成最优方程的求解，其每步时的模型检验结果：

Omnibus Tests of Model Coefficients

		Chi-square	df	Sig.
Step 1	Step	11.283	5	.046
	Block	11.283	5	.046
	Model	11.283	5	.046
Step 2[a]	Step	−.383	1	.536
	Block	10.900	4	.028
	Model	10.900	4	.028
Step 3[a]	Step	−.369	1	.544
	Block	10.531	3	.015
	Model	10.531	3	.015
Step 4[a]	Step	−1.045	1	.307
	Block	9.487	2	.009
	Model	9.487	2	.009

a. A negative Chi-squares value indicates that the Chi-squares value has decreased from the previous step.

第4步中，模型的 χ^2 值为9.487，$P=0.009$，模型有统计学意义。各步的似然比统计量：

Model Summary

Step	−2 Log likelihood	Cox & Snell R Square	Nage lkerke R Square
1	29.189	.241	.383
2	29.572	.233	.372
3	29.941	.227	.361
4	30.986	.207	.329

原资料中，分类判别的结果：

Classification Table[a,b]

			Predicted		
			洗手 Y		Percentage
	Observed		.00	1.00	Correct
Step 0	洗手 Y	.00	0	8	.0
		1.00	0	33	100.0
	Overall Percentage				80.5

a. Constant is included in the model.
b. The cut value is .500

每步分类判别的结果：

Classification Table[a]

			Predicted		
			洗手 Y		Percentage
	Observed		.00	1.00	Correct
Step 1	洗手 Y	.00	3	5	37.5
		1.00	2	31	93.9
	Overall Percentage				82.9
Step 2	洗手 Y	.00	2	6	25.0
		1.00	3	30	90.9
	Overall Percentage				78.0
Step 3	洗手 Y	.00	3	5	37.5
		1.00	3	30	90.9
	Overall Percentage				80.5
Step 4	洗手 Y	.00	3	5	37.5
		1.00	3	30	90.9
	Overall Percentage				80.5

a. The cut value is .500

第 4 步，以预测概率 0.500 判别为分界点。洗手不增加者 8 例，判别正确 3 例，判对率 37.5%；洗手增加者 33 例，判别正确 30 例，判对率 90.9%。总判对率 80.5%。

各步自变量在方程中时的统计量：

Variables in the Equation

		B	S.E.	Wald	df	Sig.	Exp (B)	95.0% C.I. for EXP (B) Lower	Upper
Step 1[a]	年龄	−1.526	.936	2.657	1	.103	.217	.035	1.362
	性别（1）	2.106	1.040	4.099	1	.043	8.219	1.069	63.159
	体重看法	−.301	.495	.370	1	.543	.740	.281	1.952
	清洁水（1）	−.770	1.049	.539	1	.463	.463	.059	3.618
	朋友	.480	.457	1.104	1	.293	1.616	.660	3.960
	Constant	25.826	15.828	2.662	1	.103	164486077879.903		
Step 2[a]	年龄	−1.513	.933	2.628	1	.105	.220	.035	1.372
	性别（1）	1.876	.949	3.906	1	.048	6.525	1.016	41.909
	清洁水（1）	−.590	.974	.366	1	.545	.555	.082	3.743
	朋友	.457	.453	1.018	1	.313	1.579	.650	3.834
	Constant	24.720	15.618	2.505	1	.113	54443751803.175		
Step 3[a]	年龄	−1.656	.933	3.145	1	.076	.191	.031	1.190
	性别（1）	1.854	.938	3.907	1	.048	6.388	1.016	40.173
	朋友	.474	.459	1.067	1	.302	1.607	.653	3.953
	Constant	27.012	15.613	2.993	1	.084	538437797408.190		
Step 4[a]	年龄	−1.749	.917	3.636	1	.057	.174	.029	1.050
	性别（1）	1.897	.919	4.261	1	.039	6.664	1.101	40.355
	Constant	30.135	15.275	3.892	1	.049	12235503310544.940		

a. Variable (s) entered on step 1：年龄，性别，体重看法，清洁水，朋友

第一步，全部自变量进入方程，其中只有性别变量具有统计学意义。第二步，删除体重看法后，也只有性别变量具有统计学意义。第三步，进一步删除清洁水变量后，按照软件分析系统中默认的进入方程自变量检验显著水准必须小于 0.05，删除自变量的检验显著水准为 0.10，方程中有性别（$P=0.048$）、年龄（$P=0.076$）两个自变量符合要求，还有朋友（$P=0.302$）一个变量必须从方程中删除。第四步，只有性别（$P=0.039$）、年龄（$P=0.057$）两个自变量具有统计学意义。至此，Logistic 回归分析的模型拟合过程结束。其 Logistic 回归方程为：

$$\text{log}it(p_{洗手y}) = 30.135 - 1.749\,\text{年龄} + 1.897\,\text{性别}$$

Logistic 回归方程中，年龄因素是一个危险因素，年龄的增加可以导致洗手次数的减

少；女性相对男性而言，其洗手次数是增加的，其相对危险度为6.664，相对危险度的95%可信区间：1.101～40.355。

需要指出的是，在本例Logistic回归分析中因变量的赋值采用的方式是增加为1，如果赋值时，因变量为次数增加时用0，本分析结果中性别、年龄两个自变量的偏回归系数正好相反，其分析的意义相同。

第五节　数据处理与分析

一、统计软件介绍

由于在实际工作中要处理的数据资料通常是大量的，运用多因素分析方法时如果没有计算机的帮助就很难想象能如期完成任务。计算机软件包中现成的程序使令人眼花缭乱的数据统计分析工作神奇般地变得十分简单而容易。操作者只要依照操作程序的说明输入几个指令即可完成。但是，计算机不可能自动保证其输出结果是绝对正确的，只有当整个统计数据及所选择的分析方法都正确无误的时候，所得到的结果才会是正确可靠的。当今，几乎所有的统计分析工作都是在计算机上选用某种统计软件来完成的。

目前，国际上用于统计分析的软件很多，其功能各有差异。像SAS，SPSS，STATS，GENSTA，EQS，LISREL等，这些都是很流行的统计软件。被世界各国的政府部门、大专院校、科研单位等看好的专业统计软件就是SAS（Software of Analysis System）软件。对于统计分析，SAS软件可以说是不可多得的高级计算机专业软件。因此，选用SAS统计软件作为主要计算工具。这样可以促使科学研究的统计分析更具国际竞争力。SAS是一个大型的系统分析软件包，它不仅含有功能很强的统计分析软件，而且，还含有经济，工农业，科学等领域里的一些常用的分析工具。和其他的统计软件相比，SAS的最大特点是功能齐全，技巧灵活，使用方便，应用广泛，特别是数据处理方面的强大功能，是其他统计软件所不能比的。目前，它越来越广泛地被应用到各个学科领域，被誉为国际上的一个标准高级软件。SAS系统由两部分组成：系统管理程序库和功能程序库。

系统管理程序是整个系统的核心，它统一管理和控制系统里所有的功能程序，包括显示管理程序、远程通讯管理程序，以及各种分析程序等，起着沟通SAS系统与外部环境的作用。

功能程序是SAS系统的价值所在，特别是它的各种分析程序是SAS系统的一个主要板块。SAS系统将分析程序板块按功能的不同分成不同的模块，人们可以根据实际需要选择若干模块组合成自己的SAS系统。主要的功能模块有：SAS/BASE——基本统计分析模块；SAS/STAT——多元统计分析模块；SAS/GRAPH——绘图模块；SAS/QC——质量控制分析模块；SAS/OR——运筹与决策分析模块；SAS/ETS——经济计量、预测分析模块；SAS/IML——矩阵运算模块

实用于统计分析的软件主要是SPSS，其特点是操作简单，方便使用，不用记忆命令。SPSS的基本功能包括数据管理、统计分析、图表分析、输出管理等等。SPSS统计分析过程包括描述性统计、均值比较、一般线性模型、相关分析、回归分析、对数线性模型、聚类

分析、数据简化、生存分析、时间序列分析、多重响应等几大类。SPSS也有专门的绘图系统，可以根据数据绘制各种图形。

另外，在公共卫生领域比较实用的一类软件如Epi Info。Epi Info系列软件是由美国疾病预防控制中心（CDC）和世界卫生组织（WHO）共同开发，为公共卫生行业设计的统计分析软件。十几年来，已广泛应用于我国各级医疗卫生部门。随着操作平台的进步，2000年6月，美国CDC推出最新的Windows版Epi info 2000。与以前版本（DOS版）比，其界面更清晰，操作更简单，全部命令均可使用菜单。新软件增加了多因素分析方法，如Logistic回归和生存分析功能；新增儿童生长发育评价模块及流行病学数据地图功能。除用于疾病监测等公共卫生行业，该软件还可用于医院信息管理统计、资料汇总和数据分析等工作。

掌握一个数据分析软件包的基本使用方法，主要要解决三个方面的问题：一是了解软件包的系统结构，包括其使用环境，主要功能，主要特点等；二是了解软件包所使用的系统语言和程序结构，包括学会建立软件包所认可的数据库的方法和编辑各种运算程序的方法；三是了解与软件包有关的计算机的基本操作方法和使用技能，包括启动系统，退出系统，存入文件，调出文件，运转程序，查看结果等。

二、数据的预处理分析

通过观察收集到大量原始资料之后，必须对之进行系统加工处理，以便进行统计学分析，这就是所谓的数据资料的整理。数据资料的整理包括数据的整理、异常值的处理、和资料的系统化等方面。

（一）建构数据资料的框架

设研究对象共由n个样本个体组成，每个个体观察了P个变量，即：X_1，X_2，…，X_p。那么，所有的观察值d应该构成一个完整的体系。整理资料的最终目的，就是设法把观察的原始数据通过处理，纳入这一构架体系，便于深入统计分析。在进行数据资料整理时，首先要确立数据资料的这一框架体系，然后再进行其他的整理工作，以提高研究的效率。

（二）数据资料的预处理

把数据资料纳入上述框架之前，必须经过一定的预处理。预处理包括变量的系统化命名、原始记录的核对、计量单位和测量精度的统一、文字变量的数量化处理等。①系统化变量名称、测量单位和计量方法。把研究所涉及的所有变量列一个明细表，并标记上X_1，X_2，…，X_p。②检查核实原始数据。包括抄录错误、逻辑差错等等，如研究儿童问题时发现年龄为15岁以上即为逻辑错误。③把经过处理的原始记录按前面介绍的框架结构以逐一过录成数据集合。对于小量资料，可通过列表方式完成。对于大批量的资料，则要借用数据库软件，如dBASE、FoxPro和其他软件Epinfo等。

（三）异常值的剔除

当获得一组数据之后，通过预处理发现个别值特别大或特别小时，就要考虑是否是因为误差或过失所致的错误数据。如属这种情况，应该从数据中剔除出去，以免影响结果。

判断异常值有不同的方法。下面只介绍两种适用于观察数据较多的情况。① 离均差法：对于变量X，观察了n个数据，求出其平均数$\bar{X}$和标准差S，如果有某个观察值X_i满足条

件：$|X_i - \bar{X}| \geqslant 3S$，则该 X_i 应从数据中剔除。② Chuavent 法：对于 X，观察了 n 个数据。对于某个可疑的 X_i，计算：$Z = (X_i - \bar{X})/S$，按标准正态分布计算出 X_i 在 n 个观察值中出现的概率 $P(X_i)$，若 $P(X_i) > 1/(2n)$，则 X_i 属可疑值，可剔除。

对待可疑数据要作具体分析。有时所谓的"可疑"数据可能预示着某种新的发现。剔除数据要谨慎。上面介绍的两种方法只是为审查可疑数据提供一个参考，而且只适于有 1~2 个可疑值的情况。

三、统计分析的结果选用及表达

通过科学研究，得到了大量原始数据资料。尽管这些资料是在整个科学研究过程中产生的，但并非所有的都必须用到论文中去。这些结果，主要是帮助逐步解析和证实所要研究的问题。因此，在报道结果时，必须要按照一定的原则对之进行裁剪取舍。此外，数据资料选定之后，如何应用表达，也要讲一定的技巧。

（一）研究结果的保存和利用原则

首先应该保存原始资料，即做完一项研究之后，按照科学的研究管理规定，所有原始资料和结果都必须保存，既为课题检查使用，也是今后作相关研究的参考。重要科学研究课题的原始资料还要制成档案专门存放保管。其次，报道主要研究结果，即要从一大堆数据、资料中选取那些与研究拟解决的问题密切相关的内容，作为论文报道的材料。再者，保留有深入研究价值的结果，即一项研究常常会发现一些有深入研究价值的东西。

（二）围绕研究主题取舍研究结果

所谓围绕研究主题进行取舍，就是把与研究结论有密切关系的内容保留下来，包括从研究设计到具体实施，到每一项结果，只要是直接与研究要论证的问题有关的，无论是完整的还是不完整的，无论是定性的还是定量的，无论是阳性的还是阴性的，无论与权威专家的结果相同还是不同，都应保留。相反，凡与研究主题无关的，或关系不大的，即使非常完整，非常准确，非常具有权威性，也应舍去，或另外保留以作他用。

（三）保持材料之间的层次性和内在联系

研究所得的结果，要通过科研论文反映出来。因此，对于通过研究获得的材料进行取舍时，除了考虑研究的主题之外，还要注意保持所选取的材料的层次性和内在结构。只有这样，才能有效地运用研究结果来说明研究设计要论述或证明的问题。这里，既有思维的逻辑问题，又有材料安排的技巧问题。材料取舍除了要围绕论文的中心之外，还要有规律、分层次地进行取舍安排。通常，可以按照两种模式对材料进行安排：第一种为逐层深入法；第二种为断面剖析法。

（四）研究结果的表达技巧

对于任何研究，通过研究人员的辛勤劳动，获得了大量原始数据和统计处理结果，这其中大量为中间结果，只有极少数为终末结果。最简单的如研究某人群的身高，可能随机抽取数千男女人口测量身高。而最后结果只要求出不同年龄、性别的平均身高及相应的标准差。在进行比较性研究时，组间的差异及差异的统计学检验的显著水平是报道的重点。在进行多变量研究时，统计处理的中间结果会更多。在绝大多数情况下，研究所关心的重点是所有自变量与因变量之间的关系，因此，求出回归模型的各回归系数之后，列出具体的回归方程是必不可少的。对于数字性结果，当研究涉及多个类似项目，或者某个指标的时间、空间分布时，宜采用表格或图形的形式进行报道。以提高传递信息的效率。当人们阅读一篇文章时，图和表往往是最吸引人注意力的地方。因此，在报道研究结果时，除了考虑选择表达方式之外，还要注意恰当地运用图表来帮助突出研究的中心和重点。如何对研究结果进行处理和应用的问题，研究结果的取舍和表达是科学、经验和艺术的结合。通过学习，在实践中逐步掌握研究结果的取舍原则和所得结果的排列技巧，合理地选择和应用图表，科学有效地报道研究结果。

第六节 统计数据可视化

统计数据可视化是利用计算机图形图像手段来构建、传达和表示复杂统计数据特征，它利用视觉表征手段更好地展示数据间的潜在关系。统计是将原始数据整理转化为二次加工数据或信息的一个过程，除了数据加工过程非常重要以外，统计数据的结果展示也至关重要，它决定了统计过程的结果性输出，也最终影响统计质量。统计数据是统计工作活动过程中所取得的反映经济和社会现象的数字资料以及与之相联系的其他资料的总称。统计就是通过数字分析结果来解释问题现象，但是并不是统计数字结果的简单罗列，而是通过数据的深层次加工和组织，来实现结果选择的论证过程。

面对结构复杂，信息数量庞大的统计数据空间，用户的认知能力受到极大的限制，信息的可视化可以突破这种限制，提高用户的数据认知能力，所谓信息或数据可视化就是利用人们对可视模式的自然识别能力，将数据信息以及知识转化为视觉形式的过程。其目的是给数据以形象视觉化的方式表示。

一、统计数据可视化

可视化技术最早运用于计算机科学中，并形成了可视化技术的一个重要分支——科学计算可视化（Visualization in Scientific Computing）。科学计算可视化能够把科学数据，包括测量获得的数值、图像或是计算中涉及、产生的数字信息变为直观的、以图形图像信息表示的、随时间和空间变化的物理现象或物理量呈现在研究者面前，使他们能够观察、模拟和计算。

统计数据可视化是利用计算机图形图像手段来构建、传达和表示复杂统计数据关联，它利用视觉表征手段更好地展示数据间的潜在关系，运用可视化来改变统计空间的数据组织，使得统计结果的信息表达方式更为丰富。统计数据的可视化利用图解手段来建构统计数据，目前，统计数据可以分为品质描述数据、数值描述数据，从国内外现有应用来看，品质描述数据通常使用圆形图或饼状图，而数值描述数据更为多样化，如打点图、直方图、条形图或帕累托图等，甚至有的时候还使用象形图等新的非规范统计图形来表达统计结果。一般来说，视觉的外部描述方式比其他方式更为直观和有效，因为它支持大量的感性推理。

统计数据可视化是一个比较新的研究领域，它应用视觉表征手段促进统计结果的传播和吸收，随着科技的发展和人们对统计数据可视化要求的不断提高，存在一些有待解决的问题。现有的统计数据可视化主要是以二维图形作为表现形式，当前的统计数据可视化大多是依靠计算机的二维屏幕实现的，以后若与虚拟现实空间相结合，采用多维的表现形式，可以为统计决策者提供多视角的动态交互性展示。

二、统计数据可视化方法

数据可视化技术包含以下几个基本概念：

1. 数据空间：是由 n 维属性和 m 个元素组成的数据集所构成的多维信息空间；
2. 数据开发：是指利用一定的算法和工具对数据进行定量的推演和计算；
3. 数据分析：指对多维数据进行切片、块、旋转等动作剖析数据，从而能多角度多侧面观察数据；
4. 数据可视化：是指将大型数据集中的数据以图形图像形式表示，并利用数据分析和开发工具发现其中未知信息的处理过程。

数据可视化已经提出了许多方法，这些方法根据其可视化的原理不同可以划分为基于几何的技术、面向像素技术、基于图标的技术、基于层次的技术、基于图像的技术和分布式技术等等。

数据可视化的成功应归于其背后基本思想的完备性：依据数据及其内在模式和关系，利用计算机生成的图像来获得深入认识和知晓。其第二个前提就是利用人类感觉系统的广阔带宽来操纵和解释错综复杂的过程、涉及不同学科领域的数据集以及来源多样的大型抽象数据集合的模拟。这些思想和概念极其重要，对于计算科学与工程方法学以及管理活动都有着精深而又广泛的影响。

通过视觉化方式，快速抓住要点信息。另外，数据通过视觉化呈现数据，也揭示了令人惊奇的模式和观察结果，是不可能通过简单统计就能显而易见看到的模式和结论。"通过视觉化，我们把信息变成了一道可用眼睛来探索的风景线，一种信息地图。当你在迷失在信息中时，信息地图非常实用。"

数据可视化的主要过程包括建模和渲染。建模是把数据映射成物体的几何图元；渲染是把几何图元描绘成图形或图像。信息图形一般包括文字、数据、图形、图像四种结构要素。应用这些要素将统计数据转化成图形，用图形讲述其背后的故事。一般分三个阶段：第一阶段为数据整理，在这个阶段主要工作有"理解分析"、"表达目的"、"受众对象"等三个内容；第二阶段为方式选择，主要工作有"坐标架构"、"关系模式"、"表现形式"等内容；第三阶段为图表制作，有"草图构思"、"作图成形"、"装饰美化"等。

在选择表现形式上一般根据统计数据的特征来决定。统计数据一般分为频率分布、总体构成、时间序列、分类比较、关联关系等几大类别。频率分布类型可采用直方图、面积图等；总体构成一般采用饼图、百分条图等；时间序列多采用线图等。

三、案例分享

案例 1

以例 7-1 数据为例，利用案例中"年龄 性别 身高 体重"四个变量对 41 名学生的身形的相似性进行分析。下图就比较直观表达出每一个个体间的关系。它比文字更清楚表达了身形关系。

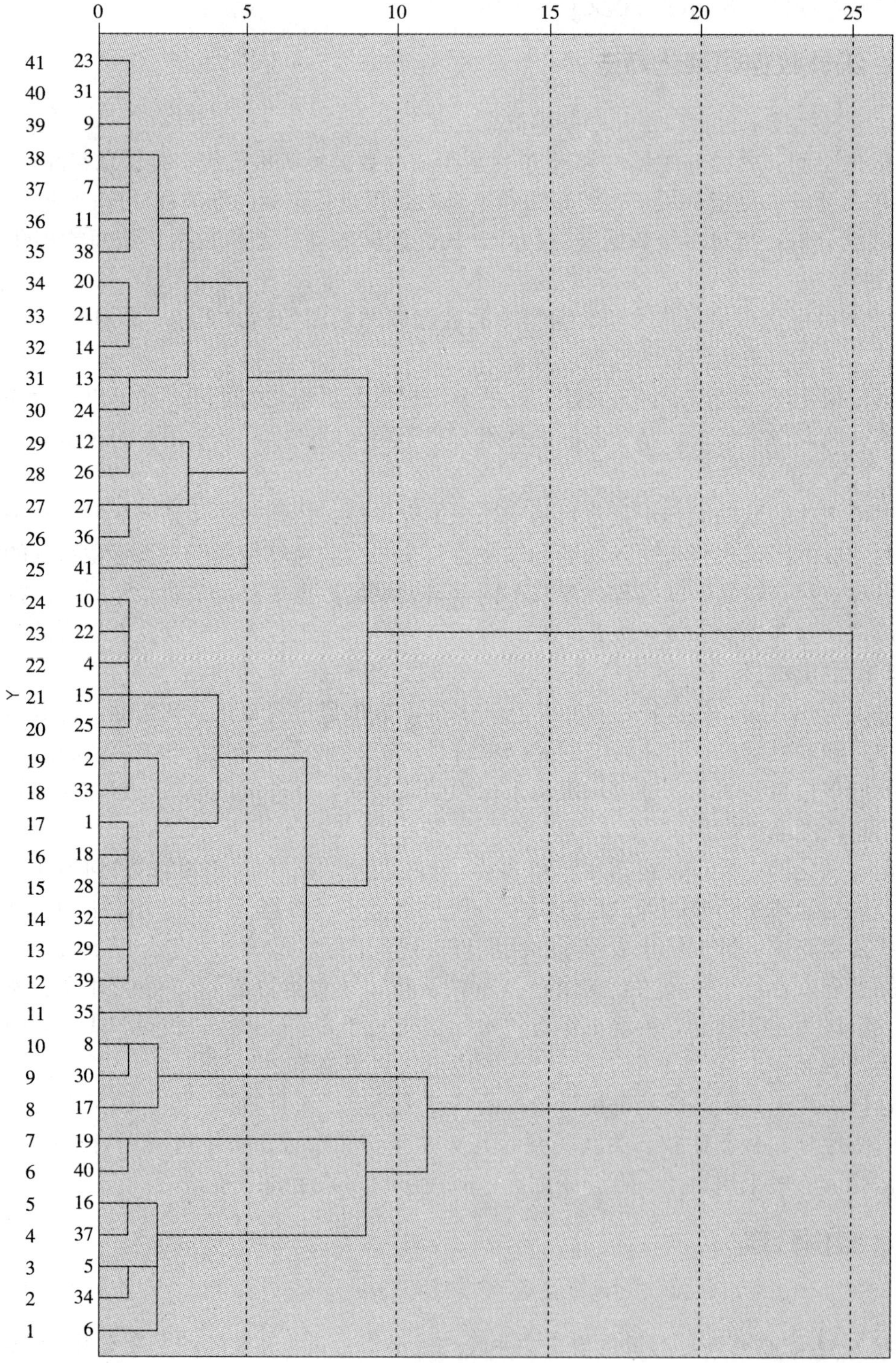

第七章 统计技术在健康教育中的应用

案例 2

以例 7-1 数据为例，案例中 BMI 统计分析得到的"性别"间 BMI 值的比较结果，采用下图 1 可视化形式表达就比文字陈述要清楚得多，并且所包含的信息量也大。同理，"洗手"对 BMI 的影响也通过下图 2 可视化。

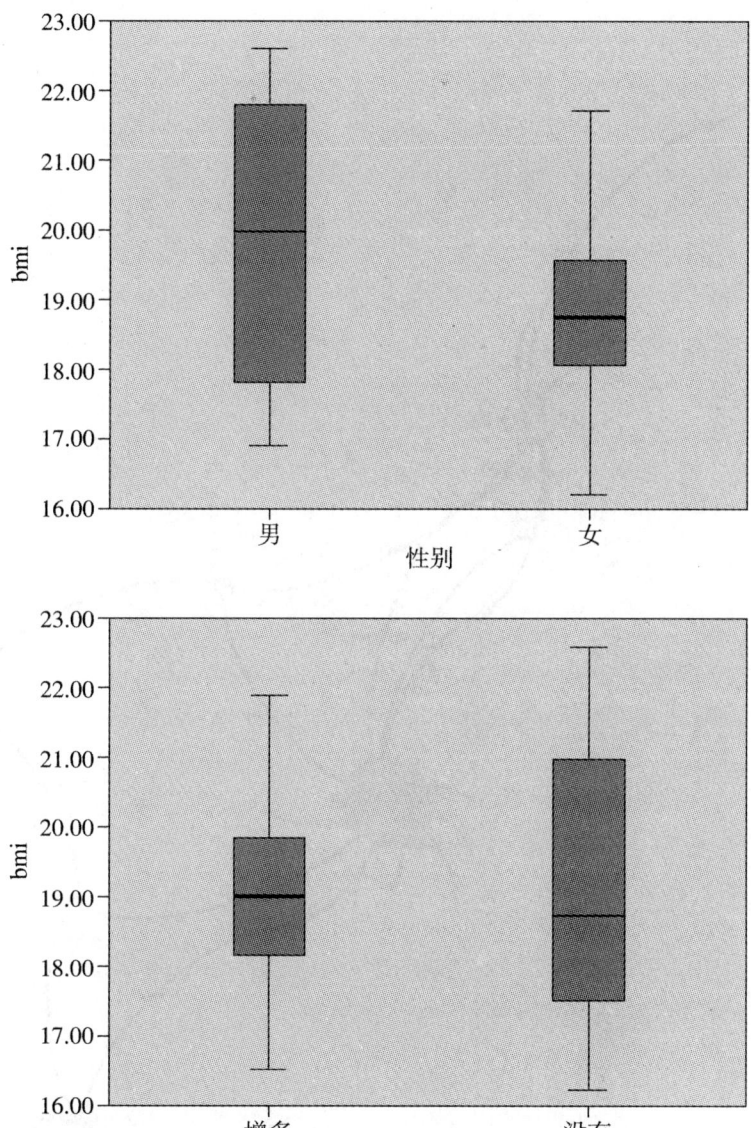

案例 3

以例 7-1 数据为例，案例中用"身高"、"体重"计算得到的 BMI 结果为权重，以"体重看法"为聚焦点，采用复杂网络分析方法，研究不同 BMI 指标值的学生对体重的看法以及各看法间的关系。

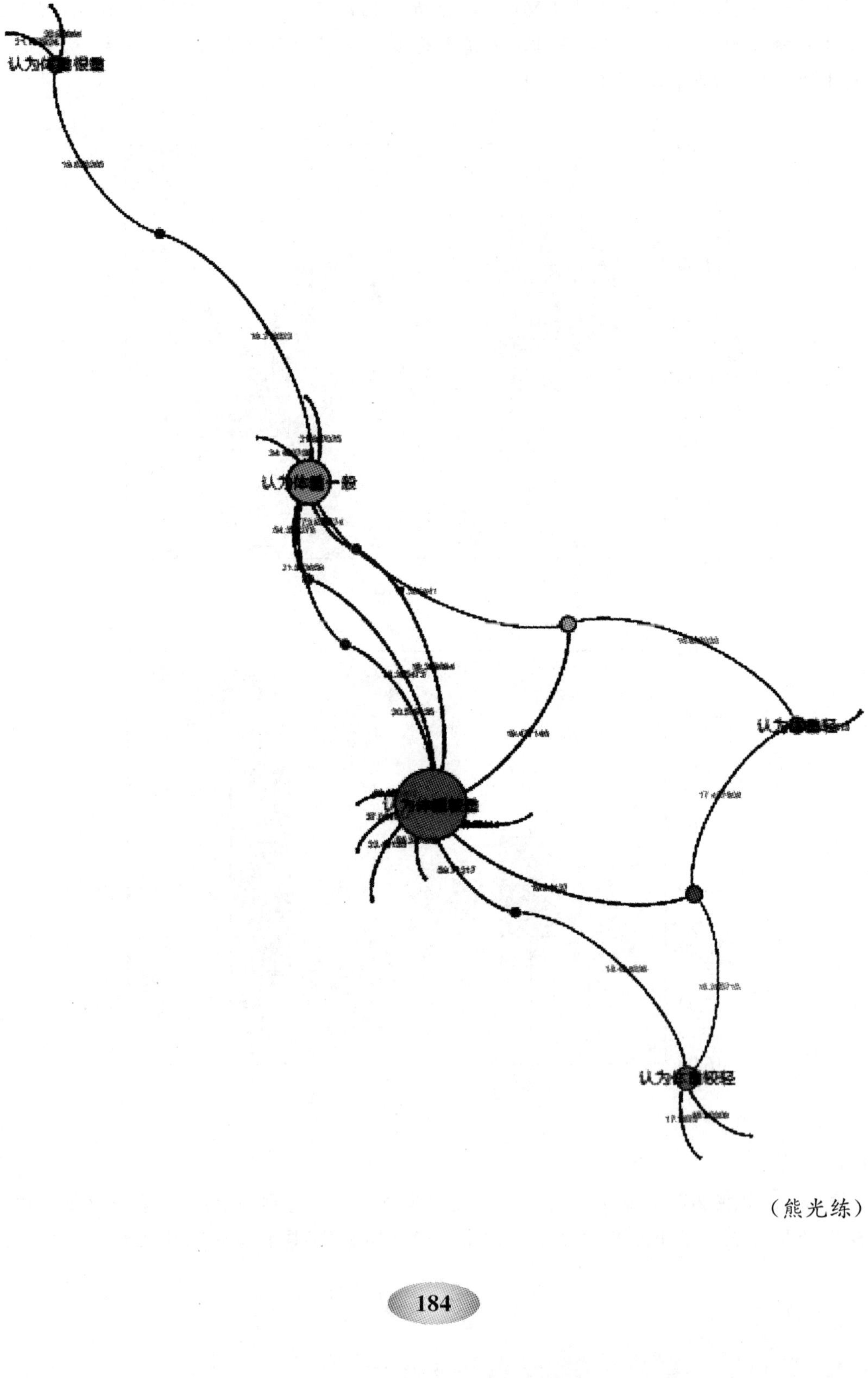

(熊光练)

第八章　健康教育培训方法

> **本章要点**
> 1. 参与式培训的概念
> 2. 参与式培训的优点
> 3. 各种参与式培训的方法

健康教育培训属于成人在职培训的范畴，多采用参与式培训方法，因此本章主要介绍参与式培训方法。

第一节　参与式培训概述

培训（training）是在现代社会中应用日益广泛的一种教育方式，是组织根据自身的发展和工作需要，为提高员工学习和工作相关能力而进行的各种形式的教育活动。通过培训，使培训对象掌握培训中强调的知识、技能和对工作绩效起关键作用的行为，并应用于日常工作中。在健康教育专业领域中，开展细分对象、细分层次、细分主题的有针对性的培训活动，是迅速提高健康教育专业人员理论水平、工作实践能力的重要手段。如各种健康教育理论培训，有助于健康教育人员更新知识、了解前沿动态，提高理论水平；针对不同层次健康教育工作者的职责要求和必须掌握的技能，组织开展传播技巧，传播材料制作以及健康教育计划设计、实施、评价等培训；也可以结合项目活动，对参与项目实施的业务人员进行相关知识、技能的专项培训，使其熟悉项目的管理程序，了解项目实施要求，掌握新的工作方法。同时，健康教育人员掌握了培训组织的技能，开展对不同层次目标人群的培训，是健康教育和健康促进工作开发领导、进行社会动员、提高目标人群的健康相关知识和技能的重要干预手段之一。

一、参与式培训的概念

参与式培训（participatory training）是一种让每个受培训对象都投入到群体活动之中，与其他成员合作学习的培训方法。参与式培训的概念最早出现在20世纪初（1910年前后），被称为"SARAR"的参与式方法（SARAR，S—Self-esteem，A—Associative strengths，R—Resourcefulness，A—Action-planning and R—Responsibility）是基于激发人的自尊（S）、联想力量（A）、足智多谋（R）、计划行动（A）和责任感（R）这5种潜能，使得培训对象自己确定他们所存在的问题,计划改变以及实施并评估这种变化,进行经验的交流和分享,主动学习。

二、参与式培训的特点

参与式培训除具有培训的计划性、针对性和实践性特点外,还具有以下特点:

1. 以培训对象为中心:参与式培训把传统培训的以培训者为中心,转为以培训对象为中心。培训目标设定和课程开发设计围绕培训对象的实际需求,为解决实际工作中的问题和需要,强调学以致用。在参与式培训中,培训者的定位是"协助者"、"组织者"、"协作者",而不是传统意义上的"教师"、"专家"、"信息发布者"或"标准答案的核实者"。

2. 注重教与学的双向交流:传统的教育培训形式是一种单向交流模式,培训者只需要将自己所掌握的知识技能灌输给培训对象,而无需考虑培训对象的反应。参与式的教育理念认为学习应该是双向交流的过程,培训者将自己所掌握的信息和对某一问题的见解传递给培训对象的过程,同时是从培训对象那里获得被重新组织了的信息和见解的过程。

3. 符合成人学习的特点:成人是主动的学习者,自主性强,希望参与,可以为学习带来更多的与工作有关的经验;成人学习的动力来自自身的兴趣和需要,有动机才学习,效果更好;成人的学习能力可以在培训者的鼓励和激发下发展变化;成人学习通常以任务为导向,希望解决具体问题,看到学习成果;成人的学习习惯具有较大的异质性。参与式培训充分注意到以上成人学习的特点,在培训中,培训者与学员共同参与到学习过程中,共同制定培训目标和评价标准,以便使培训与学员自己关心的问题相关联,激发学员的学习动机;鼓励学员分享经验;强调培训与工作之间的关系,创设与培训对象工作类似的学习情境,以问题为中心组织活动,并经常进行监测和反馈。充分的参与能够调动成人的学习兴趣,提高培训的实效。

4. 多种形式兼顾成人学习习惯:有研究资料表明:成年人中65%以视觉学习为主,30%以听觉学习为主,5%的成年人偏向于动觉学习。培训者需要了解成人学习者在学习风格上的不同,针对其不同特点设计培训活动。例如,具体体验型学习者一般不太喜欢理论性的讲座和阅读,而更喜欢人际间的活动,如小组练习、角色扮演、相互反馈等;反思观察型学习者比较偏爱讲座和其他接受性学习的方式;抽象概括型学习者喜欢案例分析和理论性阅读;积极试验型学习者喜欢做试验、小组讨论,重视别人的反馈。参与式培训中各种方法的综合应用,能有效地兼顾到所有参加培训的人员的学习习惯,提高培训的效果。

5. 培训环境的开放与支持性:参与式培训首先营造的是一个开放、支持性的环境。参与式培训所营造的支持性环境具有以下特点:

(1) 培训者与培训对象共同计划,合作指导,让培训对象自己发现并解决问题。

(2) 参与式培训充分尊重参与者的自我,分享观点和想法。

(3) 培训者在培训过程中使用描述性语言而非评价性语言。

(4) 培训过程具有一定灵活性,而不是由培训者全盘操纵。

三、参与式培训的作用

培训方式和过程在很大程度上决定培训的质量。参与式培训充分利用成人教育的特点,尽可能营造一个轻松愉快的学习环境，结合成人已有的经验，利用视觉、听觉、触觉、表达等多种手段，引导参与者积极思考、自我监测、多向交流。

1. 充分调动学员参与的积极性：参与式培训尊重培训对象的自我，最大限度地调动培训对象的积极性，注意吸收和利用成人学习者的已有经验，在培训中"使学习者自己从未知到已知"，而不是由培训者"带着学习者从未知到已知"。培训对象成为主动的参与者，由于了解自己的需求和能力，培训对象能够控制学习的进程，取得更好的学习效果。

2. 促使深度学习：参与式培训使培训对象体验自主学习、感受多元思考，引导他们在活动、表现和体验中反思自己的经验与观念，在交流和分享中学习他人的长处。这种培训不仅能够使学习者产生新的思想，将所学的新知识与以往的经验和他们各自对问题的理解结合起来，加深研究的深度，而且能够了解自己的学习和工作习惯，改变自己不满意的行为，并将新的理念和做法渗透到自己的日常工作中。

3. 教学相长，分享经验：由于培训对象来自不同的领域，具有不同的实际工作经验，培训者与培训对象，培训对象与培训对象之间双向、多向互动，共同分享对问题的看法和解决的方法，以及成功的经验和体会。因此，培训的过程是教学相长，分享经验的过程。

第二节　参与式培训的方法

随着教育理念的改变和人们参与意识的增强，生动、活泼，系统而有效的参与式培训方法得到广泛的采纳。目前常用的培训方法包括：讲授法、视听法、小组讨论法、案例分析法、角色扮演法、模拟演练法、演示示范法、现场实习法等，以及其他根据培训内容而设计的各种游戏和练习等。随着电脑、多媒体等新技术的应用，多媒体培训、基于网络的培训和网络学习等灵活的培训方式也受到越来越多的关注。

这里介绍几种健康教育培训中常用的方法：

一、小讲课

小讲课（minor-lecture）是指培训者将课程设计成一个个主题明确的小模块进行讲授的形式。小讲课的特点在于"小"，体现在：①规模小，培训对象一般为 30~40 人；②时间短，一般控制在 30~40 分钟。③主题小，讲授主题比较具体，也就是要"小"，如"健康教育材料使用中的常见问题"，而不能是"健康教育材料的设计制作与使用"，因为后一个题目太大，内容太广泛，不能采用小讲课的形式来讲授。

（一）方法

1. 明确培训的目标和培训对象的需求。
2. 确定讲授的题目和内容，列出讲授提纲和讲授方法：
（1）把整个授课内容分若干有逻辑关联的部分；
（2）列出各部分需讲授的要点；
（3）组织好相关素材；

(4)确定各部分的授课技巧。

3. 合理分配各部分所需时间,最困难的部分最好在讲课开始后的20分钟之内完成。

4. 将授课要点和时间安排在讲课前展示给培训对象,使他们心中有数。

5. 授课前,做简单的测试,或者用"快速反应法"(详见本节"头脑风暴")了解培训对象对要讲述问题的知晓程度和关注度,引出讲授的主题,并使讲授更具有针对性。

6. 授课结束前,进行简单的小结,再次强调需要掌握的核心知识点。

7. 进行课后评估。让培训对象写一个简短的小结;或者再次回答班前所测试的问题,以了解学员对所讲授内容的掌握程度。

(二)要求

1. 授课教师应注意自己的仪表仪容,关闭手机等电子设备。

2. 讲授内容选择适当:根据培训的目的及培训对象的需求,确定讲授的内容,突出重点。避免大而全,而针对性要强。不要试图在一次小讲课中覆盖太多的内容。

3. 注意讲课的条理性,根据授课要点充分组织好素材,并安排好材料的顺序,以便根据现场时间灵活取舍。

4. 语言简明扼要,适当运用身体语言:讲授时应根据培训对象选择所使用的语言用词,语言应生动准确,多用描述和例证,不要使用晦涩难懂的专业术语;注意语音语调,并适当运用手势、神态、眼神等身体语言,增加讲授的趣味性,吸引学员的注意力。

5. 合理运用教学辅助设备:运用板书或多媒体投影,写出核心信息,加深学员的印象;使用挂图、模型等直观教具;同时恰当使用声像设备材料,以帮助学员理解和记忆。

6. 注意启发与互动:培训者与培训对象之间相互配合,是取得良好授课效果的重要保证。培训者在讲授过程中,应该注重互动,采用启发式教学,尽量调动学员的积极性,吸引他们的注意力并激发其听讲与思考的兴趣。在讲课过程中培训者可以随时就某个部分进行小结、提出问题,或请学员做简单的复述;注意学员表情和眼神等的反应,并及时做出反馈。根据现场情况适当调整讲授的内容和进度。事先将讲义发给学员,或者声明可以将课件留给学员,避免学员因忙于抄笔记而忽略参与互动,影响听课效果。

二、头脑风暴法

头脑风暴法(brainstorming)又称快速反应法(quick reaction),是由美国创造学家A. F. 奥斯本于1939年首次提出,1953年正式发表的一种激发创造性思维的方法。这种方法是由培训者提出一个议题,培训对象立即把头脑中出现的有关这个议题的联想表达出来。头脑风暴法可以快速收集信息,鼓励学员迅速进入讨论,激发创造性思维。常用于正式讲课、小组讨论前及培训班评估时,以引出话题,或在短时间内了解学员对问题的认识和看法。

(一)方法

1. 选定基本议题;

2. 准备好海报纸或大白纸、白板、记录笔等用于记录的工具;

3. 培训者提出问题;

4. 培训对象轮流说出自己此时所产生的想法;

5. 助手把参与者产生的想法灵感，记录在大白纸上或白板上，也可让学员自己写出想法，直到没有新意见出现；

6. 培训者和培训对象共同将记录的内容整理归类；

7. 培训者进行总结。

（二）要点

1. 议题的选择

（1）议题的选择必须围绕培训内容，合乎培训对象的知识层次、阅历以及关心程度，适合培训对象打开思路，进行广泛自由联想。一般来说以培训对象一直期待解决的问题或培训将要展开的内容作为议题较好。

（2）议题的内涵明确便于理解，以免造成误解而产生歧义，偏离主题。

2. 鼓励大家多次发言，把自己不断出现的新的想法和意见表达出来。

3. 注意现场的控制：培训者应力求创造一个宽松的氛围，但应避免失去秩序，注意控制时间。

4. 培训者应掌握的几点原则

（1）不要对参与者发表的任何意见和想法发表评论；

（2）重量不重质，记录下培训对象所提出的任何一种想法，重复者除外，以便更多地获取信息和看法；

（3）鼓励利用别人的灵感加以想象、变化、组合等，以激发更多更新的想法；

（4）制止参与者私下交流，以免打断别人的思维活动；

（5）头脑风暴结束后培训者应进行归纳，并引入讨论讲明正确的结论。

三、角色扮演

角色扮演（role playing），是以有效开发角色行动能力为目标的训练方法，它是1922年由精神医学专家雅各·莫雷所开发的心理剧发展而来的。在参与式培训中，角色扮演即培训对象在培训者的指导下，在生活或实际工作中可能会遇到的真实模拟场景下，体验某种行为的实践。通过角色扮演，扮演者可以亲身体验某种概念或情景，学习从不同角度观察问题，更多了解行为产生的动机，寻求解决问题的办法；帮助他们了解自己，加以改进提高。而观察者通过对表演的观察，可以了解扮演者对所表现内容的理解和掌握程度，同时对照自己可能的态度和行为，从中受到启发教育。角色扮演可以提高培训对象的参与度，同时通过真实场景的模拟，获取实践经验，常用于培训态度和技能。

（一）方法

1 在角色扮演开始前，向培训对象说明角色扮演的目的、角色扮演的方法、角色的情况和活动的时间。

2. 编写脚本。设计表演所要表现的场景：时间、地点、人物和对话。每一个角色应该具有性别、年龄、职业等基本特征，可以准备一些小道具以增加现场表现力。脚本可由培训者事先编写好，也可让学员以小组为单位，围绕培训内容，自己选题设计。

3. 确定各角色的扮演者并练习。

4. 向观看表演的培训对象交代表演的背景情况，提出他们所需观察的主要内容。

5. 实际演示，成员各就各位，根据分配的角色开始表演。

6. 演出结束后，培训者提问，请扮演者谈感受和体会，以及今后在实际工作中应注意的问题；观看的学员分析与评论角色存在的问题以及自己看表演后的收获。

7. 培训者总结，提出需要学员掌握的正确技能和方法。

（二）要求

1. 紧扣培训内容，明确角色扮演所要达到的目的。

2. 脚本要短小精炼，是培训对象生活和工作中熟悉和可能经历的情景，语言通俗易懂，避免长篇说教。有的主题可以设计正反两面的角色，通过对比，增强说服力。

3. 应强调在角色扮演的过程中学习有关知识、态度和技能，而不要片面追求表演本身的艺术性和真实性。

4. 扮演者应自愿担任，实施前应加强练习，熟悉台词，保证表演效果。

5. 表演时间长短合适，避免拖沓、淡化重点内容，引起表演者和观察者的倦怠，影响培训效果。

6. 有条件者可对表演进行录像。讨论时，可结合录像带做总结分析。

四、小组讨论

小组讨论（group discussion）是培训对象以几个人为单位，针对特定议题进行深入讨论，充分发表意见，互相交流的过程。小组讨论的形式可分两种，一种是竞争性的，即不同小组讨论同一议题，另一种是补充性的，即不同的小组讨论不同的议题，具体可视培训的目的要求而定。小组讨论主题非常广泛，可以是案例或者某种观点和问题，学员参与度高，分享经验，集思广益，扩大视野。广泛适用于对知识的进一步理解、交流对某个问题的看法、解决疑难问题、培养决策技能等培训。

（一）方法

1. 分组（forming group）：小组组成的方法有多种，可以是随机组合，也可以根据培训的要求，以学员来自的专业领域或地区不同来分组，在对不同题目的讨论时，还可以根据对题目兴趣来组合小组。一般的小组讨论以每组4～5人为宜。下面介绍一些常用分组方法：

（1）随机分组（random）：随机分组快速简便而且有趣，因为分组时往往会有一些活动，能使培训对象精神振作起来。

1）报数法（by numbers）：确定你想要分的组数，让学员报数，如要分5组，则1至5报数，报出同一数字的学员被分到同一组。

2）凑数法（number clumps）：编几套数字，使每一系列中各数字之和等于总的培训对象数，每个学员拿到一个写有数字的号牌。培训者依次叫出一个系列的数字组合，参与者们根据自己的数字快速地组成小组。数字也可以用不同颜色的彩条代替。

3）拼图法（picture jigsaw）：把图片剪切成与所分组数相同的几片，把它们混合起来，每个学员拿一片。尝试找到自己的同伴，完成一幅完整的图片，也形成了一个小组。每个小组可以以他们所拼成的图片来命名。注意：选择的图片应该尽量有趣。

4）找同伴（farmyard）：这也是一个非常有趣、积极的分组法。确定每一组的人数（如5人），在小纸片上写下常见动物的名字如羊、马或其他任何有趣的动物名，一张纸片写一个，保证每种动物有5个，总数等于参与者人数。发给每个参与者一张纸片，要求他们模仿手中纸片上的动物叫声，直到找到同伴为止。同样，他们可以以扮演的动物来命名小组。

（2）预先安排（preset）：当需要综合考虑小组成员的组成，或者存在有困难的成员或者是需要结成一个团队工作时，往往采用事先划分好小组的做法。它能保证各个小组成员之间在专业、性别、经验、个性特征以及对当地知识语言的了解等方面有合适的搭配。

1）桌签或名签（name plates or tags）：培训班开始时，将参与者的名字写在桌签上；或者将安排他们所坐的组别或桌号写在发给他们的名签背后，对号入座。这种做法免去了参与者自己去决定坐在哪，和谁坐在一起等困扰，而且有助于他们与那些自己不可能选择的人一起合作。

2）宣读或张贴名单（announce or display）：念出分组名单或将它张贴出来，这是最简单常用的方法，尤其适用于小组成员在一起时间不超过2小时，且所有小组的任务一样时。但在组织一个较长时间合作的小组时，参与者可能会审视分组名单，琢磨分组的依据、标准是什么，可能有学员会因此提出换组。

3）寻找和匹配（find and fit）：将几张卡片（与组数相同）分别剪成几片（与组内成员数同），或制作拼图，在每一片的空白处写上一个参与者的姓名。随机将卡片分发给学员，学员要先找到自己手中卡片上的那个人，把卡片给他。在拿到写有自己姓名的卡片后，每个人再去寻找与自己相配的另几张卡片，当所有的卡片匹配成功，小组也形成了。其实每张卡片的名字都是按照事先分好的小组成员名单设计的。

（3）结构性小组（structured）：就是在每个小组有目的地安排一个或几个人。这种方法能够保证一个小组中有不同的观点，而且比事先安排的小组更具有参与性，适用于来自不同背景的人彼此分享观点、知识、经验和技巧。比较有利于那些不熟悉的、年轻资历浅的培训对象发表自己的意见。

（4）自我选择（self-selecting）：参与者根据讨论的话题不同，自愿参与到自己所感兴趣的话题小组中。

（5）以一定的次序、顺序组合（sequenced）：可以根据现场的实际情况，按照一定的顺序，对参与者进行不同组合。如采用合并或分组（coalesce or split）：每个人将自己的看法写下来，在一个小组中交流；2~3个人讨论后，可把小组扩大到4~6人，组内成员彼此分享经验；把一个大组分成多个小组，每个小组讨论一个分题，然后，重新组合成一个大组。

2. 选择讨论题目：通常组织小组讨论应该提出具有争议性的，需要明确和解决的问题，以及分析论点、评估证据的话题。简单讨论一些事实性的问题，收获不大。

3. 指导讨论：培训者提出需进行讨论的题目，适当解释题目的要求，并规定好小组讨论的时间；要求各小组推选出小组长和记录员，小组长负责主持讨论，记录员负责记录讨论结果。记录可以使用大白纸，或者直接记录在笔记本电脑上，汇报时直接展示PPT。

4. 结束讨论：在规定的小组讨论时间到后，休息5~10分钟，没有讨论完的小组可利用这段时间，抓紧完成讨论。

5. 大组汇报：由各小组推选的代表汇报本小组的讨论结果，该代表讲完后，主持人应询问该小组的其他成员有何补充，其他小组的成员对他们所汇报的内容提问。如此完成各小组的汇报。

6. 总结：全部小组汇报完毕后，培训者进行简要的总结，归纳整理各个小组发表的意见和提出的方案；明确所讨论的问题的正确答案，澄清不正确或模糊的认识。

（二）要求

1. 明确讨论的目的：培训者应该清楚通过小组讨论，需要解决的问题以及培训对象应该学习掌握的培训内容。

2. 确定讨论题目：几个小组的题目可以相同也可以不同，但是，讨论的题目必须紧紧围绕培训内容，是培训对象所关心或熟悉的内容才可以引起讨论。如果培训对象对讨论题目不熟悉，则不能充分发表意见，或者由个别学员主宰，达不到大家讨论的目的。

3. 解释题目：培训者要在开始讨论前对题目进行解释，这样可以消除不同学员对题目本身理解上的差异，造成讨论偏离预定的轨道。

4. 强调规则：培训者应在正式讨论之前强调小组讨论的规则。这些规则包括：各个小组成员之间应该遵循平等的原则，不要随便打断别人的发言；鼓励所有成员发表自己的意见；尊重所有成员的看法，即使有些看法可能不正确。

5. 主持人和记录员：每组可以指定或推选一个主持人，负责主持讨论，鼓励每个人发言，但不能对别人的发言进行评论；同时要有专人做记录，记录的应是每个人的意见。

6. 培训者对全场讨论局面的掌控：在小组讨论过程中，培训者的重要作用是协调，尽量避免过多说话。注意了解各个小组讨论情况，当发现讨论偏离方向，或讨论陷入僵局，或个别人主导了讨论，压制其他人的意见时，应及时给以引导。

7. 控制讨论时间：一般来说，讨论控制在 20～30 分钟之间为宜。在预定时间快到时，培训者可提醒大家抓紧讨论，若大部分小组尚未完成，或讨论热烈，可适当延长讨论时间，但不能影响下一项活动的进行；反之则及时结束小组讨论，以免学员无所事事产生厌倦情绪。

8. 及时总结：在大组汇报后，培训者要做出总结。即使讨论没有得出明确的结论，培训者也应该总结出通过讨论需要学员学习和掌握的内容。

五、案例分析

案例分析（case study）就是给出真实的事件或假想的情境，让培训对象研究分析，并根据具体情况做出判断和适当的决策。案例分析可用于巩固强化培训学到的知识，更多用于培训决策技能（dicision-making skill）和分析、综合及评估能力的培养。

（一）方法

1. 编写案例：案例可以由培训对象当场提出，也可以在培训前根据培训的目的和要求，由培训者收集整理现成案例或者和有关人员共同编写。案例通常由两部分组成，第一部分提供背景资料如对案例发生地的经济、文化、风俗习惯、当地居民或目标人群的健康状况以及对相关健康问题的一些知识、态度、信念和行为等。第二部分提出需要培训对象思考解决的问题，问题应结合案例分析的目的而设。

2. 分析案例：案例分析可以个人也可以按小组进行。个人在规定的时间内独立完成案例分析，可以锻炼学员独立思考、解决问题的能力，还可作为评估培训对象掌握知识、运用知识的手段。一般在参与式培训中，常以小组为单位，可以使每位参与者发表自己对问题的看法，便于分享经验，提高参与者对解决问题的兴趣，达成共识。

（1）介绍案例：培训者将案例和讨论题通过书面资料，或者电脑视频等形式介绍给培训对象，并适当对案例的背景、内容和模拟的问题做描述讲解，以确保每一个培训对象能够理解。

（2）完成案例分析：学员可以自己独立，或分组完成对案例的分析。分组可参照小组讨论组织方法，每组4～6人。

3. 汇报结果：学员简明介绍自己的分析结果，以及主要的结论和决策。对于同一案例，可以由一个学员或小组代表汇报完后，其他学员或小组提出补充意见或不同看法，可避免重复，节约时间。

4. 培训者点评和剖析：培训者应对学员的案例分析结果给予归纳和总结。对提出的对策优缺点进行点评，并对在案例分析中出现的问题进行解释，还可以引用其他案例进一步说明问题。

（二）要求

1. 选择适当的案例：案例的选择应与培训目标相关，结合课程的重点内容，尽量真实有代表性，一般应选择培训对象比较熟悉的事例，有共同的经验范围，能够激发培训对象的讨论，也利于推广到实际工作中。案例不宜过分复杂，选择有针对性的案例，保证在一定的时间内能够完成。

2. 说明案例背景和内容：适当对案例的背景、内容和模拟的问题做描述讲解，以确保每一个培训对象能够理解所提供的案例。

3. 注重参与性：激发每个培训对象的思考，并促使进行决策。采用小组形式共同分析案例时，小组成员不宜过多，应鼓励每个培训对象主动参与意见，集思广益，共同提高。个人案例分析结果也可通过汇报交流，取长补短，使决策方案更为合理。

4. 及时引导提高效率：培训者应在案例讨论的过程中，巡视全场，了解讨论的结果，发现分析偏离培训内容时，及时给予纠正；对没有新意的决策，可以加以引导，促使学员深度思考。培训者要统筹时间，提高案例分析的效率。

5. 及时总结：案例分析后要及时总结，肯定鼓励培训对象提出的意见。总结的目的是为了解决案例分析中出现的问题，使得决策方案更加实际可行，点评时以鼓励为主，注意反馈的方式，激发进一步的思考。

六、示教与实习

示教（demonstration）是培训者结合培训内容，运用一定的实物和教具，通过亲身示范，使受训者了解某个正规的完整操作步骤，并且在培训者的指导下，重复这一操作过程。实习（practice）是培训对象在培训者或实习指导者的组织和指导下，将培训中所学的理论方法和操作技能运用到实践中去的尝试和练习过程。示教和实习有助于激发培训对象的学习兴趣，获得感性知识，加深对所学内容的印象，并强调实际应用性，常用于操作技能的培训。

（一）示教方法

1. 准备示教用具：培训者在示教前应拟订示教程序，根据示教内容列出示教用具清单，并按照清单准备好所有的用具，做好仪器设备的调试。

2. 选择示教场地：示教场所应适合示教内容，选择在宽敞、明亮、不受干扰的环境下进行。有必要的桌椅、演示台或演示空间，便于参与者观察和练习。

3. 介绍示教目的与要点：在开始演示之前要把此次示教的目的、意义和方法向培训对象交代清楚，并提示应该注意观察和掌握的要点和难点，以便培训对象集中注意力。

4. 按照程序演示：由培训者按照操作程序，一步一步进行演示，在操作的同时，进行讲解；也可以由其他经验丰富的人演示，培训者在一边解说，使培训对象明白为什么要这样做，如何做。确保演示每一步骤都准确无误，并清楚地展示给每一位培训对象。操作程序可事先印发给培训对象，或者写在黑板、大白纸或投影幻灯上。如果人多，操作精细技术或者重点难点时，可以分小组演示，也可以重复进行。目前，配合视频、投影等辅助设备能比较清楚地展示操作步骤供全体学员观摩。

5. 归纳关键步骤：演示完成后，培训者应将示教的关键步骤加以归纳。强调实际操作中应注意的重点难点，以及容易出现失误的细节。

6. 由培训对象按照示教的方法进行演练：由一个或几个培训对象分别重复培训者所演示的过程，培训者和其他培训对象仔细观察学习，注意发现问题。

7. 总结：示教结束后，培训者及时总结示教程序以及操作要点，提示学员应该掌握的重点内容。

（二）示教要求

1. 目的明确，准备充分：培训者应围绕操作规程来设计示教程序，精心准备，包括场地、教具，此外还应有书面的示教程序、评估表格等等。培训者最好事先做一遍，熟悉程序，并确定所需的时间。

2. 讲解清楚，演示到位：培训者要最大范围地向培训对象展示所用教具，保证每一个培训对象能清楚地看见每一个操作步骤；针对操作的讲解务必让每个培训对象都能听清楚。

3. 指导培训对象：要求培训对象提前学习相关内容的资料，做好必要准备。讨论时要创造一定的适宜情境，让培训对象自己演练并思考关键的动作要点。从实际演练中迅速发现问题，并给予帮助指导，或重复示教，确保学员能够理解和掌握。

4. 示教后应有总结评估。

（三）现场实习

实习应有明确的实习目的、内容和要求；要有周密的组织安排，落实具体的实习计划：如地点、时间、内容、指导老师，如果外出现场实习，还要考虑食宿、交通、访谈、合作费用等因素；此外对实习结果也应该有及时的评估反馈。实习时间可长可短，应根据培训的目的和经费合理安排。相对来说，现场实习所需时间长、经费开支大，花费精力多，一般短期培训时少用。

七、游戏法

培训游戏是以游戏的方式作为培训知识技能的一种手段,激发参训者的积极性,改善人际关系,使参训者联想到现实的后果,加深对培训内容的理解。培训游戏的宗旨是通过完成有趣味性的活动,传授知识、技能和提高应变能力等,改善当前或未来工作的绩效。根据培训侧重点不同,培训游戏主要有创新游戏、团队协作游戏、沟通游戏等。游戏法可快速增强团队的凝聚力。此外,一些简单的暖场破冰游戏既可以在培训开始前活跃气氛、打破僵局和陌生感;也可以穿插在培训进行当中,消除困倦。采用游戏的方式进行分组等准备工作也是一种好办法。近年比较流行的竞赛法("PK"),即利用竞争、对抗的方式,激起培训对象的学习、参与积极性的方式,也可以看做是一种游戏,在培训中常有使用。

(一)方法

1. 根据培训目的和内容精心设计游戏、准备道具。
2. 培训开始前培训者应说明游戏的目的和规则。
3. 游戏中,观察参与者的表现,回应出现的问题,确保游戏规则的执行。
4. 游戏结束后,培训者与培训对象一起讨论通过游戏反映了什么问题,应如何解决等等,总结出从游戏中学员应掌握的相关培训内容。

(二)要求

1. 游戏必须有一定的规则,有一定的结局。
2. 把握游戏节奏,并动员所有学员参与。
3. 根据培训主题和目标、教学条件和环境以及学员的特点选择。
4. 结束和回顾的总结环节,是培训游戏和娱乐的最大差别。

但是总体上说,游戏法比较费时,容易流于简单化,使人缺少责任心,模拟游戏的有效性还没有得到证实。因此,在成人培训中,应贴近培训主题,选择运用游戏,尽量避免"为游戏而游戏",场面热闹,收获不大的弊端。

八、模拟法

模拟是一种体现真实生活场景的培训方法,学员的决策结果可以反映出他在某个工作岗位上工作所发生的真实情况。使用模拟法的目的在于让学员在一种安全可控的环境下练习交流、决策,以及解决问题的技巧。一般常用的模拟法有:书面模拟法,书面提出一个真实的问题,情境或案例,要求培训者做出决策;媒体模拟法,通过音像媒体展示一个真实情境;电脑模拟法,利用电脑来展现真实情境并提供反馈。在模拟法培训中,一大组的学员可以经历同样的情境,并接受有经验的培训者的指导。仿真模拟可以在一个人造的、无风险的环境下看清培训对象所做决策的影响。主要用于操作技能及管理和人际关系技能的培训。

九、研讨法

研讨法就是通过培训者与培训对象相互间或培训对象相互间的讨论解决疑难问题。它常用于培训具有一定理论知识和实践经验的人员。研讨法能促使培训对象主动提出问题,表达个人的感受，有助于激发学习兴趣，积极思考，讨论中取长补短，互相学习，有利于知识和经验的交流和能力的开发。但是，研讨的培训效果受选择的讨论题目的好坏以及培训对象自身水平高低的影响，而且不利于受训人员系统地掌握知识和技能。

第三节 参与式培训方法的选择

如何选择适合的培训方法以达到令人满意的培训效果，需要对影响培训方法选择的一些主要因素以及各种培训方法的优缺点等进行综合的分析与考虑。

一、影响培训方法选择的主要因素

1. 培训的目标：培训目标对培训方法的选择有着直接的影响，如提供信息需要讲座，加深理解需要讨论，亲身体验需要角色扮演，实际应用需要演示和实习等。一般说来，培训目标若为认识或了解一般的知识，那么讲课、多媒体教学、演讲、小组讨论、案例分析、快速反应等多种方法均能采用；若培训目标为掌握某种技能，如操作、决策或沟通技能，则示教、角色扮演、实习、模拟、游戏等方法应列为首选。

2. 培训对象的特征：选择培训方法时，应充分考虑到学员本身的知识状况和应对能力。例如，当学员缺乏电脑知识时，避免使用网络学习或多媒体教学；当学员的教育水准较低时，自我学习的效果就不会很好；当大多数学员分析能力欠佳并不善于表达时，辩论或角色扮演、小组讨论的方式将难以取得预期的效果。对于知识层次较高经验较为丰富的培训对象来说，采用课堂讲授介绍一些新理论和方法，可能会收到较好的培训效果。

3. 培训的时间：培训方式的选择还受时间因素的影响。有的培训方式需要较长的准备时间，如多媒体教学、影视音像教学；有的培训实施起来时间较长，如自我学习、现场实习等，这就需要根据所能投入的时间来选择适当的培训方式。

4. 培训的经费：有的培训方式需要的经费较少，而有的则花费较大。如演讲、头脑风暴、小组讨论等方法，所需的经费一般不会太高，而影像、多媒体等视听教学以及现场考察实习则花费较多。在选择培训方法时要根据经费预算酌情考虑。

5. 学员的数量：学员人数影响培训方式的选择。当学员人数不多时，可以选择小组讨论或角色扮演；但当学员人数较多时，演讲、多媒体教学、举行大型的研讨会则比较合适。

6. 培训者自身的素质和能力：参与式培训对培训者的要求也较高，要综合运用各种参与式方法，不仅需要培训者具有较高的理论知识和实际操作能力，而且要有良好的人际交流技巧以及现场组织能力。但有时候师资可能并不能完全具备上述条件，因此，培训者也应扬长避短，选择适合自己特点的培训方法。

二、各种培训方法效果比较

各种教育培训的方法具有各自的优缺点和适用范围，下表列出了常用的培训方法对于不同培训内容的效果，以及参与性和费用的差异。

表 8-1 不同培训方法比较

培训方法	培训内容					参与性	费用
	知识系统性	态度转变	决策技能	操作技能	交流技能		
小讲课	++++	+	+	+	+	+	少
头脑风暴	+					+	少
角色扮演	+	++	++	+++	+++	+++	少
小组讨论	+	+++	+++		++	++	少
案例分析	++		++++			++	少
示教	+++			+++			少
实习	++	+	+	++++	++	+++	多
视听	+++	+		+++			多
游戏		++		+	++	++	少
研讨	++	+	+		+	++	少

根据以上比较结果，我们将不同培训内容时常用的方法分列如下（供选择时参考）：

1. 知识培训：常用小讲课、小组讨论、示教、视听；
2. 转变态度：小组讨论、角色扮演、游戏、现场实习；
3. 提升交流技巧：角色扮演、现场实习、游戏；
4. 培训操作技能：实习、示教、视听；
5. 提高决策能力：案例分析、小组讨论、角色扮演。

培训者应根据培训任务，综合考虑以上影响因素和各种方法的适用性，将各种方法配合运用，以提高培训效果。

第四节　参与式培训的实施

一项完整的参与式培训需要经过需求评估、确定培训目标、制订培训计划、实施培训、并在实施过程中及培训结束后进行过程和效果的评价。在评价的基础上，总结经验，发现本次培训中存在的问题，确定今后培训的重点，然后开始新一轮培训（见图 8-1）。

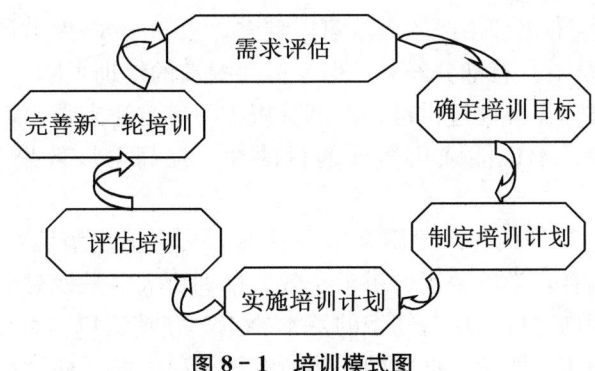

图 8-1　培训模式图

一、培训的计划

培训计划的制定是培训实施的前提，制定一项完整的培训计划，需要完成以下几个步骤：

1. 需求评估

（1）什么是需求评估（needs assessment）：需求评估是指在规划与设计每项培训活动前，由培训组织部门、组织者对各相关组织及成员的目标、知识、技能等进行分析，确定是否需要培训、谁需要培训及培训什么的一种活动或过程。简单地说，就是用来确定培训是否必要的过程。需求评估既是确定培训目标、设计培训计划的前提，也是进行评估的基础，是一项培训活动的首要环节。

（2）如何做需求评估：需求评估主要从组织分析、人员分析和任务分析三部分入手。组织分析主要包括培训是否和组织的发展方向和发展目标吻合，组织是否有资源支持培训，组织内部如管理者和同事能否为受训者提供应用培训所学知识、技能的支持条件；人员分析主要确定哪些人需要培训，他们目前的知识、技能水平，存在的问题和需求，以及这些问题是否能够通过培训来解决；任务分析则是明确需要进行培训的重点任务和培训内容。目前的培训需求评估除了明确知识、技能、能力和各项任务外，更多地将评估的重点放在素质水平上，采用素质模型也就是确定员工完成每项任务所需的素质以及相应的知识、技能、行为方式和个性特征来评估需求。常采用的方法有观察法、现有资料回顾，以及定性、定量调查。

2. 明确培训目标：培训目标是指通过培训，所期望达到的结果或成果。培训目标的形成源自需求评估，决定了培训活动的内容和方法。目标的提出应实事求是，可实现的。培训目标的描述应明确，是培训对象应该掌握的知识和技能。

3. 选择培训对象：参与式培训一般要求培训对象具有共同的背景和经历，以便发挥参与性；也可以是培训后结成团队工作的来自不同领域的人员，如传播材料制作中的健康教育专业人员和美术创作人员；师资的培训应该充分考虑培训对象的能力和水平是否能胜任下一级培训的师资等等。总之应根据培训目标确定培训对象，按照不同的层次，不同的工作职责、任务，开展分级培训。

1）人数常因培训的主题、内容、学员对此类知识掌握的基础程度、学员的可参与性而定。

2）以知识传授为主的培训主题，人数可以稍多，以50~80人为宜；

3）而对于一些学员对其有部分经验，但又需要提高的培训主题，如督导、实验室质控，或者带有较多的实践技巧需要通过讨论、案例分析练习等方法来强化，以10~30人为宜。

准确选择培训对象，不仅能强化培训的目的性，提高培训效果，也利于培训成本的控制。

4. 确定培训内容：培训内容既要围绕培训目标，又应满足培训对象的实际需求，应注意理论和业务知识相结合，学以致用，讲求实效。培训班大多是针对学员在工作中的某些不足而展开的，因此培训内容应该涵盖知识的基本要点，并辅之以对疑难问题的分析和讨论，以使学员通过讨论和参与，明确工作中的问题所在及解决方法。如设定了培训的主题，应关注培训对象对这个主题的了解程度,以确定培训的侧重点。

5. 落实培训师资:提前确定培训师资(trainer),并将有关培训的目标、要求和培训对象情况告之授课教师,有利于培训教师提前准备授课内容,按需施教,保证培训效果。对培训者的选择,同样需要根据培训的目的、内容、培训对象的层次以及时间、地点和经费等综合因素,来确定适合培训的师资。

6. 选择合适的培训方法:不同的培训方法结合。(详见上节"参与式培训方法的选择")

7. 准备培训教材:可以根据培训的目的和内容选择购买适合本次培训的教材(teaching material),或组织人员最好是参加培训的师资编写培训教材,或简单地将各个培训教师的教案讲义汇集装订成册,便于学员复习和今后参考使用。选择教材的关键是适合培训对象的需求,易于理解接受并具有实用价值。

8. 选择培训时间、地点:培训时间的选择应适合大部分培训对象,以便他们能抽出时间来参加培训,并且培训地点交通便利,容易到达。

9. 编制日程表和教学计划(表8-2):教学计划设计是进入实质性培训的第一步,以培训教师为主进行。一份完整的教学计划包括培训期间要进行的各项活动的先后次序,包括每个培训活动的培训时间、培训内容、培训技巧方法、实践、教学辅助设施的安排。教学计划有助于培训者和培训对象了解培训课程和培训目标。培训者可以依据教学计划,检查教学程序安排上是否正确、各部分内容衔接是否连贯、所有教学辅助设备是否准备停当,并依据教学计划检查教学活动是否存在偏差,以便及时纠正。

表8-2 教学计划示例

内容	方法	时间	教具
结核病的基本知识	讲课(头脑风暴)	35分钟	白板、多媒体投影
妇女干部在结核病防治中的作用和意义	小组讨论	45分钟	大白纸、笔
常用的人际交流和沟通技巧	讲课	30分钟	多媒体投影
如何恰当地运用人际交流技巧	角色扮演	30分钟	
在实际生活工作过程中可能会遇到的问题和解决的方法	案例分析或小组讨论	30分钟	案例材料、大白纸、笔
入户的宣传	实心	2小时	

10. 制订评估计划:包括评估什么,由谁来评估,如何评估,评估的标准等,并事先设计好评估问卷、评估表格等。(具体内容见第五节"参与式培训的评价"。)

11. 落实后勤保障:后勤工作是培训能否得以顺利完成的重要保障。计划培训活动时,应事先对培训场地、设备、用具,以及培训师资和学员的用餐、住宿、交通等做周到详尽的安排。最好有专人负责。

12. 经费预算:经费预算应将教师和学员的食宿补助、交通、培训教室和设备租用费、教材的编印或材料复印、装订费、专家讲课费、工作人员劳务费等等考虑进去,预算应尽量准确,并充分考虑到一些不可预料的情况。

在完成以上各项工作后,一项完整的培训计划也就形成了。

二、培训的实施

培训的实施是将培训计划付之于实践的过程,它包括培训前准备、培训实施以及培训的反馈评估三个阶段。

(一)培训前准备阶段

事实上,培训实施的前期准备工作在制定培训计划时就已经开始了,如师资的组织、培训对象的确定、培训教材的准备以及培训所需要的场地预定、教具等辅助设施的准备购置等等。这里主要讲培训正式开始前需要做的工作。

1. 培训场地的检查:实地看看场地大小是否符合要求;培训所需的音响、电源、照明等设备是否处于正常工作状态;教学辅助设备如多媒体、投影仪、音像器材等是否已随时可以投入使用;教材、教具是否准备好。此外,对于培训场地周围环境、噪声等也应采取相应的控制措施,以最大限度保证良好的培训环境。如使用电脑等设备,应保证由足够的电源插座,方便使用。

2. 桌椅的摆放:培训场地的桌椅一般要求是可以移动的,如何摆放桌椅应视培训要求和培训所采取的方法而定。一般来说,桌椅应事先摆放好,但也可在培训过程中根据不同的方法要求而调整变换。桌椅的摆放适当与否在一定程度上影响培训的效果,因此是不容忽视的一个环节。常用的桌椅摆放法有:

(1)传统摆放法(见图8-2,图8-3):桌椅成排摆放,培训者站在最前面,培训对象面向培训者而坐。这种方式空间利用最好,方便观察、讲授,但不利于展开讨论。

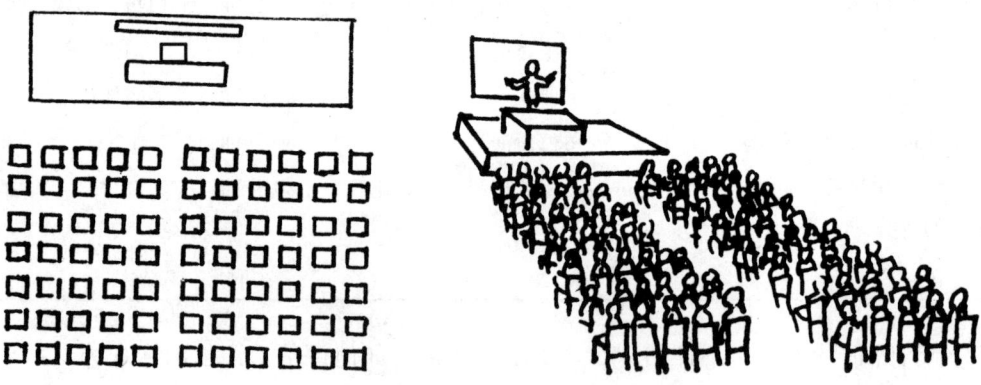

图8-2 传统摆放法

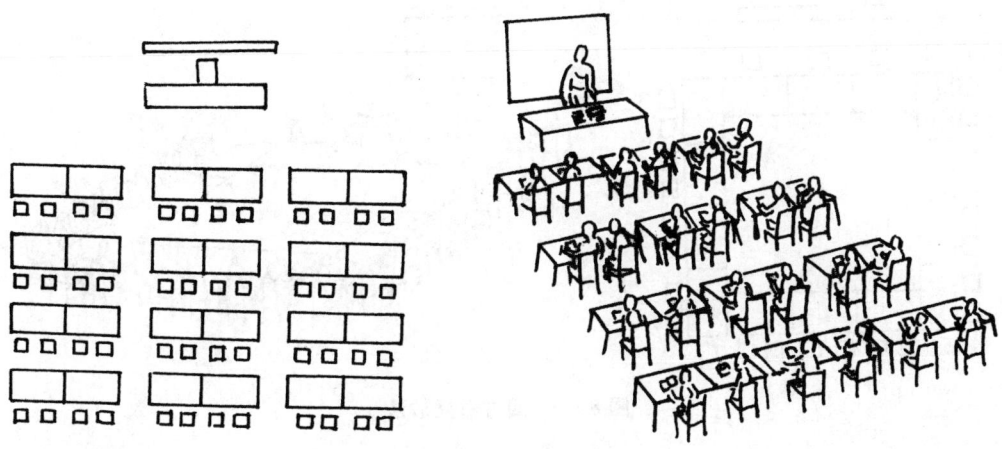

图 8-3 传统摆放法

(2) 一定角度成排摆放法（见图 8-4）：这种摆放法既具有传统布置法的优点，又在一定程度上方便了学员之间的交流，如开展小范围的讨论。但是会分散学员对老师的注意力，而且对于坐在远端的学员来说，讨论的效果不好。

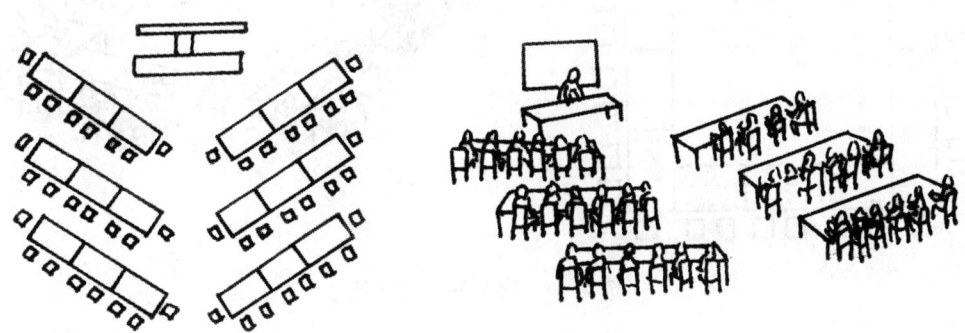

图 8-4 呈角度成排摆放法

(3) 围成四方形或 U 字形摆放法（见图 8-5，图 8-6，图 8-7）：在四方形的摆法中，培训对象围桌而坐，互相能看见，交流比较方便，但是坐在培训者或主持人边上的培训对象很难与培训者进行目光交流，而且他们必须转过身，或扭头才能看见屏幕或黑板，不利于听讲。而且四方形中间的空地不容易得到利用。空 U 字形摆放法可以避免上述不足，中间的场地可用来活动。双 U 字形摆放法适用于人数较多的培训。

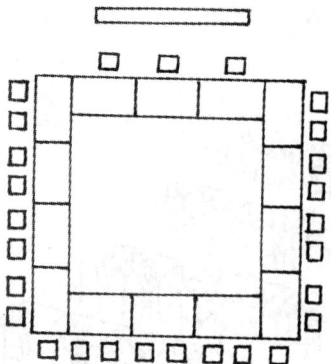 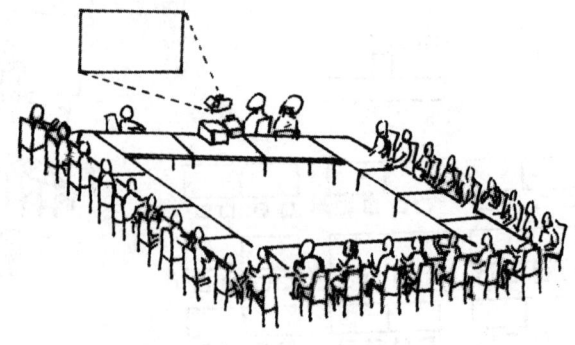

图 8-5　四方形摆放法

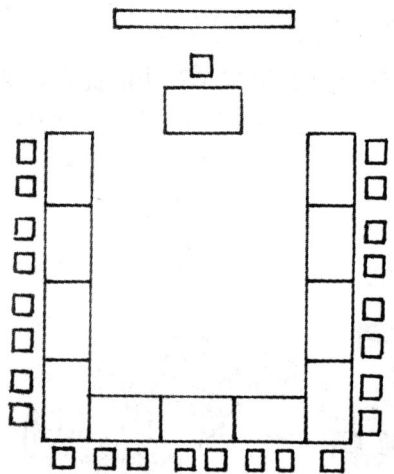 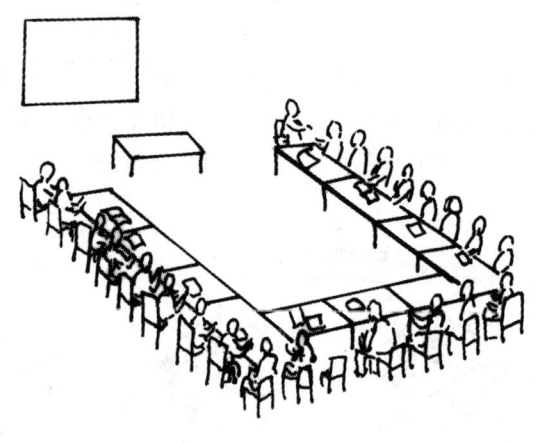

图 8-6　空 U 字形摆放法

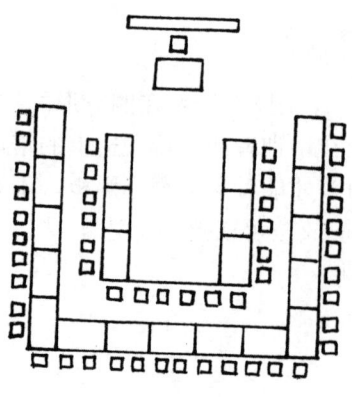 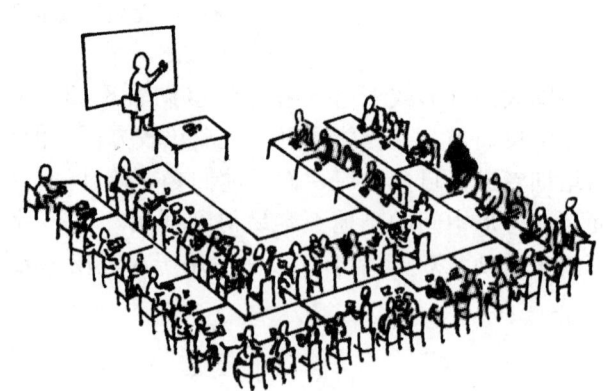

图 8-7　双 U 字形摆放法

(4) 鱼骨形摆放法（见图 8-8）：这种摆放方法更具有参与性，以桌子为小组，小组中的每一个学员都不会看到别人的后脑勺，既便于讲授也便于交流。

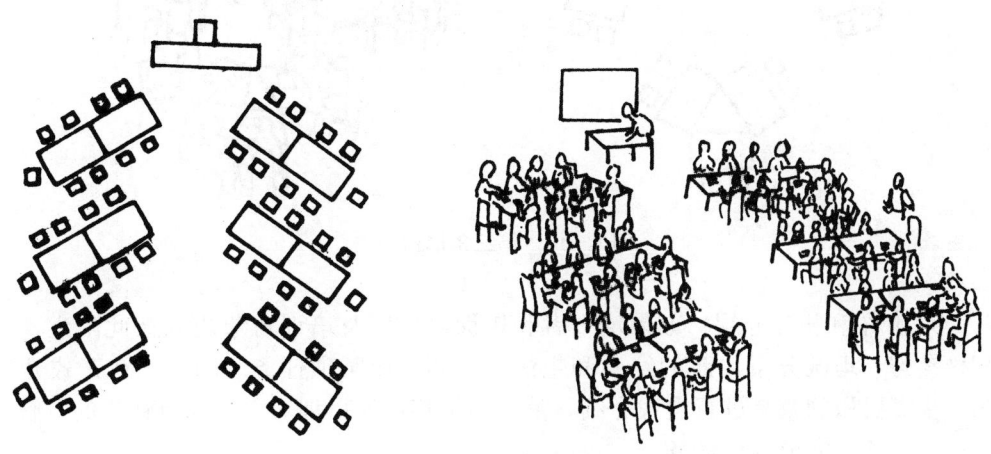

图 8-8　鱼骨形摆放法

(5) 宴会席摆放法（见图 8-9）：培训者在前方，通常将两张桌子并在一起，培训对象围桌坐成一组。几组之间呈角度摆放，这样既便于讲课，也便于开展小组或大组讨论，适用于小型的参与式培训班或会议。与鱼骨形摆放法相比，它更容易让不同小组学员之间进行交流，并且中间可以留出可供利用的空地。

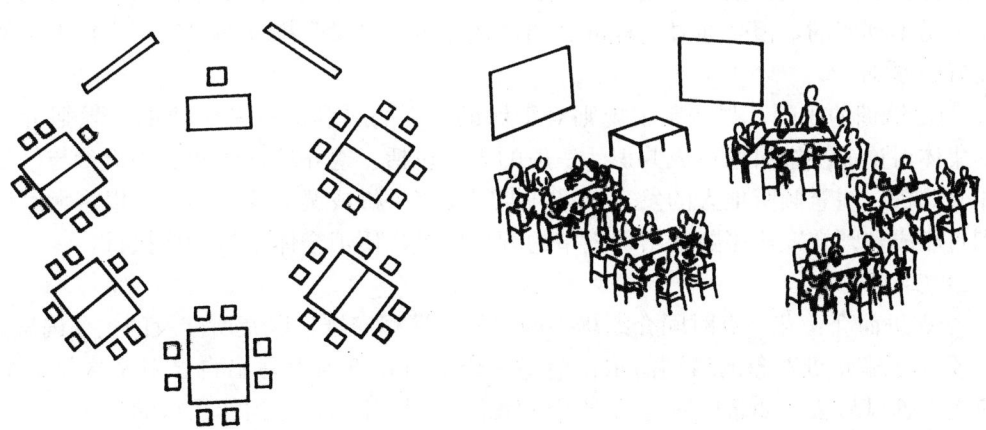

图 8-9　宴会席摆放法

(6) 等三角形摆放法（见图 8-10）：将桌椅摆放成等三角形的几何图形，既可以方便讨论，也不至于显得太过拥挤。

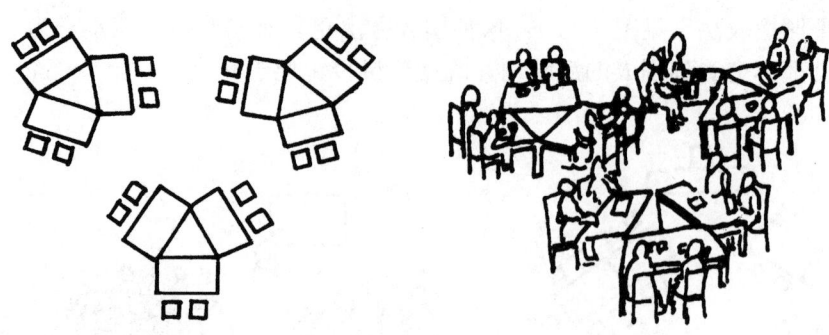

图 8-10　等三角形摆放法

3. 自我介绍和相互介绍：如果培训者和培训对象以及培训对象之间彼此陌生，他们将难以积极参与，坦诚分享彼此的经验和想法，共同完成某项任务。因此，在正式开始培训前，第一步需要做的就是进行自我介绍，消除陌生感，使培训对象之间有初步的了解，以便进一步深入交流，完成培训任务。

（1）简短的自我介绍：每个人轮流向在场的全体人员报出自己的姓名、工作单位，有时间的话还可以用简短的语言介绍自己的工作经历、做过的主要工作，或者是个人的兴趣和爱好等等。为了避免过长的介绍，可以用计时的方法控制时间，如每人半分钟。

（2）两人相互介绍：参与者随机或自我选择结成两人一组，双方互相询问对方情况，内容视时间长短增减，但必须包括姓名、职业、工作单位等基本信息。询问完毕后，每一对学员分别用清楚、简练的语言向全体学员介绍对方。

需要强调的是，这样的介绍仅仅是开始，如果培训对象很多，要求大家在短时间内记住每一个人是不现实的，但是通过这样的介绍，往往能消除紧张拘谨的气氛，为接下来的学习打下良好的基础。

4. 制定培训的规则：强调制定规则对于保证培训的顺利进行是必要的，规则可以通过学员的集体讨论或小组讨论达成共识。一般的规则包括：遵守培训时间、积极参与、相互鼓励、相互尊重、注意倾听他人的发言、培训期间关闭手机或调成静音等。可以将大家讨论后的规则打印成"须知"或张贴于培训教室的醒目位置，便于全体学员参照执行。

（二）实施培训

1. 培训班简介：花一点时间介绍培训的目的、课程安排，以及所涉及的主要内容。

2. 简单了解培训对象的培训需求：请每一个学员在纸条上写出自己对本次培训的期望或者应用头脑风暴法，如希望通过培训了解什么、掌握什么，达到什么目的。然后迅速将纸条分类，归纳出学员的意见。培训者可以说明本次培训能满足哪些愿望，无法涉及的内容将会如何解决等等。

3. 前测试：根据需要完成班前测试问卷。

4. 正式培训：根据教学计划，开始培训。

（三）反馈与督导

督导应贯穿于整个培训计划实施过程，随时注意资源的利用情况和计划的执行情况；及时收集学员的反馈，适时调整教学计划，纠正存在的问题，以保证培训的顺利完成。

三、培训中应注意的问题

（一）培训师资的选择

在参与式培训活动中，培训者的作用主要表现在以下3个方面：一是激发学员的学习动机，让每一位参与者都产生安全感和受尊重感；二是引发培训者与培训对象、所有参与者之间的互动和对话；三是在实现培训目标的前提下，引发参与者对不同的观点进行讨论，在此基础上进行概括和必要的理论提升。参与式培训方法对师资提出了较高的要求，培训者的培训技能和对培训过程的控制直接影响培训的进展和效果，因此在选择培训师资时应综合考虑以下几个方面的因素。

1. 培训者的专业领域是否合适：培训者应具有与培训内容相关的专业背景或工作经验，精通所传授的技术和技能。

2. 培训者应对培训目的、培训内容重点有明确的了解，只有这样，培训者才能做到有的放矢，制订出合适的教学计划，并贯穿培训全过程。

3. 培训者的选择应适合不同层次培训对象。对于不同学习阶段的学员，要选择不同类型的培训者。如对依赖型学员，应选择权威、专家类型的师资，对学习感兴趣的学员，培训者应是推销者和兴趣激发者；对于积极参与的学员，培训者最好能充当协调者，自助学习程度高的学员，应选择顾问或者指导者类型的师资。培训师资应对培训对象有充分的了解，有意识调整自己的角色，以使培训的方式、内容、提供的信息适合不同层次培训对象的需求。

4. 培训者还需具备良好的人际交流技巧、掌握参与式培训方法，能根据培训的内容和培训对象的不同，灵活运用不同的培训方法。

此外，培训经费、时间、培训的层次、培训的信誉、培训者的个人素质如是否具有团队合作精神等也是影响师资选择的重要因素，应统筹考虑。

（二）培训教具的选择使用

在培训中适当使用教具，符合多感官学习原则（multi-sense learning），也就是听、看加上亲自动手，讲解加展示，往往能激发学员的学习兴趣，增强理解和记忆，极大提升培训效果。教具的选择应结合培训内容和培训方法以及培训条件而定。

1. 粉笔、黑板：粉笔和黑板是传统教学和培训中最常用的直观教具，价格便宜，容易获得，而且色彩丰富，但容易弄脏手或衣物，并不适合所有场合。

2. 大白纸：是常用的教具，它容易获得及携带，可以多组同时使用，而且基本不受场地的限制，可张贴在任何便于大家看清的地方，也可以移动。大白纸能保存较长时间，可重复使用，也可供学员复习使用。

3. 挂图、海报：内容扼要，色彩质量好，携带方便，能反复使用。利用挂图海报讲解时应确保每个人都能看见，不被培训者或其他人所遮挡。在培训教室中适当张贴海报可烘托培训气氛，但有时过多张贴，可能分散学员的注意力。

4. 活页或其他印刷材料：成本低，能提供更多的背景资料，保存时间长，可免去学员因记笔记而影响听讲，便于学员课后复习。但发放材料的时间、地点把握不好，可能分散注意力。

5. 模型：模型具有很强的直观性，也是常用的教具之一。利用模型可以示教、可进行模拟练习，增强学员的感性认识和实际操作能力，便于理解、记忆。

6. 白板、书写笔：方便常用，容易获得及携带，色彩多。但是书写笔容易干枯，字迹有些不容易清除，影响再次书写的效果。建议选择水性书写笔。

7. 电脑多媒体投影仪：方便，可以展示多种形式的文字、图表和视频，及时较大的场所，较多的人也能清楚看见。是目前培训中应用最多的辅助教学设备。

8. 激光笔：便于指点，吸引学员关注焦点。方便易携带。

此外，还需要结合专业培训内容准备用具，如妇幼保健培训，可能需要准备胎儿或骨盆模型；培训艾滋病防控专题时，需要准备安全套等；传播材料制作培训还需准备彩笔颜料和纸等等。培训组织者应按照教学计划的设计，提前与师资沟通，作好教具的准备工作。

（三）创造良好的支持性培训环境

轻松和谐的环境和氛围对于鼓励培训对象主动地学习，积极参与培训者设计的各项培训活动是至关重要的。

1. 营造一个轻松、活跃的开始，奠定整个培训活动的基调。

（1）对每一个参加培训的人表示欢迎；

（2）从一开始就体现出参与性，比如可以让先来的学员帮些忙；

（3）组织一些暖场的游戏，通过各种方式，促进培训者和学员之间的认识和了解。

2. 尽量使用"描述"而不是"评价"性语言：当培训者对参与者的发言做出回应时，应尽量使用参与者刚才所说的话对他们所说的内容进行描述。这表明认可他们所说的话，鼓励他们继续发言。避免使用"应该"之类的词语，如"你应该如何……"可以替代的说法有："我们也许可以……"，"我们可以达成共识的是……"，"我希望的是……"这些说法听起来更具有合作性，令人容易接受，而不是指令性的。

3. "解决问题"而不是"控制学习"：参与式培训的目的是让参与者自己发现、解决问题，而不是培训者自己发现和解决问题，然后向听众展示解决的办法；培训者应该鼓励参与者表达自己的思想和感受，而不是告诉他们应该做什么，如何思想，如何感受。

4. 理解认同参与者，并成为他们中的一员：对参与者面临的问题和困难表示认同，而不是否认或忽视它们；尊重参与者的不同观点，理解并接受他们对问题的不同角度的看法，并将其作为培训的丰富资源，而不是具有"破坏性"的"问题"；培训者只有表现出自己对参与者的理解，明白并分享他们的喜悦和困惑，培训对象才会自然地、放心地表达自己。

5. "平等相待"而不是"居高临下"：在参与式培训中，培训者不以权威自居，也不要认为"培训者懂得更多"而将解决问题的对策硬塞给参与者。参与式培训中应尽量弱化大家在知识和能力方面的差异，通过各种办法认可每个人的价值，不要使参与者感到自己在培训中是"不合群的"、"不合适的"。

（四）讲好开场白

开场白的目的是介绍自己树立权威，引发学员的兴趣，为课程的开展做出辅垫、选择开场白应根据培训者自身的特点、培训内容和学员的特点。用开放式的提问，或者热点的问题案例作为开场白可以提高学员的关注，吸引学员的参与，常用的有效的开场方式包括：引用新闻典故、提问、讲故事、展示数据、列举案例、做与培训主题相关的小游戏等。开场时，应注意避免过于自谦，不顾及学员的感受，过于娱乐，或者没有激情，过于死板等问题。

（五）重视培训结尾

在一个课程模块结束的时候，留出一定时间，注意与开场进行呼应，解决开场时留下的问题，帮助学员梳理思路、提炼要点、答疑解惑，通常在结束时可以采取调查的形式，收集学员的收获和存在的问题，也可以运用故事来结尾，激发学员的思考，引导学员采取行动，在工作中运用培训所学。

（六）控制培训时间

1. 充分准备，明确培训内容的重要性顺序，时间充裕时，可以充分介绍并展示材料；如果时间不充裕，则优先完成重点内容，展示主要的观点材料，次要的内容一带而过，以保证在有限时间内，完成培训目标。

2. 用好控场和引导技巧，适时改变授课方式，调整时间进度。如运用小组讨论时，可以通过减少分享的小组、分享的时间，直接利用PPT展示等形式，控制时间。

3. 避免健谈者过多占用时间，鼓励沉默的学员积极参与。有人发言过多，影响了其他学员的参与。而有些学员胆怯、内向、沉默，他们不会主动参与活动，也从不提出问题或回答问题，这些人往往会被忽略。这时，培训者可以通过积极鼓励沉默少言的学员发表自己的看法更多参与，来相对抑制健谈者。

（七）充分运用人际交流技巧（此部分参阅本书第九章中人际传播技巧部分）

第五节 培训效果评价

培训的效果评价是一项完整培训计划不可缺少的一个重要步骤。培训的过程评价应贯穿于整个培训活动的全过程，本节主要介绍培训效果的评价。

一、效果评价的目的

了解培训工作在增长培训对象的知识和技能方面所起到的作用，对培训对象提高工作能力和工作效果方面所起的作用。这种评价能够帮助组织者及时总结培训工作经验，指导后面的培训工作，同时也是对上级和资助者的汇报依据。

二、评价的主要内容

1. 即时效果评价：主要评价学员在接受培训后相关知识、态度、技能的改变、提高情况。主要通过培训前后问卷测试、技能考核，以及对学员在授课期间的参与情况的观察。

2. 近期效果评价：对学员回到工作岗位后对所学习的知识、技能的应用情况进行检验，可以采取邮寄问卷调查、电话调查、访视等方法进行。

3. 远期效果评价：是在培训班结束较长时间后，对学员在实际工作中运用知识和技能的情况的评估。方法基本同近期效果评价的方法。

三、评价的工具

目前世界上应用最广泛的培训评估工具是由唐纳德.L.柯克帕特里克提出的柯氏四层次培训评估模式（Kirkpatrick Model）。

1. 层次1反应层面评估（Reaction）：即在培训结束时，向学员发放满意度调查表，问题主要包括：对讲师培训技巧的反应；对课程内容的设计的反应；对教材挑选及内容、质量的反应；对课程组织的反应；收获大小，是否在将来的工作中能够用到所培训的知识和技能。这一层次的评价主要作用是改进培训内容、方式、教学进度等。

2. 层次2学习层面评估（Learning）：通过对学员参加培训前和培训结束后，知识技能测试的结果进行比较；通过问卷调查、理论考试、角色扮演等形式了解培训对象在知识、态度方面的改变；通过模拟、演示或角色扮演等考察实际操作技能。评估的主要作用是确定学员在培训结束时，是否在知识，技能，态度等方面得到了提高，同时也是对培训设计中设定的培训目标进行核对。

3. 层次3行为层面评估（Behavior）：结合实际工作来考核；通过实地考察、上级领导的评价、服务对象的评价、同事的评价，或问卷调查、电话随访等方式来评估。作用是确定培训参加者在多大程度上通过培训而发生了行为上的改进；考察被培训者的知识运用程度。

4. 层次4成果层面评估（Result）：计算培训创出的经济效益和绩效。考察培训为组织为单位带来了什么影响。这一阶段评估的费用、时间和难度都是最大的。

培训评估的四个层次，实施从易到难，费用从低到高。具体评估到第几层次，应根据培训的重要性决定。一般对所有的培训均可进行第1层次的评估。对知识技能的培训可在第1层次的基础上开展第2层次的评估。对于耗时较长，投入较大或对组织具有较大影响的可扩展到第3、4层次的评估。

四、评价的方法

评价可以分为正式评估和非正式评估。正式评估结论更有说服力，易于将结果书面表达，方便前后比较，但是操作较难，耗费额外时间资源；非正式评估不会给学员压力，可一步步引出学员对培训的感受态度变化，方便易行，不耗费额外时间资源，但是带有较强的个人主观性，判断失误可能大，且难以得到量化的结果。常用的评价方法除问卷调查、理论考核、技能测试等，这里再介绍一些简便易行的快速评估方法。

（一）每天的监测和反馈

1. 晴雨表：在教室中张贴图表，列出培训班的日子，每个日子下标注3~5行分别代表满意程度，每天结束时，学员们用笔将自己的感觉或学了多少东西标在相应的行中。这种反馈方式非常迅速，能及早地发现不尽如人意的地方（表8-3，表8-4）。

表 8-3　对培训班总体感受

	第 1 天	第 2 天	第 3 天	……
☺				
😐				
☹				

表 8-4　对培训班教学的评价

	师资 1 （内容 1）	师资 2 （内容 2）	……
☺			
😐			
☹			

2. 晚上的总结反馈会：

选择一部分参与者提出他们的建议和反馈，在当晚的组织者会议上讨论，这样可以迅速了解到所存在的问题，并及时处理。

3. 次日的反馈：

在第二天培训一开始，请 2～3 名学员复述昨天所学的内容，每天可以换不同的人报告，反馈的形式由他们自己决定。

（二）口头反馈

口头征求意见和建议这种方法的优点是几乎不需要准备，而且有助于强化已经学过的东西。但是有可能会出现一边倒的现象，而且往往只有少数几个人发言，有时候会失控，不容易结束。采用这种方法时，组织者需要带头发言，说明此次培训主要的内容是什么，学了什么东西，坦率地承认还有哪些重大失误，这将为发言定下基调。对待学员提出的批评意见，应充分肯定接纳。

（三）当场写下反馈意见

在纸上写出几个基本问题，要求学员当场回答。问题的选择应根据评估的目的：如这个培训班达到你的预期了吗？你从培训班上学到了什么？你觉得这个培训班上最有用的是什么？最没用的是什么？下一步你打算怎么办？你认为这个培训班还有什么地方需要改进吗？

（四）意见卡片

培训对象用粗笔将他们的意见写在卡片上，每张卡片上写一条意见。可以使用不同颜色的卡片以区分正面的意见、反面意见和学习的内容，要求学员独立完成，完成后可以先两两讨论。将卡片排列在地上或墙上，分类，总结并请学员为卡片打分。

（五）评估轮状图（见图 8-11）

在大白纸上画一个大圆，用半径将圆等分成几部分，每一部分是本次培训需要评估的方面（如后勤、伙食、设施、现场工作、教学等）。每一个学员轮流将他们自己对各部分的评价用一条以圆心为起点的线段表示出来，线段的长短表示满意程度，与半径等长，说明很好，没有线，则说明非常失望。等全部完成后，根据每个部分线段的多少，以及不同长度线段的数量，大致能了解学员对培训各个环节的看法，如果能配合一些具体细节问题的调查，

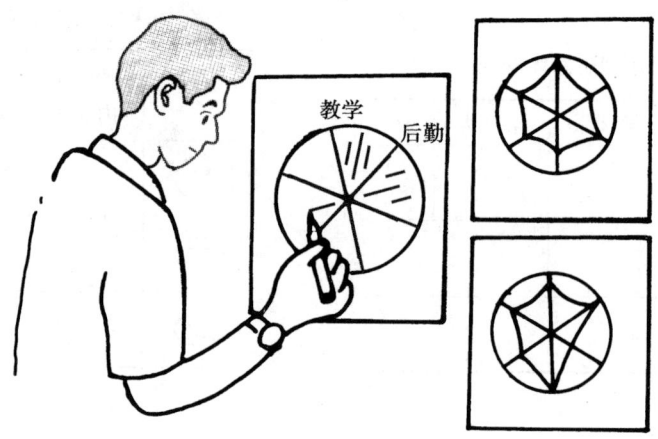

图 8-11 评估轮状图

效果更好。使用本方法,首先需要确定应该评估哪些方面,在学员画线时,组织者可以不在场,以免学员担心组织者的看法而影响画线的长短。

(六)评分表

可以请学员帮忙,画一张或几张图表(表 8-5),左边纵栏,列出所有大家认为应该进行评价的项目,上方横栏标出分数或不同的级别,每一个在每个项目的相应格中打勾或画正字。如果时间有限,可以将这个表贴在教室的出口处,每个学员填好后方可离开。

表 8-5 培训班评分表

项目		评 分				
		1	2	3	4	5
教学	理论性					
	参与性					
	语言表达					
	时间掌握					
教材	理论性					
	科学性					
	实用性					
……						
后勤	住宿					
	饮食					
	娱乐					
……						

（七）问卷

问卷的内容除了相应的教学活动和学员的学习情况外，可以包括后勤、食宿和娱乐活动。同时留出学员提意见和建议的位置（案例1）。

以上介绍的评估方法，来自学员的直接反馈，固然重要，但是往往是培训班组织方面的情况。而要真正了解培训对象在知识、态度方面的改变需要结合前述即时效果和远期效果的评价方法。

案例 1

培训班评价问卷

说明（略）

学员：您好！

此问卷主要想了解您对本次培训班的看法，包括对培训的后勤组织、课程安排、教师的授课内容和教学方法等方面的意见和建议。您的意见和建议将有助于我们充分认识此次培训班的成功与不足，并在今后的培训中，加以完善。谢谢您的合作！

您的专业：_____

您从事本专业的年限：_____

1. 您是否参加过类似内容的培训？　　　　　　　　　　　　　　□是　　□否
2. 您认为此次培训班总体上：　　　　　　　　　　　□好　　□一般　　□差
3. 通过此次培训您认为自己的收获：　　　　　□很大　　□一般　　□没有什么收获
4. 您认为本次培训所安排的课程内容是否适合您的需要？　　　　□是　　□否
   您还需要了解哪些方面的内容？_____
5. 您是否喜欢培训班的教学方法？　　　　　　　　　　　　　　□是　　□否
6. 您认为您的参与积极性是否被很好地调动起来了？　　　　　　□是　　□否
   您还希望采用什么形式？_____
   _____
7. 您认为本次培训的师资组合如何？　　　□很好　　□好　　□一般　　□不好
8. 您认为教师的总体理论水平如何？　　　　　　　□高　　□中等　　□低
9. 您认为教师指导实践的能力：　　　　　　　　　□强　　□一般　　□不行
10. 您认为本次培训使用的资料、教材怎样？（多选）
    　　　　　□内容新颖　　□具有实用性　　□内容陈旧　　□没有指导意义
11. 您认为本次培训班的课程安排：　　　　　□合适　　□太紧凑　　□太松散
12. 您认为培训地点的选择：　　　　　　　　　　　　□比较方便　　□不方便
13. 您认为本次培训食宿安排如何？　　　　　　　□好　　□一般　　□不好

您还有什么意见和建议，请写在下面：_____

（吕书红）

第九章 健康传播策略与传播活动

本章要点
1. 健康传播
2. 健康传播策略
3. 健康传播策略的类型
4. 制定健康传播策略的步骤
5. 目标人群分级
6. 不同的受众需要不同的信息，信息必须具有针对性
7. 有效传播活动具有的特征
8. 大众传播和人际传播各自的特点
9. 策划大众传播活动的步骤
10. 人际传播活动的形式
11. 人际传播技巧
12. 人际传播活动策划步骤

　　健康传播是指专门以促进人们健康为目的的各种信息传播活动。健康传播是健康教育的基本手段之一，而教育和干预也必须依靠传播活动来实现。因此，如何开展好传播活动是健康教育方法学中的重要内容。

　　健康教育的传播活动根据内容、传播对象、工作时间、工作目标等可分为大型传播活动和小型传播活动，人际传播活动和大众传播活动，系列传播活动和单一传播活动等。本章重点介绍在开展一个传播活动时的工作思路，也就是怎样制定传播计划，或者称为传播策略（communication strategy）。传播策略是健康教育工作者开展具体工作的指南。同时，本章还介绍人际传播技巧和具体传播活动的策划方法。这些内容的学习和实践，对于在健康教育岗位上工作的专业人员十分重要。

　　学习本章的内容应该是从实际出发、灵活运用，切忌生搬硬套。比如在制定计划的步骤上虽然每个步骤都有逻辑顺序，但是这些步骤的前后关系并非是死的、不可变换的，而是应该灵活地对待和运用的。人际传播技巧的运用也需要传播者在实际传播活动中灵活运用所学的知识，不断总结和提高，提高传播效果。

第九章　健康传播策略与传播活动

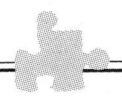

第一节　健康传播策略

健康传播策略是一个为达到某种预定目标、在特定时间内通过某（几）种传播渠道向目标人群（受众）传播特定健康信息以获取某些预期效果的全面计划（plan）。

一、健康传播策略的分类

（一）以大众传播为主的健康传播策略

1. 宣传性传播策略：主要用于某些信息的广泛告知，基本为单向传播活动，受众泛化。卫生宣传工作基本是属于此类。

2. 倡导性传播策略：与宣传性传播策略不同的是它通过制造舆论提倡某种健康行为或生活方式，对受众进行影响。如倡导不吸烟、不酗酒、保护环境等。

（二）以人际传播为主的健康传播策略

1. 教育性传播策略：运用教育学的原理和原则，对目标受众进行教育，以使目标受众学习某些专门的知识，或者转变对某种事物的认知和信念态度等。

2. 训练性传播策略：属于教育性传播策略，使传播对象接受某种技能训练。

3. 咨询性传播策略：健康咨询以个别谈话为基本形式，咨询者利用个人的知识和经验，帮助寻求帮助的人理解卫生知识、树立正确观念、主动选择健康行为。

4. 劝服性传播策略：针对服务对象的某些不正确观点、态度和行为进行启发引导，说服其改变，或改变观点、或转变态度、或采纳健康的行为。

5. 指导性传播策略：对某些个体或群体的学习过程、实际操作技能、健康行为实践给予具体指导。

（三）综合性传播策略

将人际传播与大众传播结合运用的传播策略。大众传播和人际传播各有特点，在工作中要根据具体情况进行设计运用。一般情况下，大型健康教育活动往往需要将两类传播活动结合进行。两种方式可以相互弥补和促进，有利于提高传播效果。

二、怎样制定传播策略（计划）

制定一个好的传播策略是一个健康教育项目取得成功的关键，传播策略的制定应该紧紧围绕所要实现的传播目标和项目目标，同时，必须考虑传播过程中的每个要素和实现传播计划的条件及对传播过程的监测和对效果的评价。

在制定传播策略（计划）的时候要按照以下的思路和程序进行工作。

（一）明确需要解决的问题

要实现项目总目标需要解决的问题有许多，但不是所有的问题都与传播有关。哪些问题是与传播有关的，需要进行分析。关键是找出那些属于传播的问题或那些通过向受众传播信息或知识便可以解决的问题，或者是必须通过传播才能协助解决的问题。如果传播策略是健康教育项目的一部分，而健康教育项目的目标与目标人群的行为改变有关，那么对于问题的分析还应该把传播计划与行为干预紧密联系在一起。要明确需要围绕哪些行为目标开展传播活动。

例如：

——孕妇不知道应该做几次产前检查；

——婴幼儿家长不了解为什么要给6～24个月孩子每天食用"营养包"；

——咳嗽咳痰2周而且痰中带血但还不知道应该去结核病防治所检查；

——高血压患者不清楚应该多长时间测一次血压；

——不懂得如何计算体重指数；

——认为蚊子叮咬会传播艾滋病。

（二）明确传播要达到的目标和确定检验指标（indicator）

1. 明确受众的知识（信息）知晓状况的预期改变：目标人群行为改变或建立需要哪些信息，这些信息的知晓程度应该有个什么样的预期提升。应该根据原有的基础和可能的努力及各方面的条件确定出这个预期改变的目标。

2. 明确受众的态度、信念、技能的预期改变。

3. 明确受众行为的预期改变。

4. 列出判定成功和达到目标的标准：如确定受众达到"掌握预防艾滋病知识"目标的标准是掌握艾滋病三条传播途径的知识；或者是掌握十条基本知识。

5. 列出可以客观地描述预期结果的指标：例如某条知识的知晓率或者是某核心信息总知晓率；某种不健康行为的改变率；某种正确信念的持有率等。

（三）确定哪些人群为主要的受众

一旦传播问题明确后，必须准确知道你打算向谁传播讯息，哪些人是优先的受众，他们的需求是什么，他们的特点是什么。如果泛泛地对"公众"而不是有针对性地对特定对象传播保健知识，那就要浪费大量的时间、人力和金钱。接受儿童保健与全面发展信息的主要对象是婴幼儿的母亲（一级目标人群——直接需要改变行为的人）。但是还有一些人，他们的知识、信仰和观念可能对母亲的信念和行为产生重要影响。这些人包括：丈夫、母亲（婆婆）等家庭成员，他们是重要的第二批传播对象（二级目标人群——与一级目标人群有着密切联系，有共同的、直接利益关系，能够影响目标人群信念和行为的人）。还有那些受一级目标人群尊敬的、信任的，对一级目标人群的行为具有较大影响力的人，如卫生人员、长者、宗教领袖等，属于三级目标人群；而那些能够影响一级目标人群行为改变环境的当地决策者、政府官员等属于四级目标人群。

（四）分析受众的特点

对各类目标人群、特别是一级目标人群的特点要进行仔细的调查了解和分析。做分析的目的是使传播活动更具针对性，获取好的效果。进行受众分析时需要考虑的因素有：

性别； 年龄； 职业； 民族/宗教信仰； 文化程度（受教育水平）；

婚姻状态； 家庭地址（所在社区特点）； 所用语言； 收入水平；

接受信息的习惯； 接受信息的渠道； 心理状态；

《孙子兵法》中强调作战要"知己知彼",方能"百战不殆"。开展健康教育和传播活动也一定要"知己知彼",了解掌握传播对象的情况,把目标人群的特点分析清楚,根据目标人群的特点、有针对性地开展传播活动,才能取得好的效果。

(五)选择、确定、表达与制作讯息

1. 信息的选定

首先应该选择受众需要的最基本的、最重要的信息,而不是把所有有关的信息都加以传播。一般我们把需要传播的信息分成"核心信息"或者"重要信息",还有"基本信息"。

2. 讯息的制作

对选出的重要信息需要进行再加工,将其"制作"成可以传播的、受众易于理解接受的讯息。一则好的讯息应该是:

- 清楚:内容清楚不模糊。
- 具体:一则讯息越具体越好,避免制作笼统、泛泛的讯息。
- 准确:传播的健康讯息应该是十分准确的,而不能是模棱两可的。
- 简明:通俗易懂,使用地方语言式通俗的口语。
- 实用:所传播的健康讯息应该是目标受众能够马上应用的。
- 适合受众:符合受众的心理、社会、经济、生活等状况,传播给特定受众的健康讯息在文化和社会习惯上应适合特定受众。
- 有感召力、吸引力:信息需要制作成受众喜闻乐见的讯息,越具感染力的讯息越能取得好的传播效果。
- 科学:必须保证信息的科学性,而不能传播不科学或者伪科学的东西。
- 正面:坚持"正面教育为主"的原则。

3. 讯息的表达方式

讯息表达方式有多种:如权威性的;理性的、具有说服力的;指令式的或讨论式的。

4. 信息有不同的具体作用

信息传播者	信息接受者
吸引受众 →	享受
告知 →	了解
教授 →	学习
劝服 →	决定
强化 →	记忆
引起注意 →	加强认识
进行鼓励 →	增强动机
培训 →	学习技巧
提示行动 →	采取行动
强化 →	巩固某一行为

5. 不同的受众需要不同的信息

在决定讯息的内容和表达方式时，对不同受众设计不尽相同的讯息是很重要的。因此，要明确了解是准备向谁发送信息。

- 一级目标人群：一级目标人群是对传播活动的最终检验者，他（她）们在接受讯息和其他干预活动后主动改变态度和行为，提高保健意识，采取健康行为才是健康教育传播活动的目标。同时他（她）们也需要受到鼓动去主动寻求卫生服务，他（她）们需要具体地、详细地了解采纳某种行为与自身利益的关系。因此，讯息的选定、加工、制作和传播是根据他（她）们的实际需要，而不是传播人员自己的意愿。
- 二级目标人群：需要适宜的教育性材料，用以辅助他们与服务对象间的交流，帮助他（她）们能够与目标人群更好地交流。同时，他（她）们也需要了解正确的讯息。
- 三级目标人群：需要技术信息和人际交流及咨询技术的培训，以便能够提供高质量的健康教育和其他卫生服务，或者是提供相应的协助，协助目标人群理解讯息，改变态度和信念，采纳健康行为。
- 四级目标人群：需要有官方的、合理的、明确的信息（政策、文件等），以客观的方式提出，没有过多的术语。这组人群需要知道健康教育传播活动对当地发展的意义，某一行为的优缺点，以及某一具体程序的基本原理。在别的地方已生效的类似项目的范例对这组人群会有效。也需要知道他们做出的决策将能够产生什么样的支持作用。

（六）媒介/媒体分析和选择

挑选最能接近和影响特定教育对象的传播渠道，其中包括：

- 人际渠道：专业医疗保健人员、乡村医生、宗教和社区领袖、妇女和青年组织的工作者（妇女主任）、工会领导人、政府官员。
- 大众传播媒介：广播、电视、报纸、杂志、连环画。
- 小型传媒：宣传画，录音带、传单、小册子、幻灯片、T恤衫、徽章、卡片等。
- 不要依靠单一的传播手段和传播渠道，应该始终把各种传媒"混合"使用，以便使教育对象可以从多个渠道得到不同形式的信息。

最有效的传播应显示出如下特征：

- 讯息量少（最核心的讯息，针对不同受众有不同的信息）；
- 受众经过认真分类，了解受众的特点；
- 多种传播渠道/媒介共同行动。

（七）资源分析

资源（resource）分析的目的是分析潜在的支持系统、现有资源的优势及薄弱之处。

在进行资源分析时，应考虑实施传播计划的机构在传播（交流）、财政、设备、空间及人力资源等几方面的能力；同时还应该考虑哪些现行政策有助于实现传播策略；哪些可能起妨碍作用；将怎样克服这些障碍；可否从领导部门得到支持和能得到哪些支持；执行单位与有关单位的协作情况如何；可以利用的传播材料有哪些等问题。

（八）传播活动与有关保健服务同步进行

在制定传播策略时还应该考虑到传播的讯息是否能够与受众所处的现实环境相符合，也就是要考虑到保健服务是否能够跟得上。如果提倡一种保健行为，可是相应的保健服务又跟不上，那么所传播的讯息对服务对象就不会产生实质效果。要将传播活动与行为改变所需要的社会支持环境结合起来。

虽然此点不属于制定传播策略里面的内容，但是可以提示我们在开展一项健康传播活动时，要与现实状况相符，或者为了配合健康传播活动而组织和实施好保健服务的提供活动。

（九）监测与评价

虽然把评价写在后面，但不是说最后才想起评价，或者只有到后面才需要评价。实际上，从一开始制定传播策略时就应考虑到评价，把评价活动计划进去，包括制定可测量的目标（用来监测和衡量项目的进展），以及评价活动所需要的经费预算。

评价活动包括项目开始时的基线调查、项目进展过程中的过程评估、中期效果评估和终期效果评估。尽管急性传染病的流行时期要进行评价十分困难，但是评价的思路不能缺少，在可能的条件下还是要采用适当的方法进行效果评价工作。

监测主要是指对传播过程的评估。为了保证传播活动的质量和效果，以及按照实施计划执行，在传播活动中要对传播过程进行监测（详细内容见本书第四章健康教育与健康促进项目实施）。

（十）作一个实施工作时间表

当上述各项完成以后，就该制定实施传播策略的工作时间表，也就是具体的工作计划和时间进度表。这个时间表是工作进度的指引，也是过程评价的依据（详细内容见本书第四章健康教育与健康促进项目实施）。

第二节　大众传播活动

大众传播活动在健康教育项目中是普遍采用的，起着重要的作用。健康教育工作者要学习和懂得策划和开展大众传播活动的基本思路，要培养这种能力。

一、大众传播媒介的共同特点

大众传播媒介主要是指广播、电视、电影、电子网络、报纸、杂志、书籍等媒介。此外，在健康教育中经常使用的卫生标语、卫生传单，以及卫生宣传画廊等，也都属于大众传播媒介的范畴。这些媒介在传播方式、对象等方面具有一些共同点：

1. 间接性传播：通过机械性、技术性媒介传播信息，传播者与受传者之间的关系是间接性的。

2. 覆盖面广：大众传播媒介都拥有广大的受众，具备任何其他传播方式都不能达到的影响面。大众媒介的网络，覆盖了几乎社会的各个角落，把千千万万散在各处的人们联系起来。

3. 大众传播媒介面向整个社会，具有公开性，负有重大的舆论导向责任。大众媒介传播出的每条确切或错误的信息，可能使数以百万计的人受益或上当受骗。

4. 大众传播媒介具有时效性：即传播信息一要新，二要快，特别体现在新闻报道方面。针对当前社会人群中普遍存在的卫生问题或重点卫生工作，可以迅速通过适宜的大众媒介进行宣传教育，广而告之。

5. 传播材料的统一成批生产与充分利用，可确保信息的标准化和规范化。如电视录像片、小册子、广播录音节目等，一般都可以成批复制。

二、与大众媒介建立关系

要开展健康传播活动就必须学会与大众媒介建立关系。与大众媒介建立关系就是通过运用公共关系手段在健康教育部门与大众媒介之间建立一种工作性质的、相对稳定的、符合共同兴趣的协调机制。然后利用这种协调机制来促进我们的健康信息传播活动。

（一）寻找共同的兴趣点

在我国，许多大众媒介包括电视、报纸、刊物一般都开辟有健康栏目，媒体需要大量的符合自己媒体特点和时效性的健康节目，而健康教育工作者则需要媒体做"桥梁"和"渡船"，把健康知识和信息传送给大众。因此，健康教育工作者和媒介之间是有着许多共同的兴趣点的。

在与大众媒介接触并寻找共同兴趣点之前，需要做一些准备工作，而不能漫无边际地"搜索"。要做的准备工作包括：

- 列出近期急需合作的工作内容和需要传播的信息内容大纲；
- 列出需要长期传播的内容和信息大纲；
- 可能提供的技术支持；
- 可能提供的政策支持，如政府的文件等；
- 可能提供的经费支持；
- 可能寻找的合作伙伴；
- 合作的形式；
- 合作周期或时间；
- 双方的责任和义务；
- 参加人员情况；
- 长期合作前景；
- ……

一旦双方找到了共同感兴趣的切入点，就可以将合作的设想具体化。

（二）与媒介建立伙伴关系

在我国的体制下，与媒介打交道必须是"以公对公"的行为，那么自然要通过组织关系来进行接触。当然，如果有了良好的合作关系之后是可能直接联络并继续合作的。但是利用过去的合作基础并不能代替应有的组织手续，即通过双方的组织关系和领导关系建立合作，使这种合作成为一种组织行为。

大众媒介是健康教育和健康促进的同盟军，是向大众传播健康信息的重要渠道。因此，我们与大众媒介之间需要建立一种密切的伙伴关系。这种伙伴关系就是协作的关系和互相配合、互相支持的关系。在与大众媒介接触和合作中，我们需要了解大众媒介工作的性质和特点，熟悉有关栏目的工作流程和节目要求等。只有熟悉有关的内容才能在工作中更加主动和富有成效。

在建立伙伴关系中应该注意以下几个问题：
- 组织行为；
- 互相支持的关系；
- 以我们的传播计划为基础，也适合媒介的工作规范；
- 为对方提供技术支持（如提供信息、为信息科学性把关、帮助推荐或寻找现场和人物等）；
- 在特殊的公共卫生活动中要预先对大众媒介的人员提供培训，帮助其做好正面传播；
- 有长期合作的意识和表现；
- 倡导社会效益和社会责任，发挥媒介自身工作的规律和媒介自身承担的社会责任，避免完全靠卫生经费支持大众传播活动。

三、防止大众媒介的负面效应

媒介的工作有着自身的特点和规律，其中最主要的特点之一就是时效性，也就是新闻性。媒介必须拥有大量的听众或观众，必须尽最大可能吸引受众的眼球和耳朵。抢新闻、制造热点是媒介、特别是电视、广播、报纸、互联网这些新闻媒介的工作特点。因为如此，对于信息所产生的效果有时则容易忽略。另一方面，由于媒介工作人员对于专业领域里的内容不会了解很多，他们往往从新闻性的角度去考虑，而忽略了其他方面。

随着我国对外开放和经济的发展，来自西方的信息大量涌入，虽然其主流是好的，但也不乏一些并不好的东西传进我们受众的眼睛和耳朵。例如我们在电视节目中经常可以看到报道美式快餐的火爆场面和促销信息；还有许多西方其他不健康生活方式的信息。当然，除了西方的生活方式之外，也有许多我们国内或者我们身边的并不值得宣扬和传播的不健康生活方式信息也通过媒介在广为传播。就是这样的一些信息在引导人们的生活方式。也正因为如此，生活方式病也被称为可以通过媒介传播的第三类可传播疾病（communicable diseases）。这就是媒介的负面效应。

在2003年的"非典"流行严重时期，社会上出现了"心理恐慌"，许多人被恐惧的心理所笼罩。诚然，疾病的严重性是造成恐慌的根本原因。但是，在"非典"过后的反思过程中，有科学家提出"恐慌来自疾病还是来自媒介"的问题。事实情况是有的疾病造成的死亡人数大大超过了"非典"，可是并没有造成如此的恐慌。而身在当时的人们整天从媒介得到的都是这方面的信息，无论是报纸还是电视，非典成了当时的主体新闻。而且，有些电视镜头的表现手法也大大地增加了恐怖气氛。如在表现医务人员穿戴防护服和口罩面具时，一个特写镜头由远急速拉近。这样的拍摄和表现手法无疑增加了受众的心理压力和恐惧感。

在应对突发公共卫生事件时要注重做好"风险沟通"工作，其内容之一就是加强与媒体的沟通，采取主动沟通和主动、正式发布相关信息的行动，让大众了解事件真相，主动参与应对。如果缺少了专业领域和主管部门的主动引导,媒体有可能会因不了解全面情况和缺乏专业知识发布不准确、不全面的信息或者是采用了不适当的表现手法,而造成负面效应。必要时甚至可以为媒介人员提供必要的培训。当然,这种培训在时间上是非常有限的。可能是一个小时,也可能是几十分钟,但是这种培训有时是十分必要的。通过培训可以向媒介人员全面地介绍科学信息,并对媒介人员正确理解信息和传播这些信息的注意事项提出指导意见。

卫生工作者和媒介人员的及时沟通是保证向大众传播健康信息、维护社会稳定的重要措施,应该在实际工作中加以关注。

四、大众传播活动策划

为了在社会上造成较大影响效应,使健康项目或健康活动产生社会影响,往往需要利用大众媒介开展传播活动。而一个大众传播活动要取得组织上的成功和好的传播效果,则需要很周密的设计和策划。大众传播活动的形式和内容多种多样,活动开展的层面和影响范围也都不一样,因此在策划上也都不尽相同,但是策划的基本过程、步骤和主要的内容还是基本一致的。

(一)确定传播主题、内容和传播目标

传播活动的策划首先是要选定传播的主题。主题的选定有两种方法,一种是根据政府或主管部门的安排来确定。这种方法是围绕中心工作来安排的,而不是由健康教育人员自己来确定的。例如在艾滋病预防控制示范县要配合项目的实施开展大众传播活动,那么主题自然是艾滋病的预防和控制。在结核病项目县要配合项目的实施开展大众传播活动,主题也就是结核病的预防和治疗。另一种选定主题的方法是在没有政府或主管部门确定任何内容时,健康教育与健康促进部门要开展的大众健康传播活动。在众多健康问题当中,我们应该怎样选定传播活动的主题呢?选定主题的依据是什么呢?建议考虑以下因素:

- 当地的主要健康问题;
- 现时对公众影响最大(公众最关注)的健康问题;
- 与信息密切相关的健康问题。

在确定了主题之后,要对内容进行选定。例如策划一次有关结核病的预防控制传播活动,应确定是选定结核病的症状、早期发现、坚持治疗等作为主要传播内容呢,还是把政府关于结核病人免费检查治疗的政策作为主要传播内容,还是这些都是传播活动应该包含的内容。在传播内容选定以后,对传播活动的效果和要达到的过程目标(如制作多少个节目;播放多少时间;覆盖多大范围等)和效果目标(如知晓率提高多少等)进行拟订。这个工作需要一定的基础数据和经验。

(二)选择媒介

在传播活动的主题确定之后,就要选择大众媒介。根据媒介的效应、传播活动覆盖面、受众拥有该种媒介的比例、经费和其他资源情况来考虑选择哪种或哪几种媒介。(参看第二章第二节关于媒介的可选取性公式)

(三) 整合资源

资源是开展传播活动的基础，没有必要的资源是不可能开展大众传播活动的。资源的整合包括资金、专业人员、媒介人员、媒体可利用的版面和时间、设备物资等。资源是需要开发和整合的，从社会各个方面筹集资源，这里就需要利用健康促进的策略，运用行政和组织的手段，也要配合以公共关系的运用，动员和协调各相关部门，使其能够为该项健康传播活动尽一份社会责任，做到"有钱的出钱，有力的出力"，以满足传播活动的需要。

(四) 设计技术方案

对于整个传播活动的形式、内容、时限、地点等需要在一个专家会议上进行讨论和研究。专家应该包括管理专家、健康教育专家、传媒专家、艺术家、财务专家等多方面的人才。根据传播活动的内容和目标共同讨论拟订出传播活动的策划方案，包括形式、内容分配和内容的表现形式、责任单位和参与人员、工作时间表。例如策划一场预防艾滋病电视知识竞赛节目，要研究出哪些题目；用什么形式来表现题目（是直接念题提问呢还是在一段小品表演后提问）。谁负责出题；谁负责编写小品；谁是演员；谁做节目主持人；谁是摄像师……。此外，当然不可缺少的还有节目需要多长时间，在什么时间、在哪个台、第几频道播出。在做这方面的策划时也务必要考虑到传播效果。如果主要对象是针对农村人口，你就要选择适合农村人口收看的时间，选择的演员（也包括参加竞赛的人）应该是农民喜闻乐见的演员，参加竞赛的人也要来自农村，这样就会对农民有比较大的亲和力，取得比较好的收看效果。

(五) 签订协议书

在技术方案全部确定之后，应该按照规范的办法拟订一份合作协议书。确定工作内容、质量要求、各方责任、完成时间等等。

签订了协议书，这个传播活动的策划工作就完成了。

第三节　人际传播活动

人际传播活动是一切传播活动的基础，也是健康教育的基础活动。人际传播活动的成功与否是一项健康教育活动能否取得成功的关键。

一、健康教育中常用的人际传播形式

在健康教育的实践活动中经常会采用多种人际传播形式，基本的人际传播形式有以下几种。

1. 个别劝导（persuasion）：在健康教育活动中健康教育人员经常会针对某一个干预对象的特定不健康行为和具体情况向其传授健康知识、教授保健技能，启迪其健康信念，说服其改变态度和行为。这是行为干预的主要手段，也是健康教育工作采用最多的人际传播形式。

2. 小组讨论（group discussion）：通过一组人参加的面对面的小组讨论交流传递与健康

相关的信息,讨论共同关心的健康问题,影响部分人的信念、态度和行为。这样的形式在健康教育活动中经常采用。具体内容可以参看本书第八章参与式培训方法。

3. 讲座(lecture):属于人际传播的另一种形式——公共传播(public communication)。是传播者根据受众的某种需要针对某一专题,有组织、有准备地面对目标人群进行的健康教育活动。这种活动形式可以使比较多的目标人群同时接受影响,信息的传播比较直接,如演讲的人具有比较好的知识基础,又有比较好的演讲技巧,则可以给听众比较大的感染力,取得比较好的传播效果。

4. 培训(training):健康教育人员运用教育的手段针对干预对象的需求进行保健技能的培训。这种培训是培训者和受训者面对面进行的,交流充分,反馈及时,培训者可以运用讲解、演示等方法逐步使受训者理解和掌握需要掌握的健康保健技能。这种培训不同于一般的知识培训,具有针对性强、目标明确、现学现用的特点。这种方式在健康教育活动中是不可缺少的,也是促进受训对象建立健康行为的重要环节。

5. 咨询(consultation):健康咨询是近年来随着人们对健康关注程度增加而兴起的一项寻求有关疾病、健康、保健、医药、康复等有关信息和专业知识的服务项目。健康咨询是为满足人们对健康的需求而提供的一种健康服务的形式,应归类于健康教育的范畴。健康咨询的目标与任务是向求助者提供所需要的科学信息和专业技术帮助,使求助者能够自己选择有利于健康的信念、价值观和行为,了解和学习有关保健技能。从传播的角度讲,面对面的咨询活动是一种典型的人际交流。健康咨询有以下几种形式:

- 门诊咨询:就是在各级医院和保健部门设立的咨询门诊。我国的许多城市医院或保健部门都设有不同服务内容的咨询门诊,如妇科咨询门诊、儿科咨询门诊等。这种形式的优点是,有专业知识和经验丰富的医务人员专门负责,正规化,专业性强。其缺点是,坐等咨询对象上门,不利于深入基层群众。
- 随访咨询:健康教育工作者和医务人员深入家庭、病室或在其他一切自然场合下,展开咨询工作。这种方式简便易行,机动灵活,比较亲切,针对性强,极受群众欢迎。
- 电话咨询:利用电话回答询问者的问题,这种方式的优点是对服务对象方便易行,不受空间限制,另一个重要优点是双方不见面,有利于消除服务对象的顾虑,特别适合某些敏感问题,如艾滋病、性病等方面的咨询。
- 书信咨询:通过书信往来的形式询问和回答,这种形式适用于某些较复杂的内容,如说明疾病病史、手术过程、思想感受等,也适用于某些敏感问题或服务对象不愿暴露在别人面前等情况。缺点是交流费时,反馈慢。
- 共通咨询:通过网络、广播、报刊、电视等媒介,回答听众、读者、观众某些共同关心的问题。这种方式的优点是可以为众多的人服务,产生较大的效果和影响。

二、人际传播(交流)技巧

人与人的交流沟通活动是人们生存的基本条件之一,人际传播(交流)技巧(interpersonal communication skills)不仅关系到工作的效率也关系到生活质量。在卫生服务和健康教育活动中人际交流技巧的运用往往直接影响到卫生服务和健康教育活动的效果。因此，健康教育工作者和其他卫生工作者都必须学习和不断改善自己的人际交流技巧。

（一）一般人际传播（交流）技巧

健康教育工作者和卫生人员在为服务对象提供服务时可以显示出他们对本职工作的热爱和专业知识的精通，但是往往由于缺乏交流技巧而达不到为他们提供最佳服务的效果。在人际交流活动中，人际交流技巧都与人的"传播器官"有关，它们是语言器官——口；听觉器官——耳；视觉器官——眼。用说、听、看、问、答、表情、动作等方式来传达信息是人际沟通的基本方式，每一种方式的运用都有一定的技巧。例如，妇幼卫生人员向产妇讲解母乳喂养的方法时，如何讲解清楚，使产妇能够理解；对服务对象提出的问题或表示出的某种态度，做出何种反应；怎样使他们讲出心里话并能接受建议等，都需要好的交流技巧才能取得满意的效果。健康教育工作者在不断改进和提高人际交流技巧的同时，他们所开展的传播活动和为群众提供的服务就会获得更好的效果。以下分述的几种技巧是人际传播的几种基本技巧。

1. 说的技巧：语言是人类最基本的交流工具。但是，怎样才能使语言的交流有好的效果，却不是每个会说话的人都懂得的。就讲话而言，有以下一些基本的技巧：
- 用听者熟悉、能懂的语言；
- 口气和蔼亲切；
- 发音吐字要清晰，要让对方能够听清楚；
- 讲话速度适中，避免过快和过慢；
- 声音应该有高低起伏，不要平铺直叙；
- 讲话的语气要生动；
- 适当重复重要的和不易被理解的话；
- 在与对方交谈时说话要有停顿，避免长时间自己一个人说话；
- 尽量避免使用专业词汇，尽量用通俗语言代替专业术语。

2. 看的技巧：简单地说观察就是用眼睛仔细地看。交流的对方往往会不自觉地以非语言方式表达出内心的活动，观察者在语言交流之外，还可以通过眼睛观察对方的表情、动作收集有用的信息，有时通过观察所获得的信息比用耳朵获取的信息还要有价值。"耳听为虚，眼见为实"就是这个意思。

观察的技巧主要是细心、全面和敏锐。观察时要非常仔细，眼光要敏锐，善于捕捉到细微的变化，能够透过表面现象，发现深层的内心活动和被掩盖的事物，从而获得真实的信息。但细心的观察要建立在诚恳、坦然的基础之上，而不能在对方讲话时不注意听，把视线转移到其他地方，更不能把细心的观察变成了窥视，那就不是正常的观察技巧了，反而会引起对方的反感，不可能进行很好的交流。

3. 听的技巧：主要是表现在倾听上。倾听不仅仅是认真和专心地听，还包括从听到的信息中了解对方的意图和情感，概括所听到和所理解的要点。好的倾听技巧应当是：
- 尽可能地多听，留意地听，努力发现对方对某一问题的了解程度和看法。
- 不轻易打断对方的讲话，耐心地等对方讲完。

- 始终保持友好和礼貌,利用各种语言和非语言的方式表示在认真听,使对方感到轻松和受到尊重。如用目光注视对方的眼睛,用视线进行交流,或点头、或作简单应答,鼓励对方说话。
- 不急于表达自己的观点,不轻易地对对方的话做出评论。
- 不应在听对方讲话时被其他事情干扰,如接电话、看文件、看表等。
- 对敏感的问题,更要善于听出话外音,以捕捉真实的信息。

表9-1是有关倾听技巧的测验,也是一种自我评价的方法。在所列的10种习惯中,给自己打分,统计总分,看看自己的倾听技巧怎么样。

表9-1 倾听技巧自我评价表

听的习惯	出现的频率					
	几乎总是	常常	有时	罕见	没有	评分
1. 不能专心于别人的讲话内容,很容易由于别人讲错话或特殊讲话方式而分散注意力						
2. 轻易打断别人的讲话						
3. 急于表达自己的意见						
4. 因外界干扰而中断谈话						
5. 听别人讲话时做其他事(如看别处、翻报纸等)						
6. 不能与对方用眼神交流						
7. 没有听懂也假装懂了						
8. 急于给对方作结论						
9. 不听其他声音如叹息、咳嗽						
10. 不注意别人的讲话内容,而着重于考虑自己将说什么或怎么做						

评分方法:"几乎总是"2分;"常常"4分;"有时"6分;"罕见"8分;"没有"10分。

评价标准:
- 总分等于或低于50分,你需要努力克服坏的倾听习惯,加强练习,锻炼倾听的技巧。
- 总分在51到85分之间,你的倾听习惯一般。通过实践可以有效改进听的技巧。
- 总分在86到100分之间,你有较好的倾听习惯,要保持下去,并进一步发扬和提高。

4. 问的技巧:提出问题,然后从对方的回答中获得信息,这是人际交流的一种基本形式。要获得某一信息，可以从不同的角度提出不同的问题，哪一种问法比较好？这就要讲究提问的技巧。

（1）问题类型：
- 封闭型问题：把应回答的问题限制在有限的答案中，要求对方做出简短而准确的答复。如"你的孩子几岁了？"这类问题多是发问者为收集某些准确信息而提出的，要求回答者简单明确地回答"是"或"不是"，"有"或"没有"，"好"或"不好"，以及姓名、年龄、时间、地点、数量等问题。封闭型问题不能获得较多的信息。
- 开放型问题：与封闭型问题相反，所问的问题是没有限定的，回答可以发挥，提问者可以获取较多的信息。如"你对健康的重要性是怎么看的？""您认为怀孕期间应该注意哪些问题？"
- 试探型问题：这类问题是提问者对对方进行试探，以证实某种估测。如"你家离这里不远吧？""你是不是已经去咨询过？"在人际交流中有时常用此类问题打破僵局，开始双方的交流。
- 索究型问题：为了了解对方存在某种认识、观点、现象、行为的原因而进一步的提问，也就是问一个"为什么"。如"你为什么没有坚持你的运动计划呢？"
- 倾向型问题：也称诱导型问题，提问者在问题中表达了自己的倾向，给对方以暗示和诱导。如"你知道吃得咸对高血压不利吗？"
- 复合型问题：指一句话中包括了两个或两个以上的问题，如："你每天都抽烟喝酒吗？""你为什么不给孩子吃母乳和打预防针呢？"此类问题容易使回答者感到困惑而无从回答，结果哪个问题都答不清楚，提问者所收集的信息可能会被遗漏或不准确、不全面。

（2）提问技巧
- 提问题时要注意对方的表情和感受，应创造轻松愉快的交流气氛，不要一个紧接一个问题地问。
- 要设法使服务对象感到所提问题与自己利益相关，才能吸引对方注意和回答问题。
- 对敏感问题的提问形式尤要注意，可以先问一般性问题，再逐步深入询问，不要单刀直入，还要注意选择适宜的交谈环境、时间和地点。
- 要了解对方知、信、行方面的信息，应该使用开放型问题，避免使用封闭型问题。
- 提索究型问题时特别应该注意口气缓和、态度轻松，不可用质问的口气。
- 试探型问题可以帮助打破僵局，促进交流，也适用于了解敏感信息。
- 要想收集真实信息，不能用诱导型提问。
- 问题尽量简练、明确，不提复合型问题。

（二）几种特殊的人际传播（交流）技巧

1. 非语言交流技巧：运用身体语言、类语言和时空语言传播技巧是指借助视、听、触觉等感官分享信息，增进交流效果的一些技巧。
- 动态体语：以点头表示肯定，以摇头表示否定；微笑、握手表示友好；用亲切的目光注视对方表示尊重。

- 静态体语：服饰整洁，仪表端庄。表示对对方的尊重、敬业精神和职业化。
- 类语言：改变声调节奏，合理运用笑声，可以起到调节气氛的效果。
- 时间语：如提前到达会场或约会地点准时赴约，表现出敬业精神和对对方的尊重，可以给人以信赖感。
- 空间语：如安静整洁的环境，给人以安全和轻松感。与谈话者之间不要有大的障碍物，使双方置身于有利交流的空间位置和距离，有利于增进交流。同时，在位置上除了距离之外，还要注意高度，交流的双方应该在一个水平位置上，不要一高一低，特别是传播者不应该有"居高临下"之势。

2. 表扬与鼓励技巧：表扬与鼓励同样是一种人际交流的技巧。表扬就是公开赞美，鼓励是激发勉励，给予勇气和信心。正确和恰当地应用表扬与鼓励的方式，就是主动地发现服务对象在某些问题上的正确认识和良好的行为，及时给予赞同和表示支持，有利于促进交流，建立关系。

例如，一位母亲在孩子患了严重腹泻后才想起带孩子去看医生，此时医生如果批评或抱怨她不及时带孩子看病，甚至吓唬她孩子已经有危险等，母亲可能会因紧张而说不清孩子的病史，交流不能很好地进行，影响交流效果，影响服务质量。相反，如果医生首先肯定她带孩子看医生是正确的做法，那就会给这位母亲一种安慰，她就会对医生产生好感和信任，她就不会因承受孩子病重和医生埋怨的双重压力而过分紧张，就能讲清孩子的病情，并配合医生对孩子的治疗。

3. 举例引证技巧：人们为了说明问题往往借助引用其他的事例或资料，作为自己的证据，这就是举例引证。学习和运用举例引证技巧可以帮助健康教育工作者在说服工作对象改变信念和行为时增强说服力，提高效果。

- 举例要恰当：所举的例子与服务对象的民族、风俗、宗教信仰、文化水平和生活背景要相适应。
- 引证要准确：引用的例证应该是准确的，而不是道听途说的，否则不能起到正面效果。
- 要"喜新厌旧"：尽量引用新鲜的例子，不要引用时过境迁的例子，因为那样的例子不能给人"刚刚发生"的感觉。
- 要"好近恶远"：要尽量选择服务对象身边发生的事例或接近他们实际生活的例子，使他们觉得近在眼前。例如，在开展预防艾滋病传播活动时，如果举例说有一个人（当然需要为感染者保密）早期检测发现感染了艾滋病毒，在专门治疗艾滋病的医院进行了长期治疗，目前状况良好。这个事件最好就是本区、本县或者本城的，而不要举其他城市或其他地区的例子，这样就可以避免使对方感到遥不可及。
- 用好"正反角色"：例证有正面例证也有反面例证，因人因事的不同可以选用正面或反面的例子以求达到最好的效果，在某种情况下也可以采用正反两方面的例子相互衬托，起到强化作用。

4. 示范与演示技巧：健康教育工作者在健康教育活动中除了向服务对象传授知识外，经常还要传授保健技能。传授技能往往需要通过示范、演示，把抽象的、不直观的知识直观地表现出来。这种演示和表现也要讲究技巧才能获得好的教学效果。
- 选择合适场地:场地应该安静、明亮、宽敞,温度适宜,有必要的桌凳,距离参与者方便。
- 做好准备:事先准备好教具,如体重磅秤、体温表、杯瓶、吸奶器、胎心音听筒等。
- 讲清目的意义:在演示开始前讲清目的意义能够使受传者提高学习的积极性。
- 演示清楚:演示时要面向受传者,边讲解边示范。讲解和操作都不宜过快,保证每一步骤都能让受传者看清。如果没看清,应重复操作。
- 鼓励对方提问,及时给予解释。
- 演示后,请一个或一组学员进行操作,并针对操作中出现的问题给予帮助,可以给全体学员更深的印象。
- 与学员共同总结操作的过程步骤及要点,必要时可以发给学员一些参考资料。

5.反馈技巧:在人际交流中对对方传递的信息给以及时的、恰当的反馈,可以促进交流的进行。不能做出及时和恰当的反馈,则会影响交流的效果,甚至使交流失败。

(1)三种方式的反馈
- 语言反馈:就是用语言来表达反馈信息。运用语言给以反馈,较为准确、直接和及时。
- "体语"反馈:用动作、表情等"身体语言"给予反馈。
- 文字(符号)反馈:利用书面上的文字或符号做出反应。在不宜用语言和体语进行反馈的情况下,可以用文字或符号来传递反馈信息。

(2)三种性质的反馈
- 积极性反馈:做出理解、赞同、支持的反应是一种积极性的反馈,如"我认为你说得对。""好!""对"等;或者以点头、伸大拇指等体语来表达。
- 消极性反馈:做出不赞同、不拥护、不支持或反对的反应为消极性反馈,如说"不行""不对""我不同意"等,或以摇头、皱眉等表情或动作来表示。
- 模糊性反馈:做出没有明确态度和立场的反应为模糊性反馈,如说:"哦!""是吗?",以及无表情的眼神等。

(3)恰当运用反馈技巧

在人际交流中,传播者和受传者互为反馈,这里讲的反馈技巧,是指作为健康教育工作者应该掌握的技巧。
- 在听对方的陈述时,要集中注意力,并随时用表情、体语来表示自己对对方谈话的兴趣,如微笑、点头等,以支持对方把交流进行下去(运用积极性反馈技巧);
- 恰当运用体语,如与同性别服务对象交流时可以适当将座位靠近,以表示亲近,拍拍对方肩膀表示鼓励等(运用积极性反馈技巧);
- 支持对方的正确观点和行为要态度鲜明(积极性反馈);
- 纠正对方错误观点和行为要和缓、婉转、耐心(消极性反馈);
- 对有些敏感问题和难于回答的问题可以暂时回避,不作正面解答(运用模糊性反馈技巧);

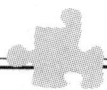

- 对于知识性问题或决策性问题，不要给对方似是而非、含糊不清的回答；
- 搞清对方问题的核心，不要答非所问；
- 了解对方的意图，针对问题的实质，给予解答；
- 对于不同的人提出同样的问题，回答可以因人而异。根据当事人的背景、性别、年龄、文化程度、宗教信仰、性格等情况，给予恰当的回答；
- 反馈时要根据场景和问题的特点，选择适当的反馈方式，有时可以用语言反馈，有时需要用体语作反馈。

三、人际传播活动的策划

在健康教育活动中，特别是在农村地区的健康教育活动中，人际传播活动往往是获取效果的关键。在文化水平比较低的人群中，因为他们的理解和接受能力比较差，对于"稍纵即逝"的电视广播传播的信息往往难于完整地接受下来。另一方面，由于农村居民文化水平较低，较少看报读书。在接受电视传播的科学知识信息方面往往显得不如对地方戏曲、体育比赛、文艺节目那样有兴趣。还有一个因素，那就是农村居民看电视的时间比较少，不像城市居民那么多，所以，在许多调查中发现农民的卫生知识主要是通过人际交流所获得。因此，在健康教育活动中策划好人际传播活动十分重要。

人际传播活动的策划可以参考以下的步骤：

1. 确定传播主题、内容和传播目标：（同大众传播活动策划——略）

2. 确定传播范围和受众：要开展的人际传播活动准备在多大范围进行，是在一个城市市区还是整座城市；是在一个县还是在几个乡。这些区域里哪些人是传播活动的主要受众，他们具有哪些与传播信息和接受信息有关的特点（参看受众特点分析），他们的人数有多少。

3. 谁是最合适的传播者：根据传播内容和目标受众的特点来确定谁是最合适的传播者。如向农村妇女传播婴幼儿的喂养知识，妇女主任、女村医就是最合适的传播者，因为她们与目标受众之间比较好沟通。而向卡车司机传播使用安全套预防经性途径传播艾滋病方面的知识，男性健康教育工作者或男卫生人员就是最合适的传播者。

4. 传播者需要经过训练：针对传播内容和传播技巧对选定的传播人员进行训练，让他们（她们）准确地掌握讯息内容，并训练他们（她们）用自己常用的、受众对象容易懂得的语言进行传播。训练不是只让受训的人听讲，而是要给受训者操练的机会，提高他们（她们）的传播技能。需要强调的是，要帮助受训者分析受传对象可能的反应以及如何应对的心理准备和交流沟通的技巧。在传播活动中怎样使用媒体材料，也是训练中的一个内容。在对传播者进行训练的时候，还要让传播人员了解传播的目标是什么，怎样才算达到了目标；对传播活动怎么监测，对传播效果怎么监测（他们自己需要怎么做，上级的监测评估将怎么做，要求是什么）。当然，这些内容只是向受训者做简单的介绍，不需要进行复杂的讲解。让他们（她们）了解这些内容是促进其加大传播力度，提高传播效果。

在考虑训练传播者时，需要将传播者的人数进行统计，做出经费预算。

5. 媒体材料准备：正如本书第四章健康教育与健康促进计划实施中讲到的，在人际传播活动中一定要配合使用媒体材料，以帮助提高传播效果。那么，对于人际传播活动的内容、传播范围、目标受众的人数、经费情况等条件要进行研究，制订出材料计划，尽最大可能满足传播活动的需要。如果是制作材料，一定要按照本书第六章健康教育媒体材料的制作、使用与评价中所讲的原则进行，保证材料的质量。

6. 支持环境：为了配合人际传播活动，需要创造支持环境，如出台政策、舆论的引导、部门配合等。在策划中需要考虑如何利用这些方面的资源，为人际传播活动提供好的传播环境。

7. 监测和评估：监测和评估的内容、次数、地点、方式、时间、参加人员、责任单位以及经费预算等内容都需要预先设计好。对人际传播活动的监测非常重要，因为只有加强对传播人员的尽职情况、目标人群的参与情况等进行有效的监测才能为传播活动的顺利开展提供重要参考依据。

8. 实施时间表：什么时候开始启动；什么时候完成对讯息的选定和制作；什么时候完成对传播人员的训练；什么时候完成经费和相关材料设备的筹措；什么时候在创造支持环境方面开始行动；什么时候完成媒体材料的准备或制作；什么时候正式开始传播活动；什么时候监测和评估；什么时候结束。对这些过程中的时间"里程碑"进行实际的策划和确定。

完成了以上内容，一个人际传播活动的方案基本就策划好了。在实际工作中，各级健康教育人员应该根据活动的特殊需要和当地的情况灵活运用。

（田本淳）

案例 1

应对突发公共卫生事件健康传播活动策划思路

一、信息收集

1. 关于疫情的信息
（1）疾病的危害性；
（2）病原体；
（3）传播途径；
（4）预防方法；
（5）治疗及预后；
（6）流行情况（范围、人数、易感人群、与气候季节的关系）。

2. 关于公众的信息（以易感人群为重点）
（1）公众对疫情的知晓情况；
（2）公众对疫情的态度（包括心理状况）；
（3）公众应对疫情的行为；
（4）公众接触信息的主体渠道或媒介。

3. 关于媒介的信息

(1) 媒介对疫情的关注程度和行动情况；
(2) 媒介人员对疫情的了解情况（媒介人员的信息需求）；
(3) 媒介人员接受培训的可能性；
(4) 不同媒介对大众的亲和力。

二、需要分析的几个关键问题

1. 疫情的危害性和紧急性；
2. 涉及的人群数量和范围；
3. 相关政策法规；
4. 领导部门的决策；
5. 经费的筹措和其他可利用的资源情况。

三、传播活动策划

1. 以什么为优先（效果/速度/科学性/信息量/经费/覆盖面）；
2. 采取哪种传播策略（以大众传播为主/以人际传播为主/综合性）；
3. 可能的传播形式（大众的/人际的）。

四、实际步骤

1. 与领导沟通；
2. 与媒介沟通；
3. 与疾病控制部门和应急办沟通；
4. 确定传播内容、目标和评价指标；
5. 选择和制作核心讯息；
6. 建立伙伴关系（疫情监测部门/疾病控制部门/企业/媒介/其他）；
7. 培训媒介人员；
8. 制作传播材料；
9. 培训社区卫生服务人员、健康教育与疾病控制人员；
10. 传播活动实施；
11. 过程评估；
12. 效果评估。

（田本淳）

案例2

结核病防治传播活动策划

一、争取领导层支持的活动策划

此类活动的目的是促进领导层面了解、理解和实现对结防工作的政府承诺，创造和改善支持性环境。

1. 利用重要会议开发领导

（1）市县里召开的人大和政协会议是开发领导层的重要机会。可以在会议的筹备期间就向有关领导介绍领导层了解和支持结核病控制工作的重要性，并介绍具体的想法和建议。可以向"两会"代表赠送结核病控制的资料；可以申请给"两会"代表做讲座，介绍本市县的结核病控制工作和面临的困难，以及所需要的支持；可以在街道和会场里张贴预防控制结核病的招贴画；可以在专题会议上发言；可以动员有关代表提出加强结核病防治的提案等。

（2）利用召开全市/县各乡镇、村领导参加的有关卫生、扶贫等工作会议的机会，结合会议内容，起草讲话稿，请有关领导讲话，对当地的结核病控制工作提出具体要求。

（3）定期组织"结核病防治规划（项目）领导小组"例会，邀请相关的领导参加会议，汇报当地的结核病控制工作，总结成果，提出存在的问题、困难和主要障碍，研究解决办法。

（4）邀请有关领导参加卫生行政部门举办的结核病控制工作年度工作总结会议。会上要请相关的领导针对他所负责的工作方面发言，并提出具体的要求。

在其他的重要会议期间也同样可以做许多开发领导层的工作。

2. 拜访领导

市县级领导一般都经常下乡和开会，工作十分忙碌，找他们汇报工作不是很容易的。但是我们可以采用一些灵活的形式去会见市县领导或有关部门领导。要在适当的时候拨打电话，预约拜访的时间。在拜访前应该先想好要谈的核心问题是什么，要起到什么效果，或者达到什么目的。

在拜访时应该尽量言简意明，把时间控制在半个小时之内。去的时候最好带一些有关结核病控制的资料，结束谈话准备离开时把资料留下，请其阅看。还有最后一个要素，就是在握手告别时一定不要忘记如何"后续"，也就是对自己提出的要求、希望、建议、办法等等，怎样获得反馈，是再次拜访还是电话联系；是等电话还是主动打电话等等。总之，注意不要"说完就完了"，而是要追求结果。

3. 给领导写信或寄送有关资料

定期或不定期向"结核病防治规划（项目）领导小组"所有成员寄送结核病防治工作资料和信息材料。特别是要向领导报送结核病控制工作的主要进展情况，上级对结核病控制的基本要求，当地的结核病控制工作存在的主要问题和建议的解决办法。

有时采用亲笔给领导写信的方式也能达到引起领导重视的效果。写信还有一个好处就是信可以放在领导的办公桌上，只要他（她）坐到办公桌前就能够看到，自己也不必刻意地等待。

信的内容可以写得详细，也可以写得简单，这需要根据具体内容和目标来定。但一般还是以简单为好，因为太长的信需要花太多时间阅读就会给本来时间很紧张的领导增添负担，效果反而不好。

4. 邀请领导参加活动

（1）请政府领导参加结核病防治规划实施的某些活动，如参加制定、审核结核病防治计划方案；参加启动会、交流会等等。

（2）组织政府领导到结核病控制任务重的地区参观。

（3）邀请有关领导参加本地结核病控制工作的督导活动等。

（4）邀请领导参加"3.24 世界结核病日"活动，可与"三下乡"活动同时进行。安排领导讲话、电视讲话、访问结核病患者等活动。

（5）参加上级结核病规划或项目的督导团的督导、现场考察及反馈活动。

（6）还可以邀请领导参加结核病咨询活动、结核病义诊活动。

领导参加这些活动可以使他们更深入地接触了解结核病防治工作，给他们更多的感性认识。这对于他们在工作中关注结核病防治工作有很好的作用。

邀请领导参加活动应该正式一些，最好以请柬的形式邀请。请柬应该是提前两周送到，并在活动前三天再次电话联络，证实能否参加。如果能够与请柬一起附送一个有关活动的简单说明，以及在活动中邀请参加的领导讲话、或者剪彩、或者其他什么活动等，都应该写明，让准备参加的领导心中有数。

活动结束后应该写信感谢这些参加的领导，并借此机会再次宣传结核病防治工作的成绩和需要他们支持的内容等。

二、社会动员活动策划

社会动员的目标是把全社会的注意力引向结核病控制工作，动员的范围主要是社会力量，包括团体和个人。

1. 利用会议机会

与前面介绍的一样，可以充分利用各种大型会议的机会，通过与相关组织会议的部门的协作，争取借会议的机会向会议代表传播预防控制结核病的有关信息，以达到引起社会相关部门和人员对结核病控制工作的关注，动员社会力量支持结核病防治工作。

需要注意的是选择合适的会议，选择合适的时机。某些会议是可以利用的机会，但是不是每个会议都是可以利用的。例如与群众利益关系密切的会议如民政方面的会议就是比较好的机会，乡镇领导会议在有适当的会议主题时也是可以利用的。选择合适的时机是指在会议的什么阶段插入结核病防治信息比较合适。某一个议题结束和另一个议题没有开始的空隙可能是一个比较好的时机；此外，会议最后一个议程完成，但是还没有宣布散会的时候，也可以利用来"插播"有关结核病防治的节目。

2. 利用大众媒介

利用大众媒介传播结核病防治信息是做社会动员的重要渠道。通过大众媒介不仅可以向群众传播结核病防治知识，而且还能够扩大结核病控制项目的影响，更能引起社会关注，有利于发动社会力量，调动社会资源。

在可能的情况下尽量安排一到两次对市县级大众媒介人员的培训，这个培训并非是一个几天的培训班，而可能是个 1~2 小时的很短的讲座。具体内容是有关当地结核病的流行情况、特点、传播途径、症状、不坚持治疗的后果、对当地经济和群众生活的影响，以及国家关于免费检查和免费治疗的政策等。还应该包括检查治疗肺结核的机构、治疗特点、防止对结核病人的歧视等。对大众媒介人员进行培训的目的是让媒介人员更多地了解结核病和相关的信息，便于他们去发现新闻热点和制作新闻节目。

结核病防治人员应该注意收集具有新闻价值的案例，比如说一些结核病发病严重的村庄里发生的故事；享受免费政策而得到及时治疗并获得健康的例子；没有坚持服药治疗而使结核病复发的例子；由于对结核病不了解而发生的误会等等。把这些实际案例提供给媒介人员，他们会从媒介的角度制作出节目加以传播。我们还可以从上级有关单位或其他渠道收集到有关的结核病控制方面的广播节目或电视节目，这些节目也可以提供给当地媒介，作为参考或直接应用。

积极与新闻宣传、广电部门合作，充分利用公益广告等形式开展免费的公益性宣传活动。在广播电台和电视差转台开办专家咨询热线；举办结核病专题讲座和有奖知识问答；在报刊上开辟结核病防治专栏；举办结核病科普文章征集等，都能够起到好的宣传效果。

3. 利用健康教育材料

利用健康教育材料进行社会动员主要是在公众场合悬挂或张贴标语、横幅、广告牌、宣传画等大型材料，以达到在社会上引起反响的效果。

在制作时要注意做到字体图像醒目、内容简明、方便使用、材料耐久。在使用时要注意悬挂和张贴地点与位置，要是人们容易看到的地方。

4. 利用名人效应

名人是在公众中享有较高知名度的公众人物形象，具有传播者的特殊作用。我们可以利用名人效应来有效地传播结核病防治信息。

首先，要利用当地的名人。当地的公众人物如果能够参与到预防控制结核病的活动中来会给当地的老百姓更熟悉的影响。如果有机会请到国家级的名人，又会给当地老百姓更惊奇的影响，各有不同的效果。

要为名人设计好如何切入结核病防治工作，是做"爱心大使"还是做"义务宣传员"；是出面搞义演还是给病人送关怀，都要预先与其商讨。其中最重要的是要向名人介绍结核病的危害和本市县结核病的控制工作情况，使他们懂得结核病是当地老百姓健康的克星和致富的拦路虎。各界人士的参与和支持是为老百姓造福的善举，是爱心的体现，启发名人们的社会公德感。

然后再仔细设计可以采纳的方案，制造适当的机会并利用当地的媒介进行传播。

5. 组织文艺演出

在市县一级可以采用当地老百姓喜闻乐见的文艺形式组织编排一些结核病防治内容的文艺节目，利用某些机会给老百姓表演。这些文艺演出传播的信息经常能够起到一般宣传所达不到的效果。

首先要请熟悉某种文艺形式的人写出脚本来，然后找当地的正规文艺团体，或者是学校学生，或者是当地社区退休人员中具有表演能力的人进行排练。在排练成功后就可以寻找演出机会了。一般来说，最好是专门组织到各处巡回演出。如果这种可能性不大，就只能利用其他的演出机会插进去一两个节目，或者到乡镇的集市上做"场地演出"。

6. 动员宗教领袖

在宗教地区，可以动员宗教领袖在宗教活动中加入结核病防治的内容。他们的传播能够在信教群众中取得很好的效果，对动员社会力量有很好的作用。具体的方法是提供一本简明的小读本，把预防控制结核病对老百姓的生活和幸福有多么密切的关系讲述清楚，其中包括简单的核心信息和重要信息。

7. 利用特殊活动

在各地都会有一些具有地方性特色的特殊群众活动，可以利用这些活动来搞结核病防治宣传工作，达到吸引社会关注、动员社会力量的目的。

三、部门协调活动策划

结核病的控制涉及社会生活的各个方面，要做好结核病防治工作就必须与相关部门建立伙伴关系，建立广泛的联盟，共同与结核病作斗争。这个联盟包括许多相关部门，如农业、财政、计划、社会发展、宣传、民政、教育、广播电视、文化、司法、民委、宗教、体育、工商等部门以及工会、妇联、共青团等群众团体。

1. 正规协调会议

通过与有关部门共同召开协调会议来实现合作与协同的目标是一种常用的方法。这种活动首先需要经过一段时间的磋商，磋商的过程也就是宣传和动员的过程，在取得对方部门领导的共识后就要等待双方领导有合适的时间。会议的内容主要是以本市县的相关政策为依据讨论在预防结核病方面可以协同做些什么工作，或者提供什么有效支持。

2. 拜访关键人物

"关键人物"在这里主要是指除市县领导之外的其他社会各方面能够在支持结核病防治工作方面起重要作用的人。如某些大企业的老总、社会舆论的倡导者等。

拜访活动可以参考前面的"拜访领导"。但在具体方法上重点是通过游说启发他们的责任感，并指出合作可以给双方的工作目标带来的"双赢"效果是什么。运用人际交流和公关技巧，说服和动员"关键人物"通过机构的力量和拥有的资源支持结核病防治工作。

3. 组织联谊活动

近年来各单位比以往更加重视传统节日期间的联谊活动。我们可以利用这些机会组织与相关部门的联谊活动，其中可以包括包含有结核病知识宣传的娱乐活动，增强部门间的了解和联系，有利于协调工作和沟通。

联谊活动可以是在单位里进行的，也可以是到野外去举办。联谊活动一定要以达到增进相互理解、增进相互支持为目的，不搞铺张浪费，更不能搞成虚架子，那样就会适得其反。这就需要很好的设计，需要务实精神。

4. 互通有无、相互支持

要搞部门合作，我们也可以利用我们的优势，与有关部门"互通有无"。如结防机构可以利用本身是卫生单位的条件，为有关单位的人员提供健康咨询、健康检查、举办健康讲座等卫生服务。还可以为他们放映卫生科教影片，向他们赠送各种卫生科普材料等等。这些活动不仅可以增加相互的感情，达到促进相互支持的目的，而且也能够产生更大的社会健康效益。

四、群众宣传活动策划

1. 通过广播电视

通过广播电视向群众宣传预防控制结核病的信息是一个重要渠道，但是，必须制作适合当地群众接受能力、接受习惯、接受条件的节目。其中最重要的是使信息尽量简单，而且尽量使表现的形式为当地群众所喜闻乐见。

可以由结防人员提供素材，再由传媒人员来制作节目，也可以由结防人员直接制作节目。可以直接利用《结核病控制健康促进工具箱》中的材料，也可以由当地人员对这些材料进行改编。那里面有电视剧、广播剧、快板、相声、电视公益广告、广播公益广告等内容供当地采用。

2. 在集市组织讲演或展览

在农村地区，集市是一个向群众传播普及结核病知识的好时机。具体活动形式可以是专业人员做宣讲，也可以是举办小型展览，还可以是表演短小的文艺节目，在这些活动中都可以配合散发传单等宣传品。

需要注意的是活动的效果。集市人多嘈杂，要尽量使用扩音设备。在散发传单等宣传品时一定不要大把地分发，而应该讲明是什么内容，要做好提示，有兴趣或觉得有用的人需要时才发给。有些散发的宣传品被人扔到地上或者被用来当包装纸，这就是很大的浪费了。

3. 在电影院插播节目

县一级结防机构可以通过与电影院的协商达成协议，在每次放映电影前插播结核病防治方面的科普短片或公益广告。

（田本淳）

第十章 平面健康教育材料设计制作使用与评价

> **本章要点**
> 1. 健康教育材料的作用
> 2. 健康教育材料设计制作步骤
> 3. 目标受众需求调查分析包括哪些内容
> 4. 如何选择和确定信息内容
> 5. 怎样做预试验
> 6. 健康教育材料信息传播效果评价的步骤
> 7. 信息传播效果评价的常用指标
> 8. 对健康教育材料本身效果评价的指标
> 9. 健康教育材料评价中的各项内容评定原则的制定
> 10. 平面健康教育材料设计中的常见问题

健康教育材料泛指健康教育活动中所使用的辅助传播材料，如传单、报刊、小册子、墙报、折页、标语、宣传画等平面（印刷）材料和录像片、录音带、光盘等声像材料，以及纸杯、雨伞、围裙、学生尺、文具盒等实物材料。

在健康教育活动中经常要使用辅助的健康教育材料来扩大健康信息的传播范围、提高健康信息的传播效果。如何设计制作适宜的、高质量的健康教育材料，如何有效使用健康教育材料是健康教育工作中的一类重要工作。而学习有关健康教育材料评价的理论与技术则能帮助健康教育专业人员提升评价的能力，并通过评价技术的应用进一步提升健康教育材料设计制作的水平。作为各类传播材料的基础，平面材料不仅在使用方面具有使用范围广、持续时间久的特点，而且平面材料的设计制作技术也是设计制作其他类型材料的基础功底。本章只介绍平面健康教育材料的内容。学习者掌握了平面健康教育材料设计、制作、使用、评价方面的相关理论与方法后，对其他类型健康教育材料的相关内容也都能"触类旁通"。

第一节 平面健康教育材料设计制作步骤

健康教育材料是健康信息的载体，是为传播健康信息服务的。健康教育材料的设计制作以及使用仍然是属于传播学范畴和传播活动内容。因此，在学习这一章时，应该先给自己提几个问题：
- 健康教育活动的具体目标是什么？
- 信息传播的目标是什么？
- 健康教育材料是给哪些人使用的？他们需要什么信息？
- 做什么种类的材料最合适？
- 目标人群接受信息的能力怎样？
- 准备怎样使用健康教育材料？
- 怎样才能知道制作和使用的健康教育材料的传播效果？

以上这几个问题就是健康教育材料设计制作的思路。正如前面所说，健康教育材料是为传播健康信息服务的，因此在设计制作思路上必须是围绕"传播效果"来考虑。

一、目标受众的需求调查分析

当一项健康教育活动或健康传播活动确定后并且准备实施时，就要考虑到为了提高效果，是否需要健康教育材料。而在设计制作健康教育材料已经是项目的既定内容时，就要考虑制作健康教育材料从哪里开始入手了。

健康教育材料是为目标受众而制作，也是由目标受众所使用。所以，设计制作的思路还是应该从目标人群开始。看目标人群是些什么样的人（他们有些什么特点），他们对信息的需求怎么样（他们懂得什么，不懂得什么），对健康教育材料的需求怎样，对健康教育材料的种类有什么样的喜好倾向。这就是对受众进行分析，而分析受众的目的是搞清楚向他们传播什么信息，又以什么为载体比较适合受众。

在制定健康教育计划或传播策略时就已经对目标受众进行了分析：哪些人是目标人群；其中哪些人是一级目标人群，哪些人是其他类别的目标人群。

在制定健康教育材料制作计划之前首先需要对目标人群的健康信息需求进行某种方式的调查，并对结果进行分析，了解目标人群与实现项目目标之间在健康信息方面有什么需求。也就是评估目标人群懂得哪些知识，不懂哪些知识，需要什么样的信息。比如要提高母乳喂养率，在认知方面需要解决哪些问题，需要传授哪些信息给目标人群。目标人群是不了解母乳喂养的好处还是对人工喂养的弊端缺乏认识；是做不到纯母乳喂养还是担心乳汁分泌不足。在预防艾滋病的传播活动中要看受众是不懂得艾滋病的传播途径还是不了解预防艾滋病的方法，或者是不懂得哪些途径不传染。此外，还应该了解目标受众喜欢什么样的传播形式或健康教育材料。只有把这些问题搞清楚、搞准确了，才能确定需要传播的信息内容和制作什么类型的健康教育材料会受到受众的青睐。

（一）目标人群对信息的需求情况

在前一章中已经讲了如何确定目标人群和分析目标人群的特点。这些结果就将对健康教育材料制作提供许多有用的帮助。如搞清楚哪些人是传播对象，而各级目标人群各自需要什么样的信息。对各类不同目标人群的背景进行分析就会发现，他们对信息的接受能力与受教育程度有很大关系。男性和女性接受信息的选择也有差异。年龄、价值观、心理状态、社会位置（经济和政治地位）等因素都会影响到对信息的接收。

所以，了解目标人群的性别、年龄、婚姻、家庭、民族（信仰）、语言、文化程度、健康信念、价值观、社会地位、经济状况、风俗习惯、生活社区等等背景情况，就知道应该怎样选择和制作适合目标人群需求、适合目标人群接受能力和接受习惯的信息。如文化程度高一些的受众可以接受比较复杂的信息，也能够看懂比较专业的信息；而文化程度低一些的受众则只能接受比较简单的信息，而且用声音图像形式来传播信息比较适合其接受能力。

在接受信息的习惯方面，不同背景的受众可能有不同的习惯和喜好。如有的地区的受众喜欢听地方戏曲，而有的地区的受众则习惯看电视电影；农村妇女们习惯听妇女干部跟她们拉家常式的聊天；而中小学生则愿意自己当主角，围绕某些问题讨论或争论；男性喜欢看竞技体育电视节目，而女性热衷于言情故事。因此，他们都有各自接受信息的主渠道。在做受众分析时也要了解和分析这方面的情况，这些资料将是我们选择信息、选择信息的传播形式、设计和制作健康教育材料的依据。

（二）目标人群的信息基础情况

在对目标人群进行分析的内容中，很重要的一方面就是要了解目标人群已经了解哪些与项目目标相关的健康信息，不了解哪些相关健康信息。例如，在某地农村的预防艾滋病健康教育传播活动中，应该重点向当地村民传播哪些信息，首先就需要知道大部分村民不了解哪些重要信息。这样就能明确应该传播的信息重点，而不是没有重点地把所有的预防艾滋病相关信息都进行传播。因为信息太多就会影响接受效果，而不是目标人群最需要的信息也不能达到传播和干预目标的效果。例如，如果外出打工的男性村民只知道使用安全套可以预防艾滋病，但是不知道怎样正确使用安全套，那么他们所需要的就是教给他们怎样使用安全套的信息。在某项对部分省市农村居民了解艾滋病预防知识情况的调查中发现，一半左右的群众能够基本了解艾滋病的三个传播途径，但是，一大半的人不了解哪些途径不会传播艾滋病。在对艾滋病感染者和艾滋病人的态度方面，说和做是分离的，这就说明在态度方面还是存在问题。这就为在这些人群中开展预防艾滋病的健康教育或传播活动提供了传播和教育的工作重点，在选择确定信息时就应该考虑和选择那些更有针对性的信息。

（三）媒介在目标人群中的覆盖情况

需求调查应该了解某些常用媒介如电视、广播、报纸、网络、手机等在目标人群中的拥有或覆盖情况。如果不了解这些，就无法知道所制作出来的健康教育材料是否能通过这些媒介将信息传播到目标人群中去，或者说很广泛地传播给目标人群。

二、制定计划

在了解了目标人群的特点和对信息的实际需求之后，就要制定出材料制作的计划。计划应该包括制作材料的种类、数量、使用范围、发放渠道、使用方法、经费预算、时间安排、评价方法以及承办人员等内容。

计划的制定方法是由健康教育专业人员、特定专业领域的专家与材料制作人员一起研究确定信息的表现形式；根据信息的表现形式、需求情况和经费情况确定材料的种类和数量；根据传播活动开展的时间确定材料的产出时间；并根据具体情况拟订发放的办法和使用方法、评价方法等。

第十章　平面健康教育材料设计制作使用与评价

表 10−1　健康教育材料制作计划时间表

材料制作工作内容	责任人	1	2	3	4	5	6	7	8	9	10	11	12	13	14	15
第一次专家会，讨论调查资料，确定核心信息、文字内容及媒体种类等有关内容	×××× ××××	*														
美术人员草拟媒体初稿	××	—	—													
第二次专家会讨论初稿	×××		*													
美术人员修改初稿	××		—													
做初稿预试验	×××			—												
分析预试验结果	×××				*											
美术人员与健康教育专业人员一起讨论并修改初稿	×××				—											
做第二次预试验	×××					—										
分析第二次预试验结果	×××						*									
修改和确定材料	×××						—									
制作生产	××							—								
发放材料	×××							—	—							
培训使用人员	×××						—	—								
在目标人群中使用材料	×××									—	—	—	—	—	—	—
评价	×××××	—	—	—	—	—	—	—	—	—	—	—	—	—	—	—

材料的种类选择要根据目标人群接受信息的习惯和条件，也要根据经费的允许情况。制作数量要根据材料准备覆盖的目标人群数量和经费允许情况来决定。使用范围要根据项目实施范围和目标人群的分布来确定。发放渠道需要事先做好计划，不要等到材料制作出来了才去考虑怎样发放。是通过邮局寄还是通过交通部门运，还是派车送，还是由下面来开会（或培训）的人带回去，这些都可以预先做出计划。经费预算应该尽可能地细一些，特别是在申请国家项目时，不能太粗，否则不能获得通过。时间表很重要，应该很好地计划（可参考本书第四章健康教育与健康促进项目实施）。时间表是包括内容在内的执行计划的参照和保证有条不紊地开展工作的依据，也是过程评价的依据。对于评价的计划往往容易被忽视，许多单位只制作材料，从来不做评价，既不知道效果如何，也不知道如何提高制作水平、如何提

高传播效果。评价计划一定是从一开始就要考虑的重要内容。过程评价可以以简单的方式进行。效果评价要根据经费的可能性来设计，同时也可以与其他内容的调查一起来进行，可以节省经费。

在做计划的时候必然要考虑经费预算的问题，详细的经费计划也是十分重要的。因此一定要在制定内容计划和时间计划的同时把经费计划做出来。经费计划要考虑到多个方面，一定要保证能够完成各项工作内容，同时又不会造成浪费。下面的经费计划内容可以作为计划制定者的参考。

表 10-2　健康教育材料制作经费预算表

项　目	单价（元）	经费（元）	说明
××省预防艾滋病健康教育材料制作经费预算			
设计阶段			
需求调查资料分析确定讯息与材料种类		2000	专家咨询费；餐费
画册文字设计		1500	初稿800，修改700
画册美术设计	100元/张×40张	4000	包括修改完成
预试验人员培训	100元/人×12人	1200	午餐费
预试验人员劳务费	100元/人×12人	1200	
预试验人员餐费	50元/人/餐×12人×2餐	1200	
预试验交通费	600元/车/天	600	郊区县
预试验对象小礼品	20元/人×40人	800	洗涤用品
生产制作阶段			
印刷厂家招标		3000	标书印刷、邮寄、会议室、通讯
印刷费	5.00元/册×5 000册	25 000	初步估计
发放使用阶段			
培训基层卫生人员	40元/人×120人	4800	通讯、餐费
发放费用		2000	包装费、运输费
评价阶段			
培训费	1. 250元/人/天×20人×3天＝15 000 2. 500元/天×3天＝1500 3. 10元/人×20人＝200	16 700	1. 食宿费 2. 会议室 3. 资料
问卷设计印刷	0.50/张×200	100	

续表

评价活动		10 000	• 个人深入访谈 • 问卷调查 • 车辆 • 调查员劳务费 • 调查对象小礼品
资料分析与总结报告		2000	
	合计	76 100	

三、选择和确定信息

传播活动的核心是信息，传播材料的设计制作首先也要确定传播哪些信息。在第一个步骤分析了目标人群的信息需求和健康教育材料需求之后，就需要确定向目标人群传播哪些信息。

对信息的选择主要依据传播目标和目标人群对信息的需求情况。首先要根据传播目标来确定信息范围，然后根据目标人群的信息需求情况来确定具体信息内容。

例如，一个结核病防治的传播项目的传播目标是提高肺结核病人的早期发现率、治愈率和降低病死率，那么，传播的信息就应该涉及以下几个方面：

要想尽早发现肺结核病人就要让受众了解肺结核的症状；还应该让受众知道出现肺结核症状应该到哪里去检查；为了鼓励有肺结核症状的受众主动去肺结核防治专业机构检查，还应该让受众了解国家和当地的有关免费检查肺结核的政策；为了提高治愈率，还必须让被诊断是患了肺结核的人了解肺结核的治疗原则；

在这些范围确定之后再来确定具体信息就比较好办了。

向文化程度比较低（如初中及以下）的人传播信息时就不能选择复杂的信息，或者必须把复杂的信息制作成简单的、明确的、通俗的讯息，才能使他们理解和接受。

在选择和确定信息时，需要健康教育专业人员与疾病控制专业人员共同研究和讨论。但是，这种研究和讨论必须建立在对前面第一个步骤的内容和意义充分了解的基础之上。过去的经验是，疾病控制专业人员往往希望把更多的知识传授给目标人群，特别是倾向于传授"全面的"知识，而对目标人群到底需要知道哪些基本知识（核心信息）就可以达到传播目标不多考虑，以为"全面的"一定比"不全面的"要好，多一些一定比少一些好。因此，许多关于艾滋病的健康教育材料都是从"艾滋病的医学名称全称是人类获得性免疫缺陷综合征"这条讯息开始的。其实，大多数老百姓不需要知道这条讯息，因为这条讯息与他们预防艾滋病的行为产生没有什么关系，同时他们也根本不可能记住这条讯息。可是，我们的许多专业人员认为：连疾病的科学名称都没有给传播对象讲清楚这岂不是太不"完整"了吗？存在这样认知的专业人员还不少。因此，要使每个设计者都转过这个"弯儿"来也不是件容易的事情。

四、设计形成初稿

由专业人员和材料设计人员根据确定的信息内容、表现形式和制作计划在一定的期限内设计出材料的初稿。平面材料的初稿包括文字稿和画稿。

在形成初稿的过程中,文编和美术人员一定要与健康教育专业人员和疾病控制专业人员共同工作。疾病控制专业人员保证讯息的科学性,健康教育专业人员从传播效果的角度控制讯息的量、讯息的表达形式和通俗情况。在艺术表现方面,要考虑受众的喜好和民风民俗。所有这些设计内容都要以需求调查的资料为依据。

形成健康教育材料初稿是一个关键步骤,只有在初稿具有好的基础时才能经过预试验和修改设计出好的材料来。如果没有一个高质量的初稿,不可能通过预试验和修改来产出一个高质量的材料。因此,对初稿的设计必须建立在对受众充分了解、对传播目标十分清楚的基础之上。因此,设计人员接受健康教育材料制作技术培训是十分重要的。

设计初稿应该从需求调查的资料中找出目标人群中存在哪些与实现传播目标有障碍的事实,也就是分析目标人群有哪些与实现传播目标密切相关的知识和信息需求,然后列出健康教育材料要传播的核心信息,在核心信息的基础上写出文字内容,然后写出表现形式的构思。这些步骤应该是由健康教育专业人员来完成,然后在这个基础上由美术人员开始美术设计。

表 10-3 肺结核防治招贴画设计内容列表

肺结核防治招贴画设计方案			
需求事实	核心信息	文字	美术构图
农民不知道有关结核病防治方面的免费政策	• 在结核病防治机构可以免费检测结核病 • 传染性结核病患者可以从结核病防治机构免费得到治疗药物	• 到"县结核病防治所"去检查结核病是免费的 • 得了传染性肺结核病可以从结核病防治所得到免费的治疗药物	• 一个农民在亲人的陪伴下走进"××县结核病防治所" • 农民在化验室检测,手里拿着"免费"的单子 • 农民在做胸部透视,手里拿着"免费"的单子 • 农民患者正从药房人员手中接过治疗药物,药房人员手里拿着"免费"的单子

以上的设计方案就帮助美术人员了解需要绘出的图像和表达的意思,指导他们以此为依据绘出草稿,美术人员可以根据健康教育人员提供的这些方案勾勒出一页一页的草图,或者

第十章　平面健康教育材料设计制作使用与评价

由健康教育专业人员与美术人员讨论如何表现设计思想，拿出初稿。

五、预试验、修改和定稿

材料的设计人员（包括健康教育专业人员）将材料初稿在一定数量的目标人群中进行预试验（pretest），从而了解目标人群是否理解材料所传播的信息，是否喜欢内容的表达方式和表现形式，有什么评论意见和修改意见等。

进行预试验前需要制定一个预试验计划，对材料内容和表现形式需要询问哪些问题，应该预先写好访谈提纲。还应该确定在什么地点、选择什么样的对象、选择多少个访谈对象。负责预试验的人员应分组分工，由谁主持访谈、由谁记录。参加预试验的人员应事先接受必要的培训，掌握预试验的要点和方法。特别是访谈者必须理解材料传播的内容和预试验的重点及方法。

预试验的方法应该是个人深入访谈方法，而不应该是小组讨论的方法。因为小组讨论的方法容易造成"趋同性"，不利于每个访谈对象自由发表意见。

在预试验中要对材料的文字和画面分别征询访谈对象的意见。对于以文字为主的材料应该挑选最重要的部分交由访谈对象自行阅读，然后了解他们对内容的理解和记忆情况，在内容的通俗性、信息内容的简单和记忆、表达的趣味性等方面收集意见。对以图画为主的材料做预试验的具体的方法应该是先不给访谈对象看文字内容，只看画面，看访谈对象是否能够从画面上对要表达的信息有一定程度的理解。同时，对画面的每一部分征询意见（理解、喜好、建议）。然后，再将文字部分暴露给访谈对象，看其对文字的理解情况。结合文字内容，再就整体材料发表意见。

平面健康教育材料预试验访谈提纲

1. 这张画上的图是表达什么内容（意思）？
2. 那个主要的图是表示什么意思？
3. 这个小图是表达什么意思？
4. 那个小图呢？
5. 好，现在请你看文字，你看懂了吗？说的什么？
6. 那么，这张图画是想告诉你什么？
7. 这些文字好懂吗？
8. 你觉得文字适合你的文化水平吗？
9. 你能记住里面的内容吗？
10. 你觉得文字与图画是否相配呢？（为什么可以或为什么不行）
11. 你喜欢它的颜色吗？
12. 你喜欢画里面的人物形象吗？（为什么）
13. 你觉得里面的文字多不多？
14. 这些文字中有没有什么地方你看不懂的？是那个部分呢？（如果有，解释它的意思，然后请受访者提出修改成什么样的句子比较容易懂）

15. 你觉得是否有些文字其他人会觉得在阅读或理解上有困难？（如果有也请受访者提出修改建议）
16. 整体来说，你喜不喜欢这张画（这份材料）呢？（为什么）
17. 我们希望把它修改得很受你们欢迎，而且很容易被跟你的文化水平差不多的人理解，你说我们该如何修改它呢？
18. 你还有没有什么意见或建议？比如对图画或者文字的意见？

记录人员要详细记录访谈对象的意见，在预试验工作结束后对所有访谈对象的意见进行综合分析，提炼出有代表性的意见，作为对材料进行修改的依据。

表 10－4　健康教育材料预试验记录表

媒体材料预试验记录表

材料题目：_____　　材料种类：_____　　预试验地点：_____
访谈者：_____　　　记录员：_____　　　日期：_____

编号	性别		年龄	职业	教育程度	对文字的意见	对图画的意见	对整体的意见	修改建议
	男	女							
1									
2									
3									
4									
5									
6									
7									
8									
9									
10									

记录员将所有预试验的结果进行汇总，这样，综合意见就出来了，这个结果就是对材料初稿进行修改的依据。

表 10－5　健康教育材料预试验结果汇总表

×××健康教育材料预试验结果汇总表

讯息编号	访谈人数	基本能理解		基本不能理解		修改建议
		人数	%	人数	%	
图像 1						
图像 2						
……						
第一部分文字						
第二部分文字						
……						

以预试验的结果指导材料设计人员修改初稿是材料制作中至关重要的一个内容，是提高材料传播效果的一个重要技术环节。预试验的次数需根据初稿的质量、预试验对象的意见、修改稿的质量等情况来确定。从理论上讲应该至少做两次，但是在实际工作中由于经费和时间的关系往往做不到。那么，至少应该做一次认真的预试验，才能保证材料的设计接受过受传对象的检验，听取了他们的意见，才能是比较科学的制作程序。

在从预试验中获得目标受众的意见后,设计人员要共同研究预试验对象的意见,讨论如何修改文字和画面。一般来说,预试验对象对文字方面的意见经常是嫌文字太多;不懂得术语;分不出哪些是最重要的信息;不能按照设计者的思路追踪文字的顺序;有些不显眼的文字被忽视等等。对画面的意见多是不理解图画的意思或者错误理解作者的表达意图;不喜欢图画中的人物形象;不赞成某些表现形式;对色彩并不赞赏;不能理解多幅图画阅读的顺序;认为图画中的人或物与他们生活中的实际不符合等等。因此,设计者应该根据他们的意见很好地讨论,在取得共识后就要着手修改。如果需要并且条件允许,就在完成修改后再做一次预试验。如果条件不允许,或者不需要做第二次预试验时,就要经过报有关部门审核后将修改后的稿件确定下来。一般而言,最后定稿应该征得专家组、资助者及主管领导的意见。但是应该改变过去的以领导的意见作为唯一的定稿决定因素的做法。专业人员应该把预试验的结果和定稿意见一起提交给领导,让领导了解目标受众的意见,这样领导们也就有了发表意见的依据了。

六、生产与发放

在材料定稿之后,应尽快安排生产,尽早投入使用。在这一步骤有以下几个关键点:

1. 确定生产单位:如果制作的材料数量比较多,应该以招标的方式选择能够保证质量而价格最优惠的企业。招标文件应该预先准备好并通过文件形式发标,或者在网站上公布。招标应该是公开的、公正的,在预定的时间和地点,在各投标单位代表在场时开标。关于招标的具体流程和要求,应按照《中华人民共和国招标投标法》和《中华人民共和国政府采购法》的相关规定实施。

如果制作的材料数量不是很多,不值得招标,那么就需要根据以往的经验找两三家信得过的企业进行询价,然后选定一家。

2. 生产与包装:按照计划生产出材料,并要求厂家按照发放计划所确定的每一包多少数量来进行打包,以便分发。同时要求外包装一定要适合运送的要求。

3. 发放健康教育材料:健康教育材料通过什么渠道到达使用单位或目标人群(传播对象)手里,发放渠道是否畅通,是否能够尽量减少损失等问题都应该予以考虑。比如在一个

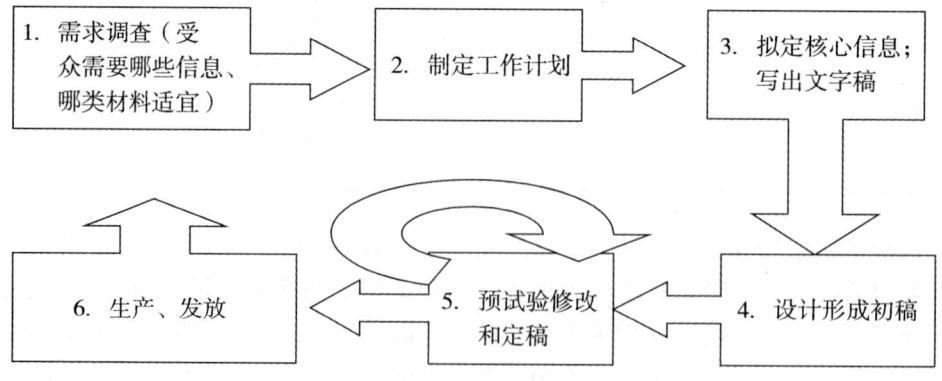

图 10-1　健康教育材料设计制作步骤图

涉及多省区的项目实施过程中，需要把统一印刷的健康教育材料分发给目标人群，是应该从铁道运输发运还是通过邮政寄送，是应该通过省级单位逐级下发还是直接发送到项目县。在下发过程中减少损失和保证时效是很重要的，因此，对材料的分发工作也应该列入材料制作计划之中。

第二节 健康教育材料的使用

健康教育材料的使用并不是一个简单的问题，不要以为只要把材料发放下去了就算是完成了任务，就以为必然会取得传播的效果。其实，要取得传播的效果就必须把材料使用好。如果不能很好地使用材料，不仅不能取得好的传播效果，而且会使花了许多心血精力和经费制作出来的材料或束之高阁、或打入冷宫、或随处飘零、或另做他用、或不能引起目标受众的重视不能发挥应有的作用，造成大量的浪费。这样的现象在基层经常可以看到。

为了取得好的传播效果，一定要重视做好健康教育材料的使用工作。

一、培训使用人员

为了提高材料的传播效果，正确使用也是重要的一个环节。因此，在材料生产出来以后，要及时培训使用人员。这种培训是一种简单的培训，可以专门为培训召集使用人员，也可以是借某一开会的机会（如村医例会）进行短时间的培训。要把材料的传播目标、传播的主要受众、分发方式、张贴地点位置等使用要求介绍清楚，同时还可以布置对材料的评价准备，以及将采用的评价方法等内容。有些材料可以配发使用指南。比如宣传画应该贴在何处；发放工作是否需要登记等。

某些情况下无法进行培训时可以采用随材料下发使用说明的办法。如在传染病流行期间，下发的传染病防治健康教育材料中就可以同时附上使用说明，告知使用人员如何使用那些材料，或者说明使用注意事项。

二、怎样使用健康教育材料

在使用健康教育材料时，应该根据材料的不同内容、不同形式和不同的传播对象，选择适当的使用方法。

1. 使用面向个体的材料：一般来说，对目标个体使用的健康教育材料，卫生工作人员应该对使用方法给予指导：
- 向使用者强调使用该材料与健康的重要关系，引起对方重视。
- 帮助对方理解材料的一般内容。
- 提示材料的重点内容，使对方加深印象。
- 帮助对方掌握材料中的某些方法和技能，如怎样血糖仪测血糖、怎样使用血压计测量血压等。
2. 使用面向群体的材料：基层卫生工作人员经常收到有关部门提供的展板、挂图等健康教育材料，也经常要组织特定的受传对象，向他们宣传讲解。在使用这类面向群体的健康教育材料时需要注意以下几点：

- 组织的对象应该是有相同背景的人群，如宣传预防小儿痢疾的内容，组织的对象应是有5岁以下孩子的母亲、孕妇、带孙子的祖母、外婆等。
- 选择的时间最好是大部分参与者能够接受的时间。
- 选择的地点和场所要考虑到群众较易达到，又要安静、不受干扰等因素。
- 向受传者展示的画面、文字要力求让他们看得见、看得清。比如，当你讲解幻灯片时，不要挡了观众的视线，转换画面的频率要适宜，要随时问下面的观众是否都看清了。再比如向群众展示一个图册的画面，卫生人员应站在使全体人员都可以看到的位置，面向观众。如不能保证每人都看到，就需要在观众中来回走动，努力让每个人都看清楚。
- 以经过准备的、精彩的讲话做开场白，使受众了解组织此次活动的意义，引起受众的兴趣和重视。
- 讲解者应用当地群众的语言讲解，吐字应清晰。
- 每次传播活动时间不宜过长，一般40分钟左右为宜，最后再用一些时间让大家提提问题，看有哪些不懂的内容。有人提出问题后，再展示和讲解就会加强所有人的印象。如果没有人提问题，组织者可以主动向大家提问，激发大家讨论。

3. 使用面向大众的材料：基层单位、乡村卫生工作者经常可能收到或购买可供在公共场所张贴使用的健康教育材料如宣传画、墙报等，一般来说这类材料只能由大众选择性地接受，卫生工作者不可能向受众作直接的讲解、说明。在使用上应注意以下几点：

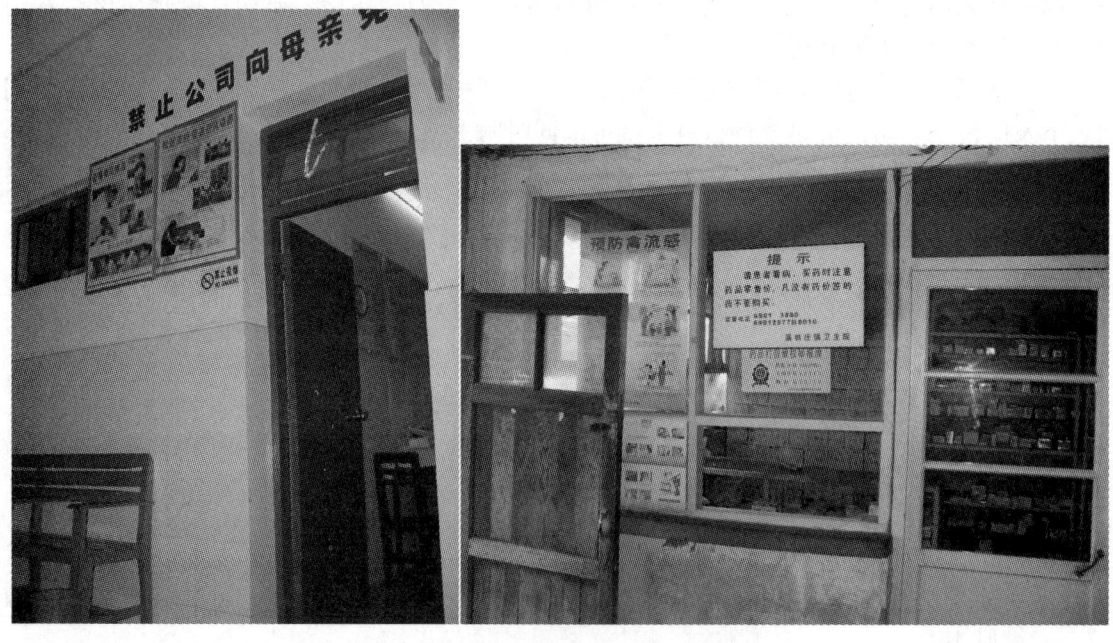

图 10-2　不正确的材料使用实例

- 地点：在允许张贴和摆放使用的地点，要选择人们经常通过而又易于驻足的地方，如卫生所的候诊室、街道集市上的布告栏。
- 位置：挂贴的高度应以成人看阅时不必过于仰头为宜。许多单位为了保护健康教育材料，常把宣传画、墙报贴得过高，看的人很费劲，甚至不被人注意，这就不能取得传播效果，材料只是成了一种装饰，失去了意义。
- 光线：健康教育材料应挂贴在光线明亮的地方。许多基层单位把宣传画贴在光线不充足的医院走廊里，使卫生知识的传播流于了形式。
- 更换：应该根据宣传重点和季节变化等因素更换更适宜的健康教育材料，不能一年到头老是张贴某一种材料不予更换。

第三节 健康教育材料的评价

一、健康教育材料评价的目的与内容

健康教育材料评价的主要目的是为了了解材料的制作、分发与使用情况，了解受众对材料的接受情况和信息传播的效果等。这种评价活动有利于总结经验，发现不足，从而能够指导其他的材料制作活动，能够提高材料设计制作的质量。评价的内容包括工作过程和传播效果，对于工作过程的评价包括对需求调查的评价、对初稿设计过程和预实验过程等工作的评价，还包括对生产和发放工作的评价等。对传播效果的评价包括受众对信息的接受效果、对材料形式、质量的认可/满意效果等。

二、健康教育材料评价的种类

1. 形成性评价（formative evaluation）：形成性评价是在计划的形成过程中，为了使计划更科学和更符合实际所做的一系列资料和信息的获取和分析工作，包括在目标人群中做需求评估调查、制定工作计划和对初稿的预试验工作。形成性评价是为了给健康教育材料设计和制作工作提供依据所进行的工作。在形成性研究中最重要的是"预试验"，这些工作实际是一种评价性工作。没有这些工作就不可能形成一个好的工作计划和可以制作的健康教育材料样稿。

2. 过程评价（process evaluation）：过程评价是针对健康教育材料设计制作工作过程所做的评价，就是对健康教育材料制作的各个程序和步骤进行监督，看是否符合规范，是否按照预定的计划，是否应用了正确的理论做指导，是否在每个环节保证了质量。过程评价是对过程的监督，是提高和保证质量的外在因素。没有过程评价，既不能保证健康教育材料有好的质量，而且最后要总结得失成败时也缺少了依据——材料制作得好或者不够理想，无法从制作过程中找到原因。

过程评价的方法可以参见本书第四章健康教育与健康促进计划实施和第九章健康教育评价。

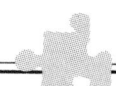

3. 效果评价（effect evaluation）：效果评价就是评价健康教育材料的效果，包括信息的传播效果和健康教育材料本身的被接受效果两个部分内容。

信息传播效果是受众从健康教育材料中获得的信息情况，包括接受了多少关键的信息，理解了多少信息，记忆了多少信息，信息对改变态度和行为起到多少作用等。而健康教育材料本身被受众接受的效果是指受众对健康教育材料的认可程度、喜爱程度。

三、健康教育材料的评价方法

1. 形成性评价方法：形成性评价的基本方法实际上已经在本章第一节中的第一、二、三、四、五部分做了介绍，也就是说这几部分所介绍的内容也就是"形成性评价"，其中的方法就是形成性评价的方法。其中涉及调查问卷的设计、小组讨论提纲和个人访谈指南的设计等方法均可参看本书其他部分的相关内容，这里就不重复介绍了。但是要强调的是一般应该采用定性的方法来做形成评价。

2. 过程评价方法：过程评价的方法可以参阅第四章健康教育与健康促进项目实施。

3. 效果评价方法：健康教育材料效果评价是本部分介绍的重点内容，也是本书具有创新点的内容之一。效果评价的对象是目标受众。

（1）信息传播效果评价：

信息传播效果评价的主要内容包括信息的可接受性（通俗性；简明性）和信息的指导性（针对性/实用性）等。信息传播效果评价的方法主要采用定量问卷调查方法评价受众对核心信息的理解和掌握情况，同时也采用定性方法评价受众对信息设计的意见，包括对通俗性、简明性的评价意见。其步骤是：

首先，第一步，要搞清楚材料的传播对象是哪些人。有的材料没有特定的传播对象，是向公众传播信息的。但是有些材料则是有明确受众的，如妇女、少年儿童、农民、老年人等。对于有特定受众的材料在做效果评价时就要按照材料的特定受众来选择调查对象。

每件材料都有要传播的信息，有些材料传播的信息比较简单，如招贴画（广告画、宣传画），可能是很核心的信息，可能只有几个字。而有的材料则传播许多的信息，如小册子等。在评价其信息传播的效果时首先要确定出材料要传播的核心信息是哪些。然后才能根据受传对象对核心信息接受、理解的情况和可能对态度和行为产生的作用来评价信息传播的效果。第二步就是找出材料中的核心信息。确定核心信息的主要方法是根据材料的总体名称和各部分的题目来提炼核心信息或者关键信息。但是，也有一些材料可能以一种文艺的、趣味的名称出现（如流动人口预防艾滋病的小册子《XXX 打工记》），那么，就需要评价人员仔细从材料中找出核心信息。有时也需要找出除核心信息外的重要信息，也是评价的内容。

第三步是设计调查指南、问卷或个人访谈提纲。这个内容很重要，因为它是具体评价活动的核心技术之一。具体内容参看后面所附的实际参考资料，这里就不详细介绍。

第四步是选择调查地点，抽取调查对象。方法和原则参看后面的资料。

第五步是培训调查人员。这个步骤是能否取得评价成功最关键的一步，因为评价活动是要具体的调查员去进行的，调查的结果与调查员的工作水平直接有关。如果调查员能够熟悉问卷中的每个问题，做定性访谈的要正确掌握访谈技术，能够准确总结和表达受访者表达的意思，那么评价的结果就是比较准确的。而如果调查人员没有掌握以上技术，不能正确总结和表达受访者的意思，他们调查的结果就不能准确反映受访者的意思，评价的结果也自然不能正确反映材料的效果。培训的重点是问卷内容和访谈方法与规范，包括熟悉健康教育材料的内容和核心信息，掌握访谈重点和访谈技巧（可供选择的问话；如何从不同角度探讨受访者的真实意见；如何理解受访者的表述等），以及记录员如何做好访谈记录等。

第六步是实施评价活动。在此类评价中，许多评价者很愿意采用让受访者填写问卷的方式进行定量调查，也就是让受访者先看材料然后填写问卷，在几个答案中选择划勾。其实这种方法是不好的，因为答案对受访者有提示作用，同时，这种方法也不适合对文化水平低的人进行调查，因此对文化水平低的人必须仔细询问、深入细致地交谈才能了解他们对材料内容的理解情况。采用小组座谈和讨论也不是好的方法，因为小组成员之间会互相影响。而个人深入访谈才是最好的评价方法，因为只有这种方法才能真正了解到受传对象接受信息的情况并深入了解其对信息的接受、理解、记忆和信息可能产生的影响情况。

第七步是整理分析评价结果。将调查所得的问卷和记录进行整理，对评价的结果进行分析，看看所评价的健康教育材料传播信息的效果如何，是不是能达到传播的目标。这些结果资料是对该材料的客观评价结果，也是以后制作健康教育材料的重要参考，应该充分利用和保存。

（2）材料效果评价：材料效果评价是评价健康教育材料本身在种类选择、表现形式、感染力等方面被目标受众认可的程度，也就是看健康教育材料的设计和制作是否是成功的。这个内容的评价是十分重要的，因为材料本身的形式和对受众的感染力决定着它能否起到一个传播信息的好的载体的作用。要传播信息，如果没有好的载体，信息传播的效果就会受到很大的影响，甚至完全没有效果。比如说，一张宣传画贴在橱窗里，路人匆匆经过，宣传画上的图像、色彩都没有吸引他的视线，他就不会往宣传画上多看一眼，那么，他就不可能从宣传画上面接受信息。所以，对健康教育材料本身的效果进行评价是健康教育材料评价的重要内容。对健康教育材料本身的效果进行评价主要从其对目标受众是否适合、是否能吸引受众，以及受众对材料的整体质量的看法三个方面入手。材料效果评价的方法必须采用定性的个人访谈方法。需要注意的是：

首先，评价者要熟悉材料，要准备材料。如要评价一张宣传画，就要熟悉该画的图像，有哪几个部分。也要准备访谈提纲，对需要提出的问题进行准备。

调查人员也必须掌握与受访对象进行沟通的技巧，如何询问受访者，如何才能把受访者的真实看法挖掘出来。因为在实际调查过程中，许多受访者喜欢"报喜不报忧"，以为来的"客人"一定喜欢听恭维话，经常以"挺好的"、"喜欢"、"不错"等话来回答访谈者的提问，实际上那些回答并不是他们的真实看法。在提问过后，松懈下来时他们又能说出不少的与开始的意见不同的看法。这就说明，调查访谈需要调查人员能够与受访者很好地进行沟通，与受访者进行深入地交谈，挖掘出他们的真实意见，或者从他们的意见中总结出他们的真实看法或主流意见。

4. 效果评价结果的表述（表达）：我们采用的是定性评价的方法，但是对效果评价的结果可以用不同的方式进行表达，可以用定性评价中的描述性语言进行表述，也可以用定量的评分方法表述评价结果。

关于材料中的评分方法、赋分原则等都要事先进行很好的设计，并要培训调查员掌握这些原则和方法。如果调查员在赋分方面掌握不好，则可以提交访谈结果并由主要的专业人员根据访谈结果来赋分。这部分内容参看后面的附录。

5. 评价结果的利用：对健康教育材料进行评价的目的之一是看某种材料到底怎么样，给该材料一个评价结论；目的之二是总结材料设计制作的成功经验与失败教训，为以后的健康教育材料设计制作提供借鉴。因此，对评价结果要进行很好的总结，写出评价的总结报告，利用好这些评价工作的宝贵资料，提高我们健康教育健康教育材料设计和制作的技术水平。只有这样，才能不断提高健康教育专业人员在这方面的能力和水平，才能体现我们健康教育专业人员在设计和制作健康教育材料方面的专业性，而不同于一般美术、声像工作人员的设计制作方法。

四、评价指标

健康教育材料评价的指标分为信息评价的指标和材料评价指标两类：

1. 对信息的评价可以采用以下指标
   - 核心信息总知晓率：核心信息总知晓率是反映调查对象对核心信息整体掌握情况的唯一敏感指标。核心信息总知晓率的计算方法是：

   $$核心信息总知晓率 = \frac{全部有效问卷中回答正确的核心信息总数}{每份问卷中核心信息条目数 \times 有效问卷总数} \times 100\%$$

   - 单条核心信息知晓率：这个指标反映调查对象对单条核心信息的掌握情况。

   $$单条核心信息知晓率 = \frac{全部有效问卷中回答正确的某一条核心信息总数}{有效问卷总数} \times 100\%$$

   - 核心信息知晓合格率：这个指标是人为设定一个合格线，如知晓多少条核心信息为合格，达到这个线的合格问卷数占总的合格问卷数的百分比。

   $$核心信息知晓合格率 = \frac{达到"合格"标准的有效问卷数}{有效问卷总数} \times 100\%$$

   - 信息针对/实用率：反映能针对目标人群解决实际问题的信息占全部信息的百分比

   $$信息针对/实用率 = \frac{有效问卷中"有针对性/实用"的信息总数}{每份问卷中核心信息条目数 \times 有效问卷总数} \times 100\%$$

2. 对材料的评价可以采用的指标有：
   - 材料适宜率：有效问卷中认为材料类型与形式适合自己或所在地使用的调查对象人数占有效调查问卷总数的百分比。

   $$材料适宜率 = \frac{有效问卷中认为材料类型/形式适宜的人数}{有效问卷总数} \times 100\%$$

   - 材料满意率：有效问卷中对材料本身（包括质地、质量、色彩等）表示满意（包括

第十章　平面健康教育材料设计制作使用与评价

"很满意"或"基本满意")的调查对象人数占有效调查对象总数的百分比。

$$材料满意率 = \frac{有效问卷中对材料"满意"的人数}{有效调查人数} \times 100\%$$

附录一

健康教育材料效果评价调查访谈指南

一、调查目的

评价具体健康教育材料中信息传播的效果和材料本身的可接受性。

二、调查方法

通过在目标受众中使用健康教育材料，并采用个人深入访谈的方法了解受传对象对材料传播的信息的接受情况和对材料的评价意见，对信息和材料本身两个方面的效果进行评定。

三、访谈前的准备工作

1. **材料的筛选**：当要对某一类材料进行评价时，就要注意对可以收集到的材料（如印刷材料、声像材料或者实物材料）进行初选，筛选出需要进行评价的材料。对筛选出来的准备进行评价的材料进行分类和登记，记录材料的种类、名称、设计制作单位或作者姓名。

2. **熟悉材料**：调查人员需要熟悉接受评价的健康教育材料的种类、文字内容、形式、图案等，并参照访谈提纲制定出针对具体材料的访谈提纲。对某些种类的材料如内容比较多的手册和书籍要先进行测试段落的选定。测试的部分应该是材料信息的主题部分，与受访者关系最为密切的部分，而不必测试全部内容。阅读时间一般以不要超过20分钟为宜。同时对提出讨论和听取意见的问题也要预先准备好。对特定材料的预试验可能会超越这个限制，例如要对乡村医生的某个传播手册进行预试验，当然就要针对全部内容进行，而不是挑选其中的部分章节。

3. **确定核心（关键）信息和重要信息**：要组织参加评价工作的专业人员对筛选出来的材料进行熟悉和讨论，根据材料的目标人群和材料的主要传播目标以及材料的信息量选定进行评价的部分。材料的受众、重点传播目标可以根据材料的题目和内容来确定。对选定部分的核心（关键）信息和重要信息进行提炼。这些提炼出来的信息应该是非常明确、简练的，其条目数量根据材料的内容来确定。一般在针对普通受众的材料评价中选定出来进行评价的信息条目以不超过12条为宜。

（一种具体健康教育材料的"核心信息"——关键信息——是材料针对其受众最主要的传播重点；而重要信息虽然也是材料的重点信息内容，但针对性较核心信息差——也就是针对目标受众需求、要达到某种特定传播目标并不是通过这些信息来实现的。）

4. **确定评分原则**：本方法采用的是用定量的评分来表述定性评价的结果。评价活动的主持者对评分原则、赋分原则等都要事先进行很好的设计，并要培训调查员掌握这些原则和方法。如果调查员在赋分方面掌握不好，则可以提交访谈结果由主持评价活动的专业人员根据访谈结果来赋分。（这部分内容参看附录四）

5. 选定调查地点：根据筛选出来的要进行评价的材料的目标受众来选择确定调查地点。如针对一般公众的材料需要选择城市的城区和乡村；而专门针对农民的则选择农村；专门针对学生的则选择学校；专门针对旅客的则选择轮船码头、火车站等地点。需要注意的是每种材料至少应该在两个或以上的地点进行调查，而不要只选一个城市居民委员会、一个村、一个学校，那样就缺少代表性。

6. 调查员的数量与培训：每项评价活动都需要适宜数量的调查员进行调查工作，所谓适宜是根据材料和调查对象来决定的。如果调查对象是城市居民或村民，需要入户，则需要的时间就比较多，那么一种材料至少需要一组调查员（2人）进行调查。如果调查对象是学生，而调查工作是在学校进行，时间相对比较集中，这就可以节省人力和时间，可以由一组（两名）调查员对两种或三种材料进行访谈。

对调查员一定要进行很好的培训，培训的重点内容是调查方法和访谈规范，包括熟悉健康教育材料的种类、内容和形式；熟悉核心信息；掌握访谈重点和访谈技巧（可供选择的问话；如何从不同角度探讨受访者的真实意见；如何理解受访者的表述等）；记录员如何做好访谈记录。

7. 组织安排调查访谈地点和访谈对象：向调查地点的卫生人员或社区人员交代清楚调查对象的条件（性别、年龄段、代表性等）和人数，按照要求选择好受访人员，并安排好访谈地点。一般来说，最好是入户家访，避免集中在某个地点进行访谈，因为集中在某个地点进行访谈的方式要避免干扰是很困难的。

8. 购买小礼物：预先为访谈对象购买合适的小礼物。

9. 其他有关物品的准备：有些与调查有关的物品需要先准备好（如录音笔）。

10. 印制访谈记录单和访谈提纲：预先复印好与访谈对象数量一致（稍多）的访谈记录单和访谈提纲。

四、调查访谈实施

1. 一个调查员调查一个受访者，由另一个人做记录，旁边不要有其他人员在场（包括工作人员和其他访谈对象）。

2. 在选择确定了环境安静明亮的访谈地点后，调查员首先向受访者作自我介绍，并介绍调查目的。

3. 展示健康教育材料：如果是宣传画/展板应该预先贴（挂）在光线明亮的墙上；如果是折页、传单、卡片、小册子等就交给受访者；如果是声像制品要预先按照选定的段落播放。请其用一定时间阅读或观看。

4. 按照访谈提纲询问受访者。

5. 记录员在记录单上详细记录受访者的回答；调查员在访谈提纲上根据受访者的回答在相应的位置勾划评价意见。最好使用录音机记录访谈过程。

6. 结束访谈后，感谢受访者，并赠送小礼物。

7. 调查员与记录员必须在一个调查点的访谈结束后及时讨论记录员的记录内容和调查员勾划的结果是否一致，如果不一致就要听录音记录仔细研究记录结果后给出恰当评价。

五、效果评定原则

1. 信息效果评定原则

信息效果分为信息（知识）可接受性、针对性/实用性和通俗性/趣味性三个方面，各按5个档次进行分级，一级很好；二级为较好；三级为中等（一般）；四级为较差；五级为很差。

（1）信息可接受性的评定原则：对于没有特定受众（面向大众目标人群）的平面材料信息效果评定的建议原则是：能够复述出90%以上核心信息属于"接受了全部信息"（一级）；能够复述出大约60%~90%的核心信息属于"接受了大部分信息"（二级）；能够复述出大约30%~60%的核心信息属于"接受了部分信息"（三级）；能够复述出大约10%~30%的核心信息属于"接受了很少信息"（四级）；能够复述出的核心信息少于10%则属于"没有接受到信息"（五级）。

如果评价信息量很少的材料，那么就可以根据具体内容来进行改变这一设计，如可选用其中的三个级：能准确复述信息内容为一级；基本清楚地复述出信息主要内容为二级；不能清楚复述出信息基本内容的为四级（去掉五级分法中的三级和五级）。

（2）信息针对性/实用性的评定原则：对目标人群而言，是否觉得信息针对了自己的实际需要，是否能够指导自己的实际行为，也就是能从信息内容懂得该怎么做，是信息的针对性和实用性的表现。评级方法可以参照上面的"信息可接受性的评定原则"拟定。

（3）信息通俗性/趣味性的评定原则：主要是根据材料中使用的语言或文字是否通俗易懂，是否适合目标受众的理解能力，是否有趣味和吸引力，这是信息获取好的效果的一个重要因素。仍可以按"信息可接受性的评定原则"拟定五级划分的评定原则，根据访谈对象的回答来确定属于哪一级。

2. 材料效果评定原则

（1）对材料的整体评定原则：了解受访者对测试材料的质量、内容、形式等方面的整体评价意见，也就是对材料的满意程度，并按照五级进行评定。

（2）对材料类型适宜性的评定原则：了解材料的种类和形式是否适合受访者，是否能够使用和方便使用，按照五级进行评定。

（3）对材料的艺术性/吸引力的评定原则：测试材料的表现形式是否为受访者喜欢，插图是否有助于对内容的理解，如图画、色彩、人物形象、背景等。按照五级进行评定。

附录二

健康教育材料效果评价个人访谈提纲

一、访谈前期

1. 建立关系：自我介绍；调查目的介绍。
2. 介绍材料和调查访谈方法。

开场白范例：你好，首先要感谢你接受我们的访谈。我们是×××单位的卫生人员，到

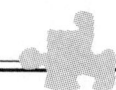

这里来是为了了解你们对××××材料的一些看法和意见，看看这些材料对你们是不是有用，是不是合适，听听你们有些什么建议，为今后制作这方面的材料积累经验。这个调查不是测试你的水平，而是测试材料做得怎么样，因此你不要有其他顾虑，按照实际的情况和看法反映你的意见。这个调查不需要太长时间，调查完了以后我们还要给你赠送一个小的纪念品。

请你先用10到20分钟时间看看这份材料，然后我们就这份材料向你了解一些情况。

（掌握时间，一般不超过20分钟。）

（以上开场白只是一个范例，调查员要用受访者熟悉的语言和方式以及当时当地情况讲好开场白。开场白应该简单明了，不要少了开场白，但也不要费时太长。最关键的是要通过开始的介绍让受访者消除顾虑，畅所欲言，谈出真实看法。）

二、访谈开始

按照预先设计的提问思路对受访者进行提问。具体是逐一使用以下标有黑点的问题，非常口语化地提出问题。如果受访者的回答未能表达清楚，调查员还需要变换问题提问，以深入了解和挖掘受访者的意见。切忌原原本本地照念问题。

第一部分：信息的可接受性
- 请你说说这份材料有哪些主要内容。
- 请你再说得细一点好吗？
- 还有哪些，你能再说说吗？

第二部分：信息的通俗性（理解的难易程度）
- 你觉得它里面讲的内容好懂吗？
- 有没有不好懂（不懂）的内容（词汇、段落）？
- 理解上有困难吗？
- 哪一部分的意思你还不太明白？
- 你认为那一句（段/句话）怎么说更通俗？

第三部分：信息的简明性（复杂程度、信息量）
- 你觉得内容是简单明确还是过于复杂？
- 你觉得里面讲的内容是太多了还是太少了还是比较适当？

第四部分：信息的指导性
- 这份材料对你能产生影响吗？
- 有哪些影响？（如对吸烟危害的认识；哪些方面有了新的看法？你自己今后在哪些方面会注意；为什么？）
- 你以后能够按照材料里面讲的去做吗？比如说……。

第五部分：信息的趣味性/信息对受众的吸引性
- 材料中的文字（语言）是你熟悉的吗？能吸引你吗？
- 你对材料中的内容感兴趣吗？（对哪些内容感兴趣？）
- 为什么？

第六部分：对健康教育材料的整体评价
- 请你谈谈对这份材料的整体看法。
- 整体看怎么样？（总的说这份材料怎么样？）
- 你觉得这份材料怎么样？质量好吗？

第七部分：材料类型的适宜性
- 你觉得这种类型的材料对你适合吗？（适合农村人用吗？）为什么？
- 你觉得这份材料适合你们这个年龄的人吗？

第八部分：材料形式的生动性/材料表现形式对受众的吸引力
- 你喜欢这个材料的色彩（画面/背景）吗？
- 你喜欢里面的图画（人物形象/背景）吗？
- 你喜欢看吗？
- 你具体指的是哪些？
- 如果让你把这份材料带回去，你愿意带回去吗？
- 带回去还会再看吗（你会把它贴在墙上吗/你会让家里其他人看吗）？

三、访谈结束

感谢受访者，赠送小礼物。

附录三

平面健康教育材料效果评价五级赋分标准

一、信息效果

1. 信息的可接受性：1级26～30分；2级16～25分；3级6～15分；4级1～5分；5级0分
2. 信息的针对性/实用性：1级16～18分；2级10～15分；3级4～9分；4级1～3分；5级0分
3. 信息的通俗性/趣味性：1级11～12分；2级7～10分；3级3～6分；4级1～2分；5级0分

信息效果最高赋分值为60分；最低赋分值0分。
信息效果最后评分＝调查总人数的得分总和/调查人数。

二、材料效果

1. 对材料的整体评定：1级16～18分；2级10～15分；3级4～9分；4级1～3分；5级0分
2. 对材料适宜性的评定：1级11～12分；2级7～10分；3级3～6分；4级1～2分；5级0分
3. 对材料的艺术性/吸引力的评定：1级9～10分；2级6～8分；3级4～5分；4级1～2；5级0分

材料效果最高赋分值为40分；最低赋分值0分

材料效果最后评分＝调查总人数的得分总和/调查总人数。

两部分的分值相加则为该材料所获的总分。

附录四

平面健康教育材料效果评价个人访谈记录与评分定级

一、一般情况记录

1. 日期：____年____月____日
2. 时间（按24小时制）：____点____分至____点____分
3. 地点：_____
4. 调查员：_____　　　记录员：_____
5. 受访者情况：

   来源：①城市　②乡镇　③农村

   地址：_____省_____市/县_____街道/乡/镇_____居委会/村

   性别：_____　　　　　年龄：_____周岁

   婚姻状况：①未婚　②在婚　③离婚或丧偶

   文化程度：①文盲或半文盲　②小学　③初中　④高中及以上

6. 材料名称：_____
7. 材料的种类：①宣传画/招贴画/墙报；②挂图/展板；③小册子；

   ④折页/传单/卡片；⑤书；⑥其他_____

8. 材料制作单位：_____

二、访谈记录

1. 信息的可接受性

   1）接受了全部信息：26～30分；　　2）接受了基本信息：16～25分；

   3）接受了部分信息：6～15分；　　4）接受了很少的信息1～5分；

   5）没有接受到信息：0分

2. 信息的针对性/实用性

   1）有很强针对性/实用性：16～18分；　　2）有较强针对性/实用性：10～15分；

   3）针对性/实用性一般：4～9分；　　4）针对性/实用性较差：1～3分；

   5）针对性/实用性很差：0分

3. 信息的通俗性/趣味性

   1）很通俗/有趣味：11～12分；　　2）比较通俗/有趣味：7～10分；

   3）通俗性/趣味性一般：3～6分；　　4）通俗性/趣味性较差：1～2分；

   5）通俗性/趣味性很差：0分

第十章 平面健康教育材料设计制作使用与评价

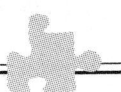

4. 对材料的整体评价
   1) 很好（很满意）：16~18分；
   2) 比较好（比较满意）：10~15分；
   3) 一般：4~9分；
   4) 不太好（不太满意）：1~3分；
   5) 很差（不满意）：0分
5. 对材料的适宜性评价
   1) 很适合：11~12分；
   2) 比较适合：7~10分；
   3) 一般：3~6分；
   4) 不太适合：1~2分；
   5) 不适合：0分
6. 对材料的艺术性/吸引力的评价
   1) 很有吸引力：9~10分；
   2) 比较有吸引力：6~8分；
   3) 一般：3~5分；
   4) 不太有吸引力：1~2分；
   5) 没有吸引力：0分

第四节　平面健康教育材料设计中的常见问题

一、文字太多

许多平面健康教育材料如招贴画（宣传画）、折页等经常使用了过多的文字。特别是作为招贴画一般都是在公共场所使用的，它应该能够使路过的人在很短暂的时间里（甚至是目光的一瞥）就能从中接受到信息，这样才能达到传播效果。而我们设计的许多招贴画往往需要受众去"阅读"文字才能接受信息。这样是不能取得好的传播效果的。

在此类健康教育材料的设计中，多使用文字并不是技术，而少使用文字却恰恰是技术。

二、字号太小

在许多招贴画上可以发现使用了过小字号的文字，使受众在稍远的地方很难看清文字。这样就会大大影响传播效果。在招贴画上的文字应该让受众在3米之外看起来不感到困难。

三、文字在图画上或者文字与底色的反差小

有些艺术家很愿意把文字设计在图画的某一个部位上，或者不注意文字与背后的色彩反差，以至于文字不显眼，影响了文字的效果。

四、变形字

使用美术变形字是另一个常见的问题，其实这样的变形字增加了受众辨认的难度，特别是对文化水平不高的受众而言，辨认变形字是很困难的。

五、拼音

还有许多设计者喜欢在汉字下方写一排拼音字母，其实几乎百分之百的受众不会在看文字的时候去尝试从拼音中获得信息，而且以前我们还发现有的拼音是错的。

六、英文

近年来还出现了一些热衷于在招贴画上或卡片、传单上使用英文的现象，这也许是由于国际合作项目增多的缘故。设计者不是从健康教育材料的传播对象考虑如何传播信息、如何提高传播效果，而是以为英文可以提高材料的"档次"，或者能够让老外看得懂。很显然，这样做是毫无必要的。

七、使用徽标

有些为某项目设计的平面健康教育材料中愿意使用特殊的徽标，这也许是项目管理部门的意见，也许是设计者自己的创意，其实无论从哪个角度讲都是不必要的。一般受众是不关心某些专业领域或者项目的徽标的，反而使他们多了一个分散注意力的因素。这些徽标与奥运会的徽标是不能相提并论的，因为奥运会的徽标经过大众媒介的广泛宣传已经是家喻户晓了，徽标也就当然能够起到宣传奥运会的作用。而任何一个专业领域、任何一个卫生项目都不可能做到那样的普及。因此，完全没有必要在向目标受众传播卫生信息的健康教育材料上增加不必要的内容，干扰受众的注意力，影响传播效果。

八、画面杂

有些画面在表现主题之外添加了一些"陪衬"，如果此类"陪衬"过多、过大或者过艳，就会起到副作用。因为它们会吸引受众的视线，特别是文化水平低的受众。因此，应该尽量减少与理解信息无关的画面。并注意不让非主体画面着色太鲜艳，因为鲜艳的颜色容易吸引视线。

九、色彩过暗

有些画面的色彩过暗，不醒目，受众感觉不好，不喜欢看，这样就达不到传播目的。因此，应该注意画面的颜色使用，避免使用过暗的色彩。

十、反面表现

在教育的原则中有一条"正面教育为主"的原则，这条原则也应该应用在我们的健康教育材料设计中。在预防疾病的平面健康教育材料中可以看到有不少的材料是以警示为主要手段。如预防艾滋病的招贴画以恐怖的形象表现艾滋病的可怕；控烟的招贴画和卡片以肺癌、骷髅等形象表现吸烟的危害等，这些表现形式原则上应该尽量不用，而代之以正面的教育。

十一、外国人形象

许多平面健康教育材料愿意使用外国人形象,特别是预防艾滋病的材料用得更多。究其原因可能从开始宣传预防艾滋病的时候是因为艾滋病是从国外传入的,另一方面是因为比较好表现,就导致了在许多预防艾滋病的材料中都是西方人的面孔。在许多其他材料上也经常看到西方人面孔,这可能与现在用计算机设计平面健康教育材料直接从图库里找图像比较容易,而图库里的图像大部分是西方面孔,美术工作者也不愿意太费劲,甚至觉得西方人面孔显得更"洋气"、更"现代"。其实,这些形象会使传播的信息受到受众的抵制,因为受众会感觉那些信息只是与西方人有关,与自己的关系很不密切。

(有关本章内容可参考学习另一本专著《平面健康教育材料设计制作使用与评价》田本淳,董蕾著.2011年5月北京大学医学出版社出版)

(田本淳)

第十一章　健康相关新媒体传播与舆情监测

> **本章要点**
> 1. 网络媒体的概念和特点
> 2. 相关网络健康传播渠道
> 3. 新媒体在健康教育中的应用
> 4. 健康相关舆情监测的目的和意义
> 5. 舆情监测的形式、技术和方法

第一节　网络媒体与健康传播

人类跨入 21 世纪后，IT 技术有了前所未有的发展，世界各地的各行各业都具有划时代性质的变革，人们开始越来越多地利用网络来为自己服务。随着信息技术的来临，当今社会已进入以互联网为标志的数字化时代，通讯技术、网络技术、数字技术被广泛应用于人们工作、生活的各个领域，健康传播就是其中的一个领域。

一、网络媒体概述

（一）概念

网络被称为继报纸、广播、电视三大传统媒体之后的"第四媒体"。从广义上说，"第四媒体"通常就是指互联网，不过，互联网并非仅有传播信息的媒体功能，它还具有数字化、多媒体、实时性和交互性传递信息的独特优势。因此，从狭义上说，"第四媒体"是指基于互联网这个传输平台来传播新闻和信息的网络。"第四媒体"可以分为两部分，一是传统媒体的数字化，如人民日报的电子版等，二是由于网络提供的便利条件而诞生的"新型媒体"，如新浪网、网易网、搜狐网等。

（二）基本特点

网络媒体具有传统媒体新闻传播的"共性"特点之外，还具有鲜明的"个性"特点，主要有：

（1）海量性：网络媒体可实现全天 24 小时发稿，网络媒体的每日发稿量（包括条数和篇幅）远远大于传统媒体，如新浪网仅新闻频道首页的新闻链接总量就高达 800 多条，各栏目还源源不断地滚动播出新闻，发稿量可见一斑。

（2）多样化：表现形式丰富多采，具有高速度、数字化、宽屏化、多媒体化和智能化的特点。

（3）全球性：网络媒体的传播范围远远大于报纸、广播和电视，网络传播空间在理论上没有国家和地区的限制，也就是通常所说的"网络传播无国界"。

（4）互动性：网络媒体新闻传播是媒体与受众、受众之间的多向性、互动性传播。互动性又称交互性，包含"一对一、一对多、多对一、多对多"的传播方式，体现了大众传播和人际传播相结合的传播方式，是网络媒体的特性和优势。

（5）个性化：网络提供个性化服务，也就是尼葛洛庞帝所说的"我的日报"，"我的电视"。

（三）优势

健康教育是通过信息传播和行为干预，帮助个人和群体掌握卫生保健知识，树立健康观念，自愿采纳有利于健康的行为和生活方式的教育活动过程。传播是健康教育工作的基本手段，没有传播，健康教育就无法进行。传统的大众传播媒介在健康教育中有其共同的优点，即覆盖面广、传播速度快、信息量大、相对于其他传播成本较低，而缺点是无法满足每一个人对不同健康信息的需求，私密性差，缺少互动性，对象无法与信息传播者进行及时的信息交流。传统的大众传播由于健康信息在时间上有一过性的特点，难以满足受众持续性的健康需求。而网络健康传播以其实时、交互和受众主导为重要特征，不但弥补了一过性的缺陷，而且扩大了受众的范围和接受程度，将健康传播的内涵和作用提升到了新的高度。

二、网络健康传播渠道

网络健康传播是指通过网络媒介来传播健康相关的知识或信息，使目标人群或个体（受传者）能够接受所传递的健康信息（思想、感情和行为模式），树立良好的健康意识，改变不健康的行为，从而达到培养良好健康习惯和防治疾病为目的的一种传播活动。在互联网越来越发达的今天，网络传播、网络营销已成为健康知识向公众普及的重要方式。网络健康传播的渠道主要有医疗健康网站、医疗社交网站，专业的资讯类和门户类网站，咨询类网站，综合类健康网站等。

（一）医疗卫生机构网站

医疗卫生机构的网站为医疗机构（医院、诊所等）的管理者、医生和普通百姓提供了交流平台，一方面，它不仅可以作为宣传的场所，使公众了解政府医疗政策和医院的运作模式，提升医疗卫生机构的品牌形象；也为医院管理层及时获得病人的反馈和建议提供了方便；及时的信息渠道，为减少不必要的医疗纠纷提供了重要的信息来源。另一方面，网站还可以成为医院和病人沟通的桥梁，作为日常工作中的医患之间的人际健康传播的有效补充。

1. 政府卫生部门网站　这类网站由卫生计生委、疾病预防控制中心，以及健康教育机构等部门或组织主办，不以营利为目的，主要内容包括：政府办事指南、办公/业务咨询和介绍、国家政策法规和重要通知的发布，以及提供权威性的信息资源、疾病防控知识、健康提示等。政府可以利用官方健康网站或者新闻网站，开展政务信息公开制度，让互联网为政府信息透明化服务，健全完善医疗信息公开制度，确保百姓的医疗信息知情权。比如，近年来的药价过高现象受到政府关注，药品降价措施已经开始层层推进，政府通过网络及时向公众公布相关政策和价格变化情况。又如，国家鼓励发达地区的医疗机构通过远程医疗、远程会议及远程教学等网络媒介，带动边远地区医疗卫生事业的发展，促进全社会医疗卫生资源的共享。中华人民共和国国家卫生和计划生育委员会网、中国疾病预防控制中心网、中国健康教育网、浙江卫生信息网等，都肩负着这些职责。

2. 医学院校或科研机构网站　这类网站往往是国内医科大学或者科研单位或学术组织的门户网站，其信息功能主要包括：机构概况介绍；教学信息互动交流或学术科研动态互动交流；文献检索；机构内部最新信息公布等。

3. 医院和社会医疗机构网站　信息功能包括：医疗服务信息的发布，主要名医专家信息资料和专家门诊时间表，相关健康医疗科普信息资源的共享以及和患者的互动留言等。患者利用各种搜索工具或者专业健康网站，寻找自己所需要了解的健康信息，进一步学习研究，从而能动性地参与、配合治疗。患者还可以在健康网站的互动板块中针对某一问题向专家咨询，或者与专业医生或网友在社交论坛中进行某个医疗问题的讨论，使医学信息在医患双方之间呈现良性流动。北京大学人民医院、中国协和医科大学、浙江大学医学院附属第二医院等都建立了这种类型的网站。

医疗卫生机构作为人类文明与进步的重要象征的载体，越来越显现出在社会上的重要地位和职能，并且同其他行业一样受到了这股网络浪潮的冲击。随着数字化技术的发展，以前的单一的病人亲自去医院看病的模式已经被逐渐改变，代之以网上健康咨询、远程诊断等形式获取医疗信息。医疗卫生机构门户网站就是基于网络技术、现代计算机技术和知识工程面向社会为其客户提供全面医疗信息的服务平台。

4. 医学杂志或健康报纸的网络版　网络版不局限于纸质杂志或者报纸的内容，而是进行深入拓展，结合网络的交互特点，增加了网上互动性栏目，如留言板、论坛等，如《健康报》的网络版——健康报网、《家庭医生》的网络版——家庭医生医疗保健网。

（二）商业医疗健康网站

针对普通受众的健康传播网站。这类网站的页面和内容划分和综合性门户网站中的健康频道类似，区别在于此类网站信息内容单一，健康信息独立成网，信息量更大，如大众健康网、三九健康网、寻医问药网等。

这类网站以资本为纽带，按照商业模式进行运作。在互联网激烈的市场竞争中，它们不断完善网站的健康信息，开发新的具有亲和力的界面和内容模块，吸引公众的注意力，满足公众的健康需求。这类医疗保健网站信息量相对较大，而且更新速度快，逐渐在互联网中崭露头角。

（三）综合门户网站健康频道

健康信息依附于综合性门户网站中，作为其中的一个健康频道而存在，如综合性新闻媒体门户网站人民网、新华网、千龙网等的健康栏目，以及商业性门户网站搜狐、新浪、网易等的健康频道。

（四）其他

健康信息除以网站形式存在外，还以网页、图片、新闻等多种形式渗透在网络信息的各个角落，甚至包括亲朋好友之间用聊天工具 QQ、MSN、飞信或微信传递健康信息，抑或是通过电子邮件发送健康信息等。

三、网络健康信息类型

互联网健康信息传播的类型多种多样，但归总起来，可以将其分为分类信息浏览、信息互动板块和网络视频/音频 3 大类型。

（一）分类信息浏览

这类内容是健康网站的主要部分，信息内容的数量和质量直接关系到健康传播的质量。不少网站对信息进行分类化处理，设置不同板块以供受众点击。

分类信息主要包括：健康新闻、健康常识类信息、疾病医药类信息介绍。如：搜狐健康的疾病专题设有"肺炎、耳聋、癫痫、妇科疾病、肝炎、流感、失眠、前列腺炎……"等板块供点击搜索。点击相应部分会看到相应疾病介绍。

（二）信息互动板块

针对互联网的互动性的特点，不少网站开辟了互动板块。数据库搜索查询、疾病网上自测、在线问答、视频咨询。受众输入的信息，能够即时收到反馈的结果。例如：许多网站都设有"有问必答"板块，受众的问题会有其他网友或者版主以跟帖的形式进行回复。

有些网站中还提供了"症状自测"专栏，包括全身症状、头颈部症状、皮肤症状、胸腹部症状等几大板块，板块内又细分为许多具体症状。受众点击所列症状，就会弹出一个对话框，提供可能存在的疾病名称。如：点击全身症状中的"发热"，进入子页面可以看到不同人群相应症状的常见疾病。

（三）网络视频/音频

为使受众生动、详实地掌握疾病防治知识，部分网站设置了网络视频/音频栏目，采用网络视频/音频的形式进行介绍，使受众对疾病的知识有更深刻的了解，并能够以更加淡定从容的心态应对。这种类型的信息形式新颖、内容丰富、受众接受程度高，可吸引更多的公众参与。

在网络信息化的时代，互联网给全球经济和社会带来了重大的变革，不断地改变着人们的生活方式和生活态度。随着网络信息技术的迅速发展，信息的采集、处理和传播也在相应的变化中，健康信息传播能力也得以提升。

第二节　新媒体在健康教育中的应用

新媒体作为一种新兴的大众媒介，充分显示出其巨大的社会价值。健康信息的产生和发布更加多样化，健康传播渠道更加多元化。

一、新媒体的概述

(一) 概念

所谓新媒体,也只能说是当代的新媒体,是相对于传统媒体而言的,是在报刊、广播、电视等传统媒体以后发展起来的新的媒体形态,是在信息技术高度发展后由新的信息技术支撑体系下的媒体形态。

新媒体是利用数字技术、网络技术、移动技术,通过互联网、无线通信网、有线网络等渠道以及电脑、手机、数字电视机等终端,向用户提供信息和娱乐的传播形态和媒体形态。

新媒体具有交互性与即时性,海量性与共享性,多媒体与超文本,个性化与社群化等特征。

新媒体技术是人们将平面媒体信息获取的枯燥性、延迟性、非互动性等不足的方面加以整合,运用数字技术、无线技术和互联网三方面改善了受众群体对于信息量冗杂以及信息质量残损的劣势,使得信息在保证量的基础上更加能使多个受众群体得到及时的沟通交流反馈,更大程度上的清除了信息的冗余。

随着生活科技以及人们对于信息的需求,新媒体的形式瞬息万变,并以不同的形式出现在人们的视野中,比如移动电视、数字电影、数字电视、多点触摸媒体、数字杂志等诸多形式。新媒体技术的应用体现了受众群体对于信息的抓取更加的深入,希望得到更大程度上的互动,以及对于信息的重新自我诠释,受众可以根据自己的喜好经历参与其中获取自己最想得到的信息。

新媒体是能对大众同时提供个性化内容的媒体,是传播者和受传者融合成对等的交流者,而无数的交流者相互间可以同时进行个性化交流的媒体。新媒体的具体形式包括数字杂志、数字报纸、数字广播、手机短信、移动电视、网络博客/微博、桌面视窗等。

新媒体以其形式丰富、互动性强、渠道广泛、覆盖率高、精准到达、性价比高、推广方便等特点在现代传媒产业中占据越来越重要的位置。

(二) 新媒体传播特点

1. 互动性:新媒体的传播方式是双向的,传统的发布者和受众现在都成为了信息的发布者,而且可以进行相互交流。信息的互动性也使得受众实现了从被动到主动的改变。

2. 个性化:博客、播客等新的传播方式,使得每一个人都成为信息的发布者,个性地表达自己的观点,传播自己关注的信息。传播内容与传播形式等完全是我的地盘我做主。个性化的传播方式一方面让众人体会着发布信息,影响他人的快感,同时也带来了个人隐私泛滥,内容良莠不齐的弊端,为管理带来困难,也为受众的信息选择能力提出了更高的要求。

3. 即时性:即时性是新媒体传播时效性强的形象表述。随着网络图文直播、音频直播和视频直播的出现,网络新闻的即时性日臻完美。网络媒体为凸现新闻时效性,对突发事件的报道有时甚至将新闻镜头的时间精确到分钟。即使是日常新闻报道,新闻内容页面一般都标注了精确到秒钟的发布时间,一些新闻列表的每个标题后也标注发布时间。

4. 交融性:一部手机不仅仅可以用来通话、发短信,同时还可以用来听广播、看电视、上网,多种媒体的功能集合为一身;同样,电视也不再仅仅被动接收电视信号,而是集节目

第十一章　健康相关新媒体传播与舆情监测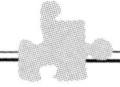

点播、节目回放、电视支付等多种功能于一体。这些功能的实现皆受益于互联网、通信网、广播电视网等多种网络的融合。

二、新媒体健康传播形式

（一）数字杂志

数字杂志指以视频、音频、图片与文字等多元素的重复组合，强调互动性和多媒体并利用P2P平台传播的电子杂志，是一种制作精美、内容精粹、信息集束、书刊效果的图文、数据、音视频综合运用的电子出版方式。以《湘雅健康》数字杂志为例，作为一本专业性、权威性的医学健康教育数字媒体，它已经成为一个旨在弘扬湘雅百年文化，整合湘雅医疗资源、关注中国医学动态、传播医学健康信息的新型媒体。

（二）数字报纸

数字报纸也称数字报，是期刊的采、编、发一体化解决方案的良好体现形式，以满足用户不同格式数字报纸的需求。"数字报纸"能够提供整个报纸的全貌，除了不能有纸张的触摸感，在阅读的过程体验方面与传统报纸高度契合，让读者感受到原汁原味的报纸阅读效果。如数字版健康报，整合于健康报网，作为中华人民共和国国家卫生和计划生育委员会主管的最具影响的全国性卫生行业报，是在数字报纸的开发上也走在卫生行业的前列，扩展了卫生报纸的传播空间和健康信息的传播速度。

（三）数字广播

数字广播是指将数字化的音频信号、视频信号，以及各种数据信号，在数字状态下进行各种编码、调制、传递等处理。随着技术的发展，数字广播除了传统意义上仅传输音频信号外，还可以传送包括音频、视频、数据、文字、图形等在内的多媒体信号。如中央人民广播电台作为中国唯一覆盖全国的广播电台，创办了4套数字广播节目和1套《央广健康》数字电视频道，成为传播医疗卫生资讯，进行全民健康教育的重要窗口。

（四）手机短信

手机短信分为两种：一种短信是用户通过手机或其他电信终端直接发送或接收的文字或数字信息，用户每次能接收和发送短信的字符数，是160个英文或数字字符，或者70个中文字符；一种是彩信，它最大的特色就是支持多媒体功能，能够传递功能全面的内容和信息，这些信息包括文字、图像、声音、数据等各种多媒体格式的信息。利用手机短信可定期把健康知识、健康提示，以及一些公共卫生服务活动安排等的短信发送到当地居民手上，让居民足不出户就能免费享受到健康知识和公共卫生服务提示；同时，还可以利用短信反馈，帮助居民向当地医疗卫生医院反映居民的服务需求以及意见和建议。

（五）移动电视

移动电视一般主要是指在公共汽车等可移动物体内通过电视终端以接受无线信号的形式收看电视节目的一种技术或应用。而广义上的移动电视则指一切能以移动方式收看电视节目的技术或应用，包括狭义的移动电视、手机电视等形式。在移动电视在开展健康公益广告，如利用知名医学专家，为公众普及医学知识，根据季节变化提供各类疾病的预警及健康保健资讯，以及普及食品药品安全知识、食物中毒预警信息等，为出行在外的公众传递食品药品安全监管信息、风险预警信息、科学消费指南以及相关科普知识。

(六) 网络博客/微博

网络日志也可称为博客，以网页的形式呈现，是第四种网络交流方式。通过网络日志可以与人分享自己的一些喜怒哀乐和生活、学习、工作，可以增添更多见识。

随着互联网技术快速发展，医疗卫生机构也从利用门户网站开展单向健康知识传播，发展为医院的管理者、医生积极运用博客，微博等互联网平台传播观点，极大地拓展了健康传播的内涵。微博这些自媒体，为传播健康知识提供了一个亲密的、互动的、平等的交流平台。很多医生的微博会发布一些普通疾病的预防方法，随着天气变化需要注意各种流行病的预防，以及其他回答网民的各类健康问题，都是一种有效的健康传播形式。微博用户对这些内容进行相互转发，如同人际传播，扩大了健康传播的效果。这种形式的健康传播是网民的主动关注与学习，而且能够增加医生与患者，医院与公众的平静与理性交流，对缓解医患纠纷等紧张的氛围也会起到一定的作用。

第三节 健康相关舆情监测

一、舆情监测概述

(一) 相关概念

舆情是"舆论情况"的简称，是指在一定的社会空间内，围绕中介性社会事件的发生、发展和变化，作为主体的民众对作为客体的社会管理者及其政治取向产生和持有的社会政治态度（百度百科）。

舆情监测：是通过对公众对现实生活中某些热点、焦点问题所持的有较强影响力、倾向性的言论和观点的一种监视和预测行为。

健康相关舆情监测是为了及时掌握与人们身心健康和生命安全有关的社会客观情况和民众主观意愿，通过相关技术和工作流程对各类传媒和公众表达的意见开展长期、连续的监测分析，了解公众对健康相关问题所持有的各种理念、情绪、意愿、态度、意见和建议。

(二) 舆情分类

从舆情的传播内容来看，舆情一方面是公众的日常议论，另一方面是针对某一特点事件的情感、态度、意见、观点。因此，舆情监测分为日常监测和突发事件监测两种。

从舆情的传播渠道来看，舆情一方面是指居民日常的街头巷尾的议论，另一方面是指通过互联网传播的人们对于该事件的所有认知、态度、情感和行为倾向。网络舆情有时不能完全反应事件发生地社区居民的真实情况。因此，就健康相关舆情监测方法来说主要包括两种，即网络舆情监测和社区民意调查。

从舆情的产生来看，舆情可分为新闻舆情和网络舆情。新闻舆情是指新闻媒体作为中间个体，客观诚实地就一件事情进行的媒体分析和报道。新闻舆情是经过媒体验证和包装过的舆论，是带有客观性和准确性的舆论。各种传统媒体，如电视、广播、报纸、门户网站的信息都属于新闻舆情范畴。这类舆情是最有权威性的社会舆论，需要通过某种手段实时进行监测和分析，以帮助政府和相关单位随时了解情况和及时制定出相应的解决方案。

网络舆情是以网络为载体，以事件为核心，是广大网民情感、态度、意见、观点的表达、传播与互动，以及后续影响力的集合，带有广大网民的主观性，未经媒体验证和包装，直接通过多种形式发布于互联网上。

网络环境下的舆情信息的主要来源有：网站、报纸、广播、电视的新闻，以及新闻评论、论坛、博客、聚合新闻（RSS）、微博。本节网络舆情监测所叙内容包括新闻舆情和网络舆情。

二、网络舆情监测

中国社会科学院2008年12月发布的《2008年中国互联网舆情分析报告》指出，突破了娱乐与休闲目的，2008年有更多的中国人开始倾向于依靠网络获取新闻信息，互联网已成为第一影响力媒体，成为社会舆论的重要发源地。

（一）健康相关舆情监测目的意义

当今社会已进入信息时代。信息正对人类社会发展产生越来越巨大而深远的影响。随着信息需求的不断增加，信息提供者的增多，共享种类的逐步扩展，传播速度的指数性增长，覆盖范围的扩大，信息对社会的影响力更加深入、更为细致。

1. 掌握公众健康相关信息需求　循证健康教育过程中，存在健康信息需求障碍。健康教育工作者首先需要了解公众的健康需求。通过舆情监测和需求评估，可以为健康教育工作者和决策者提供政策制定及计划实施的基本信息。

2. 掌握健康信息提供的科学性　从网络中不断增加的临床信息和健康信息，方便了公众或患者了解医疗卫生相关内容，但是，由于网络信息传播存在便捷性、容纳性、开放性和主体隐匿性等特性，网络"把关人"缺位、管理机制缺失和网民自律意识缺乏的缺陷使得负面有害信息、虚假信息和谣言传播泛滥（麻疹疫苗强化免疫风波、"神医"张悟本事件），影响了公众正确的健康意识和行为的形成，损害了人民的健康权益。舆情监测可以通过实时的网络追踪，发现不合理的健康信息，为相关部门及时向社会公布和公示提供技术和信息支持，维护网络健康信息的健康环境。

3. 掌握事件动态为决策提供依据　近年来，网络舆情对政治生活秩序和社会稳定的影响与日俱增，一些重大的网络舆情事件使人们开始认识到网络在社会监督中起到的巨大作用。从安徽泗县甲肝疫苗事件、哈二院天价医药费事件、三鹿奶粉事件、塑化剂事件、山西疫苗事件、圣元奶粉性早熟事件，到人感染H7N9禽流感疫情等，无论是事件处理不当引起的舆论风波的扩大，还是应对措施得当而使受影响人群的范围缩小，事件决策的得当与否与舆情监测工作能否到位息息相关。

（二）网络舆情监测的形式

1. 舆情监测原则　舆情监测以早发现、早分析、早预警、早沟通为工作原则，建立舆情甄别、责任和反馈机制，在科学的管理机制保障下长期开展监测工作。

舆情监测是一项现实性和应用性很强的工作，需要根据相关部门的工作职能和业务范围,制定舆情监测方案和工作制度,结合部门或单位常规工作来确定舆情监测目标、范围、分析方法、报送和反馈等工作内容,条件成熟或必要时应成立工作组或指定专职人员负责实施日常监测和专题监测,应严格明确开展监测的时间,通常情况是每日上午完成媒体监测和简报编制,并根据实际情况开展舆情分析工作。

2. 舆情监测分类 监测可分为日常监测和突发事件专题监测。

日常监测是根据公共卫生常规监测目的和任务,以日、周、旬或月为单位开展媒体监测和舆情分析工作,监测的范围以全网络为主,通常以定期的舆情监测简报或媒体快讯作为监测信息的报告形式。

突发事件专题监测是对公共卫生重大事件、热点问题、敏感话题或特定业务需求开展的有针对性的媒体监测、舆情分析和跟踪反馈工作,是以事件为核心,要求全面分析事件的相关资讯和民情民意。为了提高突发事件专题监测的及时性,通常是实时或以日为单位进行监测,监测周期由事件的影响范围和持续时间决定,以定期或不定期的专题分析报告作为监测信息的报告形成。

3. 舆情监测要点

时间:确定监测的健康教育相关舆情时间跨度或开始监测的时间点。

范围:确定监测的网络媒体,如监测五类媒体平台即平面新闻媒体、网络新闻媒体、论坛、博客、微博。

统计量:确定健康相关舆情的主要统计单位,如篇数、家、百分比、排序等。

统计指标:确定健康相关舆情的主要统计指标,如传播量、媒体量、媒体活跃度(如媒体报道 H1N1、H7N9 等的积极程度)。

内容分类:确定健康相关舆情工作需要细分监测内容,如事件动态、流行病学进展、预防措施、治疗进展、疫苗研究、政策措施、部门动态、健康行为影响因素、医保政策调整、事件对经济的影响等。

4. 舆情监测流程 舆情监测工作的流程一般分为四个阶段。

第一阶段是检索和收集,通过对相关网站、报刊、杂志、电视、广播等媒体进行信息检索和搜索,针对关键词或话题进行收集和筛选。

第二阶段是整理分析,对第一次过滤出来的舆情信息进行整理和分析过滤,将纳入到报告的信息进行优先排序和分类。

第三阶段是汇总通报,即对信息进行文本信息的编辑形成舆情报告或媒体快讯,舆情报告的语言要简明、准确、易懂,发布的形式可以采用纸制简报、电子邮件、手机彩信或短信等传播方式,也可以通过网站专栏、主题论坛、微博等新媒体进行发布。特殊情况下,可以采用快速便捷的通信方式进行预警通报。

第四阶段是跟踪反馈,主要是在进行舆情分析过程中,不断更新相关资讯和民意信息,对涉及的相关部门或利益相关者及时进行信息沟通工作。在做专题监测时,应根据实际情况调整工作流程,增加风险评估和预警沟通工作。

(三)舆情监测的技术和方法

随着信息技术和互联网技术的发展,网络舆情监测已经成为当前舆情信息收集的主要技术手段。从技术角度来讲，互联网搜索引擎是人们最常用的信息检索方式，能帮助舆情信息汇集人员迅速找到相关信息，提高效率。由于搜索引擎的数据库各不相同，因此可同时使用多个，以加强抽样的可靠性；目前，主流的搜索引擎有百度、谷歌、搜狗、雅虎、微软、腾讯等。其中谷歌最早开发出了针对论坛、博客、微博等新媒体进行网络舆情统计分析的模块，并与国外相关科研机构探索建立以互联网为信息来源的疾病预警系统，如谷歌流感趋势跟踪（Google Flu Trends，GFT）；而百度针对网络舆情开发了针对网络媒体的"热搜词"、百度指数等多种分析功能，为网络舆情监测提供了重要的数据分析功能。

网络舆情监测一般包含网络舆情采集，舆情自动分类，话题识别与跟踪，文本情感分析等主要功能步骤。目前，商业化的网络舆情监测软件主要包括人民网互联网舆情监测系统平台、乐思网络舆情监测系统；拓尔思的互联网舆情管理系统、方正智思互联网舆情监控系统等。不同商业软件的功能侧重点不同，如人民网注重在舆情监测室的基础上突出简报与应对；拓尔思侧重于搜索引擎的功能开发，突出其监测内容的相关性、更高的查全率和查准率、安全性、实时性等特点；乐思更关注对负面信息的分析技术；方正则重视传播路径、话题演化等工具的开发。

（四）舆情监测的信息分析与利用

互联网的自由性、交互性、匿名性、虚拟性、发散性和随意性等传播特性，为网民真实地表达情绪和意见提供了最佳的条件，信息传播与意见交互空前迅捷，网络舆论的表达诉求也日益多元。在这些舆论信息中，有积极健康的导向，有客观公正的评论，也有相当比例的负面信息。敏锐的舆情意识，是舆情监测工作者必备的素质。公共卫生舆情监测的主体是从事公共卫生舆情信息工作的启动者和实施者，客体是舆情信息工作所要服务的对象，包括政府和卫生行政部门、相关技术机构，同时也包括涉及的民众。

舆情信息分析的主要任务就是运用科学的理论、方法和手段，把握舆情的内容本质，从而获取对舆情运动规律的认识，达到辅助决策的目的。舆情分析要"由点到面"、"由形到势"、"由问题到建议"，揭示问题的实质所在，找出这些问题形成的根本原因，提出解决问题、引导舆情的对策建议；定性和定量方法相结合，找出普遍性、倾向性、苗头性的特征，把理论和经验、逻辑和非逻辑以及人的智慧和现代化研究工具等方面有机结合起来；描述基本特征，把握总体形势，分析和预测其发展趋势。

舆情信息预警是在舆情信息汇集和分析的基础上，对社会运行接近负向质变的临界值的程度所做出的不确定性的早期预报。网络舆情信息预警体系所需要的现实数据量和历史数据量是非常庞大的，所以汇集到的舆情信息需要依靠计算机辅助管理和分析。舆情是民意的反映，对同一个事物，不同的利益群体所体现的民意是不相同的。这就要求我们在分析某一特定舆情时，注意层次性。舆情的本质是民众对自身利益的诉求和表达，在实际工作中，对舆情的分析要以"利益性"为切入点，才能反映舆情的本质。舆情也包含民众的态度，分析某项舆情，不仅要看民众意愿表达的方式、方法，更要看民众这种意愿所包含的内在的态度。分析舆情一定要把民众有关健康的某些看法，同社会公共利益联系起来，只有这样才能抓住问题关键，才能对决策起到作用。

（五）公共卫生舆情监测的发展现状

世界卫生组织（WHO）在全球公共卫生风险监测与早期预警工作中，一直重视对各类公共卫生相关事件、民众谣言和媒体等信息的舆情监测，并纳入到成员国国家级防控战略管理。

1994年WHO在美国科学家联盟（FAS）支持下，由国际传染病学会（ISID）发起，为传染病专家创办了世界疫症情报网（ProMED-mail），这是一个基于媒体监测，通过互联网面向公众免费开放的电子报道系统。

1997年WHO与加拿大卫生部合作建立了全球公共卫生情报网络（GPHIN），以互联网信息检索技术为基础，针对由于"与公共卫生有关的化学物质、生物物质、有放射性的物质和核子物质（CBRN）"而引起的对全球公共卫生造成潜在威胁的来源，而做出必要可靠的"早期预报和预警"的全球公共卫生情报信息网络系统。在2003年"非典"疫情早期信息发布过程中，GPHIN和ProMED-mail在WHO全球疫情警报和反应网络中起到了早期发现和通报预警的作用，使"非典"疫情成为全球关注的公共卫生热点，为各国合作应对公共卫生危机作出了重要贡献。因此，媒体监测作为公共卫生领域传统的舆情监测方法，对公共卫生相关事件的监测发挥着关键的作用。

近年来，我国公共卫生舆情监测从早期的人工检索方式的媒体监测，正在向建立基于互联网信息采集技术和数据挖掘技术的网络舆情监测系统发展，已经初步实现了对新闻门户、论坛、博客、微博、贴吧等相关互联网站点的实时动态监测，通过不同技术手段不断完善对海量信息的全方位实时扫描和监测，掌握网络上的舆情热点，开展对热点信息持续跟踪。为及时发现网络公共卫生相关突发事件和敏感舆情，实现对互联网公共卫生舆情的全面掌控奠定了技术基础。然而，国内公共卫生领域开展的舆情监测仍主要停留在信息的收集阶段，尚未建立一套系统、科学、客观的分析和评价方法，公共卫生网络舆情监测工作的标准化和规范化建设也成为亟待解决的课题。

（六）舆情监测简报的参考模板

1. 信息汇总表　信息汇总表一般包括事件名称、报道时间、关注程度、信息来源、发生地点、事件发生时间、发病人数、简述、评估意见等。

2. 简报/媒体快讯　媒体快讯一般包括标题、目录、时间、摘要、内容、编写单位和联系方式。

3. 专题分析报告　专题分析报告一般包括标题、监测目的、事件名称、主要情况、国内外影响、防控措施、关注程度分析、重点评论摘录等。

三、社区民意调查

不同目标受众随着受教育程度、生活背景、经济状况、所处的社会位置等因素的不同，对信息的接受能力有很大差别，对信息的亲和力和对信息的传递方式与途径的喜好有很大的不同。不同性别的受众对信息的选择、接受、理解也会存在差异。在进行健康教育之前，应先开展社区民意调查。

社区民意调查是指卫生工作者开展研究去获得目标受众的基本情况、心理特点、寻找信

第十一章　健康相关新媒体传播与舆情监测

息的习惯，确认公众的各种需求，如信息需求、情感需求和认知需求等，以及决定或影响他们是否采纳推荐行为的动机和障碍。需求调查能够帮助提高信息的有效性，能够帮助健康教育者发现问题、找出能够帮助人们听从建议的概念或术语措辞，并能够帮助找到开发核心信息并使之更容易被接受及采纳的线索，而流行病监测、实验室监测及临床医学不能保证公众能够并愿意听从建议。

（一）了解目标受众的特点

目标受众的背景特征，主要包括人口学特征、文化特征。人口学特征包括性别、年龄、婚姻、民族、职业、文化程度等；文化特征包括社会地位、健康信念、价值观、经济状况、风俗习惯、宗教信仰等。这些特征往往会影响目标受众对核心信息的接受程度、亲和力、信息传递的方式与途径等的特殊需要。如文化程度高一些的受众可以接受比较复杂的信息，而对文化程度低一点的受众，在编制核心信息时要尽量简单、通俗。

浙江省曾就公众对灾害和救灾防病知识、信念、行为和信息需求进行调查，结果显示，就文字资料来说，50.7%的人喜欢以文字为主，配以图片；20.7%的人喜欢以图片为主，配以文字注释；另有11.7%的人认为纯文字信息也可以接受，城市、城镇和农村居民对这一问题的看法存在着显著性差异。对于宣传画，有48.3%的人喜欢以文字为主，配以图片；有39.7%的人喜欢以图片为主，加以文字说明，城市、城镇和农村居民对这一问题的看法也存在显著性差异。

（二）确认公众的信息需求

信息需求是指人们对健康相关信息的基本要求，主要包括对信息内容的需求和对信息获取方式的需求。

1. 对信息内容的需求　在突发公共卫生事件过程中，公众所需要了解的信息会很多，但并不是所有的健康风险因素都会被同等地接受，公众与专家对风险因素的评价是不同的，公众很少关注事件对整个人群的影响，也不关心疾病的发生或疾病负担等问题，他们关心的是个人的风险。研究表明，以下信息是突发公共卫生事件中公众最需要了解的基本信息：

- 威胁健康的因素是什么？
- 该威胁会怎么样伤害人？
- 自己怎样才能知道是否已经暴露在危害中？
- 得病后的症状和体征是什么？
- 怎样才能保护自己和家人？
- 得病后如何治疗？
- 得病后到哪里治疗？
- 从哪里可以得到更多的信息？
- 是否会再次发生类似的事件？
- 是谁（什么）引起这个事件？
- 什么时候可以恢复安全？

就以上信息内容需求来说，健康教育实施者需要了解目标受众现有的观念、知识、需求、需要、倾向、关注重点以及行为如何；他们还需要了解什么；哪些因素可能会成为目标受众接受信息并采取所倡导的行为的障碍，又有哪些因素可以激励他们选择所倡导的行为。如在浙江省公众救灾防病知信行调查中发现，居民需要了解的知识主要集中在急救知识、灾后疾病预防、救灾防病的政策和法规。同时，在突发公共卫生事件发生后，不同的目标受众的信息需求是各不相同的。以2009年甲型H1N1流感疫情爆发为例，关心事件发生发展的一般公众特别关注流感疫情的进展和控制情况，而身处疫区的公众则主要关注疾病特征、个人防护措施、政府及卫生部门采取的措施、疫情进展等信息。

2. 对信息获取方式的需求　健康教育核心信息的传递依赖于渠道，即信息的呈现方式。信息传递渠道包括大众传播如报纸、杂志、电台、电视、网络、新媒体、健康传播资料等，人际传播如电话热线咨询、讲座、面对面直接沟通等。对信息获取方式开展需求调查要注意了解目标受众对某些传播方式和媒介的覆盖情况和喜好。如目标地区收视率最高的电视频道；目标受众是否有收听电台节目的习惯；农村地区的有线广播是否可以继续工作；社区是否有定期的健康讲座等。在接受信息的习惯方面，不同背景的受众可能有不同的习惯和爱好，如有的习惯通过电视了解信息、有的习惯在网络上寻求信息、有的习惯通过聊天等人际传播方式等。

在突发公共卫生事件发生时，关心事件发生发展的一般公众获取信息比较被动，主要渠道是电视新闻、报纸等。近邻事件区域的公众寻求信息会比一般公众主动，如年轻人将会利用互联网（网站、搜索引擎）寻找相关信息。而处于突发公共卫生事件区域内的公众寻求信息更为积极主动，主要会通过人际渠道如拨打医院、疾控中心、居委会、熟人等的电话，或到当地卫生部门、居委会询问，或邻居、熟人间相互询问等。

（三）确认公众的情感需求

情感是人对客观事物是否符合其需要所产生的态度体验，是指与人的社会性需要相联系的一种复杂而稳定的态度体验。突发公共卫生事件会对人们的生命安全和身心健康产生巨大的影响。危机不仅来源于事件本身，更来源于公众对事件的接受、解释与反应。公众往往是依靠直觉对风险事件进行知觉和判断，这种依靠直觉的认识和判断被称为风险认知。任何突发公共安全事件一定会影响到公众的心理，而公众的心理行为反过来又会对事件的发展演变产生巨大的影响。对于风险事件的知觉能够极大地影响到人们的情绪状态，如生气、焦虑、害怕等，从而进一步影响到个体的态度与行为，因而风险认知在健康教育的过程中起着非常重要的作用。因此在社区民意调查中，需要了解受众对于突发公共卫生事件的态度、心理感受、信心等情感需求。

（四）确认公众的信任需求

信息渠道可分为大众媒体（如电视、报纸和电台）、专业媒体（如健康专家、政府）和人际关系渠道（如家庭和朋友）。在SARS的风险认知与沟通研究中发现，公众对大众传播渠道，如电视、广播、网络、报纸的评价差异显著，其中对电视的重要程度评价最高，其次是报纸和网络；而在大众传播渠道的可信度评价中，公众对电视的信任也高于对电台、网络的信任。由此可见，选择恰当的渠道进行健康教育是非常重要的。

信任是健康教育有效性至关重要的指标，是公众与渠道之间的中介，没有信任就不可能达成有效的沟通。当对某种沟通渠道不信任又不得不依赖它时，公众就容易产生心理困惑，

第十一章　健康相关新媒体传播与舆情监测

引发信任危机。因此在需求调查中需要研究信任的沟通渠道、信任的部门、机构或个人等。

（五）社区民意调查方法

了解目标受众，如受众寻找信息的行为特点如何，受众需要什么样的信息，可能促进目标受众遵从信息所给出的建议的原因及干扰因素、信息渠道等。这些信息应该在平时逐步收集、积累。突发公共卫生事件发生时或发生后，可采用各种社区调查的方法，快速收集受众对突发公共卫生事件的特异性需求，同时了解受众是否有能力采纳建议并付诸行动、信息与受众的知信行是否融合等现状，以及时制定和调整健康教育核心信息，实施有针对性的公众沟通。社区调查可通过知信行定量问卷调查方法和定性调查法得以实现。

1. 定量调查　当需要了解某一人群的特点、信息需求、情感需求、行为和信任需求，必须有数据来表述和说明，就采用定量问卷调查方法。有关定量调查的技术与方法请参考本书有关章节。

定量调查人数的多少（样本量）取决于事件的危害度、紧急程度及拥有的资源。一般来说，采用较大样本量、比较严格的抽样方法和统一的问卷，能够获得比较准确的数据，其结果可以推论一般，但是其缺点是费时、费力、费钱。在很多情况下，可以采用拦截式调查方法。拦截式调查是在一个目标人群经常经过的地点如超市门口、公交车站、公园等拦截目标人群进行问卷调查方法。

2. 定性调查　有关定性调查的技术与方法请参考本书有关章节。

目前，民意调查已被西方各国普遍采用，抽样方法和访谈方法进一步科学化，数据采集质量普遍提高。每年，美国、英国、瑞士等国家都会定期做相关社会、心理、健康等方面的调查，指导调整、安排社会各种机制，以使社会生活中，人们的总体心理健康水平保持稳定。

1993年，英国学者Ken Judge和Michael Solomon收集了公众对国家卫生服务（1983—1992）的反映情况，分析研究民意趋势，探讨了影响医疗卫生服务满意度的决定因素，发现民意形成和表达的复杂性，并特别强调了关注公众舆论表达的方法学意义和政治环境的重要性。因此，为了适应当前舆论环境和舆论格局，科学、实时、准确地掌握公众健康信息和舆情，做好网上舆论宣传引导工作，掌握信息化条件下新兴媒体的主导权和主动权，为深化医疗卫生体制改革工作提供决策依据，迫切需要利用现代信息化技术，建立一套先进、实用和规范的中国公众健康信息与舆情监测系统。

要做好健康教育与卫生新闻宣传工作，必须掌握公众的态度、信念、关注点和需求，判断提供信息的合理性；也有必要建立并完善健康信息监测机制，形成信息收集、专家研判、风险预警于一体的工作平台，确保健康信息传播处于实时监测之中，以向公众传播正确且可接受的健康知识。

（解瑞谦）

第十二章　健康教育论文撰写

本章要点
1. 健康教育论文的概念、特点及层级
2. 健康教育论文撰写要求
3. 健康教育论文常见错误
4. 健康教育论文中计量单位的规范撰写

健康教育论文是科技论文的一种,是健康教育工作者对其研究成果进行总结和分析,并得以公开发表的一种写作文体。健康教育论文一般由5部分组成:引言、对象与方法、结果、讨论、参考文献。

第一节　健康教育论文的写作要求

一、健康教育论文的特点

健康教育论文应具备科学性、创新性、逻辑性和撰写的规范性。

1. 科学性　健康教育论文的设计要科学严谨,目标人群的选择要准确、有代表性,观察指标要敏感、有特异性,调查方案和干预措施要科学、可行,数据的收集要客观、及时、完整,数据分析方法要正确、合理,结果叙述要客观、真实,结论要实事求是。

2. 创新性　创新是科学研究的灵魂,是推动社会发展的原动力。健康教育论文要有创新性,没有创新性的论文就缺乏吸引力,就不会引起读者的兴趣和关注,科研价值也会大打折扣。创新的范围很广,可以是研究领域(主题、人群)的拓展,也可以是研究理论的创新、研究方法的创新、观察指标的创新、干预方法的创新和分析方法的创新等。

3. 逻辑性　科研过程和观察结果,要有理论上的逻辑关系或因果关系,对观察到的结果要有科学、合理的解释。报告研究成果时,也应按照一定的逻辑顺序进行描述和解释。

4. 撰写规范性　科学论文要按着一定的格式和体例撰写。

健康教育论文的科学性、创新性主要针对科学研究的设计而言,逻辑性要求健康教育研究要在一定理论指导下开展,撰写的规范性主要指研究成果的总结和描述。三者相辅相成,密不可分。如果一个科学研究的设计很好,但总结报告写的不好,会直接影响研究成果的发表、交流与推广;如果一个论文写得很规范,但前期的设计没有做好,论文也会失去应有的价值。所以，一篇优秀论文既要有一个科学、严谨的设计，还要有一个客观、规范的总结，二者缺一不可。

二、健康教育论文的层级

1. 层次标题 层次标题是对某一章、某一节或某一段内容的高度概括，应简短明确。同一层次的标题，语法结构应尽可能一致。标题层次不宜过多，一般不超过4级。

2. 层次标题的分级编号 执行中华人民共和国新闻出版行业标准 CY/T 35—2001《科技文献的章节编号方法》，该标准要求科技文献章节的编号采用阿拉伯数字。健康教育文献的第1级层次为"章"，每一章下可依次再分成若干连续的第2级层次的"节"，还可以进一步细分为第3级、第4级层次的"节"。章、节均从1开始连续编号，节的编号只在所属章、节范围内连续。即采用 1，1.1，1.1.1，1.1.1.1，2，2.1，2.1.1，2.1.1.1……的方式进行章节编号。

第二节 健康教育论文的撰写规范

本节以调查类论文为例，详细介绍健康教育论文的撰写要求及注意事项。

调查类论文是健康教育论文的一种形式，主体结构包括标题、作者姓名、摘要（中英文）、引言、对象与方法、结果、讨论和参考文献等。此外，还包括作者简介、作者单位、致谢等。如果是基金项目，还需注明项目名称和项目编号。

1 标题

1.1 标题的意义

标题也称文题、题目。标题是文章的眼睛，是对全篇内容的高度概括，要求用准确、简洁、恰当的词组反映文章的特定内容。标题应具有画龙点睛、引起读者兴趣的功能。

1.2 标题的要求

（1）标题中应包括文章的主要关键词，是关键词的有序组合，而不是一个完整的句子。

（2）标题的字数一般不超过20个汉字。

（3）一般不设副题名。

1.3 标题的作用及示例

（1）表明研究地点或区域；

（2）表明研究人群；

（3）表明研究主题；

（4）表明研究方法；

（5）为编制题录、索引等二次文献提供检索信息。

示例：北京市农民工艾滋病知信行现状调查

研究的地点是北京市，研究的人群是农民工，研究的主题是艾滋病相关知识、态度和行为，研究的方法是现状调查。在文献检索时，可以通过论文题目进行文献检索，查找原文。

2 作者署名及作者单位名称

2.1 署名

在论文的标题下面，注明作者的真实姓名，并根据不同作者对本文贡献大小进行排序，列在题名之下。一般情况下，多位作者的署名之间用"，"隔开。如果有多个作者，又非同一单位，应在作者姓名右上角用阿拉伯数字逐一标注，在适当位置注明阿拉伯数字所代表的单位名称。

作为健康教育论文的署名作者，应该是工作的直接参与者（构思、设计、组织实施、资料分析和论文撰写等），没有参与工作的人，不可以列为作者。第一作者或通信作者是对论文负全责的人。在论文首页下方，提供作者单位、第一作者简介和通信作者的简介，便于读者联系。

2.2 署名的意义

（1）文责自负；
（2）记录作者的劳动成果；
（3）便于读者与作者联系；
（4）便于文献检索。

2.3 构成要件及示例

第一作者简介和通信作者简介的构成要件，不同期刊有不同要求，但差别不大。投稿时，请认真阅读所投期刊的稿约，按照期刊要求填写，不可以有缺项。

作者单位包括：单位名称（要求写到二级单位），所属地域（省、市）及邮政编码。作者单位不同时，根据作者先后顺序，依次列出。

第一作者简介包括：姓名（出生年）、性别、籍贯、最终学历或学位、职称、主要从事工作或研究方向。

通信作者简介包括：姓名，性别，最终学历或学位、职称、研究方向和 Email。

示例：

张岚[1]，刘双乐[2]，张建新[3]，宁红[3]，王志远[1]
  1 河北医科大学公共卫生学院，河北 石家庄 050017
  2 河北科技大学体育部，河北 石家庄 050018
  3 中国疾病预防控制中心健康教育所，北京 100011

◆ 作者简介　张岚（1971—），男，回族，河南林县人，硕士，副教授，主要从事艾滋病防治工作。

◆ 通信作者简介　王志远，男，博士，教授，主要从事艾滋病防治工作。Email：

1234567@126.com

3 摘要

摘要是方便读者在较短的时间内，快速了解论文的梗概和核心内容。摘要具有两大特性：独立性和自明性。独立性是指摘要可不依赖正文而独立存在；自明性是指摘要包含全文100％的核心信息，80％以上的总量信息，不用阅读全文就可以知道整篇文章的核心内容。因此，写摘要时，尽可能用数据说话，将主要研究结果详细地写出来。

3.1 摘要构成及要求

健康教育论文的摘要一般为结构性摘要，包含4个要素：目的、方法、结果和结论。摘要用第三人称写，不可以出现引文或参考文献，不加评论和解释，不出现图、表、公式等。

具体要求：

目的：将主要的研究目的高度概括出来，一般为一句话。

方法：根据实际工作内容的不同，将主要的研究方法写出来，点到为止，方法的具体描述在正文中详细交待。在健康教育论文中，"方法"部分经常包括资料来源或抽样方法、人群特征、人群分组、调查问卷、干预措施等。

结果：将调查或研究的主要结果写出来，用数据说话，不能泛泛空谈。先对总体进行描述，再进行分类描述。根据研究目的，有主次、有逻辑的汇报研究结果。

结论：根据研究结果，实事求是得出结论，避免自我评价和夸大研究结果，避免泛泛而谈，缺乏针对性。

3.2 示例

示例1：

标题：××市结核病一级目标人群健康教育形式初探

【摘要】目的 探索结核病健康教育的有效形式，改善结核病人治疗依从性，提高结核病治愈率，提高结核病控制工作质量。方法 运用多种健康教育载体，强化结核病人治疗前教育。结果 2003—2005年，初诊病人就诊率、涂阳病人登记率、涂阳病人治愈率等指标逐年提高，病人中断治疗率逐年下降。结论 科学的健康教育形式、方法和载体是提高健康教育质量的保证，是结核病控制不可或缺的重要组成部分。

存在的问题："目的"太泛，太拔高；"方法"太笼统，不具体；"结果"缺乏数据支持；"结论"缺乏针对性，"放之四海而皆准"。

修改后：

【摘要】目的 探索提高结核病人治疗依从性健康教育的形式、方法和载体。方法 运用电化教育、治疗前教育、免费发放痰袋和社区卫生服务站督导等多种健康教育载体，强化结核病人治疗依从性教育。结果 2005年与2003年相比，初诊病人就诊率由1.83‰提高到

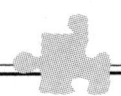

3.59‰,涂阳病人登记率由30.19/10万增加到2005年的45.19/10万,涂阳病人治愈率由75.16%提高到95.12%,病人中断治疗率由14.65%下降到2.13%。**结论** 本研究采用的提高结核病人治疗依从性健康教育的形式和方法是有效的。

示例2:

标题:××市××停车场长途卡车司机艾滋病知信行现状及自愿咨询检测意愿调查分析

【摘要】**目的** 了解长途卡车司机(简称"长卡司机")艾滋病自愿咨询检测意愿。**方法** 采用问卷调查。**结果** 长卡司机艾滋病知识知晓率较低,商业性行为发生率很高,50%人不知道国家有免费VCT检测服务。**结论** 长卡司机是艾滋病的高危人群。

存在的问题:"目的"描述与文章主要内容不符,不全面;"方法"中,没有将抽样方法写出来;"结果"泛泛叙述,缺乏主要数据;"结论"太简单,不全面。

修改后:

【摘要】**目的** 了解长途卡车司机(简称"长卡司机")性病艾滋病相关知识、态度、行为现状及自愿检测意愿。**方法** 选取××市最大长途货运停车场××停车场为调查地点,采用方便抽样方法,用课题组自行设计调查问卷,匿名调查长卡司机280人。**结果** 280名长卡司机均为男性青壮年,25～49岁占95.4%,文化程度较低,中学以下占90.2%,已婚者占87.3%。被调查的长卡司机对艾滋病的传播途径、非传播途径知识知晓率较低,分别为56.3%和34.7%,对安全套的正确使用掌握较好,正确使用率为98.0%。25.6%的调查对象回答最近1年里发生过商业性行为,最近1年每人平均找过8.1个暗娼。在找过暗娼的人中,只有2.5%的人认为自己有可能感染艾滋病病毒(HIV)。53.2%的调查对象听说过国家提供免费的艾滋病咨询检测(VCT)服务。听说过VCT服务的人中,51.2%的人知道是疾病预防控制中心提供VCT服务,21.5%的人表示不会去做免费的艾滋病咨询检测。本次共有56人自愿接受了VCT服务,未发现HIV抗体阳性者。**结论** 绝大部分长卡司机是处于性活跃期的青壮年,他们预防艾滋病防治知识缺乏,无保护性行为发生率较高,对VCT的重要性了解不够,是艾滋病的高危人群,这种现状要求疾病预防控制人员必须加以重视并采取有效的干预措施。

【关键词】长途卡车司机;艾滋病;知识,态度,行为;自愿咨询检测(VCT);现况调查

3.3 英文摘要注意事项

(1) 根据中文摘要对应翻译英文摘要,不要随意增删内容;

(2) 英文摘要包括:题目、作者姓名汉语拼音、第一作者单位、市、省、邮编、国籍、摘要正文、关键词;

(3) 书写要求:第三人称、过去式、被动语态

(4) 署名格式：姓名用汉语拼音形式表达，姓的所有字母全部大写，名字第一个字母大写，其余字母小写。如果为复姓，复姓的所有字母都大写。名字为2个字时，在两个字的汉语拼音之间用短横"-"连接。

示例：

Survey of the status of mental health among senior middle school students in Beijing City. LI Yan，MENG Peng-hui，OUYANG Lan. National Institute of Health Education，Chinese Center for Disease Control and Prevention，Beijing 100011，China

　　[Abstract] Objective…. Method…. Results……. Conclusion
　　[Key words] Mental health；Senior middle school students；Survey

4　关键词

关键词是反映全文主要内容的名词或词组，尽量不用缩略词。关键词的数量一般以3～5个为宜。关键词之间用"；"号隔开。

关键词尽量从美国国立医学图书馆的 MeSH 数据库（http：//www. ncbi. nlm. nih. gov/entrez/query. fcgi？db＝mesh）中选取，其中文译名可参照中国医学科学院信息研究所编译的《医学主题词注释字顺表》。未被词表收录的新的专业术语（自由词）可直接作为关键词使用，建议排在最后。中医药关键词应从中国中医科学院中医药信息研究所编写的《中医药主题词表》中选取。

5　引言

引言是文章的开头、开场白。在引言中应简明扼要介绍研究背景、目的和意义。简单来说，必须交代清楚5个"W"的问题，who（研究者和研究对象），where（地点），when（时间），what（做什么），why（为什么做）。即："谁"在"什么时间""什么地点""做了什么事""为什么要做这件事"。

引言的长度一般在350字左右。

示例：

标题：浙江省大学生预防艾滋病知识态度行为调查分析

据联合国艾滋病规划署（UNAIDS）报道，截至2005年年底，全世界每天新增艾滋病病毒（HIV）感染者1.4万人，其中50%是15～24岁青少年[1]。我国2000年艾滋病监测数据表明，20～29岁年龄组占感染者总数的51.9%，经性传播途径感染者占感染总数的8.1%[2]。大学生作为青少年的一部分，思想活跃、意识前卫，容易发生与 HIV 感染相关的危险行为，已成为当前预防和控制 HIV/AIDS 感染的重点人群。在大学中积极开展安全性行为和预防艾滋病健康教育，是当前预防和控制艾滋病流行的重要手段之一[3]。为了解高校大学生艾滋病相关知识、态度和高危行为现状，2006年5—6月，浙江省疾病预防控制中心健康教育所在杭州市大学生中进行了预防艾滋病相关知识、态度和行为调查，现将结果报告如下。

6 对象与方法

本部分是全文的基石,研究设计是否科学、严谨,调查对象是否准确,观察指标是否敏感、特异,技术路线是否合理、可行,统计分析方法是否恰当,每一个环节都直接决定了研究结果的准确性和可信性。

健康教育论文中,"对象"指调查对象,是根据研究目的确定的、具有某个或某些特征的个体所组成的群体。"方法"指调查或研究所采取的方法,常常包括抽样方法、问卷设计、调查步骤、干预措施、指标定义、评价标准、质量控制、统计分析等。"方法"部分要写得具体,准确,读者看后知道整个研究过程是如何进行的,如果有兴趣的话,读者还可以借鉴或复制研究方法或做法。

(1) 对象

要求:准确、简要描述研究对象的特征、数量。研究对象详细的社会人口学特征可放在"结果"中第一部分"2.1 调查对象的基本情况"中进行描述。

示例1:

  过简:1.1 对象 以石家庄市城市居民为调查对象。

  修改:1.1 对象 河北省石家庄市桥西区18~60岁社区居民980人。

示例2:

  过繁:1.1 对象 调查山西医科大学学生800人,男300人,女500人,一~四年级各200人,年龄分布为18~25岁,平均21.2±3.5岁,汉族782人,其他民族18人,城市生源450人,农村生源350人……

  修改:1.1 对象 山西医科大学本科生800人。

学生的性别、年级、年龄、民族、生源等详细信息在"结果"中描述。

注:人口学特征包括被调查对象的年龄、性别、民族、职业、文化程度、婚姻状况、经济收入等(根据需要,进行增减)。

(2) 方法

在论文撰写中,固定格式为"1 对象与方法","1.1 对象","1.2 方法"。在"1.2 方法"下面依次写出:

1.2.1 抽样 包括抽样方法(单纯随机、随机整群、分层抽样、系统抽样…)、样本量的计算和具体实施过程(抽样步骤)。

示例:

  标题:江西省南昌市娱乐场所暗娼艾滋病知信行调查

  1.2.1 抽样方法 采用偶遇法,对南昌市艾滋病综合防治示范区娱乐场所的暗娼进行问卷调查。根据公式 $n=u_\alpha^2 P(1-P)/\delta^2$ 估算本次调查的样本量。根据以往的调查结果,暗娼人群对 AIDS 相关知识知晓率在 80% 以上,即 $P=0.8$,设允许误差 δ 为 5%,则 $n=1.96^2 \times 0.8 \times (1-0.8)/0.05^2=246$ 人,考虑拒访率在 20% 左右,则实际需要样本量为 $246 \div (1-0.2)=307$ 人。本次调查在南昌市西湖区、湘东区、东湖区、安源区的娱乐场所进行,按娱乐场所规模的大小分为大、中、小 3 层,采用抽签法,每个区从不同层中抽取 2 所大规模、4 所中等规模、8 所小规模的娱乐场所,对抽到的娱乐场所的全部暗娼进行问卷调查。如果样本量达不到要求,则再次用同样方法抽取其他娱乐场所进行补充,直到满足样本量。

1.2.2 调查问卷 写明问卷的来源(如自行设计、标准问卷、量表……)和主要内容。

示例:
标题:江西省南昌市娱乐场所暗娼艾滋病知信行调查
1.2.2 调查问卷 采用自行设计调查问卷,内容包括:暗娼的一般情况,AIDS 相关知识与态度,安全套使用情况,自愿咨询检测意愿和 HIV 检测情况。

1.2.3 小组访谈 包括访谈对象、组数、总人数和访谈主要内容。

示例:
标题:北京市外来务工人员艾滋病相关高危行为调查
1.2.3 小组访谈 访谈 4 类不同职业的外来务工人员:建筑地工人、个体经商者、小发廊工作人员和娱乐场所工作人员。每类职业访谈两组人群,建筑地工人 2 组均为男性,其余三组男女各半。每组 6～8 人,4 类职业需访谈 8 组人群。访谈内容:(1)基本情况和工作经历;(2)您的朋友中,有人找过"小姐"(暗娼)(男)或坐台(女)吗?(3)您的朋友中,有人吸食或注射毒品(摇头丸、冰毒、海洛因、吗啡、大麻、可卡因等)吗?(4)您如何看待嫖娼(或卖淫)和吸毒;(5)您的朋友是否曾邀请您一起去找"小姐"(男)或坐台(女)或吸毒?(6)您是否曾经想尝试去找"小姐"(男)或坐台(女)或吸毒?(7)如果您找过"小姐"(暗娼)(男)或坐台(女),您最近一次商业性行为时,是否使用了安全套?

1.2.4 干预方法 包括干预措施、干预频率和干预起止时间。

示例:
标题:北京市海淀区社区糖尿病患者管理效果评估
1.2.4 干预方法 干预起止时间为 2012 年 1～12 月。干预措施包括:
①每月举办一次健康讲座或义诊活动,对患者及家属开展疾病教育和生活技能教育。疾病教育包括糖尿病症状及危害、自我监测血糖、并发症的识别与预防等知识;生活技能教育包括健康饮食、健康体能、健康心理、安全用药、健康行为生活方式等,并配发通俗易懂的

宣传材料。

②每2个月开展一次针对性的家庭随访，了解患者的饮食、运动、生活方式及血糖控制情况，重点请患者家属积极配合，帮助和监督患者，提高患者的遵医行为。

③公布咨询服务电话，为患者及家属解答和处理糖尿病管理过程中相关问题，及时给予干预指导。

1.2.5 定义（或判断标准）
如果论文中涉及指标定义、分类标准、评判标准时，请明确写出，并注明出处。

示例1：
标题：广西壮族自治区南宁市流动人口艾滋病相关行为调查
1.2.5 相关定义 安全套使用情况：指最近一次商业性行为时，是否使用了安全套。

示例2：
标题：北京市5类职业人群健康状况调查
1.2.5 判定标准
体重偏轻：$BMI<18.5kg/m^2$；正常体重 $18.5kg/m^2 \leqslant BMI<24kg/m^2$；超重 $24kg/m^2 \leqslant BMI<28kg/m^2$；肥胖 $BMI \geqslant 28kg/m^2$。

1.2.6 质量控制 包括调查前工作人员的统一培训、资料（问卷等）收集过程中的质控和数据录入分析中的质控。

示例：

1.2.6 质量控制 针对调查表格的内容对调查员进行培训，以统一思想，统一口径，减少调查者偏倚；调查前向被调查单位及调查对象说明此次调查的目的、内容和方法，求得对方的合作；现场调查时，对调查对象不能准确理解的内容进行解释但不诱导；不能完成自填问卷的调查对象由调查员询问并完成填写，同时确保问卷的回收率；回收问卷后及时复核，及时更改或补充错漏；数据采取双录入，并进行逻辑纠错校对。

1.2.7 统计分析 包括建数据库软件、数据录入方法和主要的统计学检验方法。

示例：

1.2.7 统计分析 用 Epi Data 3.0 建数据库，用 SPSS 13.0 进行统计分析。艾滋病知识得分用 $\bar{x} \pm s$ 表示，统计分析方法为 t 检验或方差分析。知识知晓率用百分数（%）表示，统计分析方法为 χ^2 检验。

7 结果

7.1 总体要求

"结果"部分是论文的核心部分,是调查、研究得出的数据展示。"结果"的表达形式有文字、表格和图3种。"结果"的陈列要有逻辑顺序,重点突出,避免单纯的文字叙述或数据的杂乱堆放。在"结果"的描述方法上,避免全部结果均用文字描述或均用表格描述。一般情况下,重要的研究结果或数据较多时,最好同时使用文字和统计表格进行描述,以便突出重点,一目了然。数据较少或数据的分量和意义相对次要的,可用文字叙述,不用附加表格。文字叙述可以不带表格,单独使用;表格不可以单独使用,必须配有文字叙述,但此时的文字叙述不是对表格内容完完整整地重新叙述一遍,而是将表格中重要的数据特征及其所代表的意义写出来。

7.2 注意事项

(1)"结果"部分不包括议论和分析,议论和分析要在"讨论"部分去写。

(2)"结果"的陈列要有主次,有逻辑性,要重点突出。

(3)避免表格和文字叙述的重复表述。若论文中有图表,则正文不需重述其全部数据,只需摘述其主要发现或数据即可。

(4)不可以单独使用表格。

(5)表格数量太多太少都不合适,一般不超过7个,3~5个为宜。

(6)表格为三线表,表格中不能出现竖线和斜线。

(7)用工具栏中的"表格"菜单制表。菜单中打开"表格",点"插入""表格",在"表格尺寸"中设置"行数"和"列数",在"自动调整"操作中选"根据内容调整表格",在"自动套用格式"选"简明型1",将"特殊格式应用于选项中"不选"末行"一项,其余三项均选。

(8)表格中的构成比之和必须为100%。

(9)小数点后数值的取舍遵循"四舍六入五考虑,五后非零则进一,五后皆零视奇偶,五前为偶应舍去,五前为奇则进一"的原则。

(10)有效数字一般按标准差的1/3来确定。

例如:(3.48±0.45)kg,标准差的1/3为0.15,小数点后第1位就是有效数字,故应取到小数点后第1位,即3.5±0.4,过多的位数并无意义。但是在一系列数值并列时,小数点后的位数应一致。例如在3.48±0.45、4.62±0.56、2.12±0.12这样一组数据中,第3组数据标准差0.12的1/3为0.04,有效数字在小数点后第2位,则这组数据的有效位数需均取到小数点后第2位。

(11)同一表格中,计数资料和计量资料不能混排。

(12)如果有统计学分析,请将t值、χ^2值等统计量和概率P值的具体数值列出。

(13)在用不等式表示P值的情况下,一般情况下选用$P>0.05$、$P<0.05$或$P<0.01$

三种表达方式即可满足需要，无需再细分为 $P<0.001$ 或 $P<0.0001$。

(14) 结果用百分数表示时，应同时给出计算百分数的绝对数。如 20%（24/120）

(15) 用相对数时，分母不宜小于 20，要注意区分百分率与百分比。

(16) 正文内应尽量少用括号。例如：显效（80%）、有效（10%）、无效（10%），最好写成：显效占 80%，有效占 10%，无效占 10%。

(17) 统计图、趋势图不能代替统计检验。

(18) 得出结论要慎重，有些分析结果统计上有差异，但没有实际意义。

7.3 常见问题示例

(1) 统计表为三线表，不得有竖线、斜线和方格线

(2) 分清横表目和纵标目

横表目：主语，说明所在行的数据特征，在表格的最左侧。

纵标目：谓语，说明所在列的数据特征，在表格的右侧。

一般情况下，横表目和纵标目不能颠倒。

示例：

某市第一小学 5 年级小学生生长发育情况

观察指标	男生	女生
身高（cm）	155.3±21.5	145.4±15.6
体重（kg）	49.2±5.6	42.3±9.8
……	……	……

修改后：

性别	身高（cm）	体重（kg）	……
男生	155.3±21.5	49.2±5.6	……
女生	145.4±15.6	42.3±9.8	……

(3) 计数资料和计量资料不能混排

"身高""体重"是计量资料，用"均数±标准差"来表示；"健康知识知晓率"和"良好行为生活方式持有率"是计数资料，用百分比（%）来表示，这是两种性质完全不同的数据资料，不能在同一个表格中表现。

示例：

某市初中生生长发育状况与健康知识知信行

调查对象	身高（cm）	体重（kg）	健康知识知晓率（%）	良好行为生活方式持有率（%）
男生	158.2±16.8	46.7±8.7	76.4（321/420）	67.6（284/420）
女生	145.3±15.6	42.8±6.9	78.6（326/415）	64.3（267/415）

修改后将生长发育状况与知信行分成 2 个表格。

修改后：

某市初中生生长发育状况

调查对象	身高（cm）	体重（kg）
男生	158.2±16.8	46.7±8.7
女生	145.3±15.6	42.8±6.9

某市初中生健康知识和行为情况

调查对象	健康知识知晓率（%）	良好行为生活方式持有率（%）
男生	76.4（321/420）	67.6（284/420）
女生	78.6（326/415）	64.3（267/415）

（4）P 值：一般情况下选用 $P>0.05$、$P<0.05$ 或 $P<0.01$ 三种表达方式即可满足需要。在统计学上，$P<0.05$ 即被定义为小概率事件，无需再细分为 $P<0.001$ 或 $P<0.0001$。

示例：

某市第一小学 5 年级小学生生长发育情况

性别	身高（cm）	体重（kg）	肺活量（ml）	……
男生	155.3±21.5	49.2±5.6	2010.5±120.4	……
女生	152.4±15.6*	42.3±9.8**	1884.2±112.7***	……

注：* 代表 $P<0.05$，** 代表 $P<0.01$，*** 代表 $P<0.001$

修改意见："肺活量（ml）"一列，无需标出"＊＊＊"3 个"＊"，只需标记"＊＊"2 个"＊"即可。

（5）统计方法选择要恰当，有利于凸显问题。

实例分析：某研究人员想了解某市小学教师的心理健康状况，用《抑郁自评量表》对小学教师进行测量。该量表共有 20 个问题，每道题有 4 个选择答案：无/偶尔有、有时有、经常有、总是如此，分别赋值 1、2、3、4 或反向赋分为 4、3、2、1。最低分 0 分，最高分 80 分，得分越低，抑郁症状越严重。判定标准：标准分（中国常模）53 分为分界值，<53 分，为正常，53~62 分为轻度抑郁，63~72 分为中度抑郁，>72 分为重度抑郁。

某研究人员将该量表按计量资料处理，得出表 1：

表 1　某市小学教师抑郁自评量表得分

组别		得分	t 或 F 值	P 值
性别	男	14.1±4.2	4.35	<0.05
	女	15.2±4.5		
年龄（岁）	<30	…	…	…
	…			

从表 1 可以看出，男教师抑郁自评得分低于女教师，表明男教师自评抑郁症状优于女教师，女教师自评抑郁症状更为严重。

问题分析：该研究人员采用计量资料方式处理数据，用"均数±标准差"形式表示结果。从分析方法来讲，并无错误，但这样处理资料不利于问题的凸显，不利于研究目的的实现。因为上表仅仅反映出男性抑郁症状优于女性，但研究的目的是想了解小学教师的心理健康状况处于什么水平，即多少小学教师处于抑郁状态，处于抑郁状态的教师，严重程度如何？是否需要干预或治疗？男女之间是否有差别，如果有，是男性高还是女性高，为什么？不同年龄之间是否有差别，如果有，哪个年龄段人数最多、最严重，为什么？但上表显然不能解决这些问题。

修改意见：将上表改为计数资料处理，用百分比（%）来描述。首先根据判定标准，确定多少人有抑郁症状，然后，再将有抑郁症状的教师按严重程度进行分级。根据教师抑郁症状的严重程度提出不同的干预建议，这才是该研究的价值所在。

修改后： 表1 某市小学教师抑郁症状检出结果

调查内容		总人数	检出人数	百分比（%）	χ^2	P值
性别	男	348	57	16.38	86.7	<0.01
	女	432	94	21.76		
年龄（岁）	<30	…	…	…	…	…
	…	…	…	…	…	…

表2 某市小学教师抑郁症状严重程度分析 n（%）

调查内容		检出人数	轻度抑郁	中度抑郁	重度抑郁	χ^2	P值
性别	男	57	32（56.1）	18（31.6）	7（12.3）	18.25	<0.01
	女	94	46（48.9）	28（29.8）	20（21.3）		
年龄（岁）	<30	…	…	…	…	…	…
	…	…	…	…	…	…	…

（6）做干预研究时，注意干预组与对照组人群基本特征的均衡性

实例分析：某研究人员对幼儿园儿童进行幼儿伤害健康教育，其中有一项内容是对儿童父母开展伤害教育，旨在通过父母教育减少儿童家庭伤害的发生。效果评估时，该研究人员把儿童父母伤害预防知识知晓率的改变作为效果指标之一。论文中第一个表格为儿童家长基本情况，见下表：

第十二章 健康教育论文撰写

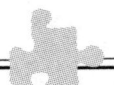

表1 幼儿园儿童家长的人口社会学特征分布（人）

基本情况		干预前	干预后	P值
性别	男	157	153	P>0.05
	女	150	147	
年龄	25~30	176	183	P>0.05
	……	……	……	
文化程度	高中以下	69	58	P<0.05
	大专	139	108	
	本科	85	112	
	研究生	14	22	

问题分析：该研究将儿童父母伤害预防知识知晓率作为干预效果的评价指标之一，而文化程度是知识知晓率的首要影响因素，在这一关键因素上，干预前后出现了差别，干预后调查对象的受教育程度明显提高。大量研究证明，文化程度较高的人群获取、理解信息的能力高于文化程度较低的人群，将知识转化为技能的能力也显著高于文化程度较低的人群。因此，干预后，儿童父母伤害预防知识有了提高，也不能完全归于干预的效果。虽然本案例中干预组知识知晓率高于对照组，但结果也难以让人信服。

修改意见：这种错误属于一票否决式错误，无法弥补，只能放弃这一指标。

（7）正确梳理数据间的关系

实例分析：某研究人员研究煤矿工人脂肪肝与行为生活方式之间的关系，对534名煤矿工人进行了问卷调查。将原始资料整理、分析，得到以下表格：

表1 调查对象的行为生活方式（人）

调查项目	男性		女性	
	是	否	是	否
是否锻炼	135	399	6	7
是否做家务	344	190	13	0
喜欢吃肉	145	124	9	4
喜欢吃蔬菜	367	108	12	1
……	……	……	……	……

问题分析：研究者的目的是研究煤矿工人生活方式与脂肪肝之间的关系，想明确哪些生活方式影响到了煤矿工人脂肪肝的患病率。在表1中，534名调查对象中只有13名女性，占总人数的2.43%，是<5%的小概率事件；从患病情况来讲，13名女性中只有1名患脂肪肝，所以，完全可以不考虑女性这个群体。进一步向作者询问，核实13名女性均为服务人

员，与煤矿工人的工作性质完全不同，因此，更应该将女性排除。

表1想明确哪些生活方式影响到了煤矿工人脂肪肝的患病率，但目前的列表形式并不能解决这个问题。以"是否锻炼"为例，在患者中，回答"是"的人群中，既有正常者也有患者，在回答"否"的人群中，既有正常者也有患者，不能明确"是否锻炼"这一研究因素在患者和正常者之间是否有差别。正确的分析思路应该是首先明确"是否锻炼"这一因素在患者和正常人群的暴露水平如何？是否有差异？如果有差异，差异是否有统计学意义？

（修改）　　　　　　　　表1　调查对象的行为生活方式（人）

调查项目	患者		正常者		χ^2	P值
	是	否	是	否		
是否锻炼	22	99	215	185	23.8	<0.01
是否做家务	45	76	195	205	12.4	<0.01
喜欢吃肉	102	8	215	78	32.5	<0.01
喜欢吃蔬菜	43	78	275	75	9.23	<0.01
……	……	……	……	……	……	……

（8）做影响因素分析时，必须先做单因素分析，再做Logstic回归分析或多元线性回归分析

实例分析：某课题组研究北京市农村常住居民高血压的危险因素，采取整群抽样方法，对北京市某区所属农村社区进行随机抽样。抽取到的社区内符合条件的居民均为本次研究的调查对象。共抽取了2个社区，6838名农村居民。调查表中，设计的高血压危险因素包括：年龄、性别、身高、体重、吸烟、饮酒、劳动强度、家族史、喜欢肉食、蔬菜摄入不足等25个变量。现摘抄部分结果，列为表1。根据表1统计分析结果，作者认为，影响北京市农村居民高血压患病率的影响因素有吸烟、饮酒、喜欢肉食、蔬菜摄入不足、经济收入偏低、……。

表1　影响农村社区居民高血压患病率的危险因素

危险因素	高血压患者（$n=875$）		非高血压患者（$n=5963$）	
	人数	%	人数	%
吸烟	234	26.74**	678	11.37
饮酒	432	49.37**	914	15.35
喜欢肉食	503	57.48**	1453	24.36
蔬菜摄入不足	124	14.17*	824	13.82
经济收入偏低	65	7.4*	652	10.32
……	……	……	……	……

注：* 代表 $P<0.05$，** 代表 $P<0.01$

问题分析：在做高血压患病率影响因素分析时，对25个设定的危险因素进行单因素 χ^2 检验，这是第一步，但还没有彻底完成，此时得出结论容易产生假阳性，因为单因素 χ^2 检验没有考虑到因素之间的相互作用对结果的影响。此时，还应该完成第二步，即将 $P<0.05$ 的12个变量引入非条件 Logistic 回归方程，进行高血压危险因素分析。非条件 Logistic 回归方程的原理是，在研究因素1（或自变量1）对结局变量（因变量）的影响时，控制了其他因素（或自变量）对结局变量（因变量）的影响。

非条件 Logistic 回归分析结果见表2。将表1和表2进行比较就会发现，"经济收入偏低"在表1中是影响因素，在表2中就不是影响因素了。也就是说，如果不做非条件 Logistic 回归分析，"经济收入偏低"就是一个假阳性影响因素了。

表2　影响农村社区居民高血压患病率的危险因素

危险因素	偏回归系数	Wald χ^2	P 值	OR（95%CI）
吸烟	0.823	81.3	0.000	2.2（1.8—2.8）
喝酒	0.054	103.5	0.000	1.2（1.0—1.5）
喜欢肉食	−0.277	147.3	0.002	0.3（0.1—0.5）
蔬菜摄入不足	0.001	156.9	0.000	0.9（0.9—0.9）
经济收入偏低	−0.104	126.3	0.218	0.3（0.1—0.4）
……	……	……	……	……

8　讨论

主要包括总结、比较、结果解释、原因分析等内容。首先，要对调查、研究的结果进行简要总结，着重陈述创新点或新发现，探讨其在理论与实践中的意义和价值。其次，应与他人或自己过去的研究成果进行比较，对有争议的问题充分发表自己意见。再次，对结果进行合理的解释，分析可能的影响因素。此外，在研究结果基础上，还可以对课题研究或今后工作提出一些设想、建议。

注意事项：避免在"讨论"中将"结果"内容又重复一遍。

9　致谢

致谢一般单独成段并放在文章的最后面，它不是论文的必要组成部分。它是对曾经给予论文的选题、构思或撰写以指导或建议，对研究或调查过程中作出过贡献，或给予过技术、信息、物质或经费帮助的单位、团体或个人致以谢意。致谢时，必须写清楚感谢对象在研究中的具体贡献。

示例：（致谢：感谢××单位×××教授对课题设计的指导，感谢×××、××参与现场调查工作。）

10 参考文献

参考文献是一篇学术性论文的重要组成部分,放在文章的末尾,既是作者展示科学依据和对以往研究成果的尊重,同时也便于读者对该领域的问题进行深入了解和研究。

参考文献著录格式有一定的书写规范,具体要求如下:

(1) 专著、论文集、学位论文、报告:[序号] 主要责任者. 文献题名. [文献类型标识]. 出版地:出版者,出版年. 起止页码.

(注:专著文献类型标识码为 M,论文集为 C,学位论文为 D,报告为 R)

(2) 期刊文章:[序号] 主要责任者. 文献题名 [J]. 刊名,年,卷(期):起止页码.

(3) 报纸文章:[序号] 主要责任者. 文献题名 [N]. 报纸名,出版日期(版次).

(4) 电子文献:[序号] 主要责任者. 文献题名 [EB]. 网站名,登录日期.

因目前网站管理不到位,除政府网站外,建议尽量不用电子文献。

常见问题

(1) 缺项:参考文献最常见的问题是缺项。有的缺少作者,有的缺少期或卷,有的缺少页码,有的缺少出版地、出版单位等。

(2) 缺少角标:有些作者所列出的参考文献,在文中无标注,或文中标注与参考文献不符。

(3) 文献陈旧:最好引用近 5 年的文献。

示例:

①专著引文著录格式:

[1] ×××,×××. 健康促进评价 [M]. 北京:中国协和医科大学出版社,2013. 242

②论文引文著录格式:

[2] ×××,×××,×××,等.《大众预防艾滋病相关知识态度行为调查问卷》信度、效度分析 [J]. 中国健康教育,2008,24(4):250 - 252

③报纸引文著录格式:

[3] ××. 大学生婚前性行为调查 [N],中国青年报,2012 - 02 - 21(5).

④电子文献引文著录格式:

[4] ××. 中学生常见心理问题及对策 [EB]. http://renminnews//discussion. 2013 - 02 - 21

11 基金来源

如果研究课题为项目课题,需著名基金来源、项目号

例:[基金项目] 科技部 863 项目"青少年艾滋病防治干预措施研究"(No. AA2006AZ02)

第三节 计量单位的规范撰写

学术论文对计量单位的撰写有着非常严格的要求,这也是期刊评审的重要内容。计量单位内容非常广泛,现将健康教育学术论文中经常用到的计量单位的规范要求摘抄如下:

1. 数值范围号的使用:一般使用浪纹连接号"～"。例如:5 至 10 可写成 5～10;但 5 万至 10 万应写成 5 万～10 万,不能写成 5～10 万。

2. 幂次相同的参数范围:前一个参数的幂次不能省略。例如:3×10^9～5×10^9 不能写成 3～5×10^9,但可以写成 $(3$～$5)\times10^9$。

3. 百分数范围:前一个参数的百分号不能省略。例如:20%～30% 不能写成 20～30%。

4. 单位相同的参数范围,只需写出后一个参数的单位。例如:15～20℃ 不必写成 15℃～25℃,但不能写成 15°～25℃。

5. 单位不完全相同的参数范围:每个参数的单位必须全部写出。例如:36°～42°18′。

6. 误差范围:参数与其误差单位相同时,单位可以只写 1 次,并应加圆括号将数值组合,置共同的单位符号于全部数值之后。例如:(15.2 ± 0.2)mm。表示带中心值的百分数偏差时,可以写成 (27 ± 2)%,也可以写成 $27\%\pm2\%$,而不应写成 $27\pm2\%$。

7. 时间的表示方法:作为单位修饰词时,天(日)用"d",小时用"h",分用"min",秒用"s"。如"5 天"表示为"5d","2 小时"表示为"2h"。

8. 单位符号可以与非物理量的单位(例如件、台、人等)的汉字构成组合形式的单位。例如:件/d。

9. 在一个组合单位符号中,斜线不应多于 1 条。例如:mg/kg/d 应写为 mg/(kg·d) 或 mg·kg^{-1}·d^{-1}。

10. 公历世纪、年代、年、月、日和时刻必须使用阿拉伯数字。年份不能简写。例如:1999 年不能写成 99 年。

11. 多位整数和小数的分节,从小数点起向左或向右每 3 位空半个阿拉伯数字(1/4 个汉字)的空隙,或用千分撇","分节法。恰好 4 位的整数不分节。如"50000 人"表示为"50 000 人",或表示为"50,000 人"。

(李英华)

第十三章　健康教育演讲技巧和学术报告技巧

> **本章要点**
> 1. 演讲的概念、特征、目的和作用
> 2. 演讲活动的 4 项基本要素
> 3. 健康教育演讲的技巧和常见问题
> 4. 学术报告的概念及学术专题演讲的特点
> 5. 健康教育学术报告者应具备的能力
> 6. 现代教学方法在健康教育学术报告中的运用
> 7. 计算机多媒体辅助教学手段的应用技巧与注意事项

第一节　演讲和学术报告概述

演讲和学术报告（包括讲座、授课等）是健康教育与健康促进工作中广泛采用的具有很强适用性的宣传教育形式，是经济而有效的健康传播途径。

一、演讲概述

演讲，又称为演说或讲演（public speaking/speech/lecture），是演讲者就某个问题或事件，在特定的时间和环境中，以有声语言为主、态势语言为辅，系统地阐述自己的观点和主张，说明事理，提出倡议，抒发感情，从而达到影响和感召听众，并促使其行动的一种信息交流活动。

（一）演讲的本质

演讲是以宣传鼓动为目的，带有艺术性的、严肃的社会实践活动。"演"包含着演绎和表演两种意义，是推理过程或是用辅助语言表达情感的姿势和动作；"讲"是陈述，是把经过组织的语言表达出来。

演讲不同于朗诵。朗诵属于表演艺术，为演而讲，侧重于欣赏性，而演讲属于精神实用艺术，为讲而演，侧重于宣传鼓动性；演讲不同于一般报告，虽然都是面对听众发表讲话，但讲话内容的侧重点不同：报告的内容注重政策性、权威性、指导性，而演讲的内容更注重典型性、鲜明性；演讲不同于讲课，讲课语言讲究启发性、科学性，而演讲的语言更注重技巧性、生动性；演讲不同于一般的交谈，一般交谈无主体（演讲者）、客体（听众）之分，

第十三章 健康教育演讲技巧和学术报告技巧

谁都可以发表意见,在任何地点都可以进行,而演讲必须是演讲者面对听众系统地表明自己的观点,且受时空条件的限制,比一般交谈更具严肃性。

(二) 演讲的特征

1. 演讲内容的公开性和现实性　　公开性是指演讲者必须在公众场合发表意见,其演讲的内容是公开的。演讲者将自己的立场、观点、主张公之于众,以获得听众的共识,达到宣传教育的目的。演讲活动是一种现实性很强的社会实践活动,演讲者在演讲过程中传递的信息往往是人们在生活和工作中最关心的现实问题,现实性特征表现为演讲者通过自己对社会现实的判断和评价,直接向听众公开发表自己的见解和主张,抒发自己的思想感情,达到感染、说服和教育人的目的。

2. 演讲表达的艺术性　　演讲需要又"演"又"讲"。"讲"是演讲者把自己的思想运用口语表达出来,它作用于听众的听觉器官;"演"是为"讲"服务的态势语言,它作用于听众视觉器官。"演"和"讲"要求和谐统一,"讲"起主导作用,"演"服从"讲"的需要,处于从属地位,二者互相交织、依存、渗透,相得益彰。

演讲艺术,不仅包括演讲者所使用的文学修辞手段,而且还包括演讲者取得良好演讲效果所运用的演讲技巧和方法。其与文学艺术作品有所不同的是,文学艺术作品往往通过塑造典型形象,间接地反映社会生活,其本身来于生活,高于生活,但不等于现实生活,而演讲则是直接表现生活,其本身直接体现着现实生活。

3. 演讲的鼓动性　　演讲活动是进行宣传教育的有力武器。人们通过演讲来宣传科学和真理,传播自己的思想观点、统一思想,赢得支持,唤起听众相信自己并付诸行动。因此,演讲无论从内容上、效果上,还是表达技巧上,都必须具有强烈的鼓动性。声情并茂的口语、优美动人的态势语,可以唤起人的主动性和积极性,而真人、真事、真情,更能点燃听众的情感之火,在听众的心理上造成一种新的意境,从而接受演讲者的观点,履行演讲者的意愿,在行为上产生一种新的反应。

4. 演讲的声形一体化　　演讲有一定的场面,一人讲而众人听。演讲者在演讲时,同时使用有声语言和态势语言表达思想和情感,声形一体化。就是说,听众听演讲,既有听的又有看的,既听有形象的声音,又看有声音的形象,倾听和直观融为一体。

5. 演讲类型的多样性　　演讲根据现实生活需要,可以在不同场合(如礼堂、课堂、操场、赛场、集市等),面对不同听众(如男女老少、工人、农民、军人、学生等),以不同的内容题材(如法律、道德、人际交往、突发公共卫生事件及其他社会卫生和健康问题等)按照不同的目的和要求来进行。最常见的健康教育演讲类型是命题学术演讲、即兴集会演讲、鼓动性演讲、教育性演讲或课堂专题演讲等。

6. 演讲表达的情感性　　情感因素渗透在演讲的方方面面。演讲者要以理服人,首先要以情动人,这样才能更有效地掌握听众的心理倾向,从而引起人们的共鸣。

在演讲活动中,应注意克服两种倾向:①只"讲"不"演",即演讲者仅注重演讲实用性而忽略艺术性,使演讲干巴枯燥,影响演讲的效果;②过分地"演",注重追求相声、评书、朗诵等艺术表演技巧,而冲淡演讲现实性、实用性和严肃性,起不到演讲应有作用。

（三）演讲的目的

演讲是传播科学文化、健康观念和知识的途径，是以"影响和感召听众"为核心。演讲的目的是演讲者通过演讲，充分发表自己的主张、传递信息、抒发情感，从而影响听众，引起共鸣，激发积极行动的欲望。

（四）演讲的作用

演讲的作用是多方面的，主要可以归纳为以下几个方面：

1. 社交作用　演讲是一种高级的社交形式，好的演讲者，常常利用演讲活动，增进人际间的了解和交流，广泛地与他人建立联系，以便工作顺利开展。

2. 认识作用　演讲者在演讲活动中，会对自身、他人、社会等现象、问题进行思考、理解和领会，其思维过程，就是一种认识的过程。

3. 教育作用　演讲可以传递大量的信息和观念，演讲者自身可以在演讲过程中得到锻炼和教育，听众则可以接受信息，受到感染，转变观念和行为。

4. 激励作用　演讲能够调动和保持人的积极性。演讲者通过对人的动机的心理诱导与激发，唤起人们对工作、学习、事业的高度责任感，激起人们的主动性、积极性和创造性。

5. 传播作用　演讲能最大限度地发挥语言在传授知识、探讨问题、宣传成果和交流经验方面的作用。在特定时境作用下，演讲对人体感官能作多重的综合刺激，高度调动人们的注意力，促进人们的思维活动，并且使听众在情绪、情感、意志等方面受到影响，从而加深对演讲所传播的科学知识、观念和信息的理解，增强学习的效果。由于演讲具有经济、实用、方便等特点，因而成为传播科学知识和观念、转变公众健康相关态度和行为及提高人群健康素养的一个重要形式。

6. 审美作用　演讲活动是演讲者与听众对事物美丑属性直接感知、情感体验和激起美感的活动。听众是审美的主体，演讲者以及传播媒介等则是审美对象，成功的演讲不仅能给人以理性的启迪，而且能使人精神愉悦，给听众以美感享受，而演讲者自身可通过来自听众的反馈和对效果的满意实现自我欣赏。

二、演讲活动的基本要素

一个完整的演讲活动必须具备4项基本要素：演讲者（演讲的主体），演讲稿（演讲的内容或信息），听众（演讲的客体）和演讲过程中主、客体同处一起的时间环境。

（一）演讲者

演讲者（演讲的主体）是演讲活动的中心以及演讲内容和形式的发生者或体现者，在演讲活动中起决定的作用。

1. 健康教育演讲者应具备的基本条件　"讲"与"演"需要由演讲者来完成，在传递信息的过程中，演讲者只有将"讲"与"演"和谐、有机地统一起来，才能圆满地完成演讲任务。作为一个成功的健康教育演讲者，应该具备以下5个基本条件：

（1）丰富的学识：健康教育演讲者应熟悉健康教育与健康促进相关理论和方法，具有扎实的医学、行为科学、心理学、传播学、社会学、教育学等相关学科的知识和技能。演讲者有了丰富的学识，讲起来才有说服力，才能达到健康教育的目的。

(2) 先进的思想：听众有着求知、求新和求情等心理，希望学到新知识。健康教育演讲者应能高瞻远瞩，在真实鲜活的新材料中提炼新精神、新思想和新观念，使演讲内容体现新的时代精神，反映正确的思想，传播进步的观念。因为只有新颖正确、真实的思想内容才能吸引人、感染人。

(3) 良好的表达能力：演讲重点是"讲"。"讲"必须讲得清晰、流畅、抑扬顿挫。演讲者的语言要简洁精练、准确规范、形象生动。不仅要用恰当确切的词语，简洁明快的语句来表达丰富复杂的思想内容，深入浅出地阐明观点，还要注意选用流畅生动的语言，把抽象的道理具体化，把抽象的概念形象化。

(4) 自然得体的态势：演讲者不仅要善于运用有声语言说服听众，还要善于运用态势语言表达出思想感情，加强感染力和说服力，弥补有声语言的不足。演讲者的态势语言应服从主题表达的需要，既要体现自己的个性，又要用得准确自然，切忌矫揉造作，也不能死记程式定则，更不能过多过滥，喧宾夺主。

(5) 注重装饰美：演讲者的体形、容貌、神态、发型和衣冠等直接展示在听众的视觉面前，在一般情况下，其形象不仅直接影响着演讲者思想感情的表达，而且也直接影响着听众的心理情绪和美感享受。因此，演讲者的装饰应朴素、自然、得体，仪态和举止应大方、协调。

2. 演讲者的心理准备　演讲者应具备良好的心理素质。只有保持良好的心理状态，并在演讲前做好心理准备，才能在面对公众讲话时，排除各种干扰，充分发挥演讲水平。

(1) 克服怯场心理：在临场之前，许多演讲者遇到的最大问题是怯场心理。产生怯场的原因在于缺乏经验或缺乏准备，自我意识过强或求胜心切。演讲者所面临的对象往往有许多是陌生的听众，所处的演讲现场也不完全熟悉，加上由所担负的特殊使命带来了一定的心理压力，这就要求演讲者必须克服怯场心理，对自己的演讲要充满自信，排除不良环境的影响，充分发挥自己的演讲才能。

(2) 调整紧张情绪：适度的紧张或焦虑是人们处于应激状态时的正常反应，它可以使演讲者大脑警醒水平提高、兴奋性增强，注意力更加集中，思维更为敏捷。紧张或焦虑是演讲者常见的表现，即使是职业演讲者也无法总是保持镇定自若，而那些缺乏经验的演讲者紧张表现就更加明显。分析其原因，大多数演讲者的过度紧张是由于心里没"底"，担心或害怕不能很好地把握自己和听众，而达不到预期效果。过度紧张在较大程度上会影响演讲的效果，因此，演讲者必须学会自我控制，调整情绪。如远期调整，包括树立自信意识（相信自己的能力，对演讲的成功充满信心），熟悉所要讲的内容（对演讲材料的充分理解和记忆），拥有充足的信息和争取一切演讲机会多练习等；临场调整，包括演讲前用深呼吸、活动四肢、与他人交谈、环视会场环境等方法来稳定情绪，演讲开始时将注意力集中在听众身上、集中在演讲的内容上，不要过分关注自我等。

(3) 注重吸引意识：为了使演讲自始至终能吸引听众，取得最好的演讲效果，演讲者应努力做到：饱满的精神面貌、丰富的演讲内容和精彩的演讲技巧。

(4) 培养反馈意识：演讲过程实际上也是一个互动的过程，演讲者应保持随时接收并处理听众反馈信息的状态，边讲边观察，从听众的行为举止、表情、声响等方面了解他们对演讲的反应，并及时做出相应的调整。

（二）演讲稿（演讲内容或信息）

演讲稿是演讲者在演讲准备阶段写成的讲话文稿，是沟通主、客体的信息（演讲内容），是进行演讲的依据。演讲稿可体现出演讲的目的和手段，演讲的内容和形式，是演讲成功的基础。从一般意义上说，写作演讲稿是为参加演讲活动所作的准备；从特殊意义上说，演讲稿的写作对演讲思维模式的形成和发展大有裨益。

1. 演讲稿的作用　①梳理演讲者的思路，使演讲的内容条理清晰；②提示演讲内容，使演讲顺利进行，避免出现"卡壳"现象；③能够消除演讲者面对听众的恐惧心理；④具有宣传、鼓动和教育作用；⑤提高语言的表现力，促进语言的规范化；⑥把握演讲节奏，限定演讲的速度。

2. 演讲稿的特点　演讲稿需要通过演讲者在特定的时间和空间中，运用有声语言面对听众直接发表的实践活动中显示出来，它有别于一般的文稿，具有以下特点：

（1）有声性：演讲主要通过有声语言来传情达意，因而演讲稿的用语一般都比较上口入耳。应注意声音的变化和语言的口语化，形成鲜明的表现力。

（2）社会性：演讲是一种现实性很强和带有较高艺术性的社会实践活动，"开化人的知识，感动人的心灵"是演讲的社会性。因此，演讲的内容应该贴近现实，反映现实，以社会现实的功利为目的，具有强烈的使命感和鲜明的时代特色。

（3）动作性：演讲除主要依靠有声语言外，还要借助于态势语言表明感情态度。因此，写演讲稿时，要考虑到说话时可能有的表情动作，这自然又使演讲稿具备了动作性特点。

（4）整体性：一篇演讲稿，可以综合表现演讲者的思想深度、生活阅历、知识水平和语言表达能力。在写演讲稿的过程中，要精心构思立意、选材、结构、语言，还要考虑演讲的时间限制，讲话环境和听众的实际情况，同时还要认真琢磨演讲者的仪表风度、表情动作等，这些相关的要素紧密联系、互相制约，共同构成演讲稿结构的不可分割的整体性。

（5）临场性：演讲是面对听众发表的谈话，必须顾及临场的反应，在写演讲稿时应事先作一番设想，根据具体场合，在保持观点不变、内容完整的前提下，灵活调整讲话内容和表达方式。临场性是演讲稿与其他文章的明显不同之处，要高度重视，考虑周全。

3. 演讲稿的准备　演讲稿是演讲者在熟悉听众、熟悉材料的基础上着手写出的演讲用文稿，是演讲的依据。要准备一份好的演讲稿，必须明确目的（即对什么人讲，讲什么，通过哪些手段，达到什么效果）、熟悉听众（了解听众的基本情况、心理状态和需求欲）、熟悉材料（自己要讲的内容，拥有大量详实的信息）。此外，由于演讲是某种思想的表达，因而组织演讲稿、编辑信息时应注意其条理性、逻辑性和真实性。写好讲稿后还应对要讲的内容作进一步推敲，在思考的基础上理解和记忆，保证在演讲中充满自信，一气呵成。

一篇演讲稿的结构大致可包括前言、主体和结论三部分。

（1）前言：前言部分主要介绍演讲的主题、演讲的目的和意义，只有使听众理解演讲内容的重要性，建立自身与演讲主体之间的联系，才可能引起其对演讲的兴趣。在前言中，可以简单回顾该主体的发展历史、现状，必要时应简明扼要地介绍有关基本概念。

（2）主体：主体部分主要详细阐述演讲者的主要观点，并且提供大量的论据（包括数据、案例等）来证实这一观点。如果演讲中陈述多个观点，则要注意各个观点之间的平衡和逻辑关系。然而具体到不同内容，不同类型的演讲又有不同的要求和风格，须根据具体问题而定。

（3）结论：结论部分主要是进一步总结自己的观点，再一次强调演讲的重点，使听众进一步加深对演讲主体的理解。结论应简明扼要，不宜过多、过泛，要起到画龙点睛的作用。

（三）听众（演讲的客体）

听众（演讲的客体）是演讲必不可少的有机组成部分，没有听众无所谓演讲。而且，听众不是演讲信息的被动接受者，而是演讲活动的积极参与者，他们有思想，有见解，希望在愉快气氛中，通过听讲使自己的认知和情感的需要得到满足。听众在演讲过程中的作用主要有两个方面：①能动地接收演讲信息。演讲者不能强迫听众接收所输出的信息。对于演讲者所输出的信息是否接收？接收到什么程度？主动权完全在于听众。如果没有听众的参与，信息传输是无法进行的；②对演讲产生信息反馈。听众对于演讲的反应，通过表情、行动以及声音等，作为信息反馈作用于演讲者。听众的反馈对于演讲者是十分重要的。因为，听众的反馈，是演讲者调节内容和节奏的唯一依据。

演讲的客体要素，要求演讲者有强烈的对象意识，演讲者要考虑听众的实际情况，熟悉听众，事先对听众进行调查研究，对听众的思想、年龄、职业、文化程度、经济状况、情绪、心理状态和需求欲等做到心中有数，以便"因人制宜"，有的放矢。只有了解和把握听众心理，满足他们的心理需要，才能收到预期的演讲效果。

（四）演讲过程的时间环境

演讲过程中主、客体同处一起的时间和环境是演讲赖以发生的客观条件，也是影响演讲效果的重要因素。

1. 时间要素　演讲的时间要素，是指演讲时间的选择和安排。作为演讲的组织者需要考虑两个方面的问题，一是演讲的日程安排，安排在上午还是下午、周末还是日常上班时间，需针对不同的演讲对象的特点作出有效的选择，另一个需考虑的时间问题是每次演讲的持续时间。有关研究表明，在45分钟的演讲中，听众的最有效时间是最初的15分钟。健康教育的学术性演讲，主要是由健康信息构成，具有一定的教学性质，求知者的注意力可以保持90分钟。可见，任何讲演的时间不宜过长，较长的演讲需要安排适当的休息时间或者穿插生动活跃的对话形式。

2. 环境要素　会场与讲台是保证演讲成功的环境因素。一般来讲，会场与讲台的选择和布置是演讲活动组织者的工作。为了保证演讲的顺利进行，会场与讲台的选择与布置应符合以下3个方面的要求：

（1）会场大小适中，以听众的人数多少为依据。勿选用过大的会场，造成稀疏冷落的场面。此外，会场应保证空气流通，冬暖夏凉，灯光充足，座位舒适。这是安定听众情绪，吸引听众兴趣的基本环境。

（2）听众应当聚坐，而不应散坐。一个会场中间留着许多间隙，稀稀拉拉，将会影响演讲者的情绪，不利于相互交流，破坏演讲的效果。而聚坐，显得严肃认真，热气腾腾，便于交流，容易形成群体效应，创造良好的听众气氛。

(3) 讲台予以必要的布置。提前布置好讲桌、扩音器、投影仪等必要设施，但切忌将讲台搞得花花绿绿，以致分散听众的注意力。同理，演讲时台上最好不坐其他人，特别是有关领导等人物，目的也在于不使听众分散注意力。

三、学术报告概述

学术报告属于学术演讲范畴，是指向听众发表学术见解，传授科学知识和公布科研成果的报告。它要求报告的内容注重思想性、权威性和指导性，具有科学性和系统性，语言具有准确性，论证具有严密性。学术专题演讲，就是运用演讲的方式，根据有关学术方面的需要把专门的学问系统地表述出来，即为表述科研成果、传授科学知识和交流学术见解而发表的演讲。学术专题演讲运用范围比较广泛，包括大学里的讲课（系列讲座、临时讲座）、学术会议上的发言、科学讨论、科学报告、学位论文的答辩、各种专题的学术讲座等等。其主要特点表现在以下3个方面：

1. 报告人的专业性　并不是任何有口才的人都能发表健康教育与健康促进学术演讲。只有熟悉健康教育与健康促进相关学科，通晓其专业或技艺的人才能发表健康教育与健康促进学术演讲。

2. 报告内容的学术性　学术专题演讲的学术性有其客观标准，它有一套专门的术语，有一定的理论深度，有高度的逻辑修养。

3. 报告语言的科学性　表现在既是专门术语，又与演讲的口语性相融会；既要广含深邃的道理，又要做到深入浅出，能听易懂。

国内健康教育工作中常用的学术报告形式有学术报告会、专题讲座、研讨会、讲习班、健康教育与健康促进年会及健康教育论坛上的大会发言等。学术报告要较多地依赖于报告者的学识和魅力，比正规学校教育的讲课更具有专题性、时限性、针对性、灵活性和严谨性。

四、演讲和学术报告在健康教育中的地位和作用

演讲是信息传播中一种常用的手段，其优点在于简便、易行，演讲者一个人可以同时面对众多的听众，对场地、器械的要求不严，因而成为健康教育中一种常用的方法。公众演讲是人类交流思想、传递知识的有效方式之一，也是中国健康教育工作中广泛采用的一种宣传教育形式。鉴于广大人民群众对医疗卫生保健人员的尊重和信赖，对健康信息的渴求以及习惯于听课讲授的学习方式，演讲和学术报告作为一条经济而有效的健康传播途径，只要演讲得法就能收到很好的效果。

演讲和学术报告在健康教育中起着积极的作用。虽然都是面对听众发表讲话，但内容的侧重点不同，其作用表现在：

1. 通过演讲使原本同意演讲者观点的听众更加赞同，使原来对演讲内容一无所知或知之不多的听众知晓并赞同所宣扬的观点，使原来不同意演讲者观点的听众改变他们的认识。

2. 学术报告以深刻的论证，严密的科学性和逻辑推理，独特的见解，严谨的语言风格为特点，是传播健康信息、交流学术成果的最好手段之一，是适应时代科学发展步伐的一种学术传播方式。

第二节 健康教育演讲技巧

演讲是在一定的场合，面对广大听众，运用有声语言和态势语言，将事前构成的有组织、有系统的题材陈述出来，以求达到预期目的的语言表达艺术。一次成功的演讲，体现为一种美的吸引力和语言的感染力，这是演讲者与听众之间心灵上的共鸣。健康教育演讲技巧包括演讲前的准备、开场白和结束语技巧、有声语言表达、态势语言表达、临场控制、背稿和用稿技巧等。

一、演讲前的准备

好的开头是成功的一半。只有做好了充分的准备，"胸有成竹"，演讲才能成功。因此，演讲前必须做好以下准备：

1. 收集演讲材料　演讲的第一步是给演讲选个好题目，然后围绕主题广泛收集材料，如本人的亲身经历、真人真事、听众已经相信的事实、听众的经验，审视收集的材料，去粗存精。

2. 了解听众　演讲者要明确演讲的目的和预期效果，不仅取决于所讲内容和表达的方式，而且与听众密切相关。因此，必须了解听众，包括：他们是谁？他们的背景如何？为什么来听演讲？他们有什么需求？他们对将要演讲的主题了解多少？在演讲中或演讲后他们可能会提出哪些问题？等。对听众了解得越详细、越深刻，演讲就越有针对性，成功的把握性就越大。

3. 演讲稿准备　写作一篇好的演讲稿要注意编列提纲，包括题目、中心论点、分论点、事实材料和参考材料、结构和过渡、开头和结尾。还应考虑演讲对象的特点，如面对的是普通老百姓，需用通俗生动、质朴无华的语言；面对的是知识分子，需注意学术性与现实性的统一，语言幽默风趣等。只有写好讲稿才能做到演讲时有备无患，有的放矢。

4. 辅助教具准备　辅助教具是指配合演讲而使用的仪器和教学材料，如幻灯片、投影仪、幻灯机、多媒体等。演讲者常常借用辅助教具，更形象、更生动地表达演讲的主题，为听众提供足够的时间去接受新的信息，加深印象，增强演讲的效果。演讲时应根据演讲内容、演讲场地的条件和听众的特征合理选用。

5. 衣着和心理准备　演讲者衣着应整洁大方、庄重朴素、色彩和谐，与演讲的内容相辅相成；要有必胜的信心，勇气十足，精神饱满；对演讲时间做有效安排，如演讲的时间不宜过长，较长的演讲尤其是学术性演讲，需要安排适当的休息时间或者穿插生动活泼的对话形式延长听众的注意力时间；只有这样，才会使演讲备受欢迎。

二、演讲的礼仪

美的仪表，好的举止，是社会交际的一个必要条件，也是演讲活动的客观需要，演讲者讲究举止和礼仪，能获得听众的敬重，有助于吸引听众，增强和提高演讲的效果。

(一)仪表

1. 服装 演讲者的服装与演讲的内容应该构成一体,成为演讲者气质、风格的外在表现。演讲者应该注意自己的穿着,但这并不是说要求演讲者必须西装革履,衣冠楚楚,而是要讲究着装的整洁、合体、朴素、大方,符合职业特点,着装打扮特别要讲究适度,要给人以自然得体的印象,切忌衣冠不整或珠光宝气,因为过分张扬的服饰只会分散听众的注意力。

2. 颜面 演讲者要以堂堂的仪表,潇洒的风度,焕发的精神给听众留下美好的印象。面部是仪表的中心,也需要修饰,如男性演讲者要刮胡子、理发,女性演讲者则要薄施淡妆,但千万不能浓妆艳抹。

(二)礼仪

礼仪不但表达了演讲者的精神状态,同时也是演讲者内在修养的集中体现,不可忽视。下面介绍演讲过程中的几种礼仪:

1. 步入会场时的举止和礼仪 当演讲者进入会场时,应始终面带诚恳的微笑,态度谦和,落落大方,给听众留下和蔼可亲、潇洒自如的印象;行进途中,演讲者应该用眼睛余光望着听众,步履稳健地径直朝前走到安排的座位为止,坐下后要坐姿端正,最好稳坐静思,给人以沉稳谦和的印象;不要一进会场就左顾右盼、东张西望,以免显得轻佻,有失庄重;也不要躲躲闪闪,畏缩、扭捏作态,或装腔作势,高傲轻慢,给听众造成不良的印象。

2. 登上演讲台时的礼仪 当演讲者走上演讲台时,要先向主持人点头致谢,然后步伐稳健,目视前方地走上讲台。站稳后,先用目光迅速扫视全场,与听众做一次目光交流,再以诚恳谦和的态度向听众敬礼,神态稍定,即可开始演讲。

3. 演讲中的礼仪 演讲时,演讲者应站在离麦克风合适的距离处,不可太近,也不能太远。太近,传出去的声音有些失真,有时连演讲者呼吸的声音都会传出去;太远,声音太小,听众听不清楚。站立时要挺直、自然,女士最好是以"丁"字步站立,男士最好以"八"字步站立,手不要放在背后,不作动作时可以自然垂下。演讲时目光要扫视全场,不要只盯着一部分听众,更不能抬头看天花板或是面对墙壁,这样不利于听众交流,也是对听众的失礼。

4. 演讲结束时的礼仪 当演讲完毕,应感谢听众,可以说"谢谢大家",并向听众致礼,要向主持人和主席台致意。走下台时,不要匆忙慌张,要像走上台时一样轻松自如,稳重大方。

(三)避免不良的演讲举止

1. 竭力装得严谨而显得过分严肃 演讲时自始至终面部紧绷,表情单一阴沉,而且缺乏适当的手势配合。这种演讲显然不能给听众以轻松愉快的感受,只会使人感到压抑、憋气。

2. 故意模仿别人的动作 不自然、不得体,矫揉造作,生搬硬套名人的动作和语言,令听众大倒胃口。

3. 不礼貌的动作 如挠头、抓耳,有意无意用两手摆平衣服,玩弄发辫、纽扣、指头,一只腿在地上不停地颤动等。

三、有声语言表达技巧

演讲的语言不仅要阐明演讲者的见解和主张,而且还要在听众的心中引起共鸣。因此,要求演讲者吸收、借鉴各种语言表演艺术、各种语言表达形式的长处和特点,使语言与内容和谐统一,巧妙地利用有声语言的魅力,以声带情,声情并茂,达到演讲的目的。

(一)演讲语言的要领

一般而言,演讲要引起听众的强烈共鸣,其语言须具备以下5个条件:

1. 演讲语言必须准确　演讲中的语言选词造句要适当,能够准确地阐述事物,确切地表情达意。当演讲者面对成百上千的听众时,倘若词不达意,缺乏科学性,可能没讲一半,听众就会离开会场了。

2. 演讲语言要平易通俗　演讲是讲给一定对象听的,如果语言深奥、故弄玄虚,听众听不明白,必然影响信息的传递和思想的交流,演讲也就失去了原有的意义和价值。即使是专业性很强的学术演讲,如果过多晦涩、难懂的语言,无论谁都不会喜欢听。当然,平易通俗绝非浅薄庸俗,而要浅中见深,平中见奇,用浅显易懂的语言,表达深刻的道理。要做到语言既有科学性又有通俗性,必须注意以下两点:

(1)多用口语化语言:演讲语言具有口语化的特点,因此,要尽量多用通俗易懂的常用词;多用音节清晰、语调铿锵、不生歧义的词;多用成语、俗语和谚语等听众喜闻乐见的精辟易懂的语言;适当运用富有生气和活力的新词语,说起来上口,听起来悦耳,具有一定的美感。只有这样才能贴近听众,保证演讲获得成效。

(2)要在推敲锤炼上下功夫:语言平易通俗是为了让听众借助浅显平易的语言,领会演讲者寓于其中的丰富的内容、深刻的思想和道理。历史上许多著名的演讲家留下的脍炙人口的演讲名篇,都思想渊博,见解精辟,言词通俗易懂,正是他们深思熟虑、反复推敲的结果。

3. 演讲语言要精练　演讲语言应简洁明了,言简意赅,用最短的时间说明最重要的道理,用最少的语言传递尽量多的信息。

4. 演讲语言表达要适宜　要使演讲获得成功,需要充分利用各种语言技巧,注意演讲中的语音、语速和语调等。语言,或简洁明晰,或委婉含蓄,或高雅精致,或通俗易懂,或幽默风趣,或热情澎湃,都要适合演讲内容和形式;当演讲高潮时,音色应明亮些,速度也相应变快些;而当演讲低潮时,音色深沉些,速度平稳些。演讲语言既需要交谈式的平易亲切,也需要朗诵般的圆润动听;既需要论辩时雄辩的逻辑力量,也需要相声般的幽默风趣;既需要讲课、作报告式的条分缕析,也需要说评书般的跌宕起伏,以此来丰富和加强演讲的语言表现力。

(1)语音:演讲者必须做到发音正确、清晰、声音洪亮自然,讲话要让所有的听众听到,但也要适度,不能成为声嘶力竭的呐喊。

(2)语调:语调变化是指说话时声音的高低和轻重的变化,对于表达的思想感情具有非常重要的作用,还可以造成声音的多样化,使听众乐于接受。演讲要有激情,而激情常常靠音调抑扬顿挫、起伏多变表达出来,通过语调的变化来强调重点,突出主题。语调主要有以下两种运用技巧：①语调的升降变化：一般来说，高音为升调，即句子语调由低到高，句尾发音往往最高，一般用于疑问句；低音为降调，即句子由高到低，句尾发音往往最低，一般用于陈述句、祈使句和感叹句；②语调的轻重变化：一般情况下所发出的声音为常音；而为了突出某个意思，把某些词、句，甚至段的音量加大，讲得重些，是重音；为表情达意和创造特殊表达效果的需要，把话讲得轻一些，音量小一些则为轻音。重音可分为语法重音和逻辑重音两种。语法重音一般不表示特殊的思想感情，逻辑重音是根据说话的目的和表情达意的需要，有意为之的，在演讲中需要利用轻重音的变化来有效地传达情意，突出表现某种思想感情。

（3）语速：演讲以语言节奏快慢表现不同的感情变化。如果演讲中语速保持一个速度，一个节奏，会令听众感到枯燥呆板，索然无味。演讲中的语速有以下几种：①正常语速：当表达一般的内容时，语速要适中，既不要太快，也不要太慢；②加速：当要表达热烈、兴奋、激动、愤怒、呼吁等思想感情时，出言吐语就要快些；③减速：当内容涉及极为严肃的事情，想要给人一种深深警醒、撞击心灵的作用时；当表达怀念、悲伤、失望等思想感情，需要唤起听众注意时；有关数字或统计、人名或地名的交代之处；演讲者在自己的讲述中欲作特别强调时；故意设置疑问引人思考之时，都需要减慢语速，给听众一定的思考时间。但只有语速适宜，快慢有致、才能有效地传达情意，让听众感到优美悦耳，否则演讲速度过快，听众没有足够的时间接纳新的信息，而演讲速度太慢，则易使听众昏昏欲睡。因此，演讲者应具备控制演讲速度的能力。

（4）吐字清晰：演讲者的口齿要清楚，吐字清晰，不要含糊不清。

（5）停顿：演讲者要学会控制演讲的节奏，以节奏的变化表现不同情感的变化，必要时可使用停顿（一句话、一段话中，演讲者有意换气或进行长短不等的时间间隔），它既是人的生理上的需要（说话时需要换气），同时，也是表达思想感情的需要。主要包括：①自然停顿，即词语或句子间的自然间隔；②文法停顿，即讲稿中出现停顿符号，如：逗号，句号，问号，感叹号等时，需要有一定的停顿；③修辞停顿，即由于某种修辞效果的需要而作的停顿。但停顿的时间不要过长，同时应注意停顿时切忌有"啊""吧""啦""哈"等语病。

5. 善用修辞　成功的演讲，不但需要丰富的知识，而且还需要调动丰富多彩的语文词汇，准确、鲜明、生动地把自己的思想感情更加全面地表达出来，需要运用各种语体，研究不同的语言风格。演讲中运用各种修辞方法，目的在于使语言表达得准确、鲜明、生动、活泼，避免因语言平淡无奇、晦涩沉闷而使听众感到索然无味、昏昏欲睡。修辞方法，如比喻、排比、递进、夸张、感叹、引用、幽默、反语、双关、重复、对照和呼语等，都可以运用于演讲之中，增强表达和交际效果。

健康教育演讲中常用的几种修辞技巧：

（1）运用比喻：是演讲中常用的一种重要的修辞方法。一个精彩的比喻，可以使抽象的概念形象化，深奥的道理浅显化，复杂的事物简单化，令听众觉得妙趣横生，耐人寻味。例如，在人体构造和功能的演讲中，把肝比作"人体化工厂"，把心脏比作时刻不停做功的"水泵"等。

（2）运用排比：连用3个以上的、结构相同或相似、意义相关、语气一致的词组组成的一句话或一段话排列在一起叫排比性语言。排比方法，形式整齐，能增强语言的节奏感和旋律美，造成强有力的语势。用它来说理和叙事，能使论述细密严谨；可使事物集中完整。例如，在健康行为的演讲中，"站如松，坐如钟，卧如弓，行如风"是中国人民大众对健康体态的最简洁的描述，把一个健康的行为姿态活脱脱地烙在听众的脑海中。

（3）运用设问和反问：设问是自问自答，反问则问而不答，它们都是"明知故问"。演讲中使用设问和反问，可以突出和强调某个观念，引起听众的注意力，促使他们考虑演讲强调的观点。在运用设问和反问方法时，应当注意所问的问题要非常清楚，演讲者对所问的问题要有明确的答案，切不可似是而非。

（4）运用重复性语言：重复是演讲中最简单、最有效的强调方式。在演讲中遇到以下情况需要运用重复技巧：①演讲的话题远远超出了听众所预期的内容，需要对重点内容作必要的重复，以加深理解和印象，常用于学术性演讲中；②演讲者的话题与听众的观点矛盾时，通过重复让听众加深印象，转变观念，常用于演讲健康观念时；③听众对演讲内容不感兴趣或感到疲倦时，演讲者应压缩、调整演讲内容。

（5）运用谚语：谚语是流传在民间对自然现象或社会生活等方面有教育意义的固定语，运用得当时会为演讲增光添彩。例如，在演讲心理调节方式中适时地使用"笑口常开、精神常在"，在体格锻炼有利健康的演讲中运用"饭后百步走，活到九十九"等脍炙人口的谚语，将为演讲增辉。

（6）运用幽默性语言：幽默是一门艺术，就像语言中的润滑剂，能调节现场听众的情绪和演讲者和听众的关系，活跃演讲气氛。在健康教育演讲或报告时，适时而有分寸的几句幽默语，能使满场兴奋，增强演讲的吸引力。

（二）成功运用语言技巧的前提

1. **鼓起勇气**　演讲既不是一门闭锁的艺术，也不是大多数人所想象的那般困难。要想获得信心、勇气以及能力，以便在演讲时能够冷静而清晰地思考，任何人只要有想要做的强烈欲望，都可以发挥出其潜在的能力。

2. **不忘目标**　当明确清楚自己的目标是成为优秀的演讲者，传授知识的讲授者或健康知识的传播者，就应该尽最大努力去培养自己的演讲和表述能力，自然会获得成功。

3. **立下决心**　当演讲者把目标定在增加信心和做有效交谈上，就要保持一种积极乐观的态度，把做好演讲的决心印记在每个词句和每项行动上，并积极努力去培养这种能力。

掌握语言的技巧绝非一日之功，它要求演讲者在成功运用技巧的前提下，要掌握口语表达时的要领。

四、开场白和结束语表达技巧

（一）引人入胜的开场白技巧

俗话说，万事开头难。演讲开头要想吸引人，必须直接从问题的实质或从能引人入胜的事物开始，一开口就抓住听众的心，让其自始至终都随着演讲者的思维转动，演讲才能获得成功。

演讲的开场白,是演讲者和听众之间沟通的第一座桥梁。成功的演讲一开始就要吸引听众的注意力,并为后面的演讲内容做好铺垫。一般而言,一次活动开始时的2~3分钟是人思想最集中、最为注意的时候,因此,应精心设计开场白,力求以最快的速度吸引听众,把听众带入一个求知的世界。开场白的方式多种多样,如提问式、新闻式、赞扬式、幽默式、悬念式和忠告式等,以下介绍4种常用的演讲开头的小技巧。

1. 提问式开场白　以提问开场是最常见的演讲开头方式。

(1) 设问式开场白:设问式的关键在这个"问"上。演讲一开始马上提出一个问题或几个问题。一般情况下,听众本打算洗耳恭听的,可演讲者一开口就提出几个问题给听众,听众的本能反应就是调动自己的脑细胞,寻找所提问题的答案。设问式开场白能使听众一下子从被动变为主动,本来是听者,被动接受信息;当被问后,"?"迫使听者陷入沉思,加速求解,使听众的思维与演讲的内容成功对接,听众的心被抓住了。同时,带着问题听演讲,将大大增加他们对演讲内容认识的深度和广度。例如:用"什么叫作非典型肺炎?"、"它与一般肺炎有什么不同?"的设问来抓住听众的心理,很容易使在场的听众产生浓厚的兴趣。

(2) 反问式开场白:反问即只问不答,演讲一开始先反问听众,不做解答,从而将演讲引向深入,让听众始终围绕演讲者的思路转动。如在"吸烟与健康"命题的演讲会中,如果以"常言道,饭后一支烟,赛过活神仙。吸烟真是一种人生享受吗?"为开始语,无疑会比平铺直叙地道出:"同志们,让我们一起来探讨一下吸烟的危害……"更能吸引听众的注意力,激发听者的兴趣。

2. 悬念式开场白　人的本性决定人们具有好奇心,对于未知的东西有探索求知的冲动。如果需要,可以在演讲中设置悬念,以便引起听众的注意,激起听众的兴趣,调动听众的情绪。在演讲的开头用悬念来吸引听众,是一个很有效地抓住听众心理的手段,悬念一般分为实物悬念和语言悬念两种类型。

(1) 实物悬念:即实物式开场白,又叫"道具式开场白",在开讲之前先展示某些实物,给听众以新鲜、形象的感觉,引起他们的注意。利用道具设置的悬念,用一件或几件实物的展示来抓住听众的心理,勾起听众的好奇心。但必须注意,所展示的实物必须与演讲的主题相关,同时还要非同寻常。

(2) 语言悬念:就是演讲者在演讲的一开头就语出惊人,用问题、事件等设置悬念,引起听众对某一事态发展或某一人物命运变化的密切关注,调动听众的想象、思维,在蕴蓄一段时间后再作解答,使听众从质疑、释疑中受到启迪,产生一种出奇制胜的效果。

如一位身强力壮的男士在一次演讲中第一句话就说:"昨天我险些送了命。"此言一出,在场的听众大吃一惊,急欲知道这是怎么一回事。接着他讲解了昨天所遇到的一起交通事故,很自然地开始了关于"防止意外伤害"的演讲。

3. 新闻式开场白　一开场就发布一条引人注目的新闻,以引起全场听众的高度注意。例如,在1991年世界卫生日主题活动中一篇演讲的开头:"据世界卫生组织公布的资料,在1988年,全世界发生了74次大洪水,5次龙卷风,11次飓风,34次巨大暴风雨,17次地震,18次旱灾,162次重大事故。每一次这类现象都给人民带来重大的灾难。难道我们不能做到居安思危,有备无患,防备意外灾害吗?"一连串确凿的数据的提出,告示人们自然灾害和人为灾害的严重性，吸引着人们的注意，引起人们的关切，并自然而巧妙地引出了演讲主题。运用这种方法开场要注意两点：一是新闻必须真实可靠，切不可故弄玄虚。二是事件要新，不能用早已过时的"旧闻"充当新闻，失去新意。

4."套近乎"式开场白　演讲者根据听众的社会阅历，兴趣爱好，思想感情等方面的特点，描述自己的一段生活经历或遇到的问题，甚至讲自己的烦恼和喜乐，这样容易造成一种"表同效应"，给听众一种亲切感，使他们自然而然地把演讲者当成"自家人"，从而缩短双方的感情距离。

虽然讲究演讲的开头是重要的，但不是公式化的，在健康教育演讲工作中应根据现实情况灵活地安排。

（二）恰到好处的结束语技巧

演讲的结束语是演讲走向成功的最后一步，是给听众留下的一个"最后印象"。要使结束语恰到好处，应注意见好就收。好的演讲最重要的不在于篇幅的长短，而在于点到即止，不要随兴所至，任意发挥。过渡要自然，毫无唐突之感，结尾词句简明有力，重点突出。好的结尾虽然已经停止，但余音绕梁，令人难以忘怀。如何在最佳时刻给听众留下深刻的印象？对于学术性的健康教育演讲来说，好的结尾要明确简要地做出结论，告诉听众今天重点讲了些什么，同时要明确地指明今后行动的方向，做到"收尾有力，回味无穷"。

演讲的结束语有多种形式，健康教育演讲常用的有：

1. 鼓动和号召的方式　演讲者利用感情激昂、动人心弦的语言对听众的理智和情感进行号召，并指明具体的行动方向来结束演讲。"让我们一起为保护儿童健康而努力吧！"以诚恳的呼吁使听众感染和共鸣。又如"吸烟与健康"演讲的结尾"能否与香烟一刀两断，实际上是对吸烟者意志的考验。我们完全有理由相信，人类由于科学文化落后而逐渐形成的吸烟陋习，必将随着科学文化的普及与发展而得到纠正。青年朋友们，为了家人的健康，为了孩子们的健康，也为了你自己，让我们一起加入戒烟者的行列！"就有强烈的鼓动性。

2. 借用名人的话或诗歌的方式　演讲者可以借用一些名人的话或诗歌来结束演讲。这种结束语可以借助于"权威效应"把演讲推向高潮，给演讲者的思想观点提供有力的证明。

3. 提出希望和忠告的方式　例如，可以在"吸烟与健康"演讲中，用"青少年朋友们，你们的健康和才智是祖国未来的希望，为了祖国，为了你和他人的健康，不要再吸烟了！"，用真诚的希望结束演讲；"抵御耐药性：今天不采取行动，明天就无药可用"，用忠告结束演讲。

4. 幽默式　幽默在演讲中有重要的作用，它可以帮助演讲人委婉地表达自己的意见，巧妙地解除窘境，善意地说服别人。演讲者以幽默诙谐的语言来结束演讲，为演讲增加欢声笑语，给听众留下愉快而深刻的回忆。

5. 总结的方式　在演讲即将结束时，有必要再说一遍演讲的主题和目的，以便于加强听众对演讲的综合性理解和记忆。结尾要点包括点明主题和全文要点；要词句简练，意思明确。

无论以何种方式结束演讲都必须遵循以下原则：①收拢全篇，揭示主题，使演讲内容前后呼应，做到内容与形式统一；②铿锵有力，富有鼓动性；③简洁明快，耐人寻味；④表达新颖，不落俗套。杜绝用下列陈词滥调来结束演讲，如："由于水平有限，准备又不充分，讲得不好请大家原谅。""讲得不好，浪费大家许多宝贵时间，实在抱歉！"等。

结尾往往是全篇演讲的高潮，为了加强演讲的鼓动性、说服力，使演说更富于感染力，态势语言的运用必不可少（详见本节态势语言表达技巧）。

五、态势语言表达技巧

态势语言是指在一定程度表达思想和感情的姿态、手势、表情、眼神和动作等体语。态势语言表达技巧就是指演讲者通过姿态、手势、眼神、表情等非语言因素传递信息的一种方法。它是有声语言的必要补充，如果运用得好，能使演讲充满活力，增强演讲效果。听众往往从演讲者的一个微笑，一种手势，乃至他的目光中悟出许多弦外之音。在演讲中通过运用适度、得体的态势辅助语言，可以使听众产生兴奋，引起感情的共鸣。演讲者的仪表、姿态、神情、动作，不但可以给听众以视觉形象，反映演讲者的修养气质，而且可以借助某些神态、动作的配合，直接表达某种思想感情。因此在演讲过程中要注意恰当地利用态势传情。

态势语言表达技巧有多种，在健康教育演讲中主要包括姿势、手势、眼神运用和面部表情等。

（一）姿势

培养自然、真诚的台风和富于魅力的个性，要注意保持良好的姿态，即演讲者不要紧张，自然站立，站直且重心要稳，切忌驼背、耸肩、摇头晃脑、望天、低头、脚交叉站立等。

（二）手势

在演讲中，演讲者往往用手势来强调或描述某个观点或某种事物，其双手的运动可以非常鲜明地表达演讲者的意向。如双手微微颤动地前伸并向外展开，是一种强烈表达愿望的方式，它使演讲者和听众之间形成的鸿沟能搭起一座桥梁，从而使听众尽可能地理解其意，并进入演讲者的"思想境界"。又如，在讲话中以伸直的食指向上有节奏的挥动，则意味着讲话人强调某一问题或事物有待讨论，借以引起人们的注意。手势的沟通功能可分为 3 种：①情绪性。当愤怒时握拳，兴奋时鼓掌，为难时搓手，痛苦时捶胸。②指示性。如招之即来，挥之即去。③描述性。如张臂画圈表示大范围，缩指画圈表示小范围，依次屈曲拇指、示指、中指等表示列举事实。恰当地运用手势，会增强传出信息的清晰性，增强表达思想感情时的感染力。但手势一定要用得合适、自然，切忌把手势始终固定在某个位置上，也要避免连续用手势，否则，就像表演一样滑稽。

（三）眼神运用

眼睛是心灵的窗口，反映人的喜、怒、哀、乐之情。不同的眼神，给人以不同的印象：如正视表示庄重，斜视表示轻蔑，仰视表示凝思高傲，俯视表示羞涩、胆怯，左顾右盼显得心慌意乱。演讲者在运用有声语言传递信息的同时，也自然要通过自己的眼神，把内心的激情、学识、品德、审美情趣等传递给听众。一般而言，眼神主要用于表示对听众的友好、重视和关注。当演讲者集中精力阐述某一问题时，往往把目光移开听众，而在了解听众反应时，却不时和听众保持对视；态度坚定，两眼炯炯有神是良好的结尾态势语言的特点；当听众注意听讲时，双目直视演讲者，而当对演讲不感兴趣时，双目会左顾右盼等，健康教育演讲者，应注意观察听众的眼神，可以了解他们的心理活动和情绪，把握讲话的分寸。一个成功的演讲者一定要了解千姿百态的目光语，其眼神变化要与演讲内容的发展和自己情绪的变化相协调。

健康教育演讲者学会自如地运用眼神需要一定的技巧，常用的有以下4种：

1．前视法　指视线平直向前流转，统摄全场听众的方法。视线的落点一般应放在最后一排的头顶部位。这样的视线，可使听众感到演讲者的指向性，也有利于演讲者保持端正优美的身姿。

2．点视法　指把视线集中到某一点或某一局部听众，即有重点、有选择地注视。运用这种眼神，可对专心致志的热心听众表示赞许和感谢；对想询问和有困难的听众给予支持和鼓励；对影响现场秩序或不注意听讲的听众进行制止和提醒。

3．环视法　指有节奏地或周期性地环顾全场听众的方法。其目的主要在于掌握整个演讲现场动态，照顾全场，统率全局。通过与听众保持目光接触，增强感情联络。但要注意环顾面，不可忽视任何角落的听众。

4．虚视法　指运用一种并非完全指向性目光的方法，即"眼中无听众，心中有听众"。运用这种方法要睁大眼睛面向全场听众，让听众觉得演讲者在注视他们。演讲中用这种方法来消除演讲者的怯场心理是很有效的。

（四）面部表情

面部表情由脸面的颜色、光泽、形状、肌肉的收缩与舒展、脸面纹路的不同组合而构成，灵敏地表达出演讲者的喜、怒、哀、乐等复杂变化的内心世界。如眉飞色舞是喜，切齿圆睁是怒，蹙额锁眉是哀，笑逐颜开是乐。同样是笑，微笑、憨笑、苦笑、奸笑在嘴、唇、眉、眼和脸部肌肉等方面都表现出许多细微而复杂的差别。健康教育演讲者要善于观察、体会面部表情的各种细微差别，并且要善于灵活地驾驭自己的面部表情，使面部表情能更好地辅助和强化口语表达。以微笑待人，和蔼亲切，平易近人，而避免呆滞麻木、傲慢、讥讽、油滑和沮丧的表情，解除演讲者和听众沟通中的生疏紧张，更有效地传递信息，交流感情。

六、临场控制技巧

在演讲的过程中，随时会出现各种意外的情况，影响演讲的正常进行。如耽误了上演讲台的时间，即使是备稿演讲，在演讲中也难免会出现说错话、卡壳，或出现一些预想不到的失误，由此而带来哄场或冷场。对这些情况，演讲者一定要有心理准备，必须具备现场应变的能力，做到处变不惊，机智灵活，应变自如，用这种方法使自己摆脱困境，避免尴尬的场面出现，力争主动控制演讲现场。如何处理演讲过程中突发的意外情况，需要一定的应变技巧。

（一）演讲时间临时改变

当演讲时间临时改变时，演讲者应本着对自己演讲内容的充分准备，做到提前讲不心慌意乱，当上台迟到，要争取时间，长话短说，推后讲不心灰意冷，时间延长不失其严谨，时

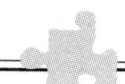

间缩短不丢其精华。

（二）演讲中忘记演讲词

演讲者要面对众多听众，紧张是在所难免的，尤其是初次登台的新手，一看到台下的听众就开始冒汗，说起话来声音发颤。紧张造成的一个常见的结果就是讲着讲着，把下面的词给忘了，感觉词儿好像就在嘴边儿上，却说什么也想不起来。如果演讲中间突然忘了词或出现"卡壳"，应保持冷静的头脑，要稳住心神，不能有抓耳挠腮等有损风度的小动作，绝不能因自己忘了演讲词而使演讲停下来，应随机应变，面带微笑，采取一些巧妙的手段帮助恢复记忆，如向听众提问，重复演说的前一句，抛弃忘记的内容，接着讲后面记住的内容等，如果头脑里的语言系统完全乱了，要立即减慢语速，重新组织表达。

（三）演讲时听众过少

当听众过少时，应做到人多人少一个样，内容不减，感情不抑，情绪不低，认真地讲到底。

（四）演讲会场出现混乱

演讲顺利进行的一个外在条件是场合安静或相对比较安静。有时候，这种外部条件只能由演讲者自己在演讲进行中去创造。由于演讲的听众一般较多，因此出现局面上的混乱是难免的。演讲者一定要善于以特殊的方式吸引听众的注意力，使会场平静下来。演讲进行中所出现的嘈杂不静，大多数由两种情况造成：一种是演讲者博得听众欢迎，会场洋溢着热烈气氛的时候；另一种是演讲本身不吸引听众，演讲者没有赢得听众理解尊重的时候。如果出现前一种情况，演讲者只需停顿下来做出适宜的示意性表情即可，待基本静下来再继续讲下去。如果出现后一种情况，演讲者应该当即做出准确判断，紧急应用设置悬念、有意停顿、变换语调、调整语速、诱导转变等方法，将不利的气氛转变为有利的氛围。

（五）面对听众提问

在演讲中或演讲后，演讲内容若能引起听众的兴趣，回答问题则是必不可少的一部分。演讲者对听众的提问，首先要全神贯注地听，不管提的是什么问题，都要仔细分析，让人家说完，若有疑问，则要请提问者再重复一遍；然后用积极的态度，考虑到提问者的背景和知识层次，知识结构，耐心解答听众的每一个问题。此外，在回答问题时，要预见、分析还有哪些潜在的问题会提出来，要准备足够的资料，推理过程要严密，不要有漏洞。

（六）面对听众刁难

在演讲中有时会出现鼓倒掌的情况，需及时分析原因。如果是由于自己在演讲时不慎说错了话，念错了字或体态动作失调，不要惊惶失措，只需迅速地或一次性更正就行了，这样才不会破坏演讲的连贯性和整体性；如果是有人故意刁难，别有用心地提问或有意出难题，则可以从容滑过，沉着地继续演讲下去；也可以针锋相对地予以反驳，但应讲究方法，注意措辞，不要板起面孔教训人。倘若听众观点与演讲者观点相悖，听众产生心理逆反，引起抵触情绪，演讲者切不可当众强硬批驳，以免形成僵持局面，应以相容的态度，运用诱导转变的方法，缓解矛盾，给持不同观点的听众体面地下台阶。

总之，对于演讲中出现的突发意外情况，要能泰然处之，采取适当的补救方法，灵活自如地处理好，有效地驾驭现场气氛，使听众的情绪、注意力高度集中，以保证演讲的顺利进行。

七、背稿用稿技巧

（一）深刻思考基础上正确科学地记忆

演讲前必须熟悉演讲稿，但不能只顾记忆而轻视思考，演讲并非背诵，背诵往往会忽视对演讲内容的推敲和再认识，即使顺利地把讲稿背下来，也只能给听众一种呆板平淡的感觉，不能使听众受到应有的感染和教育。只有条理清楚、深刻的思考，才能够产生条理深刻的表达。演讲的内容只有经过深思熟虑，达到烂熟于心，才能把演讲完成好。所以，熟记演讲词，必须在深刻思考的基础上进行正确而科学的记忆，其记忆方法主要有提纲挈领法，高声朗读法，形象记忆法等。

（二）反复试讲是演讲者不断将演讲内容外化修订的关键

在熟悉演讲词的基础上要反复进行试讲。反复试讲，不仅可以使演讲中暴露出来的问题得到有效的克服和改正，还可以使演讲内容得到加深和巩固，较快地提高演讲水平，使演讲获得成功。

（三）记稿不宜照本宣科

讲稿是为演讲准备的，但演讲时却不宜照本宣科。照本宣科会使演讲枯燥无味，缺乏演讲者与听众之间以目光等非语言形式的情感交流，因而也不易打动人心。演讲者在演讲前反复熟读，思考和记忆自己的讲稿内容，做好充分的准备，上台后就可能胸有成竹，一气呵成。为了避免遗忘或慎重起见，可根据自己的讲稿内容，作摘记卡片或讲话提纲备用。

八、演讲中常见的问题

1. 演讲者登场时衣冠不整，无精打采。
2. 死背演说稿，不留联想余地。
3. 准备不足、紧张，演讲时嗯嗯呀呀，语意不明或演讲语音含混不清，要点散漫，没有条理。
4. 不适当的谦虚语言，如"我第一次演讲，讲不好，请大家原谅……""我事先没有做好准备"等。
5. 演讲冗长、引用的事例陈旧，没新鲜感、时代感，演讲语调、语速平板单调、乏味。
6. 不考虑演讲对象，对听众的呼声充耳不闻，对听众的反应视而不见，我行我素等。
7. 滥用身体语言，动作做作夸张或习惯性词语和小动作。有些人讲话，爱带一些习惯性语病，如"这个……这个……""对吧……对吧……"有的人还有一些习惯性小动作，如梳理头发，摸眼镜，扯衣角等。
8. 使用过多专业术语或生僻词句。
9. 用命令指责的口气，例如，"你们应该……""你们不该……"。
10. 结束语对全文的要点面面俱到，啰啰嗦嗦，没完没了落于俗套，或者空喊口号，不能前后呼应，偏离演讲主题。

要成为经验丰富的演讲者，必须不断地克服不良习惯，不断地完善自己，总结演讲的经验教训，提高演讲的技巧，丰富演讲知识。

第三节 健康教育学术报告技巧

健康教育学术报告的内容丰富，专业性和实践性强。要使健康教育学术报告达到理想的效果，报告者除具备专业知识和必要的演讲技巧外，还需运用各种现代化教学手段，使听众所学的知识形象化，从而增强他们对理论与概念的认识和理解。

一、健康教育学术报告者应具备的能力

1. 坚实的专业知识　掌握有关健康教育与健康促进的基本理论和方法，熟悉或了解临床医学、预防医学、行为科学、心理学、传播学、社会学、教育学等相关学科的有关知识、技术和方法。

2. 正确的观念和坚定的信念　怀着为维护和促进健康，倡导健康生活方式的理念，所讲授内容观点一定要明确。

3. 通过语言与听众交流的能力　即掌握语言艺术，如口语表达的规律和运用能力，收集反馈信息的能力等。

4. 较强的教学能力　如教学前的准备、教学内容的组织、学术报告和教学课件的制作、不同教学方法的运用，善于使用辅助教具、教学效果的评估等。

5. 组织和协调能力　如与学术报告承办单位和组织者进行沟通的能力、控制场面的能力等。

二、健康教育学术报告中现代化教学方法的运用

在健康教育学术报告的过程中熟练地运用现代化教学（电化教学）手段，是健康教育工作者的必备基本功。电化教学的三要素是人（传播者和受传者）、机（电教设备）和教学信息（各种讲授软件），正确地处理好各因素之间的关系，使它们最优化地结合起来，充分发挥电化教学手段的作用，能提高健康教育学术报告的效率。

（一）运用现代化教学方法的原则

健康教育电化教学是运用现代化教学手段，有目的地向受传者传递信息过程中采用的教学方式，在提高教学效率和教学质量方面有着重要的作用。开展健康教育电化教学必须按照教学规律，体现电化教学的特点，合理地选择和运用各种电教媒体，并遵循以下基本原则。

1. 明确教学目的　在进行电化教学前，讲授者应明确健康教育教学目的和教学对象，认真分析教学内容，根据内容的特点和要求，如讲授是要解决重点、难点问题，还是要扩大知识面，是激发工作兴趣、调动积极性，还是要培养技能技巧，或是要加深受传者对抽象原理的理解等，选择和运用不同的电教媒体，达到科学、合理、有序地完成传授过程，获得最优的教学效果。

2. 直观性和抽象性相结合　健康教育教学中有许多直观性教学内容，但也有不少是抽

第十三章　健康教育演讲技巧和学术报告技巧

象内容，受传者有时较难理解。电化教学是以形象而直观为特点，使被感知的事物具体化、形象化，有助于受传者理解和记忆。

3. 传授者的主导作用和受传者主体作用相结合　教与学是教学过程中相互作用的双边活动。健康教育传授者（报告人、授课人）主要通过选择媒体、设计教案，结合讲授内容的要求编制投影胶片、多媒体幻灯片、动画或者视听教材，优化传授信息的传递过程。使用电教手段，为受传者提供丰富的视听信息，便于他们感知所学材料，重要的是讲授者要引导受传者把视听和思考密切结合起来，全面深刻理解所学知识。

4. 教学性、科学性、技术性和艺术性相结合　电教教材（如光盘、幻灯和课件等）是教学信息的载体，其选题、设计和制作要体现教学性、科学性、技术性和艺术性。电教教材的教学性，首先要体现在教学的目的要与受传者的接受水平一致；电教教材的科学性是指科学原理正确，例证和逻辑推理符合客观实际，各种操作准确、规范，解说符合科学原理；而所有电教教材是通过技术性和艺术性表现知识信息，形象生动地唤起受传者的学习兴趣，调动受传者学习的积极性与主动性，达到优化教学的效果。

（二）多媒体教学方法的运用

多媒体教学法是以各种电教媒体（如计算机、电视、录像、投影、幻灯等）为标志，以传统的教学媒体（如黑板、挂图、实验、模型等）为基础的多种媒体有机结合的教学方法，其目的是丰富教学内容和激发学习者的学习兴趣。它可以在一定程度上突破时间和空间的限制，扩大直观视野，充实直观内容，强化直观效果，丰富感知材料。作为一名健康教育传授者，如果能够熟悉现代化教学手段的理论和操作功能，依据健康教育教学要求，从受传者的实际出发，合理选择现代化教学媒体，且使之与传统的教学媒体结合，则能够极大地丰富学术报告的内容和形式，促进受传者对知识的理解和记忆，提高教学效果。

1. 投影教学法在健康教育学术报告中的应用　利用投影仪把精心设计的投影教材内容投射到银幕上，借助银幕上的文字和图像进行讲解的方法称为投影教学法。在多媒体组合教学活动中，投影教材属于最简单、最基本的电教媒体，投影教材以形象信息为主，按照教学任务、教学目的和教学内容的要求编制而成。不但能提供大量色彩鲜明而真实的画面，而且显现画面的时间根据教学需要可长可短，可快可慢，直到受传者听懂和学会。投影教学的方法主要有以下几种：

（1）图片、画面和文字讲授法：利用已制作好的黑白或彩色投影片和课件来讲授教学内容，也是投影教学中常用的方法之一。黑白投影片色彩比较单调，适当地增加颜色，有利于强化和突出某些教学重点和难点，可以增加立体效果，提高受传者听课的注意力，还可提高学习兴趣，促进思维活动。但是，如果滥用色彩，会使受传者眼花缭乱，导致视觉疲劳，影响教学效果。

（2）引导教学法：在电化教学过程中，把讲稿或讲课提纲、重要的定义与概念按顺序依次边放映边进行讲解、说明。利用电教媒体提供的信息，启发受传者的思维，引导他们进行综合比较、分辨、抽象概括，判断推理、想象、联想和良好的思维习惯。讲授者引导教学法的讲稿应简明、系统，突出重点。要求根据教学时数与启发式教学原则精选内容；根据教学内容特点，建立讲授的科学体系与方法；尽量使用简练语句，精心设计便于说明问题的简

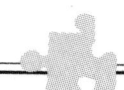

图；用特定的色彩标示出教材的重点和难点，或有意识地将一些关键内容空出来，留待教学中用于启发和提问时，再补充上去。

（3）实物投影法：实物投影教具通过投影放大，显示在银幕上以扩大演示物的可见度，使所有受传者在同一时间里，对演示物体的构造、性能或现象的变化过程及其性质，进行直观的学习。

2. 计算机多媒体辅助教学在健康教育学术报告中的应用　计算机多媒体辅助教学，是指利用计算机综合处理和控制符号、文字、图像（如静态的图片或照片和动态的电影、电视和录像）、声音（如音乐、语音旁白、特殊音效等）等多种媒体信息，把多媒体各个要素按教学要求进行有机组合并显示在屏幕上，同时完成一系列人机交互式操作。计算机多媒体结合了各种视觉（图像和文字）和听觉（声音）等媒体，可展示信息、交流思想和抒发情感，让受传者看到或听到和理解其他人的思想，可以产生令受传者印象深刻的视听效果。

计算机多媒体辅助教学是目前应用最广泛的一种教学手段。其优点是：①可以同时呈现出多种形式的信息：多媒体不仅具有计算机的存贮记忆、高速运算、逻辑判断和自动运行等功能，能够同时采集、处理、编辑、存储和展示两个或以上不同类型的信息，可以把文字、声音、图形、图像、动画和视频图像等多种符号形式集为一体，兼具电视机、录像机、音响和幻灯等传统媒体的功能。②计算机多媒体辅助教学软件的制作可以实现高效率：由于计算机多媒体创作工具的不断完善，编制一个计算机多媒体教学的课件变得比较容易。在编制计算机多媒体教学课件中较繁重的工作交由计算机来完成后，讲授者就可以把更多的精力安排在其他的任务上。

多媒体计算机技术在健康教育学术报告中的应用，关键是要设计并编制出符合需要的多媒体辅助教学软件，即人们常说的 ppt 课件。多媒体教学软件的设计制作过程通常包括需求分析、脚本编写（健康教育教学内容）、软件结构设计、采集制作多媒体素材、软件制作和测试评估等步骤。

（1）设计思路：多媒体计算机辅助教学应运用系统科学的观点和方法，按照教学目标和教学对象的特点，合理地选择和设计教学结构，才能取得最优的教学效果。要求注意以下几个环节：①分析教学内容，确定教学目标。根据学科特点，将教学内容分解为事实、概念、技能、原理、问题解决等类别，并根据受传者实际和社会需要，把教学目标确定为知识、理解、应用、分析、综合和评价等不同层次；②合理选择与设计教学媒体。根据对教学内容与教学目标分析的结果和各类媒体信息的特性，选择有用的教学媒体资源（如文本、图形、动画、影像、声音），并把它们作为要素分别安排在不同的信息单元中；③把多种媒体信息和多种媒体有机组合，形成一个合理的教学系统的结构，以实现预期的教学目标。

（2）利用多媒体制作工具进行软件制作：通过健康教育学术报告或教学设计编写出讲稿后，要进行多媒体教学软件的制作（即制作演示文稿，或称多媒体课件、ppt 幻灯片）。幻灯演示文稿由一系列幻灯片组成，每张幻灯片可包含文本、图形和图片（如文字制作、图像制作和动画制作等多项工序）。在制作幻灯片时应注意以下问题：①按总体设计所划分的功能模块顺序编写。每个功能块分解为一个显示单元，每一个单元表达一个概念，一个问题，一组图形或练习等。画面内容相近的尽量组织到一个功能模块，这样后续画面可部分沿用已制作画面，提高制作效率；②屏幕设计要合理美观。如画面处理采用彩色、闪烁、旋转等多种形式使之更加生动形象；③尽量采用精炼的文字、表格、公式、模型和图形表达知识，避免单一冗长地呈现、陈述和演示，要适当穿插一些能活跃学习思维的交互操作，如提问、猜测、选择和重复等。目前，多媒体教学软件大多数应用多媒体制作工具进行编制。多媒体制作工具有多种类型，但基本功能相似，其中较常用的是微软公司研制开发的办公软件PowerPoint，简称ppt。

3. 多媒体课件的设计与制作技巧　健康教育内容成功的展示来自于出色的设计、框架的搭建和材料的筛选。设计和制作健康教育学术报告和教学多媒体课件，应注重科学性、教育性和启发性，把内容和形式统一起来，注重软件设计的可操作性。设计每一张幻灯片是为了激发人们对问题的兴趣，掌握知识的主题脉络和主要的学习内容，而不是无原则的拼凑和粘贴，更不是简单的资料存储器和播放器，它应成为充分发挥讲授者主导作用、体现受传者主体地位的新型教学模式的有力手段。

（1）多媒体课件的设计：在健康教育相关课件的设计中，应特别注意课件中内容简明扼要，重点突出，不能将多媒体课件变成面面俱到的电子图书，不利于受传者对教学内容的掌握。因此，在制作健康教育多媒体课件时，讲授人员应针对学术报告或课堂教学设计，把健康教育教学内容归纳成为提纲挈领的要点，以简明扼要的提纲式文字出现在多媒体课件中，并做到重点突出，详略得当，使受传者能快速、准确地把握教学的中心内容。设计理想的演示型多媒体课件往往能按教学思路逐步深入地呈现，避免跳跃性过大；可以增加与主题有关的趣味性；每一堂课都有一个高潮，按照注意力曲线每个小主题尽可能短，以便受传者能保持高度注意力；将需要受传者记住的最重要的要点放在开始和最后等。

但是，健康教育讲授者不能单纯依赖多媒体教学，需要配合多种启发引导方法，如设置问题引发思考，进行观察学习等，可能才会收到更好的效果。

（2）多媒体课件的制作技巧：演示型多媒体教学软件画面直观、呈动态，图文声像并茂、信息量大。而为了获得满意的教育效果，需要最佳的制作和最好的展示。多媒体课件制作技巧主要包括以下8个方面：

1）界面：屏幕设计应漂亮、生动和实用，整体要有一致性。适当转换背景，避免背景图案单调，如每个独立单元内容应选用不同的背景图案，重点语句可采用粗体、斜体、下划线或彩色鲜艳字，以便明显区别。尽量避免背景同主体的色调无区别、无对比，背景画面力求简洁。

2）文字：不少讲授者在制作课件时，将讲授内容的教材或资料单纯地搬移到屏幕上，或简单地理解为板书的替代品，出现教材搬家和资料搬家的现象，这种做法是不妥的。要使健康教育学术报告取得较好效果，文字必须精炼，每幅画面的言词不要过多，主要体现重点和难点；文字不能过多或过密，既有悦目美感，又减轻阅读难度；字体要粗大、清晰和美观，文字讲授内容中的文字尽可能地大，不能只考虑屏幕的效果而忽视远距离的受传者；文字设计要规范化，标题及内容的文字大小应统一、规范，形成统一的格式。为了取得较好的阅读效果，可采用不同字体和不同风格来修饰文字；不要用多媒体对屏幕内容进行过多的自我解释，只有通过报告或讲授人的分析和解释，画面才能被理解时，其效果将更加理想。

3）声音：播放的声音信息必须清晰、效果好，使受传者充分感知报告的内容；背景音乐可渲染气氛、烘托环境，但使用时应妥善处理，要求声音要轻。切换幻灯片时可适当加入声音效果，提示或引起注意，但也应严格控制，防止不必要的声音效果干扰影响教学。

4）构图：充分利用显示屏的空间面积，采用全方位构图。画面构图应按照教学需要组织和构思，做到布局合理，主体突出。一个屏幕设计应具有美感和艺术性，令人赏心悦目，形成视觉的中心，引起人的潜意识的注意，能快速准确地传递信息，提高兴趣。一般情况下，画面均衡稳定、布局规整平衡、对称分布简明和整体连贯简单能引发视觉愉悦；如果文字和数据太多，应作出数据图示直观图，如柱形图、条形图、线形图和饼形图等，增加直观显示效果；复杂的系统图应该剪除不必要的细节或分解显示，以便把重点工作集中在要点上。

5）颜色：运用色彩可以达到提醒和区分的作用，但在同一画面中要避免使用太多的颜色，背景的变换不要太频繁，背景色彩的变化不要大幅度地跳跃。红、绿、蓝是计算机显示屏和投影仪中最基本的基色，由这3种颜色所组成的纯色，即白、黄、青、绿、紫、红、蓝、黑八种颜色能够在屏幕中显现出最佳效果。但要注意背景与文字颜色恰当搭配。

6）图片：选用图片要贴切，充分体现主题思想，宁缺毋滥，否则分散注意力。画面必须醒目、简单，不要太小，要让观众看清细节。编辑图片时除了注意其表现效果一致外，还要注意图片文件的大小。为了提高教学课件的运行速度，建议减少图片数量和大小；减少图片和动画的颜色数；将重复调用的图片、声音和动画放入数据库中；缩短母版中动画出现的时间；降低幻灯片切换时动画的复杂性等。

7）图像：好的图像胜过千言万语，可以生动、持久地描述无法用语言加以表达的内容。精确、审慎地运用图像可以更有效地交流同样的信息，激发受传者好奇心和了解更多的信息。视频图像变成计算机可以使用的文件素材必须经过压缩，这样会造成图像质量的下降，同时视频文件占有容量又非常大，影响打包携带，因此要慎重使用。

8）链接：设计链接一定要注意能够进入新界面，也要能够随时返回主界面。跳转要灵活，应根据讲授知识点的认知规律设计跳转链接点。但要注意不能过多地使用特技切换，健康教育教学课件不是特技效果的展示，所使用的特技效果应具有一定的意义，否则会分散受传者的注意力。

(3) 多媒体课件的展示技巧：并不是所有经过多媒体包装的教学课件都能产生良好的效果，有一些健康教育学术报告或讲授人员对教学多媒体课件设计和展示的问题未给予足够的重视，以至于在学术报告过程中出现各种操作性的错误。因此，对于健康教育知识传授者，有必要花费较多的时间和精力进行多媒体课件准备和制作，以便达到清晰、简明、有影响力和说服力的效果。

1）事先的预演：在健康教育多媒体课件完成后，预先演示可以有效地防止传授现场可能发生的重复或出现的漏洞。传授者讲解内容应通俗易懂，尽可能使用大众化的语言，少用专业化的术语，语言不应是讲大道理的说教式，而要使受传者感到亲切；用多媒体课件传授健康教育知识时不应照本宣科，对于陌生的专业化词汇要在屏幕上显现，以免误导或误解；学术报告完后最好能留出一定的时间让听众提问，以便及时反馈，加强交流，提高效果。同时，还应观察听众的注意力和听讲状态，适时地调整报告进度和表达方法。

2）多媒体教学的课堂环境亮度选择：采用多媒体课件教学，课堂环境的亮度应兼顾屏幕画面显示和受传者观看情况。一般情况下，投影机的亮度越高，投射到屏幕上的图像越清晰。但是，人的眼睛感知图像的明亮程度还与环境空间大小、环境光线强度和图像的尺寸等因素有很大关系，如环境光越强，人眼感知的图像的亮度相对就越暗淡。因此，应根据投影机使用的环境条件、课堂空间大小和光线条件、屏幕类型选择合适的亮度，并不是越亮越好。

3）多媒体课件字幕的显示不能过快：多媒体教学由于减少了板书的时间，而且教学信息量明显增大。所以讲授者应注意调整讲课节奏，字幕的显示不能过快，需要留给受传者阅读和记录的时间。讲授者可以在需要受传者做笔记时，指出重点，并做适当的标记；当需要记录的内容较多时，讲授者应先朗读一遍，并做适当停留，便于受传者做笔记后能更集中精力倾听后面的讲解内容；而对于一些声音和视频图像信息，应在播放前给予提示，使受传者集中精力去听或看。对于没有解说词的重要画面，讲授者要用响亮的语言提醒注意或做极简短的说明。当在做健康教育学术报告或教学中，讲授者可能会使用遥控鼠标，应注意不要在投影机与投影屏幕之间经常走动，以免影响投影显示效果和讲授者本身的形象。

4）熟悉使用设备的特点：讲授者应熟悉各种多媒体教学设备的合理使用与切换，将讲课的内容在课前准备好，避免在上课时将查找幻灯片的过程显示在屏幕上，分散受传者的注意力。

4. 健康教育学术报告中的注意事项

（1）发挥传授者的主导作用：在健康知识传授过程中，传授者的人格魅力和富有情趣的讲解，通过传授者和受传者双方的情绪相互感染，来调动受传者的激情，使之积极参与传播活动。因此，在整个讲授过程中，不要固定在计算机的位置，单纯地操纵机器，而应随身携带麦克风、电子教鞭等，适当地走动，关注受传者感知和情感等方面的变化，尽量用身体语言、面部表情及口头提示等方式与受传者交流健康教育相关信息，活跃现场气氛。

（2）多媒体课件编制和应用过程应注意的问题：在学术报告、讲座和授课等健康教育教学和传播活动中，多媒体的应用越来越广泛。但在运用过程中发现，不少讲授者在多媒体教学的认识与实践上存在一些问题，应引起注意。

1）课件设计针对性不强：在设计多媒体课件时应针对不同的教学目的和教学手段，相应地调整课件的形式及内容安排。例如，就课堂教学而言，受传者普遍容易接受"流水作业"式的播放顺序，即按讲授者的授课进度逐条显示相应的播放内容。但对大多数成人教育而言，菜单式的课件设计更适合于自学、复习以及案例讨论等指导性教材，便于受传者根据自己的知识水平自主选择播放内容，更能发挥其简洁明了、便于快速查询的优势。

2）课件展示图文与教材内容不符：制作课件的目的是为了使抽象的和难懂的信息内容变得直观、形象和易懂，使教学内容和教学形式更加生动有趣，利于受传者更好地接受和掌握所学知识，达到事半功倍的效果。但有些讲授者课件所展示的图像、声音与教学内容联系不紧密。如有的讲授者利用多媒体讲述健康教育传播策略时，在演示传播的过程中，一会儿出现打字声，一会儿打枪声，声音杂乱无章，一会儿花开，一会儿鸟飞，且明显与教学内容不符，这种课件易对受传者产生误导，引起思维混乱。

3) 课件容量过小，内容简单或呆板：目前，多媒体教学为讲授者提供了一个动态展示教学内容的便捷平台，但是，不少多媒体课件仍是以文本资料为主，其中可能穿插了几张静态的图片或表格，而音频、视频资料极少。

4) 课堂教学中过分依赖投影：讲授者是课堂教学的主体，其丰富的学识、抑扬顿挫的语言艺术表现、对多媒体课件和板书等教学手段的应用技巧、个人的人格魅力等都是圆满完成健康教育教学任务的必要条件。学术报告或健康教育课堂教学过程中，教与学双方是密不可分的。在这个过程中，讲授者需要根据不同的具体情况或事前难以预料的情况适时调整教学方案。而且讲授者恰当和精确地讲解，有条理和必要的板书，及时的操作示范等，是计算机无法替代的。讲授者在备课时应避免跟着软件走，讲授时应避免围着屏幕转，而需要根据受传者的实际情况，充分利用讲授者自身的优势，发挥好主导作用。有时讲授者将课件设计成顺序式结构，上课时只需按一个键，课件便会按照顺序播放。讲授不以讲授者为主体，而是想方设法将受传者的思路引入电脑的既定程序中，让讲授变成"流水课"，这种流水线式的、一放到底的多媒体课件，很难取得理想的教学效果。倘若能在播放投影的同时，适当穿插必要的板书内容（尤其是需要受传者做笔记的重点内容），不仅有利于讲授者临场发挥，也有利于受传者的思路与讲授者同步，增加了临场感，为其提供一个适当回味的时间，易于抓住重点和难点。在健康教育教学活动中，融合体现个性风格的教学方法、教学技巧，可使教学生动活泼，富有特色。讲授者要防止教学思路被多媒体所牵制，自身好的教学风格被计算机演示程序所掩盖，从而失去个性风格的教学方法或教学技巧的优势。

5) 重视多媒体教学而忽视其他媒体作用：多媒体具有单一媒体所无法比拟的优越性，但是，无论何种教学媒体都有其所长，因而其他常规媒体的一些特色功能也不容忽视。如投影、幻灯的静态展示功能和实景放大功能，教学模型的空间结构功能等，都有其良好的教学功能。在运用多媒体教学过程中，要根据不同的教学内容、目标来选择媒体方式，避免千篇一律，不能一味追求计算机、电视和录像等手段，而忽视讲授者的讲授、板书和幻灯等常规的教学媒体。所以，讲授者应根据健康教育教学需要，选择适宜的教学方法和手段，将多媒体与其他常规媒体有机结合，优化教学活动。

6) 滥用"视听效果"分散受传者的注意力：多媒体丰富多彩的视听效果，可以增强教学直观性和生动性。但是，在健康教育课堂教学设计和使用中，有些讲授者在追求丰富多彩的视听和动画效果时，往往忽略了心理学中的有意注意与无意注意规律。在课件中过度采用与教学内容无直接关系的图像、音乐或动画等，使受传者把更多的无意注意放在精彩的画面和悦耳的音乐上，而无法专心于画面和音乐所蕴含的教学内容，效果适得其反。因此，在设计课件时，要根据教学内容和受传者的认知规律，适当选用多媒体的视听和动画效果。

7) 授课内容走马观花：有些讲授者应用多媒体教学，课堂信息容量增大，教学进程明显加快，使受传者应接不暇，导致受传者对所学内容不理解，思维跟不上，笔记做不全；有的讲授者为了把课件做得精彩，花费许多精力从各种渠道搜集了很多生动的画面，剪辑了丰富的影视材料，对增强教学的直观性和生动性有明显效果，但讲授者在运用如此精彩的课件上课时却忽视了画面本身的作用，播放画面走马观花，对画面内容不作充分或深刻的解读，同样难以取得满意的传播效果。

8) 忽视受传者的主体作用：在健康教育学术报告或教学中，讲授者以其特有的人格魅力和富有情趣的讲解来感染受传者、调动其积极参与教学。该表达方式对受传者产生的积极影响，是任何形式的媒体无法达到的。但有些讲授者在应用多媒体教学后，只注重应用多媒体的演示，机械、单纯地操纵机器，而忽略了讲授者教学语言的独特作用，或采用了现代化多媒体教学手段，依然摆脱不了满堂灌的教法，只管击键讲解，把受传者放在一边，讲和听双方很少交流，致使受传者失去兴趣，将多媒体变成课堂交流的障碍。

综上所述，由于健康教育学术报告内容多种多样，没有一种单一的媒体具有所有表现手法的功能。因此，需要充分利用多种媒体的特性，在讲授过程中科学、有机、适宜地应用辅助媒体，才能表现不同性质的信息内容。如在讲授内容提要和线条图表时，以投影更为合适；对静态的形态结构、需放大的显微形态结构，或重现超越时空、地点的影像抽象思维等，则以电影、电视或录像为好。但是，应了解这种组合并非机械地重复，选择教学媒体应根据其将要达到的教学目标和教学所具有的潜力决定。综合运用电教教学法与传统教学法进行课堂教学，授课者可根据需讲授的内容和要求，采用多种教学媒体，把它们有机地组合起来，充分发挥和利用各种媒体的长处，呈现不同性质的内容，以取得最好的教学效果。

（张　静）

第十四章 健康素养及其测评

> **本章要点**
> 1. 健康素养概念
> 2. 国内外健康素养研究现状
> 3. 健康素养评价
> 4. 提升健康素养的实践

第一节 健康素养简介

一、健康素养概念

健康素养是由英文词组"health literacy"一词翻译而来,原意是指"对健康信息的认知、理解能力"。"literacy"在英文中是指"读写能力",在最初的研究中,"health literacy"一词是分开的,是"literacy"和"health",旨在研究"literacy"(识字能力、读写能力)和"health"(健康)之间是否存在关联,以及存在怎样的关联。直到20世纪90年代,才出现"Health literacy"一词。

国际上,关于健康素养的定义有多种描述。目前,美国《健康国民2010》中使用的定义是最常被引用的一种,即:"健康素养是指个人获取、理解、处理基本的健康信息和服务,并利用这些信息和服务,做出有利于提高和维护自身健康决策的能力。"

在我国,也使用了这一概念。在原中华人民共和国卫生部编写的《健康66条——中国公民健康素养读本》中,明确指出"健康素养是指人的这样一种能力:它使一个人能够获取和理解基本的健康信息和服务,并运用这些信息和服务做出正确的判断和决定,以维持和促进自己的健康。"

上述定义从两个方面对健康素养的内涵进行了描述:一是个体对健康信息的获取、理解、应用能力,即当个体面临健康问题时,是否具备足够的健康信息素养,以维持和促进自身健康;二是个体对社会卫生服务的利用能力,即个体是否能够充分利用社会卫生资源和卫生服务,以维持和促进自身健康。

目前,我国考察一个人是否具备健康素养主要从以下四个方面来看:(1)是否具有基本的健康知识和理念;(2)是否具有健康生活方式与行为;(3)是否具有维护和促进健康的基本技能;(4)是否具有获取、理解和应用健康信息的能力。

二、健康素养的意义

2013年6月，第8届全球健康促进大会在芬兰召开。会议期间，世界卫生组织（WHO）欧洲区办事处推出了他们对健康素养的最新研究专辑——*Health Literacy—Solid Facts*。在这本书中，WHO欧洲区办事处认真梳理了近20年来欧美国家对健康素养研究的有关文献，形成以下共识：健康素养是健康的主要决定因素，与收入、就业状况、教育水平、种族和民族相比，健康素养对个人健康水平影响更为突出；健康素养是不同年龄、收入水平、就业状况、文化水平、种族或民族群体健康状况的一项较强的预测指标；提升公众健康素养可有效减少健康不公平，显著降低社会成本；政府应将高水平健康素养作为卫生和教育政策的一项明确目标；倡导将健康素养纳入公共卫生政策；健康素养是健康城市的关键属性。

综合WHO欧洲区办事处关于健康素养的共识和有关健康素养的研究文献，归纳总结健康素养的意义主要表现在以下7个方面：

1. 健康素养反映一个国家或地区经济社会的发展水平；
2. 健康素养反映一个国家或地区教育水平；
3. 健康素养反映一个国家或地区的医疗卫生服务发展水平；
4. 健康素养是健康的主要决定因素，是群体健康状况的一项较强的预测指标；
5. 提升健康素养是减少健康不公平的重要策略；
6. 提升健康素养是降低社会成本的重要策略；
7. 健康素养与群体的发病率、死亡率、健康水平、平均期望寿命高度相关。

三、健康素养的影响因素

对于群体而言，健康素养受教育、经济、政治、社会文化、卫生政策、社会卫生服务的提供与利用等诸多因素影响。对于个体而言，健康素养受文化程度、经济状况、健康意识等因素的影响。

一个地区的教育水平的高低，直接影响到该地区居民的健康素养水平。教育水平高的地区，健康素养水平也较高。与经济不发达地区相比，经济发达地区的健康素养水平也相对较高。农村居民无论是享受到的医疗卫生服务质量还是卫生资源的可及性，与城市居民都存在较大差距。卫生政策对医疗卫生的投入、卫生资源的公平性和可及性、卫生服务方向的调整和走向、卫生资源的可持续发展等起决定性的影响，对于群体和个体的健康素养水平都有很大影响。

社会文化、风俗习惯等社会因素对健康行为的形成和健康素养提高也有很大影响。比如，有些地区仍然保持着喜欢吃腌制食品、熏肉等不健康饮食习惯，有些农村地区认为成年男人就应该抽烟喝酒等，这些观念根深蒂固，严重影响了健康行为的形成。

研究表明，受教育水平是影响个体健康素养水平的首要影响因素，受教育水平高的人，健康素养较高，健康状况、健康寿命和健康结局也更好。此外，健康素养在性别之间，年龄之间也存在明显差异。在我国，普遍存在女性健康素养比男性高，年轻人比老年人高的特点。

实践证明，开展各种形式的健康教育与健康传播活动，对个体或群体健康素养的提升有着重要意义。近年来，我国各地各级健康教育专业机构和公共卫生机构充分发挥专业优势，认真落实国家基本公共卫生服务项目、国家重大公共卫生服务项目和中央补助地方健康素养促进行动项目，深入基层，面向辖区居民开展健康知识讲座、咨询、义诊、疾病筛查等活动。以原卫生部发布的《中国公民健康素养——基本知识与技能（试行）》为依据，大力开展健康知识的宣传普及，采用文艺演出、健康大篷车等形式，寓教于乐；与大众媒体合作，充分利用电视、广播、网络、手机短信等平台，通过专家讲座、专题片、公益广告、专业网站、健康提示、手机报等形式，开展健康知识传播。这些活动对提升我国城乡居民健康素养起到了很大的促进作用。

第二节 国内外健康素养研究现状

一、国外健康素养研究概况

（一）研究起源

最早开展健康素养研究的国家是美国。美国是一个移民国家，很多居民对官方语言英语的听说读写能力较差，影响了不同种族人与人之间的正常交流，这一现象在20世纪六七十年代尤为突出，也波及到了医疗卫生领域。以医疗领域为例，突出的表现就是就医障碍。很多人在遇到健康问题就医时，不能准确地描述自己的症状和病情，不能和医生进行正常的沟通和交流，影响了正常的就诊和治疗，给患者和医生都带来很大困难。针对这种现状，有些学者就开始研究"识字能力"、"读写能力"对"健康状况"、"健康结局"的影响，这也是健康素养研究的起源。

（二）研究的发展阶段

根据研究内容和评价方法划分，可以将国外健康素养研究划分为四个发展阶段。

第一阶段：识字能力与医患沟通能力研究

该阶段重点研究的内容是：医疗环境下，个体识字能力、听说能力对正确陈述病情、与医生顺畅交流、理解医疗指令、完成医疗检查、遵医嘱用药、遵医嘱复诊和自我保健等方面的影响。评价内容有3个方面，简单读写能力、口头交流能力和基础数学运用能力。如：能否正确描述疼痛的位置，能否根据医学指令完成各项检查，能否正确计算服药剂量，能否正确计算服药时间等。

第二阶段：识字能力与文字印刷材料的阅读能力研究

该阶段研究内容主要集中在公众对药品说明书、知情同意书和患者教育手册等文字材料的阅读能力。目前，对阅读能力的测试研究已经不仅仅局限于文字印刷材料，而将测试的范围扩展到通过电视、网站和其他基于计算机技术传播的健康相关信息。个体获取、理解、处理基于计算机技术传播的健康相关信息能力被称为电子健康素养"e-health literacy"。

大约有50项研究表明，由于阅读能力不同，人们的健康结果存在很大差异。健康结果的衡量指标包括对疾病和药品的认知、健康活动的参与情况（如疾病筛查或母乳喂养）、规律生活的能力（针对各种慢性疾病）、住院情况，以及成功开展疾病管理的各种指标（如糖尿病防治中的血糖测量）。

第三阶段：识字能力与完成日常生活任务能力研究

该阶段研究主要集中在识字能力与完成日常生活任务能力的研究。研究者将日常生活情境分为六大类，家庭、健康与安全、社区与公众、消费经济、工作和休闲娱乐，重点研究在当前社会中生存所需要的识字和读写能力水平。如，根据文字材料，选择婴儿所需的奶粉，计算打折后的食品价格，填写银行存单等。

第四阶段：识字能力与健康素养研究

该阶段研究主要集中在成人识字能力与健康材料阅读、按材料要求完成健康任务能力的研究，是对健康传播材料、日常任务和技能的整合。研究者将健康阅读材料分为5大类，健康促进、健康保护、疾病预防、医疗和保健、健康指导。如，根据药品标签、健康福利计划、产品广告和报纸上关于健康政策问题的讨论，完成相应的测试问题。

二、国内健康素养研究概况

（一）健康素养研究的启动

2006年，原中国疾病预防控制中心健康教育所（2008年更名为中国健康教育中心/卫生部新闻宣传中心）申请了科技部公益基金项目《中国公众健康素养调查与评价体系建立》，着手健康素养的研究工作，这是我国政府第一次资助开展健康素养的研究，拉开了健康素养理论研究与实践的大幕。

该研究在国外健康素养研究基础上，根据我国的实际情况，建立了健康素养的评价指标体系。评价指标体系共包含4个维度40个指标，分别构成了知识性健康素养、行为性健康素养、信念性健康素养和功能性健康素养4个分指数，分别从健康知识、健康行为、健康信念和解决实际健康问题的能力4个方面，综合评价一个人的健康素养水平。

（二）《中国公民健康素养——基本知识与技能（试行）》的研发

2007年，原卫生部妇幼保健与社区卫生司正式启动了健康素养研究，召集医疗卫生系统内100多名专家、学者，历时1年多反复研讨，提出了现阶段我国公民应具备的66项基本健康知识和理念、健康生活方式与行为和基本技能，作为中国公民健康素养的基本内容。

2008年1月，原卫生部发布第3号公告《中国公民健康素养——基本知识与技能（试行）》（简称健康66条），这是世界上第一份界定公民健康素养的政府文件。《健康66条》是我国公民健康素养的基本内容，提出了公民应具备的66条基本健康知识和健康技能，其中包括基本知识和理念25条、健康生活方式与行为34条和基本技能7条。

在此基础上，原卫生部妇社司组织专家编写了《健康66条—中国公民健康素养读本》，对《健康66条》的内容进行了逐条解读。2008年5月，在北京举行了中国公民健康素养促进行动启动仪式暨《读本》首发式。8月，原卫生部下发了《中国公民健康素养促进行动工作方案（2008-2010年）》，为我国全面开展健康素养促进工作奠定了坚实的基础。

（三）首次中国居民健康素养调查

2008年6月，原卫生部妇社司组织实施了首次中国居民健康素养调查，调查范围为31个省（直辖市、自治区）和新疆建设兵团，不包括港、澳、台地区，共调查192个县区，79438人。调查问卷以《健康66条》为依据，从3个维度5个方面全面评价个体所具备的健康理念、健康知识、健康行为和健康技能，综合评价个体的健康素养水平。3个维度是指基本知识和理念、健康生活方式与行为和基本技能。5个方面包括科学健康观、传染病预防素养、慢性病预防素养、安全与急救素养和基本医疗素养。调查结果表明，我国城乡居民健康素养总体水平为6.48%，这就意味着，100个人中，只有不足7个人具备基本的健康知识和理念，有着较好的健康生活方式和行为并具备基本的健康技能。

（四）健康素养标准化试题库研究

自2008年开展了首次全国城乡居民健康素养调查之后，很多省市也相继开展了辖区内城乡居民健康素养调查。由于缺乏统一的、具有可比性的调查问卷，各地报告的健康素养水平差异很大。为了给各级健康教育专业机构提供一套统一的测量工具，中国健康教育中心于2010－2012年开展了健康素养标准化试题库研究。

标准化试题库构建包括：《健康66条》的维度划分、各维度权重的确定、在维度细分的基础上开发试题、每道试题难易度与区分度的确定。最终，将《健康66条》划分为3个一级维度、6个二级维度和20个三级维度。理论上，保证随机生成的每一套健康素养问卷在覆盖面、维度权重、难易度、题型、题量等方面具有很好的同质性。

健康素养标准化试题库的建设，不仅为各级健康教育专业机构开展辖区居民健康素养调查提供标准化调查问卷，还为连续开展全国健康素养监测提供了强有力的技术支持。

（五）健康素养评估学习网络系统的开发

受原卫生部妇社司的委托，江苏省疾病预防控制中心健康教育所牵头开发了具有中国特色的、基于网络技术的"居民健康素养评估学习系统"。

该系统试题库主体以原卫生部《健康66条》为知识源，参考教育部（教体艺[2008]12号）《中小学健康教育指导纲要》的知识要点，形成1728道不同形式的健康素养测试题。测试题分为知识题（1526道）与行为题（202道）；内容上划分为三个维度：基本知识和理念、健康生活方式与行为、健康基本技能，涉及科学健康观、安全与急救、基本医疗、传染病预防、慢性病预防5个主要领域；题型包括单选题与判断题。每道题目给出推荐使用范围，包括成人题、学生题、成人和学生通用题，提供面向居民自测的普及版与面向专业机构评估的专业版。

"居民健康素养评估学习系统"凭借其互联网传播的优势，广泛传播健康素养知识与技能。网站有大量健康教育材料，包括文字类、音频类和视频类，寓教于乐，具备同时满足公众自学、公众健康知识测评和专业机构开展相关调查等多种功能。

第三节 健康素养评价

一、国外健康素养评价

（一）美国全国成人素养调查（National Adult Literacy Survey，NALS 或 National Assessment of Adult Literacy，NAAL）

1992年，美国率先开展了全国成人素养调查（NALS），重点考察成年人利用文字印刷材料完成日常任务的能力。该调查所使用的文字材料来自六种日常生活情景，包括家庭、健康与安全、社区与公民、消费经济、工作以及休闲娱乐。调查问题是以这些材料的使用和成人日常生活任务为基础进行设计的。调查问卷包括三个部分：对普通健康信息的阅读理解能力（Prose）、对文件类文字材料的阅读理解能力（Document）、基础数学运算能力（Quantitative）。文件类文字材料是指带有表格、图表等的文字材料。比如：正确阅读药品说明书，确定儿童用药的准确剂量，以及填写银行存单等。材料表现形式也多种多样，完全与生活中接触到的材料相同，突出成人解决实际生活问题的能力，如叙述、解释、描述、辩论、说明书等；同时也包括日常生活中的各种文件，如记录、图表、表格、图示、申请表和清单等。材料内容和日常任务都按难易度水平进行了调整和规范。根据成年人运用文字材料完成任务的能力，全国成人素养调查的分值范围设定为0~500分。

1992年，美国开展了第一次全国成人素养调查。共调查26 000多人，年龄在16岁以上。根据得分多少，将受试者分为5级水平：Level 1~ Level 5。水平1级：能读文字材料，但绝大多数人理解有困难；水平2级：能读文字材料，并根据描述，完成简单的、具体的任务要求。他们的素养技能可能满足当时的生活要求，但要求他们学习一门新技术则很难；水平3级：有较强的阅读理解能力，能胜任大多数工作和环境；水平4、5级：阅读能力强，能够处理各种复杂的资料。调查结果表明，21%~23%的调查对象处于水平1，25%~28%的调查对象处于水平2，约33%的调查对象处于水平3，18%~21%的调查对象处于水平4和水平5。

2003年，美国开展了第三次全国成人素养调查。共调查19 000多人，年龄在16岁以上。根据得分多少，将受试者分为4级：基本以下（below basic）、基本（basic）、中等（intermediate）和优秀（proficient）。基本以下：能够完成最简单、最具体的阅读任务；基本：能够完成简单和日常生活中的阅读任务；中等：能够完成中等难度的阅读任务；优秀：能够完成复杂的、高难度的阅读任务。调查结果表明，14%的调查对象处于"基本以下"水平，29%的调查对象处于"基本"水平，44%的调查对象处于"中等"水平，13%的调查对象处于"优秀"水平。

美国成人素养调查的平均得分为273分。研究人员在分析了美国和其他工业化国家成人素养技能评估结果后指出，只有得分在275分以上才能满足工业化国家的要求。而美国的调查结果表明，约有一半的美国成年人在处理复杂文字材料和从复杂文字材料中解读信息时存在困难。

(二)国际成人素养调查(International Adult Literacy Survey,IALS)

欧洲国际成人健康素养调查问卷采用了欧洲健康素养协会为欧洲健康素养调查开发的概念框架,根据人们在卫生保健、疾病预防和健康促进服务中获取、理解、评价和应用健康相关信息的能力,该框架将健康素养分为12个子维度,基于该维度框架,构建了评价健康素养的综合工具,即国际成人健康素养调查问卷。该问卷包含47个问题,旨在评价受试者对于健康相关任务的感知难度。例如:理解医嘱,评价大众媒体有关疾病信息的可信性,查找有关解决精神问题的相关信息(比如焦虑或者抑郁),理解食品包装相关信息,或参与社区促进健康活动。

利用47个题目所得的分数构建健康素养综合评价指标,并将其转化为0~50的层级,其中0代表健康素养能力最低,50代表最高。据此,将个体的健康素养水平分为四个水平:≤26分为健康素养不足(inadequate),26~33分为存在问题(problematic),34~42分为良好(sufficient)及42分以上为优秀(excellent)。

(三)电子健康素养评价(e-Health Literacy Scale,e-HEALS)

电子健康素养由加拿大学者Norman与Skinner于2006年提出,指个体从电子资源中搜索、查找、理解、评价健康信息,并将所获取的信息加以处理、运用,解决健康问题的能力。电子健康素养包括6种主要素养:基本素养、健康素养、信息素养、科学素养、媒介素养以及计算机素养,并据此设计了电子健康素养量表以评价用户使用信息技术的能力。

电子健康素养量表包括8个主条目和2个辅助条目,内容包括网络健康信息与服务的获取与应用能力测试(1、2、3、4、5)、信息评判能力测试(6、7)和决策能力测试(8)。8个主条目分别为:①我知道如何上网查找有用的卫生资源信息;②我知道如何利用网络来解答自己的健康问题;③我知道从网络上可以获取的卫生资源信息有哪些;④我知道利用网络上哪里可以获取有用的卫生资源信息;⑤我知道如何利用获取的网络卫生资源信息帮助自己;⑥我具备评价网络卫生资源信息好坏的技能;⑦我能够区分网上高质量和低质量的卫生资源信息;⑧我对应用网络信息做出健康相关决定充满自信。各题均采用Likert五级选项"非常不相符"、"有些不相符"、"说不清"、"有些相符"、"非常相符"回答,分别计1、2、3、4、5分,每个调查对象的总分为各题得分之和。除了以上8条主条目外,还有2条补充条目:(1)个体感知到的互联网对于帮助自身做出健康决策的有效性以及(2)个体感知到的在互联网上获得卫生资源的重要性;该问题同样采用Likert五级法进行测量。eHEALS的开发者建议采用8条主条目和2条辅助条目相结合的方法来进行测量。目前eHEALS得分尚无明确的界定标准以判断个体是否具备电子健康素养。

(四)成人医学素养快速评估(Rapid estimate of adult literacy in medicine,REALM)

REALM是由Davis等人于1991年开发的。初始的量表包括对125个单词的识字测试。1993年,Davis等人将这一量表简化为66个单词(REALM-S)。2003年,Bass等人进一步将其简化为8个单词的版本(REALM-R)。通过测试参与者是否能正确识别这些单词来判断其健康素养水平。

REALM-S包含了66项常见医学术语和表达身体部位或疾病的名词。测评时,让受试者朗读难度逐渐增大的单词表,根据其发音的正确性判断其医学素养水平。REALM-S只是

第十四章 健康素养及其测评

简单测量了认知能力,没有测定理解能力及技能。例如,某受试者能够正确读出"肝脏"这个单词,但对肝脏在人体中的位置、生理功能则有可能一无所知。

(五)健康活动素养量表(Health Activity Literacy Scale,HALS)

该量表是哈佛大学公共卫生学院的 Rima Rudd 等人在 2003—2004 年间开发的。该量表的条目并非新创,而是在美国《全国成人素养调查》问卷中提取与健康素养有关的条目汇集整理形成的量表。该量表将健康活动分为 5 类:健康促进、健康防护、疾病预防、卫生保健和养生、健康指导。和美国《全国成人素养调查》问卷一样,该量表分为三个部分:普通健康信息的阅读理解能力、与健康相关的文件类文字材料的阅读理解能力、基础数学运算能力。量表包含 191 个条目,采用 500 分制,分数低于 275 表示健康素养不足。

二、国内健康素养评价

(一)2008 年首次全国居民健康素养调查

2008 年,我国开展了首次全国居民健康素养问卷调查。调查问卷的设计以《健康 66 条》为依据,有 71 道大题,96 道小题组成,包括健康知识和理念 34 题,健康生活方式与行为 30 题,健康技能 7 题。正确回答 80% 及以上调查内容,即被视为具备健康素养。结果表明,我国 15~69 岁人群,具备健康素养的比例为 6.48%。

根据知-信-行理论,将健康素养分为三个维度:基本知识和理念、健康生活方式与行为、健康技能,三个维度健康素养具备率分别依次为 14.97%、6.93% 和 20.39%;根据健康问题划分,健康素养分为 5 类健康问题素养:科学健康观、传染病预防素养、慢性病预防素养、安全与急救素养、基本医疗素养,分别依次为 29.97%、15.86%、4.66%、18.70% 和 7.43%。

(二)2012 年健康素养监测

2012 年,在原卫生部妇社司的积极争取下,全国城乡居民健康素养调查被国家财政部列入中央补助地方财政项目,从而使健康素养调查项目成为一项常规工作任务。因此,2012 年健康素养调查既是第二次全国健康素养调查,也是我国第一次开展科学的、规范的全国健康素养监测工作。下面对这次监测工作做一详细介绍。

1. 监测对象 非集体居住的 15~69 岁城乡常住居民。

2. 监测范围 中国内地 31 个省(自治区、直辖市)和新疆生产建设兵团,不包括港、澳、台地区,共计 336 个监测点(区县),其中城市监测点 148 个,农村监测点 188 个,覆盖全国 336 个县(区)1008 个乡镇(街道)。

3. 监测方法 2012 年健康素养监测采用分层多阶段 PPS 抽样方法。以 31 个省(自治区、直辖市)和新疆生产建设兵团为单位,每省(自治区、直辖市)按照城乡分层,采用与人口规模成比例的整群抽样(PPS 抽样)方法随机抽取 336 个监测县(市、区);每个监测县(市、区)采用 PPS 抽样方法随机抽取 3 个街道(乡镇);每个样本街道(乡镇)采用 PPS 抽样方法随机抽取 2 个居委会(村);每个样本居委会(村)采用简单随机抽样方法抽取不少于 50 个家庭户;每个样本家庭户采用 KISH 表法抽取 1 名 15~69 岁常住人口作为调查对象。监测时间为 2012 年 8~12 月。

4. 调查问卷 以《健康 66 条》为依据,问卷主要内容包括基本健康知识和理念、健康生活方式与行为、基本技能3个方面。在2008年基础上，增加了健康信息素养的测试。同时，开展了标准化问卷研究，明确了问卷的构成及权重，对题型、题量也做了要求。调查问卷共有80道题组成，题型包括判断题、单选题、多选题和阅读题。调查问卷见附件。

5. 问卷计分方法　判断题15题，正确计1分，错误计0分；单选题40题，正确计1分，错误计0分；多选题18题，选项与正确答案完全一致计2分，错选、漏选计0分；情景题共2个大题7个小题，其中单选题5题，多选题2题，判分标准与单选题、多选题一致。调查问卷共80个题目，满分100分。

6. 结果分析　为了与2008年的工作有更好的衔接，分析思路基本同2008年一致。从三个角度进行分析：①分析中国居民健康素养水平总体情况及不同特征人群健康素养水平；②根据知信行理论，分为3个方面：基本知识和健康理念（38题）、健康生活方式与行为（22题）、基本技能（20题）。③根据公共卫生问题划分，分为6类健康问题：科学健康观（15题）、传染病防治（10题）、慢性病防治（15题）、安全与急救（15题）、基本医疗（15题）、健康信息获取（10题）。与之对应的是6类健康问题素养：科学健康观素养、传染病防治素养、慢性病防治素养、安全与急救素养、基本医疗素养、健康信息素养。

7. 判定标准

（1）健康素养水平：健康素养水平指具备基本健康素养的人在总人群中所占的比例。

判定具备基本健康素养的标准：问卷得分达到总分80%及以上，即问卷得分≥80分，被判定具备基本健康素养。（与科学素养监测和2008年健康素养监测判定标准相同）

（2）三个方面健康素养水平：依据《中国公民健康素养——基本知识与技能（试行）》，将健康素养划分为个方面，即基本健康知识和理念、健康生活方式与行为、基本技能。

某方面健康素养水平，指具备某方面健康素养的人在总人群中所占的比例。

判定具备某方面健康素养的标准：以考察某方面素养所有题目的分值之和为总分，实际得分达到该总分80%及以上者，被判定具备该方面的健康素养。

（3）六类健康问题素养水平：依据《中国公民健康素养——基本知识与技能（试行）》，结合主要公共卫生问题，将健康素养划分为六类健康问题素养，即科学健康观、传染病防治素养、慢性病防治素养、安全与急救素养、基本医疗素养和健康信息素养。

某类健康问题素养水平，指具备某类健康问题素养的人在总人群中所占的比例。

判定具备某类健康问题素养的标准：以考察某类健康问题素养所有题目的分值之和为总分，实际得分达到该总分80%及以上者，被判定具备该类健康问题素养。

8. 主要结果　共调查全国15~69岁常住人口102 985人，收回有效问卷98 448份，有效率为95.59%。在98 448人中，城市人口43 636人，占44.32%，农村人口54 812人，占55.68%，城乡人口比为0.80∶1；东部地区32 984人，占33.50%，中部地区28 844人，占29.30%，西部地区36 620人，占37.20%；男性50 913人，占51.72%，女性47 535人，占48.28%，男女性别比为1.07∶1。

2012年15~69岁人群中，具备健康素养的比例为8.80%。基本知识和理念的具备率为18.96%、健康生活方式与行为具备率为11.22%、健康技能具备率为12.29%。6类健康问题的素养分别为：科学健康观31.87%、传染病预防素养为17.53%、慢性病防治素养为

9.07%、安全与急救素养为42.80%、基本医疗素养为9.56%、健康信息素养为18.16%。

从健康知识、行为、技能3个维度来看，我国居民健康知识和理念水平最高，健康技能水平次之，健康生活方式与行为水平最低。这种趋势在城乡之间、东中西之间、不同性别、不同年龄、不同文化程度的人群中表现一致。

从6类健康问题素养来看，我国居民"安全与急救"和"科学健康观"的素养水平相对较高，"健康信息"和"传染病预防"素养次之，"基本医疗"和"慢性病防治"素养最低。这种趋势在城乡之间、东中西之间、不同性别、不同年龄、不同文化程度的人群中表现一致。

第四节 提升国民健康素养的实践

近年来，各级政府和医疗卫生机构，开展了大量健康教育与健康促进工作，面向辖区居民开展健康知识传播和健康技能的培训，全民提升城乡居民的健康素养水平。

一、与健康素养促进有关的重要政策和重大举措

党的"十六大"报告把提高全民族健康素质、科学文化素质与思想道德素质列为全面建设小康社会的奋斗目标之一。党的"十七大"报告提出"健康是人全面发展的基础，关系千家万户的幸福"。党的"十八大"报告进一步指出："健康是促进人全面发展的必然要求。"

2008年1月，原卫生部发布了《中国公民健康素养—基本知识与技能（试行）》。9月，制定下发《中国公民健康素养促进行动工作方案（2008—2010年）》，在全国范围内启动健康素养促进行动。

2009年3月，国务院出台了《中共中央国务院关于深化医药卫生体制改革的意见》，明确提出"加强健康促进与教育。医疗卫生机构及机关、学校、社区、企业等要大力开展健康教育，充分利用各种媒体，加强健康、医药卫生知识传播，倡导健康文明的行为方式，促进公众合理营养，提高群众的健康意识和自我保健能力。"

2011年3月，我国政府颁布了《我国国民经济和社会发展十二五规划纲要》，明确指出"普及健康教育，实施国民健康行动计划"。

2012年3月，国务院下发了《"十二五"期间深化医药卫生体制改革规划暨实施方案》，明确提出"加强健康促进与教育，实施国民健康行动计划，将健康教育纳入国民教育体系。主要媒体要加强健康知识宣传。倡导健康的生活方式，引导科学就医和安全合理用药。"

2012年7月，国务院发布《国家基本公共服务体系十二五规划》，把2015年"城乡居民具备健康素养的人数达到总人数10%"作为"十二五"时期基本医疗卫生服务国家基本标准。

2012年10月，国务院出台了《卫生事业发展"十二五"规划》，明确提出"完善健康素养监测体系"，"广泛开展健康教育。发挥健康教育体系和健康教育基地的作用，针对重点疾病、重点人群、重点场所和重大公共卫生问题开展群众喜闻乐见的健康教育活动，继续推进全民健康素养促进行动，普及基本卫生知识，倡导健康文明生活方式。到2015年，城乡居民健康素养水平提高到10%。"

2012年中央财政启动中央补助地方健康素养促进行动项目，包括开展公益广告制作播放、健康巡讲、健康素养和烟草流行监测、创建无烟医疗卫生机构、重大疾病和重点领域健康教育5项工作。

2013年3月，在国家新一轮"大部制"改革中，卫生部与国家人口和计划生育委员会合并，成立了国家卫生和计划生育委员会，设立宣传司，并在宣传司设置健康促进处，主管全国健康教育与健康促进工作。

2014年4月，国家卫生计生委制定了《全民健康素养促进行动规划（2014—2020年）》，明确提出"到2015年，全国居民健康素养水平提高到10%；到2020年，全国居民健康素养水平提高到20%。"主要活动包括：大力开展健康素养宣传推广，启动健康促进县（区）、健康促进场所和健康家庭建设活动，全面推动控烟履约工作，健全健康素养监测系统。

二、中国烟草控制大众传播活动

2008年7月，原卫生部正式启动了"中国烟草控制大众传播活动"，每年举办一届。活动由原卫生部主办，中国健康教育中心（卫生部新闻宣传中心）承办，中国疾病预防控制中心、中国控制吸烟协会、世界卫生组织烟草或健康合作中心协办，美国无烟草青少年运动支持。

活动设立了"控烟宣传报道优秀作品征集、评选、表彰"、"媒体控烟宣传报道培训"、"省级控烟机构媒体传播能力建设"、"年度控烟十大新闻事件评选"、"社交媒体控烟传播"等活动板块，旨在动员和引导传统媒体及新媒体开展控烟宣传，推出更多、更好的控烟宣传报道作品，提高公众控烟意识，营造控烟社会氛围，引导社会舆论，推动控烟履约工作的进展。

三、中国健康知识传播激励计划

2005年，由原卫生部疾控局、新闻办、中国健康教育中心和中国记协办公室联合启动了"中国健康知识传播激励计划"活动。该活动每年选择与慢性病防治相关的主题，旨在倡导健康生活方式，减少慢性病的发生。

活动内容包括：对优秀报道作品进行表彰、征集优秀的健康故事结集出版、征集优秀的活动创意并进行资金支持等。

四、中国企业员工健康行

"中国企业员工健康行活动"是由中国健康教育中心（卫生部新闻宣传中心）与生命时报社共同主办，于2011年5月6日正式启动，活动主要针对全国500强企业的员工开展健康教育巡讲活动。活动以"关注心脑健康，平衡精英生活"为主题，邀请心脑血管、营养、急救和心理健康领域的专家参与巡讲，希望通过权威专家与企业员工的面对面的交流，普及健康知识，提升健康素养，同时通过深入一线企业，提高企业管理者健康管理的意识与水平。2012年，活动扩展为三个分支活动，分别为"走进企业500强"、"健康领跑中西部"和"走进企业社区"。

活动两年来，开展了162场专家巡讲活动。据不完全统计，两年相关活动媒体深度报道共计4233次。活动直接覆盖人群60000余人，间接辐射人群达100万余人。活动在传统媒体的基础上增加了微博等新媒体手段,提升了公众参与性,增加了与公众的互动。

五、健康北京人—全民健康促进十年行动规划(2009—2018年)

北京市人民政府为进一步改善北京市居民的主要健康指标,全面提升市民的健康素质,通过普及健康知识、动员市民参与健康行动、政府提供健康保障,延长全市居民健康寿命,将北京建设成为拥有一流"健康环境、健康人群、健康服务"的国际化大都市,特制定了《健康北京人——全民健康促进十年行动规划(2009—2018年)》(以下简称规划)。

《规划》主要行动包括以下9个方面:①健康知识普及行动;②合理膳食行动;③控烟行动;④健身行动;⑤保护牙齿行动;⑥保护视力行动;⑦知己健康行动;⑧恶性肿瘤防治行动;⑨母婴健康行动。

《规划》实施以来,取得了显著成就,北京市城乡居民健康素养水平由2008年的10.7%上升为2012年的24.7%,远高于全国平均水平(2008年为6.48%,2012年为8.80%)。

六、健康宁夏全民行动

2007—2009年,宁夏回族自治区政府投入资金2000万元,在全区农村开展了农民健康教育与健康促进行动。2010年又投入3087万元,在全区城乡居民中开展为期3年的"健康宁夏全民行动"(以下简称行动)工程。

"行动"以"健康宁夏"为主题,以"全民健康、社会和谐为"宗旨,以"健康宣传普及化,健康教育均等化,健康素养全民化,健康宁夏经常化"为目标,以开展"十个一"健康知识传播活动为抓手,帮助城乡居民掌握健康知识和基本技能,树立健康理念,养成健康的生活方式和行为,不断提高健康水平。2010年,全区实现了以行政村(居委会)为单位"行动"工作全覆盖。

"行动"包含"十大工程":一是开辟一个卫生健康栏目,二是普及一本健康知识手册,三是建立一个健康教育咨询点,四是开展一场健康教育巡讲,五是演好一台健康教育大戏,六是放映一场健康科教电影,七是开设一堂健康教育课,八是发放一个健康教育服务包,九是举办一场健康知识竞赛,十是评选一批健康行为模范。

通过"十个一"健康教育宣传活动,全区健康宁夏全民行动顺利开展,在四个方面取得了明显的进步。一是健康知识普及率明显提高。全区城乡居民健康教育普及率达到95.63%,医疗卫生惠民政策知晓率达到79.4%,健康促进与教育工作实现了新突破。二是群众防病意识显著提高。据调查,全区城乡居民健康知识和理念知晓率由2006年的35.6%提高到了2010年的44.5%,健康生活方式与行为形成率由26.3%提高到了40.4%。三是公共卫生服务质量不断提升。全区城乡居民健康档案建档率达到80%以上,免费为81.8万45岁以上农民进行了健康体检。四是城乡居民的传染病、慢性病发病率明显下降。据统计,2010年我区乙肝、结核、菌痢年报告发病率比2007年分别下降了32.45、13.96和50.96个百分点。

(李英华)

附录1

2012年全国居民健康素养监测调查问卷

您好！卫生部正在开展全国居民健康素养调查，目的是了解我国居民健康知识和技能水平，您被选中参加本次调查。您的参与对我们非常重要，回答的内容将会被严格保密，不会对个人产生任何不利影响。调查结果是评价全国居民健康素养水平、制定卫生相关政策的重要依据。

如果您愿意参加本次调查，请签名_____，日期_____。

感谢您的支持与配合！

调查员：_____ 调查日期：_____
质控员：_____ 核查日期：_____

调查员填写：

问卷完成情况：①自填完成　　　②因文化程度低，面对面调查
　　　　　　　③因其他原因，面对面调查（具体请注明：_____）

_____省（区、市）_____市_____县（市、区）
_____街道（乡镇）_____居委会（村）

一、判断题（请在您认为正确的题目后的括号内划"√"，认为错误的划"×"）

A01. 预防流感最好的办法是服用抗生素（消炎药）。（　）

A02. 得了高血压病，只要按医生的要求用药就能控制血压，不用戒烟、限酒。（　）

A03. 保健食品不是药品，也不能代替药品治病。（　）

A04. 输液疗效好、作用快，所以有病后要首先选择输液。（　）

A05. 国家为自愿接受艾滋病咨询检测的人员免费提供咨询和初筛检测。（　）

A06. 用人单位不得安排孕妇从事对本人和胎儿有危害的作业。（　）

A07. 水果和蔬菜的营养成分相近，可以用吃水果代替吃蔬菜。（　）

A08. 正常人的体温在一天内可以上下波动，但是波动范围一般不会超过1℃。（　）

A09. 网络成瘾既影响青少年的身体健康，也影响其心理健康。（　）

A10. 儿童青少年也可能发生抑郁症。（　）

A11. 食品标签上必须注明生产日期和保质期。（　）

A12. 长期睡眠不足不仅会加快衰老，还会诱发多种健康问题。（　）

A13. 居民可以到社区卫生服务中心（站）和乡镇卫生院（村卫生室）免费获得健康知识。（　）

A14. "久病成良医"，慢性病患者可以根据自己的感受调整治疗方案。（　）

A15. 健康体检发现的健康问题和疾病，如没有症状，可暂时不采取措施。（　）

第十四章 健康素养及其测评

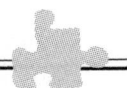

二、单选题：（每题后面给出的 **4** 个选项中，只有 **1** 个正确答案，请在相应选项序号上打"√"。如果不知道，请选择④）

B01. 关于健康的概念，描述完整的是：
①健康就是体格强壮，没有疾病
②健康就是心理素质好，体格强壮
③健康不仅是没有疾病，而是身体、心理和社会适应的完好状态
④不知道

B02. 提高居民健康水平，需要：
① 自己努力　　　　　　　　　　　②国家政策支持
③国家和社会全体成员共同努力　　④不知道

B03. 通常情况下，献血者要到_____进行无偿献血。
①医院　　　　　　　　　　　　　② 血液中心（血站）或其献血车
③ 疾病预防控制中心　　　　　　　④不知道

B04. 乙肝可以通过以下哪些方式传染给他人？
①与病人或感染者一起工作、吃饭、游泳　②可以通过性行为、输血、母婴传播
③同病人或感染者说话、握手、拥抱　　　④不知道

B05. 关于自测血压的说法，错误的是：
①自测血压对高血压诊断有参考价值
②高血压患者定期自测血压，可为医生制订治疗方案和评价治疗效果提供依据
③高血压患者只要自测血压稳定，就可以不用定期到门诊进行随访治疗了
④不知道

B06. 关于吸烟危害的说法，哪个是错误的？
①烟草依赖是一种慢性成瘾性疾病　　② 吸烟可以导致多种慢性病
③低焦油卷烟危害比普通卷烟小　　　④不知道

B07. 下列哪项不是癌症早期危险信号？
①身体出现异常肿块　　　　　　　　②不明原因便血
③体重增加　　　　　　　　　　　　④不知道

B08. 关于慢性病的描述，以下说法正确的是：
①慢性病都是吃出来的　　　　　　　②年纪大了才得慢性病
③慢性病很难治愈　　　　　　　　　④不知道

B09. 发生煤气中毒后，救护者首先应该怎样处理煤气中毒的人？
①给病人喝水　　　　　　　　　　　②将病人移到通风处
③拨打120，送医院治疗　　　　　　 ④不知道

B10. 对肺结核病人的治疗，以下说法正确的是：
①没有优惠政策　　　　　　　　　　②国家免费提供抗结核药物
③住院免费　　　　　　　　　　　　④不知道

B11. 国家免费为农村怀孕或准备怀孕的妇女补服叶酸，目的是：
　①减少自然流产　　　　　　　　　②预防神经管缺陷（脊柱裂、无脑儿）
　③降低孕产妇死亡率　　　　　　　④不知道

B12. 从事有毒有害作业时，工作人员应该：
　①穿工作服　　　　　　　　　　　②戴安全帽
　③使用个人职业病防护用品　　　　④不知道

B13. 碘缺乏最主要的危害是：
　①患上"非典"　　　　　　　　　　②影响智力和生长发育
　③引起高血压　　　　　　　　　　④不知道

B14. 为了有效去除蔬菜上残留的农药，蔬菜洗净后还需要用清水浸泡多长时间？
　①5分钟　　　　　②10分钟　　　　　③30分钟　　　　　④不知道

B15. 剧烈活动时，会因大量出汗而丢失体内水分。在这种情况下，最好补充：
　①白开水　　　　　　　　　　　　②含糖饮料
　③淡盐水　　　　　　　　　　　　④不知道

B16. 下面的描述中，健康的心理是：
　①经常感觉自己无能　　　　　　　②对未来不抱希望
　③遇到困难时，积极想办法解决　　④不知道

B17. 关于国家基本公共卫生服务的理解，错误的是：
　①主要在大医院开展　　　　　　　②在基层医疗卫生机构开展
　③老百姓可免费享受　　　　　　　④不知道

B18. 下列哪种情况下，应暂缓给儿童打疫苗：
　①哭闹时　　　　　　　　　　　　②感冒发烧时
　③饭后半小时内　　　　　　　　　④不知道

B19. 出现发热症状，正确做法是：
　①及时找医生看病　　　　　　　　②根据以往经验，自行服用退烧药
　③观察观察再说　　　　　　　　　④不知道

B20. 当患者依照医生的治疗方案服药后出现了不良反应，正确的做法是：
　①自行停药　　　　　　　　　　　②找医生处理
　③继续服药　　　　　　　　　　　④不知道

B21. 孕妇需要到什么地方建立"孕产妇保健卡"？
　①街道办事处　　　　　　　　　　②社区卫生服务中心或乡镇卫生院
　③妇幼保健院　　　　　　　　　　④不知道

B22. 要想了解某个医疗机构是否合法，可以通过以下哪种方法判断？
　①根据医院规模判断
　②咨询当地卫生局，或到卫生局网站上查询
　③根据医疗设施条件判断
　④不知道

B23. 以下哪些人群应该关注健康知识？
①病人 ②超重、肥胖的人
③所有人 ④不知道

B24. 某地发生烈性传染病，以下做法正确的是：
①这个病与我无关，不必理会 ②如果我是当地人，就会关注疫情
③不管是否是当地人，都需关注疫情变化 ④不知道

B25. 某市发生一起食物中毒事件，以下哪个途径获得的信息最为可信？
①网民在网站上发布的言论 ②同事们的议论
③该市卫生部门发布的信息 ④不知道

B26. 警示图 表示：
①该场所易发生火灾
② 该场所某区域存在易爆物，不允许靠近
③该物品具有毒性或该场所存在有毒物品
④不知道

B27. 关于正确就医，以下说法错误的是：
①尽可能详细地向医生讲述病情
②如果有以往的病历、检查结果等，就医时最好携带
③为了让医生重视，可以把病情说得严重些
④不知道

B28. 某药品标签上印有"OTC"标识，则该药品为：
①处方药，必须由医生开处方才能购买
②非处方药，不用医生开处方，就可以购买
③保健品
④不知道

B29. 关于开窗通风，以下说法错误的是：
①冬天要少开窗或不开窗，避免感冒
②开窗通风可以稀释室内空气中的细菌和病毒
③开窗通风可以使阳光进入室内，杀灭多种细菌和病毒
④不知道

B30. 用玻璃体温计测体温时，应该如何读取数值？
①手持体温计水银端水平读取 ②手持体温计玻璃端竖直读取
③手持体温计玻璃端水平读取 ④不知道

B31. 成年人的正常脉搏次数是：
①30~50 次/分钟 ②60~100 次/分钟
③100~120 次/分钟 ④不知道

B32. 妇女从怀孕到分娩，至少要进行几次孕期检查？
①3次 ②5次
③7次 ④不知道

B33. 性生活中正确使用安全套，可以预防哪种疾病？
①结核病 ②甲肝
③艾滋病 ④不知道

B34. 刘大妈在小区散步时，被狗咬伤。皮肤有破损，但不严重。以下做法正确的是：
①自行包扎处理 ②清洗伤口，尽快打狂犬病疫苗
③伤口不大，不予理睬 ④不知道

B35. 皮肤轻度烫伤出现水泡，以下做法正确的是：
①挑破水泡，这样恢复的快 ②水泡小不用挑破，水泡大就要挑破
③不要挑破水泡，以免感染 ④不知道

B36. 发生火灾时，正确逃生方法是：
① 用双手抱住头或用衣服包住头，冲出火场
② 向头上和身上淋水，或用浇湿的毛毯包裹身体，冲出火场
③ 边用衣服扑打火焰，边向火场外撤离
④ 不知道

B37. 对出血的伤口进行包扎时，伤口上应覆盖：
①药用棉花 ②有绒毛的布
③干净的纱布 ④不知道

B38. 关于超过保质期的食品，以下说法正确的是：
①只要看起来没坏，就可以吃 ②只要煮熟煮透后，就可以吃
③不能吃 ④不知道

B39. 下列药物中，长期服用会成瘾的是：
①抗生素 ②镇痛药
③降压药 ④不知道

B40. 抢救触电者时，以下做法错误的是：
①关闭电源开关 ②拔下电源插头
③用手去拉触电者 ④不知道

三、多选题（每题有2个或2个以上正确选项，请在相应选项序号上打"√"。如果不知道，请选择⑤）

C01. 关于促进心理健康的方法，以下说法正确的是：
①生活态度要乐观
②把目标定格在自己能力所及的范围内
③建立良好的人际关系，积极参加社会活动
④通过吸烟、喝酒排解忧愁

⑤不知道

C02. 关于肝脏描述,以下说法正确的是:
①能分泌胆汁　　　　　　　　　②有解毒功能
③是人体重要的消化器官　　　　④肝脏有左右两个
⑤不知道

C03. 哪些情况下,结核病人可能会将结核病传染给他人?
①打喷嚏　　　　　　　　　　　②咳嗽
③大声说话　　　　　　　　　　④共同使用马桶
⑤不知道

C04. 孩子出现发热、皮疹等症状,家长应该:
①及时去医院就诊　　　　　　　②应暂停去幼儿园
③及时通知孩子所在幼儿园的老师　④可以让孩子照常去幼儿园
⑤不知道

C05. 下面的说法,错误的有:
①老年人治疗骨质疏松,为时已晚　②骨质疏松是人衰老的正常生理现象
③中老年人饮奶可以减少骨质丢失　④喝骨头汤防治骨质疏松
⑤不知道

C06. 日常生活中,应采取哪些健康生活方式预防慢性病的发生?
①戒烟限酒　　　　　　　　　　②合理营养
③适量运动　　　　　　　　　　④心理平衡
⑤　不知道

C07. 选购保健食品时,应注意:
①包装上是否有保健食品批准文号　②查看保健功能和适宜的人群
③查看生产日期　　　　　　　　④查看保质期
⑤不知道

C08. 发现病死禽畜,应做到:
①不宰杀,不加工　　　　　　　②不出售,不运输
③不食用　　　　　　　　　　　④煮熟煮透可以吃
⑤不知道

C09. 遇到呼吸、心搏骤停的伤病员,应采取哪些措施?
①人工呼吸　　　　　　　　　　②胸外心脏按压
③拨打急救电话　　　　　　　　④给予高血压治疗药物
⑤不知道

C10. 吃豆腐、豆浆等大豆制品的好处有:
①对身体健康有好处　　　　　　②对心血管病患者有好处
③增加优质蛋白质的摄入量　　　④防止过多消费肉类带来的不利影响
⑤不知道

C11. 运动对健康的好处包括：
①保持合适的体重　　　　　　　　②预防慢性病
③减轻心理压力　　　　　　　　　④改善睡眠
⑤不知道

C12. 某报纸上说，任何糖尿病患者通过服用某降糖产品，都可以完全治愈。看到这条信息后，下面哪些做法是错误的？
①肯定是错误的，不能相信
②这消息真好，赶紧去告诉糖尿病朋友　　③向社区医生咨询、核实
④赶紧去购买　　　　　　　　　　　　　⑤不知道

C13. 咳嗽、打喷嚏时，正确的处理方法是：
①用手直接捂住口鼻　　　　　　　②用手帕或纸巾捂住口鼻
③用胳膊肘弯处捂住口鼻　　　　　④不用捂住口鼻
⑤不知道

C14. 以下关于住院时间的看法，正确的是：
①住院时间越长，治疗效果越好
②治疗效果与住院时间长短没有必然的联系
③住院时间长短依病情而定
④住院时间过短是医生不负责任的表现
⑤不知道

C15. 关于2型糖尿病患者健康管理服务，以下说法正确的是：
①只有60岁以上的老人才可享受
②社区内被确诊的2型糖尿病患者均可享受
③1年内可获得4次免费空腹血糖监测
④免费空腹血糖监测不受次数限制，依病情而定
⑤不知道

C16. 母乳喂养对婴儿的好处：
①母乳喂养可以使婴儿少生病　　　②母乳是婴儿最好的天然食品
③婴儿配方奶粉比母乳营养更丰富　④母乳喂养有利于婴儿的心理发育
⑤不知道

C17. 保管农药时，应注意：
①农药应保管在固定、安全的地方　　②农药不能与食品放在一起
③如果手上不小心沾染了农药，只要皮肤没有破损，就不用冲洗
④农药要放在小孩接触不到的地方　　⑤不知道

C18. 在户外，出现雷电天气时，以下做法正确的是：
①躲在大树下　　　　　　　　　　②远离高压线
③避免打手机　　　　　　　　　　④站在高处
⑤不知道

第十四章 健康素养及其测评

四、情景题（请您先阅读材料，然后回答相关问题。单选题只有1个正确答案，多选题有2个或2个以上正确答案。请在相应选项序号上打"√"。如果不知道，单选题请选择④，多选题请选择⑤）

（一）以下是阿莫西林胶囊说明书，请阅读后回答问题。

【药品名称】阿莫西林胶囊

【适应证】阿莫西林适用于敏感菌所致的下列感染：

1. 溶血性链球菌、肺炎链球菌、葡萄球菌所致中耳炎、咽炎、扁桃体炎等上呼吸道感染。
2. 溶血性链球菌、肺炎链球菌、葡萄球菌所致急性支气管炎、肺炎等下呼吸道感染。
3. 本品尚可用于治疗伤寒、伤寒带菌者及钩端螺旋体病。

【用法用量】

口服。成人一次一粒（0.5g），每6～8小时1次（每日3～4次）。

【不良反应】

1. 恶心、呕吐、腹泻及假膜性肠炎等胃肠道反应。
2. 皮疹、药物热和哮喘等过敏反应。
3. 由念珠菌或耐药菌引起的二重感染。
4. 偶见兴奋、焦虑、失眠、头晕以及行为异常等中枢神经系统症状。

【禁忌】青霉素过敏及青霉素皮肤试验阳性患者禁用。

D01. 本药物适用于治疗下列哪些疾病？（多选题）
　　①溶血性链球菌引起的咽炎　　②流感病毒引起的上呼吸道感染
　　③葡萄球菌引起的肺炎　　　　④伤寒
　　⑤不知道

D02. 假设一个成年人在早上8点服用该药，下一次服药时间应该是几点？（单选题）
　　①上午11点～下午1点　　②下午2点～4点
　　③下午5点～7点　　　　　④不知道

D03. 服用该药物，不会引起以下哪种不良反应？（单选题）
　　①恶心　　②抑郁　　③失眠　　④不知道

（二）BMI指体质指数，是目前国际上常用的衡量人体胖瘦程度以及是否健康的一个标准。具体计算方法是以体重（公斤，kg）除以身高（米，m）的平方，即BMI＝体重/身高^2（kg/m^2）。对于中国成年人，BMI＜18.5为体重过低，18.5≤BMI＜24为体重正常，24≤BMI＜28则为超重，BMI≥28为肥胖。

D04. 李先生，45岁，身高170厘米，体重160斤，他的BMI该怎样计算？（单选题）
　　①（80）^{2}/170＝37.6　　②80/（1.7）^{2}＝27.7
　　③160/（1.7）^{2}＝55.4　　④不知道

D05. 参照中国成年人体质指数的标准，李先生属于：（单选题）
　　①肥胖　　②体重正常　　③超重　　④不知道

D06. 李先生要控制体重，可以采取以下哪些方式？（多选题）
　　①不吃主食　　　　　　　　　②每天运动至少半小时
　　③减少油脂摄入　　　　　　　④只吃蔬菜水果
　　⑤不知道

D07. 李先生容易患以下哪种疾病？（单选题）
　　①高血压　　　　　　　　　　②骨质疏松
　　③胃溃疡　　　　　　　　　　④不知道

五、基本情况

结 **F01.** 性别：　　①　男　　　②　女

　　F02. 出生年月：□□□□年□□月

结 **F03.** 您的民族：
　　①汉族　　　　②回族　　　　③苗族　　　　④维吾尔族
　　⑤满族　　　　⑥壮族　　　　⑦其他＿＿＿＿＿

结 **F04.** 您的文化程度：
　　①不识字或识字很少　　②小学　　　　　③初中
　　④高中/职高/中专　　　⑤大专/本科　　　⑥硕士及以上

结 **F05.** 您的职业是：
　　①公务员　　　②教师　　　③医务人员　　④其他事业单位人员
　　⑤学生　　　　⑥农民　　　⑦工人　　　　⑧其他企业人员
　　⑨其他＿＿＿＿＿＿

F06. 您的家庭常住人口数＿＿＿＿＿人（指在家居住半年以上）

F07. 过去一年，您家庭年收入大约是＿＿＿＿＿元

束带结 **F08.** 您现在是否患有以下慢性病？（可多选）
①没有患慢性病→跳至 F10
②高血压
③胃肠炎
④糖尿病
⑤类风湿关节炎
⑥脑血管病（如中风、脑梗死、脑血栓等）
⑦椎间盘疾病
⑧慢性阻塞性肺病
⑨缺血性心脏病
⑩胆结石胆囊炎
⑪消化性溃疡
⑫其他（请注明）

F09. 如果您患有以上慢性病，第一次确诊时间是□□□□年□□月。

第十四章 健康素养及其测评

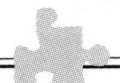

结 F10. 在过去一年里，您认为自己的健康状况：
①非常好　　　②比较好　　　③一般　　　④比较差　　　⑤非常差

调查到此结束。再一次感谢您的支持与合作！

附录2：

表1　全国居民健康素养监测调查问卷答案（2012年）

序号	A01	A02	A03	A04	A05	A06	A07	A08	A09	A10	A11	A12	A13	A14	A15
答案	×	×	√	×	√	√	×	√	√	√	√	√	√	×	×

序号	B01	B02	B03	B04	B05	B06	B07	B08	B09	B10	B11	B12	B13	B14	B15
答案	③	③	②	②	③	③	③	③	②	②	②	③	②	②	③

序号	B16	B17	B18	B19	B20	B21	B22	B23	B24	B25	B26	B27	B28	B29	B30
答案	③	①	②	①	②	②	②	③	③	③	③	③	②	①	③

序号	B31	B32	B33	B34	B35	B36	B37	B38	B39	B40					
答案	②	②	③	②	③	③	③	③	③	③					

序号	C01	C02	C03	C04	C05	C06	C07	C08	C09	C10
答案	①②③	①②③	①②③	①②③	①②④	①②③④	①②③④	①②③	①②③	①②③④

序号	C11	C12	C13	C14	C15	C16	C17	C18
答案	①②③④	②④	②③	②③	②③	①②④	①②④	②③

序号	D01	D02	D03	D04	D05	D06	D07
答案	①③④	②	②	②	③	②③	①

表2　考察三个方面健康素养的题目及判断标准

3个方面	判断题	单选题	多选题	情景题	题目数	总分	判断界值（分）
基本知识和理念	A01、A02、A03、A04、A05、A06、A08、A11、A15	B01、B02、B03、B04、B05、B07、B08、B09、B14、B18、B23、B26、B31、B34、B38、B10、B11、B12、B13	C02、C03、C04、C05、C06、C07、C08、C17	D6、D7	38	47	38
健康生活方式与行为	A07、A09、A10、A12、A13、A14	B06、B15、B16、B17、B19、B20、B21、B27、B29、B39	C01、C10、C11、C13、C14、C15		22	28	22
健康技能		B22、B24、B25、B28、B30、B32、B33、B35、B36、B37、B40	C09、C12、C16、C18	D01、D02、D03、D04、D05	20	25	20
合计	15	40	18	7	80	100	80

表3　考察6类健康问题健康素养的题目及判断标准

6类问题	判断题	单选题	多选题	情景题	题目数	总分	判断界值（分）
科学健康观	A03、A05、A06、A12、A15	B01、B02、B03、B11、B13、B15、B16、B23	C01、C16		15	17	14
传染病防治素养	A01	B04、B10、B18、B29、B33、B34	C03、C04、C13		10	13	10
慢性病防治素养	A02、A07、A09、A10	B05、B06、B07、B08、B39	C05、C06、C10、C11	D06、D07	15	20	16
安全与急救素养	A04、A11	B09、B12、B14、B26、B35、B36、B37、B38、B40	C08、C09、C17、C18		15	19	15
基本医疗素养	A08、A13、A14	B17、B19、B20、B21、B27、B28、B30、B31、B32	C02、C14、C15		15	18	14
健康信息素养		B22、B24、B25	C07、C12	D01、D02、D03、D04、D05	10	13	10
合计	15	40	18	7	80	100	80

第十五章　社区健康教育与健康促进

本章要点
1. 什么是社区，社区的类型与功能
2. 社区健康教育与健康促进的定义与任务
3. 实施社区健康教育与健康促进的6个要点
4. 社区重点人群——儿童、妇女和老年人群的健康教育内容
5. 国家基本公共卫生服务项目健康教育的7项内容、实施方法与工作流程
6. 城市社区和农村社区健康教育的常用形式与方法
7. 健康城市的概念、基本特征与WHO十项标准
8. 健康城市项目的实施包括3阶段20步骤。建设健康社区的方法有创建示范社区、实施"细胞工程"、建设健康村等

社区发展是社会可持续发展的一个重要领域。加强社区健康教育与健康促进，开发社区资源，动员人人参与，是当今世界健康促进发展的重要策略之一。将健康教育与健康促进纳入社区的发展规划，为社区居民健康目标服务，是我国卫生保健事业的一个重要组成部分。

第一节　社区健康教育与健康促进概述

一、社区的概念与功能

（一）社区的概念

社区（community）是指由一定数量、具有共同意愿、相同习俗和规范的社会群体结合而成的生活共同体。这一概念最早是由德国学者汤尼斯（Tendinanel Tonnis）于1887年提出。1933年，社会学家费孝通先生等将"社区"引入我国，他认为，社区是若干社会群体（家庭、氏族）或社会组织（机关、团体）聚集在某一地域里所形成的一个生活上相互关联的大集体。世界卫生组织（WHO）于1978年在国际初级卫生保健大会上提出一个新的社区定义，即社区是以某种经济的、文化的、种族的社会凝聚力，使人们生活在一起的一种社会组织或团体。

一个社区必须具备一些最基本的构成要素。主要包括5个方面：即①人群，即一定数量的人口；②地域，即一定范围的地理空间；③社区内各种生活服务设施；④特有的文化背景

和生活方式；⑤相应的管理机构与制度。构成社区的各个要素既相互独立，又相互关联，形成了不同社区特定的结构和整体特征。社区不等同于行政区域，其边界不像行政区域那样清晰，其核心是某一地域里的人们有着血缘、地缘、经济、文化等方面的内在联系。

由于社区环境、地域的大小和人群背景特征的不同，社区范围的界定也不同。WHO认为一个有代表性的社区，其人口数大约在10万～30万，其面积约为0.5～5万平方公里。在我国，从社区公共服务管理的角度，城市社区是指街道、居委会，在农村，是指乡镇、村。

（二）社区的类型

社区通常分为两种类型：地域型社区和功能型社区。

地域型社区是以地理范围为基础的，由不同的个体和家庭、邻里生活在彼此相邻近的空间，而形成共享公共资源及相互依存的关系，主要包括城市社区、农村社区及集镇社区三种形态。集镇社区又称乡镇社区，是农村城市化进程中的产物，具有城市、农村两种社区的双重属性。社区健康教育在农村可以乡、行政村为基本干预单位，在城市可以街道、居民委员会为基本干预单位，有利于组织实施。

功能型社区是不同的个体和群体因某种共同特征，包括共同的兴趣、利益、职业或价值观等而形成相互联系的机构或组织，比如大型企事业单位、大学院校校区，等。一个或几个功能型社区可以嵌套在一个地域型社区内。功能型社区是开展社区健康促进综合干预的重要场所。

生活在同一社区的人们，具有特定的人口学特征，有着与其他社区不同的生活、工作环境、生活服务设施和文化习俗、共同兴趣和利益。因此，个人、家庭以及群体的健康状况和健康问题往往有其特定的社区背景，需要健康教育与健康促进工作者给予关注。

（三）社区的功能

社区是宏观社会的缩影，健康是社区发展的重要目标之一。社会中的各种公共卫生问题、疾病与健康现象和特征可通过社区反映出来。社区有很重要的社会功能，主要包括：

1. 是人们从事生产和生活的基本环境　人们的很多社会生活在社区范围内进行，社区内的机关、学校、医院、商店、活动中心和各种公共场所有着特定的社会功能，为社区的基本生活需求提供健康、生活等服务，并促进社区的协调发展和稳定。

2. 具有管理和制约作用　社区内的行政管理体系、卫生管理制度、文化、风俗习惯、社区群体健康意识与行为规范在不同方面制约社区人群的生活和行为，发挥着教育和督促人们遵守社会规范，维护社会秩序，提高社会公德及惩罚违反社会准则行为的功能。

3. 具有凝聚作用　通过社区组织动员，促进社区成员间的协作和支持，引导社区群众积极参与社区各项健康活动，实现个人、家庭、社会团体的自助与互助。

二、社区健康教育与社区健康促进的内涵

（一）基本概念

社区健康教育（community health education）是指在社区范围内，以社区人群为教育对象，以促进居民健康为目标，有组织、有计划、有评价的健康教育活动与过程。其目的是发

动和引导社区居民树立健康意识，关心自身、家庭和社区的健康问题，积极参与社区健康教育活动，养成良好卫生行为和生活方式，以提高自我保健能力和群体健康水平。

社区健康促进（community health promotion）是指通过健康教育和社会支持，改变个体和群体健康相关行为、生活方式和环境影响，降低社区的发病率和死亡率，提高社区居民的健康水平和生活质量。社区健康促进的两大构成要素是：健康教育及一切能促使行为和环境向有益于社区健康改变的社会支持系统。

围绕"健康社区"这一目标，社区健康教育与健康促进从整体上对社区人群的健康相关行为和生活方式以及健康的社会影响因素进行干预，其范围和内容十分广泛，涉及个人、家庭、群体身心健康，贯穿于人生命的各个阶段。它既适用于急、慢性疾病的综合防治，又适用于社区生态和社区环境的改善；既可促进社区居民对社区卫生服务的利用，又可促进社区医疗保健服务质量的提高，为社区居民创造健康、文明的社区环境。

（二）社区健康教育与健康促进的任务

1. 通过开展各种形式的健康教育活动，普及卫生知识，提倡文明、健康、科学的生活方式，摒弃封建迷信和陈规陋习，提高社区居民的健康素养与文明素质。

2. 提高个人和群众对预防疾病和促进健康的责任感，促进个人和群体明智地选择有益健康的行为和生活方式，为居民提供具体的行为指导和示范，帮助人们提高自我保健意识和能力。

3. 促进全社会都来关心社区卫生与健康问题，创造有益健康的社区环境。有效地倡导和协调各级政府领导和有关部门，制定和落实各项卫生政策，完善基本公共卫生服务，协调非卫生部门和非政府组织支持和参与社区健康教育与健康促进工作。

4. 加强社区行动，挖掘和利用社区资源，动员和组织社区居民参与社区健康规划及各项活动，解决社区的健康问题。

第二节　社区健康教育与健康促进的实施要点

社区健康教育与健康促进是一项社会系统工程，是政府领导、多部门合作、社区参与的综合体现。开展社区健康教育与健康促进应遵循社区组织与社区发展的理念，加强社区行动，创建有利社区健康的支持性环境，必须具备政府决策、网络健全、加强专业能力建设、开发社区资源、群众广泛参与和科学制定规划等要素，这是实施社区健康教育与健康促进的基本要点和必要条件。

一、明确政府职能，制定社区健康教育与健康促进政策

（一）社区政府对社区健康教育与健康促进的工作职能

WHO在其《组织法》中明确提出，"政府对其人民的健康负有责任，只有通过提供适当的卫生保健和社会措施才能履行其职责。"社区健康是社区经济和社区发展不可分割的部分，不可能由卫生部门单独解决，必须在当地政府领导下，社区各有关部门共同承担责任。

城市街道办事处和农村乡镇政府在社区健康教育与健康促进工作中发挥着组织、领导、协调、服务作用。

社区领导对健康教育与健康促进承担责任主要表现在：①有主管领导分管，责任分工明确；②将社区健康教育工作列入政府的议事日程，纳入创建文明社区、小康村镇发展规划；③协调社区内各部门参与和支持健康教育；④制定有关促进社区健康的政策、制度并监督执行；⑤领导社区健康教育计划的制定、实施、考核和评价；⑥提供必要的资金保证。

（二）制定政策，强化政府行为

制定规章制度和地方法规是行政干预的有效形式，它不仅为社区健康教育与健康促进的实施提供了法律依据，而且，可以促进社会各界对健康承担责任，规范群体和个人的行为，保证社区健康环境的形成。近年来，在创建国家卫生城市、健康城市的进程中，苏州、杭州、上海、深圳、北京、大连等城市将健康教育与健康促进纳入城市社区发展总体规划，开展创建健康社区、健康乡镇活动，制定全面控烟、全民健身、环境卫生等规章制度，全面促进了社区健康教育与健康促进的发展。

二、建立健全社区健康教育与健康促进组织网络

建立健全社区健康教育与健康促进组织网络，是加强社区政府部门、专业机构和各群众团体间合作，协调开展社区健康教育与健康促进的必要的组织保证。

（一）双轨管理，条块结合的组织管理网络

双轨管理又称双向管理，是指开展社区健康教育与健康促进工作，一是有各级政府和卫生行政部门的组织领导，将健康教育与健康促进列入政府工作目标，予以统筹规划，二是有上级专业机构的业务指导，两条渠道，对口管理，逐级负责，交互融汇，组织实施。

条块结合是指第一，以社区主管领导牵头，社区内各单位协同参加，由街道、文化、教育、卫生、广电、环保、群众团体等共同组成健康教育与健康促进横向网络，第二，以基层卫生服务机构和医护人员为主体，以专兼职健康教育人员、社区积极分子为骨干形成社区健康教育纵向网络，把健康教育与各自业务结合起来，发挥各自的优势，共同搞好健康教育工作。

实践证明，这是适合我国国情而发展形成的行之有效的一种社区健康教育管理体制。我国自20世纪90年代以来开展的全国亿万农民健康促进行动，以及在预防控制禽流感、艾滋病等重大传染病的健康促进工作中，都是采取了自上而下的双向管理、条块结合的组织管理模式。

（二）社区健康教育与健康促进的实施主体

需强调的是，在当地政府的领导下，在上级专业机构的指导下，实施社区健康教育与健康促进工作的主体是基层医疗卫生机构和人员。在农村社区，是乡镇卫生院和承担预防保健职能的村级卫生所（室）；在城市社区，是社区卫生服务中心（站）。城乡基层医护人员是实施社区健康教育活动的主体。市、区级健康教育专业机构在社区健康教育与健康促进中应发挥其政策倡导、组织协调、业务指导作用，而不应单打独斗，包办代替。

三、加强基层卫生机构和健康教育人员的能力建设

为提高社区健康教育与健康促进的质量,应加强基层卫生机构的健康教育能力建设,配备必要的健康教育设备设施和健康教育材料。同时,要培养一批高素质、高水平、热爱社区健康教育工作的专兼职人员,使他们不仅有扎实的专业知识,还要有丰富的社会人文学科知识,掌握健康教育的常用方法和技巧,并具有良好的社会交往能力,以更好地与居民沟通。社区健康教育人员培训的对象包括以下几个层次。

1. 专业技术人员 全科医生、社区护士、乡村医生及其他基层卫生人员。他们是社区群众的"健康监护人",是基层社区健康教育的实施者和"把关人"。应特别注意通过在职培训、各种学术交流活动以及继续医学教育,使其自身的知识技能与现代医学和相关人文社会科学知识的同步发展,使他们具备开展健康教育的能力,拥有健康教育意识,懂得健康教育基本理论,掌握健康教育基本方法。

2. 行政及社团工作人员 对于社区政府主管领导、相关部门领导和主管人员、共青团、妇联等群团组织主管人员、社区示范点领导和主管人员、项目管理人员、街道领导、专干和居委会负责人可以通过以会代训、参加健康教育大型活动、示范单位现场参观、进行家庭访视等形式进行培训,提高他们对健康教育与健康促进重要性的认识,激发他们参与和支持社区健康教育活动的热情。

3. 群众骨干 包括社区居民中的积极分子、青年志愿者、同伴教育者等。尤其要注意发现和利用社区中受人们尊重、有影响力的长者、妇女,他们往往是新事物的早期宣传者和采纳者。在开展健康教育活动之前,应首先确定合适的群众骨干人选,进行必要的组织发动和专题培训。

基层健康教育培训应把握的一般原则是:①时间要短,一般为1~2天。在农村,特别是在实行了乡村一体化管理的地区,健康教育培训往往以"以会带训"的形式,结合召开乡村卫生人员例会,进行有关健康教育的学习和培训。②内容少而精。一次培训班围绕一个专题,目标明确,学以致用。③重视技能训练。根据任务要求,培训学员学习和掌握具体技术和方法。如,如何指导高血压病人及其家属学会自测血压。④参与式教学。参加培训人员大都有丰富的工作和生活经验,因此培训中不宜仅用传统的讲课形式,应多采用讨论、案例分析、互教互学的参与式教学方法。

四、开发利用社区资源,动员群众广泛参与

社区资源是指社区赖以生存和发展的物质和非物质资源。开发利用社区资源开展社区健康教育与健康促进,除积极筹集资金,争取外援性技术、人力、经费、设施外,应以社区发展为动力,立足于挖掘社区内部的资源潜力。

社区群众的参与是健康教育与健康促进的基础,是最宝贵的社区资源。社区群众参与包含两个层次的含义。一是指社区领导和群众代表共同参与健康教育规划的制订、实施和评价的全过程,尤应重视在规划制订阶段的早期参与。如果仅把社区参与看作动员群众参加健康教育活动,这就失去了社区参与的真正意义。实践证明,社区成员把维护社区健康视为己

任，积极主动参与各项健康教育与健康促进活动，才能使社区健康教育与健康促进保持可持续发展。

1. 人力资源　人力资源是指能为社区健康教育提供服务的人员数量及质量情况。努力发现和吸收社区健康教育的积极支持者和有影响的人物参与健康教育活动，可以为社区健康教育提供持续的推动力和倡导作用，增加社区健康教育的可信度，并帮助获取其他各种资源。除基层卫生服务机构的专业人员外，自愿参与健康教育行动的志愿人员和积极分子，如社区内一些志愿为社区提供服务的退休医护人员、教师、老领导和社区居民中的热心老人等，都是健康教育重要的人力资源。他们健康意识比较高，有一定的号召能力，开展社区健康教育时，充分调动他们的积极性。选聘健康教育志愿者的另一层意义是依靠群众的创造力来开展健康教育工作。把科学知识与老百姓的生活经验结合起来，由志愿者现身说法，用群众的语言传播出去，会更有说服力和引导性。大中学生是开展社区健康教育活动的重要人力资源，他们中有很多学生组织，团委、学生会、红十字会、志愿者协会、控烟协会等，健康教育活动可以与他们的活动结合起来做，如大学生暑期农村社会实践活动，共建社区实践基地等。

2. 财力资源　财力资源是指能为社区健康教育提供资金援助的情况。挖掘社区潜在的财力资源，既是开展社区健康教育成功与否的关键步骤，也是评价健康教育工作者社会动员能力大小的重要指标。社区内有许多财力资源，如社区地方政府的财政支持，社区内企事业单位、社会团体及个体劳动者或社会知名人士的援助资金。有些医药保健企业把社区居民当作潜在的消费者，愿意提供部分资金，与健康教育部门合作开展健康大课堂进社区活动，举办健康教育讲座、免费健康检查等，但需要注意防止把健康教育活动变相为推销保健品的现象。

3. 物力资源　能为社区健康教育提供实物和技术援助的资源都是可利用的物力资源。物力资源在社区内非常丰富，包括开展健康教育活动需要的场所，教学设施、文体活动器材等。可以充分利用社区内一些单位现有的资源，如采取现场观摩的方式在某一单位开展健康教育示范活动，很多单位非常愿意组织配合，对健康教育组织者来讲，可以减少开支，增强效果。

4. 信息资源　随着社会的进步和发展、人民生活水平的不断提高，传统的黑板报、标语口号式的卫生宣传教育形式已不能适合现代人的生活方式和信息需求，必须充分利用现代信息资源。可以综合利用现代多媒体技术，使很多传统科普宣传手段或单一高科技手段无法表达的内容和形式，成为内容丰富、信息量大、实用性强、参与性高、互动性强的社区健康教育科普教育信息平台，社区居民可以利用信息平台，寻求和学习健康信息，对健康教育计划和活动实施提出建议和反馈信息。

五、因地制宜，开展多种形式的健康教育活动

我国幅员辽阔，不同地区之间、城乡之间存在着巨大的文化差异。社区居民的健康和生活质量受到环境、习俗、生活方式等多方面因素的影响，社区居民又存在着性别、年龄、职业、民族、文化程度等多方面的差别。因此，开展社区健康教育活动必须因地制宜，从实际

出发，采取适合当地社区特点的健康教育形式和方法，满足教育对象的不同需求。

开展社区人群的健康教育要注意以下几个方面：

1. 确定教育对象　社区健康教育的对象主要是城乡社区居民中的成人群体，根据社区诊断的结果和制订的目标决定应对谁进行教育，这样可以达到事半功倍的作用。

2. 确定教育内容　社区健康教育的最终目的是改变社区居民的不良行为，形成健康行为。行为的改变必须是自愿而不是强迫的，因此健康教育活动，不仅提供健康知识信息，还应唤起人们的健康意识，掌握必要的行为技能，使其自愿地采纳有益于健康的行为。如世界银行贷款中国农村供水与环境卫生项目，教育的内容主要是围绕与水有关的知识和行为来开展，重点是水与环境相关健康知识、改善家庭环境卫生状况、环境卫生建设等内容，评估的行为包括饭前便后洗手、使用清洁水清洗食物和餐具、使用卫生厕所、正确使用供水设施并维护环境卫生。

3. 确定教育形式　社区人群教育的形式很多，要灵活多样，就地取材，简单易行。切记不能照搬课本上的东西，更不能指望某一种健康教育方法能对社区居民的行为产生明显的效果。有的方法对某些人的效果可能很好，而对另一些人效果就不一定好；同一种方法应用于同一种人，在不同的环境下效果是不同的。总之，教育方法应随着教育对象特点和环境的变化而变化。详见本章第4节。

4. 确定教育地点　教育机构、基层卫生机构、工作场所、公共场所、居民家庭是开展社区健康教育的几个重点场所，不同教育活动类型，应选择不同的地点，如对青少年的教育一般选择在学校，针对老年病开展的健康教育一般选择在家庭和居民小区，造声势的宣传教育活动一般选择在公众活动场所。

5. 选择教育时间　教育时间的安排对于社区健康教育活动能否取得成功非常关键，对每项社区健康教育活动的开始和完成时间都要进行估计和选择。教育时间的确定一定要考虑社区的特点、社区人群的活动规律，如在农村利用广播进行教育，节目安排最好不选择上午9：00～11：00这个时间段，因为农民在这个时间一般下地劳动去了，能听到广播的人会很少。在城市社区开展户外健康教育咨询活动，最好避开星期一至星期五上班时间，尽量利用周末时间。教育时间的安排在规划开始时就应明确。

6. 确定教育者　依靠什么力量来开展健康教育也很关键，开展社区健康教育不一定非要请名牌大学的专家教授，社区医生、妇联主任、有影响的宗教领袖、已经稳定控制病情的糖尿病患者等，经过健康教育培训后都可以作为教育人员。我国艾滋病预防形象大使是著名的演员濮存昕，选择他对群众开展艾滋病教育效果就非常好，而在开展服务行业从业者预防艾滋病健康教育时，请卫生保健人员、妇联、工商等部门的人参与效果更好。

六、加强社区健康教育与健康促进计划设计、监测管理与评价

为使有限的人力、物力、财力得到高效的利用，必须在社区诊断的基础上，提出该社区要优先解决的主要健康问题和行为问题，确定目标和干预策略，制定社区健康教育与健康促进计划。为保证社区健康教育与健康促进规划项目的实施和落实，评价计划目标是否达到，还必须建立经常性的监测体系，逐步实现社区健康信息管理的微机化、动态化，步入规范

化、科学化管理的轨道。关于社区健康教育与健康促进计划设计、实施与评价的具体内容，详见本书第三、四、五章。

第三节 社区健康教育的对象与内容

一、社区健康教育与健康促进的对象

社区健康教育与健康促进的对象包括社区居民和社区所辖各企事业单位、学校、商业及其他服务行业的从业人员。根据社区健康教育的任务、目标与策略的不同，可将教育对象进行细分。

（一）根据社区卫生服务的任务分类

社区卫生服务（community health service，CHS）是以社区为范围，以家庭为单位，为社区居民提供"六位一体"综合性医疗保健服务的基本健康服务模式。全科医生和社区护士既是社区卫生服务的提供者，也是社区健康教育的有效实施者。与社区卫生服务的对象相一致，社区健康教育与健康促进的对象是全体社区居民，其重点人群是儿童青少年、妇女、慢性病患者和老年人、残疾人等脆弱人群。根据居民健康状况可细分为：

1. 健康人群。
2. "亚健康"人群 指界于健康与患病之间的人群。亚健康是人体界于健康和疾病之间的状态，无器质性病变，但有功能性改变。经常处于紧张压力的人容易进入亚健康状态，持续下去可以成为许多疾病的根源。采纳健康生活方式和工作方式，是消除和防止"亚健康"的重要措施。
3. 高危人群 是存在明显的对健康有害因素的人群，危险因素相关疾病的发生概率明显高于其他人群，包括具有健康危险因素的人群、处于高危环境的人群。
4. 重点保健人群 是指由于各种原因需要在社区得到重点保护的脆弱人群，如妇女、儿童、老年人、残疾人等。
5. 病人及其家属 包括社区中患有各种常见病、多发病、慢性病的病人、晚期病人等。

（二）根据社区慢性病综合防治策略分类

依靠广大基层医务人员积极开展社区综合防治，走防治结合、预防为主的道路，是预防控制高血压、冠心病、糖尿病等慢性病的最根本途径，也是基本公共卫生服务的重要内容。从社区慢性病综合防治的角度，可将健康教育策略及其目标人群分为三类：

1. 全人群 对全体社区居民进行普及性教育，倡导健康的生活方式，营造有益健康的社区环境。
2. 高危人群 对存在各种行为危险因素，患病危险性高的人员、家庭和群体进行有针对性的健康指导和行为干预，以消除或减少行为危险因素，延缓和减少发病的可能。
3. 患者人群 对病人及其家属进行规范化监测、治疗和康复指导，除药物治疗外，应加强非药物治疗，开展针对性的生活方式指导。

二、社区健康教育与健康促进的内容

随着社会的发展和进步，公共卫生迎来了第三次革命，社区居民的健康需求在不断变化，城乡社区健康教育的内容也在不断更新。

自2009年以来，为逐步实现人人享有基本医疗卫生服务的目标，在深化医药卫生体制改革的进程中，国家基本公共卫生服务项目在城乡基层医疗卫生机构得到了普遍开展。实施国家基本公共卫生服务项目，是促进城乡居民逐步享有均等化的基本公共卫生服务的重要措施，也是我国公共卫生制度建设的重要组成部分。

为社区全体居民提供免费的健康教育服务，是国家基本公共卫生服务项目的内容之一，是新医改赋予城乡基层医疗卫生机构（城市社区卫生中心（站）、乡镇卫生院、村卫生室）的工作职责。2009年7月，原卫生部与国家人口和计划生育委员会联合印发《关于促进基本公共卫生服务逐步均等化的意见》，将基本公共卫生服务项目的第二项内容——健康教育的任务界定为：针对健康素养基本知识和技能、优生优育及辖区重点健康问题等内容，向城乡居民提供健康教育宣传信息和健康教育咨询服务，设置健康教育宣传栏并定期更新内容，开展健康知识讲座等健康教育活动。2011年4月，原卫生部制定下发了《国家基本公共卫生服务规范（2011年版）》，对基本公共卫生服务项目健康教育的内容进一步做出了明确的规定，包括健康素养、重点人群、健康生活方式、重点疾病、重大公共卫生问题、突发公共卫生事件、卫生法律法规的健康教育7个方面。

1. 宣传普及《中国公民健康素养——基本知识与技能（试行）》。配合有关部门开展公民健康素养促进行动。

2. 对青少年、妇女、老年人、残疾人、0~6岁儿童家长、农民工等人群进行健康教育。

3. 开展合理膳食、控制体重、适当运动、心理平衡、改善睡眠、限盐、控烟、限酒、控制药物依赖、戒毒等生活方式和可干预危险因素的健康教育。

4. 开展高血压、糖尿病、冠心病、哮喘、乳腺癌和宫颈癌、结核病、肝炎、艾滋病、流感、手足口病和狂犬病、布病等重点疾病健康教育。

5. 开展食品安全、职业卫生、放射卫生、环境卫生、饮水卫生、计划生育、学校卫生等公共卫生问题健康教育。

6. 开展应对突发公共卫生事件应急处置、防灾减灾、家庭急救等健康教育。

7. 宣传普及医疗卫生法律法规及相关政策。

无论是在城市还是乡镇社区，均应围绕上述的7个方面，根据本社区人群特点和健康需求，确定重点内容，开展多种形式的健康教育活动。

三、社区重点人群的健康教育

社区健康教育的重点人群包括儿童、青少年、妇女、老年人等群体，各人群具有不同的生理特点和心理特点，有着不同的健康需求。因此，要针对不同人群的特点及易出现的健康问题，开展有针对性的健康教育工作。

（一）社区妇女健康教育

妇女的概念，广义上与女性同义；在狭义上是指成年女性和已婚女性。社区妇女健康教育的主要对象是狭义范围的妇女。妇女是社会的"半边天"，她们承担者社会生产、家庭生活与人类繁衍等多重社会角色。她们的健康素养水平，不仅直接影响到自身的健康状况，而且关系到下一代的健康和家庭的幸福。

社区妇女健康教育的主要内容包括：

1. **女性生理各期的健康教育** ①月经期：包括月经的生理知识，注意经期卫生的重要性，经期的卫生保健常识，痛经的防治；②围婚期：结婚是人生的重大转折点，婚前体检的重要性、性生活知识、优孕优生知识，都应在婚前就得到普及；③妊娠期：早孕反应与诊断，妊娠母体的变化，妊娠期用药注意事项，性生活注意事项，合理膳食，定期产前检查的意义，住院分娩的重要性，常见妊娠并发症的症状与防治措施；④围产期和哺乳期：有关产褥期的正常生理现象和卫生知识，新生儿的护理、保健，母乳喂养的好处、母乳喂养的正确方法等；⑤更年期：在介绍更年期生理、机能变化的基础上，进行更年期保健教育，帮助妇女正确对待更年期，保证身心健康。

2. **生殖健康教育** 生殖健康（reproductive health）又称生育健康，1994年开罗国际人口发展会议对其含义作了如下界定：生殖健康是指不仅仅是生殖过程没有疾病或失调，而是一种身体、心理和社会适应的完好状态，在此状态完成生殖过程。其内涵包括了4个层次，妇女有生育能力，即能安全地妊娠和分娩；婴儿能存活并健康成长；人们能够调节自己的生育，而不危害健康；有安全的性生活。实现生育健康的基础是男女平等，生育健康教育不仅是妇女的事，男性也应参与其中。主要内容包括：计划生育咨询与服务、安全避孕指导、性健康、母婴保健指导等。

3. **妇女常见疾病的防治** ①妇女生殖道感染是妇科最常见疾病，包括阴道炎、宫颈炎、盆腔炎、性病等。在我国农村地区，感染率高达50%~80%。由于其患病率高，易重复感染及复发，可引起不孕不育，影响着广大妇女的身心健康及家庭生活。具体教育内容有：妇女生殖道感染与生活行为密切相关，要讲究个人卫生，内裤经常清洗和日晒，使用清洁的月经期卫生用品；不在公共浴池洗澡；夫妻生活中做到：同房前两人都应用清水清洗外阴，盆和毛巾要专用；采纳安全性行为，保持单一性关系；发现不适及时就医，夫妻同时治疗。②坚持定期体检，早期发现疾病。宫颈癌和乳腺癌是女性常见癌症。35岁以上的人群和高危人群应坚持定期查体，积极参加两癌筛查，早发现，早治疗，可最大限度降低癌症带来的损失。所有30岁以上的妇女，都应学会简易的乳腺自我检查方法：每个月在月经干净的10天左右进行乳房自检。通过外形观察和触摸，注意有无肿块，如有肿块应注意肿块的边界是否清楚，是否能够移动和有无触痛。如果发现异常应及时去医院肿瘤专科就诊。

4. **家庭健康教育** 妇女是家庭生活与家庭保健的主角，应成为每一个家庭的健康管理者。①家庭环境卫生知识，如居室通风、照明、清洁卫生等；②家庭饮食卫生与营养知识，如一日三餐合理膳食，适度饮酒，食物的采购、加工、保管和烹调知识；③家庭心理保健知识，与家庭成员能够互相交流、理解、信任和支持；④家庭用药与护理知识，如家庭自测血压、体温的方法，感冒、腹泻、烫伤、割伤、脚扭伤等小病小伤的处理和自救。

（二）社区儿童健康教育

常言道，家庭是儿童的第一所学校，父母是孩子的第一任教师。社区儿童的健康教育对象是孕晚期夫妇、儿童家长及抚养人。儿童具有较强的学习能力和模仿能力，对于儿童的教育，家长的身教胜于言教。

家庭中儿童健康教育的内容主要包括：

1. 儿童合理喂养　食用母乳是每个婴儿的权利，母乳喂养是每位母亲的义务。新生儿出生后一小时母亲就应开始喂奶，通过早接触、早吸吮、早开奶来促进乳汁的分泌。在婴儿出生后头6个月内，母乳是婴儿最佳的食物和饮料，应坚持纯母乳喂养。从婴儿6个月起，需开始添加种类丰富的辅食，应逐步添加，遵循从液体食物-糊状食物-固体食物的规律。1～2岁以后应培养孩子独立进餐，不吃零食、不挑食、不偏食、不吃快餐、少喝含糖饮料等良好的饮食习惯。

2. 卫生习惯的培养与教育　要培养婴幼儿按时睡觉、起床，定期洗澡、洗头、剪指甲和理发，不随地大小便、饭前便后洗手等日常生活卫生习惯。3岁左右的儿童就可以训练正确刷牙方式，培养儿童正确的站、坐、行、读书、写字的姿势，使他们懂得保护眼睛、牙齿的重要性。帮助儿童矫正吸吮手指、揉眼睛、口吃等不良习惯。

3. 预防意外伤害　对3～6岁幼儿，教育他们遵守公共交通秩序，不在马路边玩耍打闹，不单独过马路；过马路时走斑马线，做到"红灯停，绿灯行"、"一站二看三通过"。居住在农村的孩子，特别要教育他们不在井边、河边、池塘边玩耍，不随意下水游泳、洗澡。城市住高层建筑的家庭，要教育孩子不爬窗台，以防坠落伤亡。

4. 儿童性教育　对婴幼儿，在衣服的色彩和式样、玩具的种类方面，可根据不同性别加以选择，潜移默化地帮助儿童建立性别意识；通过游戏、讲故事等方法，使2～3岁儿童初步了解生命的由来；对于学龄前儿童，用简单易懂的语言，正确地回答孩子提出的"我是哪里来的？""女宝宝和男宝宝有什么不同"这一类问题；告诉孩子身体的隐私部位不能外露，不能让人触摸，帮助儿童初步了解性知识，学习必要的自我保护技能。

5. 儿童心理卫生教育　从一出生，婴儿就开始了他们快速学习的过程，父母给予关爱和支持，有利于他们成长得更快、更好。指导婴幼儿父母学会对婴幼儿的生长发育监测，根据儿童的年龄特点，通过和孩子一起做游戏和探索新事物，提供早期刺激，促进婴幼儿的感觉、语言和动作发育。独生子女家庭，要让孩子与其他儿童多接触，学会交朋友，培养孩子的团队意识和社会适应能力，为顺利地上幼儿园和小学打好基础。

6. 小儿常见疾病的防治　指导家长理解儿童预防接种的意义，掌握预防接种的具体时间、接种后可能出现的反应及相应处理方法；熟知小儿肺炎、腹泻、佝偻病、营养不良等儿童常见疾病预防和家庭护理知识。

（三）社区老年健康教育

进入21世纪，我国已经迈入老龄化社会，许多城市、城镇的社区已经成为老龄化社区。通过社区健康教育活动，提高老年人的健康水平和生活质量，实现"老有所养、老有所医、老有所学、老有所为、老有所乐"的目标，是社区健康教育工作者的重要职责。

1. 心理卫生教育　帮助老年人树立正确的世界观，避免心理偏差，正确对待外来刺激。

组织动员老年人参加集体活动，培养广泛的兴趣和爱好，陶冶性情，克服不良的生活习惯，保持良好心情，促进身心健康。同时，应向老年人的家庭成员和子女进行敬老爱老的教育，做到常回家看望，满足老人的心理需求。

2. 生活卫生教育　　根据老年人的生理特点和老年人易患疾病的特点进行针对性的、预防为主的教育，起居规律、娱乐有度、避免疲劳过度，在日常生活中注意加强个人防护，避免意外伤害。饮食上以富含蛋白、低脂肪、低胆固醇、少盐、少糖、富含维生素及微量元素的食品为主，要求易嚼碎、易吞咽、易消化、定时定量、合理平衡。倡导"药补不如食补"的理念，慎重购买保健品和补品。

3. 老年人常见病防治知识教育　　老年人群常见病包括心脑血管病、糖尿病、慢性支气管炎、白内障、退行性骨关节病等，对老年人进行常见病的防治知识教育，使他们了解这些常见病及其预防措施，做到有病早治，遵医嘱坚持药物和非药物治疗，积极促进康复。

4. 社区临终关怀与死亡教育　　社区临终关怀是以社区为基础，由社区各阶层组织为末期病人提供的生理、心理和社会全面支持和照顾。相对于延长生存时间而言，它着眼于如何减轻老人或末期病人临终期间的恐惧情绪和身体痛苦。死亡教育是临终关怀的重要内容，具体包括：①创造温馨、舒适的环境，亲友经常前来探望，使其感受到人们的关心；②多与老人亲切交谈，不回避关于死亡的话题；③帮助老人完成一些未了心愿，尊重老人关于器官和遗体捐献的愿望，协助其实现"生前预嘱"；④协助医生向老人讲解姑息疗法和药物知识，改变因害怕成瘾而不敢使用强效镇痛药的传统观念和做法，减轻烦躁和痛苦，助其安详、有尊严地离去。

第四节　社区健康教育与健康促进的形式与方法

多年来，我国的社区健康教育与健康促进工作中已经积累了丰富多彩的健康教育方式方法。2011年，原卫生部制定实施了国家基本公共卫生服务工作规范，对城乡基层医疗卫生机构的健康教育工作形式与方法作出具体规定。在本节中，我们将首先介绍基本公共卫生服务中健康教育的形式与方法，然后，再分别将城市和农村社区常用的行之有效的健康教育方法加以介绍。

一、基本公共卫生服务中健康教育的形式与方法

原卫生部《国家基本公共卫生项目—健康教育服务规范（2011版）》中明确提出，城乡基层卫生机构必须遵循有关服务要求，按照工作流程（见图15-1），在上级健康教育专业机构的指导下，开展以下健康教育服务，认真做好健康教育活动记录，并接受阶段和年度考核。

1. 提供健康教育资料　　①发放印刷材料。印刷材料包括健康教育折页、健康教育处方和健康手册等。放置在乡镇卫生院、村卫生室、社区卫生服务中心（站）的候诊区、诊室、咨询台等处。每个机构每年提供不少于12种内容的印刷材料，并及时更新补充，保障使用。

②播放音像资料。音像资料包括录像带、VCD、DVD等视听传播材料，可以在乡镇卫生院、社区卫生服务中心门诊候诊区、观察室、健教室等场所播放。每个机构每年播放音像资料不少于6种。

2. 设置健康教育宣传栏　乡镇卫生院和社区卫生服务中心宣传栏不少于2个，村卫生室和社区卫生服务站宣传栏不少于1个，每个宣传栏的面积不少于2平方米。宣传栏一般设置在机构的户外、健康教育室、候诊室、输液室或收费大厅的明显位置，宣传栏中心位置距地面1.5～1.6米高。每个机构每2个月最少更换1次健康教育宣传栏内容。

3. 开展公众健康咨询活动　利用各种健康主题日或针对辖区重点健康问题，开展健康咨询活动并发放宣传材料。每个乡镇卫生院、社区卫生服务中心每年至少开展9次公众健康咨询活动。

4. 举办健康知识讲座　定期举办健康知识讲座，引导居民学习、掌握健康知识及必要的健康技能，促进辖区内居民的身心健康。每个乡镇卫生院和社区卫生服务中心每月至少举办1次健康知识讲座，村卫生室和社区卫生服务站每两个月至少举办1次健康知识讲座。

5. 开展个体化健康教育　乡镇卫生院、村卫生室和社区卫生服务中心（站）的医务人员在提供门诊医疗、上门访视等医疗卫生服务时，要开展有针对性的个体化健康知识和健康技能教育。

二、城乡社区健康教育的常用方法

（一）城市社区健康教育常用形式与方法

1. 建立固定的健康教育阵地　除了按基本公共卫生服务的规范要求，在社区卫生服务机构内设置卫生墙报、卫生报栏、卫生橱窗外，还要充分利用街道、居委会和辖区机关单位的宣传栏、宣传橱窗等，结合社区中心卫生工作和季节性疾病防治，宣传卫生保健知识。编写时标题要鲜明，内容要精炼，文字要通俗，字迹清晰，板面活泼，定期更换宣传内容。

2. 开发利用新媒体　许多新型现代化居民社区、功能型社区如大型企业等，都有自身的局域网络、多媒体电化教育系统以及集团手机网等，可以充分利用这些现代化传播媒体，通过建立健康讯息版块、微信、飞信、QQ群等形式，传递健康信息，倡导健康行为。

3. 同伴教育　这是通过同伴影响的力量来促进人们行为改变的好方法。实际工作中，可以把同伴教育方法和行为改变交流的方法相结合，健康教育工作者先培训社区骨干，再由骨干组织具有相同健康教育需求的同伴一起交流行为改变的经验，如在社区组织老年健康教育，先聘请有工作热情、受人尊敬的退休老人作健康教育活动骨干，对他们先进行培训，再由他们在本社区的老年人中组织健康生活方式经验交流，分享各自的保健经验。

4. 社区慢病自我管理式健康教育　上海等地城市社区已经在这方面取得成功经验。将社区居民中患有高血压、糖尿病、癌症等疾病的慢性病人以会员制的形式组织起来，如成立高血压患者俱乐部、糖尿病病人自我管理小组等，在专业人员的指导下，开展多种形式的健康教育活动。例如，举办糖尿病病人营养膳食烹饪比赛，组织高血压病人小组自我导向式学习等。充分发挥群体教育的优势，促进病人及其家庭成员相互交流经验，互相鼓励支持，对社区慢性病防制和促进病人康复具有积极的作用。

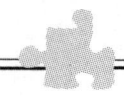

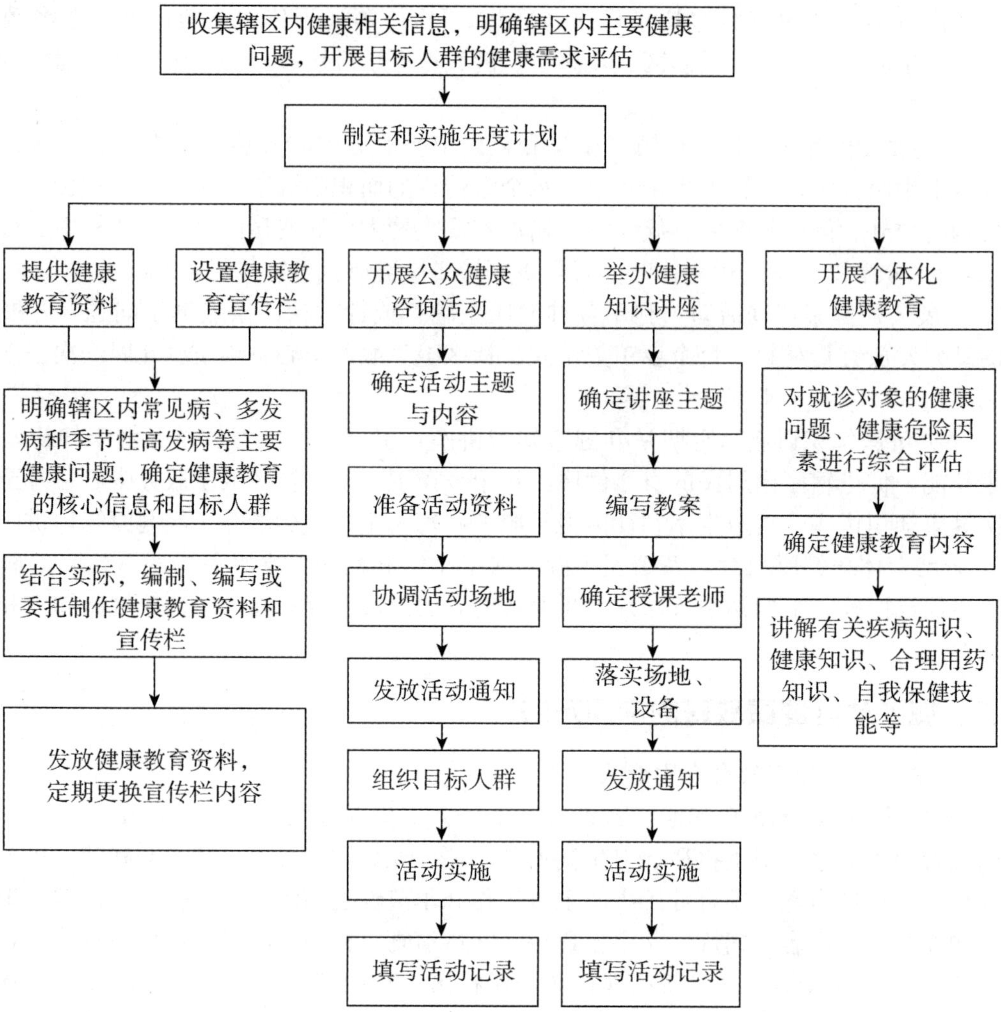

图 15-1 社区健康教育服务流程

5. 依靠社区组织团体，开展重点人群健康教育 老龄委、妇联、工会、红十字会、大学生志愿者团队等各种群团组织，是一支开展社区健康教育活动的十分活跃的力量。基层健康教育专业机构可以根据不同健康教育主题的需要和不同重点人群的特点，与相关的社区组织团体协作联动，动员人们积极参与。例如，组织社区居民学习和实践心肺复苏的操作方法，就需要社区与红十字会专业人员的密切配合。

（二）农村社区健康教育常用形式与方法

我国地域广阔，各地农村社区的自然环境、民族文化、风俗习惯、生活条件千差万别，疾病流行情况和危害健康的因素也有较大差异。随着社会经济的发展，农村人口流动性加大，农村居民的角色也变得多元化、复杂化。因此，应因地制宜，针对农村社区的特点，开展农村健康教育与健康促进。

1. 继续深入开展"全国亿万农民健康促进行动（简称"行动"）" "行动"是由原卫生部、全国爱卫会、广电部和农业部于1994年6月联合发起的全国农村健康促进项目。历经10几年的实施与发展，"行动"已对我国农村健康教育与健康促进带来深远影响，WHO和联合国儿童基金会（UNICEF）等国际组织指出，"行动"总结出了在大面积人群中开展健康促进活动的成功经验，是发展中国家开展农村健康促进活动的有效方式。"行动"的成功做法，见本章案例1。

2. 改水-环境卫生-健康教育三位一体结合进行 20世纪90年代开始，我国政府在世界银行的支持下实施农村供水与环境卫生工程，把饮水卫生、环境卫生和健康教育结合起来，综合实施，改变农民的不卫生习惯，促使农民家庭积极参与改水、改厕和改善环境卫生工作。迄今，这一工作已取得很大成效，但在中西部农村地区仍需深入开展。

3. 充分利用农村特色的传播媒介和渠道 ①利用村内大喇叭广播，用当地语言播放通俗易懂的健康知识，是一种有效且经济易行的方法；②利用当地农民喜闻乐见的民间传播形式、如民歌、山歌、地方戏曲等形式传播健康知识，可起到寓教于乐的效果；③利用农村赶集、庙会、春节花会、少数民族传统节日等地方集贸、文化活动，是开展健康教育的好时机，可采用宣传车、流动展板、现场演讲和咨询、发放健康传播材料、小型文艺演出等多种形式。

4. 结合文化、科技、卫生"三下乡"活动，给农民送医、送药、送知识 为促进农村社会主义精神文明建设，中宣部、国家科委、文化部、卫生部等10部门每年联合组织开展的"三下乡"活动，具有广泛的社会影响力。城市医院的医护人员结合送医送药，把卫生保健知识和健康传播材料送到农民手中，结合义诊服务开展健康咨询，针对性强，很受群众欢迎。

5. "健康教育大篷车" 我国农村人口居住分散，青海、山西等地健康教育工作者开发出集公益标语、活动展板、喇叭广播、散发材料、文艺演出等多种形式为一体的"健康教育大篷车"，在农村、牧区各地流动巡回。这是我国农村健康教育形式的一大创新，在"行动"、预防艾滋病、抗击禽流感、计划生育、母子保健等项目工作中都得到应用。

6. 创建文化书屋 近些年以来，在宣传、文化部门支持下，各地农村地区开展了建设文化书屋活动，利用这一契机，建立健康图书架，为农村居民提供卫生科普读物，满足人们的读书心理和对健康知识的需求。

第五节 创建健康城市及健康社区

20世纪80年代，随着世界经济和社会快速发展，全球城市化进程不断加快。为了使城市拥有健康的人群，健康的环境，从而促进经济和社会的发展，WHO向世界各国发出创建健康城市的倡导。健康城市是一项全球性行动战略，强调政府的承诺，强化社区行动，多部门、多学科的合作和群众的参与。建设健康社区、健康村则是健康城市的重要内容和深入发展。

一、建设健康城市

（一）健康城市的由来

健康城市（healthy city）的概念是在1984年加拿大召开的"2000年健康多伦多（The Healthy Toronto 2000）"大会上首次被提出。1986年欧洲的第一个健康城市在葡萄牙首都里斯本推行。1987年WHO正式发起了健康城市运动。1996年，WHO制定了健康城市发展规划，提出了健康城市的标准。至2010年全球已有4000多座城市加入了创建健康城市的行列。

我国自1989年开始创建国家卫生城市活动，对改善城市卫生面貌，促进城市居民健康起到积极的影响，在一定意义上，这项以政府为主导的运动为我国建设健康城市奠定了坚实的基础。1994年我国卫生部与WHO合作，先后在海口、大连、北京市东城区、上海市嘉定区、重庆市渝中区等城市（区）进行健康城市项目试点。此后，我国一些大中城市积极开展健康城市创建工作，如上海、苏州、深圳、杭州市等，有力推动了城市建设与管理的高水平发展。

（二）健康城市的定义

WHO曾于1992年提出，健康城市应该是由健康的人群、健康的环境和健康的社会有机结合发展的一个整体。1994年WHO进一步对健康城市的内涵作出了明确的界定："健康城市是一个不断开发、发展自然和社会环境，并不断扩大社会资源，使人们能够在享受生命和充分发挥潜能方面互相支持的城市。"

目前，我国普遍采用的是由我国学者提出的定义，"健康城市指从城市规划、建设到管理各个方面都以人的健康为中心，保障广大市民健康生活和工作，成为人类社会发展所必需的健康人群、健康环境和健康社会有机结合的发展整体。"

健康城市的概念从一个全新的角度来解读城市，即城市不仅仅是作为一个经济实体存在，而首先是一个人类生活、成长和愉悦生命的现实空间。其次，健康城市对医疗卫生服务机构和卫生专业人员进行了再定位，由过去是对居民健康负责的唯一的责任主体，转变为对健康影响因素具有控制力的众多部门中的一分子。

（三）健康城市的标准与特征

WHO将1996年4月7日世界卫生日的主题定为"城市与健康"，并根据世界各国开展健康城市的经验，制定了健康城市的10条标准，为健康城市的发展指明了方向。这10条标准是：①为市民提供清洁和安全的环境；②为市民提供可靠和持久的食品、饮水、能量供应，具有有效的垃圾清除系统；③通过各种富有活力和创造性的经济手段，保证市民在营养、饮水、住房、安全和工作方面的基本需求；④有一个强有力的、相互帮助的市民群体，其中各种不同的组织能够为了改善城市健康而协调工作；⑤市民能参与制定涉及他们日常生活、特别是健康和福利的各种政策的过程；⑥提供各种娱乐和休闲活动场所，以方便市民之间的沟通和联系；⑦保护文化遗产，并尊重所有居民（不分种族或宗教信仰）的各种文化和生活特征；⑧把保护健康视为公众决策的组成部分，赋予市民选择有利于健康行为的权利；⑨做出不懈努力争取改善健康服务质量，并能使更多市民享受健康服务；⑩能使人们更健康长久地生活和少患疾病。

由以上标准可见,健康城市比我国的卫生城市有着更为丰富的内涵和更高的要求。健康城市具有如下基本特征:

1. 全球性战略　健康城市是WHO倡导的全球性战略行动,是一个长期的、持续发展的项目,它谋求的不仅仅是结果,更注重建设的过程。

2. 以人为本　健康城市充分体现了以人为本的理念,城市的经济、社会、环境发展均以人的健康为中心。例如,国际上对健康城市的评价指标,关于社区治安的调查,是询问单身女性晚上是否敢单独上街,其目的是保障人们更健康的工作与生活。

3. 个性化设计　WHO提出的健康城市10项标准是原则性,不是具体的指标。各城市要根据各自的特点和需要解决的健康影响因素,制定本城市的发展目标和具体指标体系,这是健康城市和创建国家卫生城市的最大的不同。

4. 持续改进的过程　政府通过健康促进行动,消除或减少健康的危险因素,但对健康城市一个阶段承诺的实现,并不意味着已经达到特定的健康水平,而是应不断地关注新的影响健康因素的产生,并努力去控制和改善。

5. 公众的参与　健康城市强调政府承诺、部门间的合作和社区居民的共同参与。建设得再漂亮、再现代化的城市,如果没有文明、健康、互助的居民,那就不是真正意义上的健康城市。

6. "一体化"原则　遵循健康促进的理念,把教育、服务和政策、环境支持、部门协作等整合在一起,其载体和具体体现是建设健康社区。

(四)健康城市的活动内容

健康城市是由健康的人群、健康的社会和健康环境三大内容组成的一个整体。为实现WHO提出的健康城市的目标和标准,每一个创建健康城市的城市都根据当地特点和实际情况制定项目行动计划或健康城市项目标准,对健康城市的活动形式和内容做出具体规定。例如,上海市于2003年启动《上海市建设健康城市三年行动计划(2003~2005年)》,2005年成立了上海市健康促进委员会,行动内容包括8项任务:营造健康环境;提供健康食品;追求健康生活;倡导健康婚育;普及健康锻炼;建设健康校园;发展健康社区;创建精神文明。围绕8项目标任务,重点推进"保护母亲河"、"清洁空气"、"爱绿护绿"、"人人运动"、"婚育新风进万家"等主题活动,取得了良好的实效。

(五)创建健康城市的基本步骤

尽管每个健康城市的创建都有各自的规划和经验,但都需遵循WHO总结提出的健康城市项目发展的基本步骤。概括地讲,健康城市项目发展分为3个阶段:启动、组织、行动。这3个阶段相互交错,整合一体,又具体分为20个步骤。见图15-2。

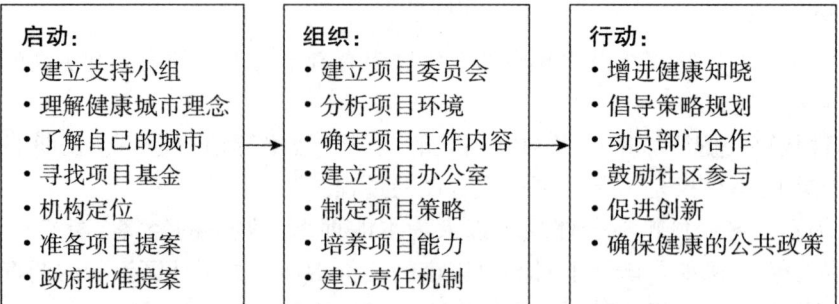

图 15-2　健康城市项目发展的 3 个阶段

（资料来源：黄敬亨．健康教育学．第 4 版，上海：复旦大学出版社，2006）

二、建设健康社区

（一）健康社区的内涵

健康社区是健康城市的组成部分。健康社区的管理者把社区成员的健康作为社区管理的优先追求目标之一，并采取政策的、环境的、服务的和资源的综合措施，不断促进社区成员健康。健康社区注重结果更强调过程，即健康社区并不是指人们已经达到了某个较高的健康水平，而是社区管理者不断地采取切实可行的措施，促进和保护人们的健康。

创建健康社区的行动始于家庭、个人、家庭和社区群众对健康的热情关注和积极参与，是维护和改善社区健康的最佳保证。创建健康社区的重要责任在于唤起群众对健康的关注，使其能明智有效地预防和解决个人和群体的健康问题。因此，大力开展社区健康教育与健康促进是健康社区的重要内容。

（二）主要形式和方法

1. **基本工作模式**　以社区政府为主体，将健康问题纳入政府的议事日程，形成"政府主责、部门合作、卫生中坚、群众参与"的格局。实践证明，把健康的社会、健康的环境、健康的人民作为政府的责任目标，是使创建获得成功的重要保证。

2. **建设健康促进示范社区**　抓典型、树榜样，以点带面是被普遍应用的一种有效的工作方法。在健康社区的创建活动中，建设健康促进示范社区可以起到典型示范、指导全局的重要作用。健康促进示范社区的选择要点有三：①有明确的目的。试点是为了总结经验以点带面，推动全面工作，而不是搞"面子工程"，供领导检查或供人参观赞美。②具有代表性。无论是通过试点而建立，还是自然涌现出来的先进单位，其人口结构和社区生活环境等都应是在一定范围内具有多数社区的共性特点，其经验能够被推广和采纳。比如，在普通的居民社区中选择一个军队干部休养所作为示范单位，就缺乏社区的代表性。③具有可行性，即有成功的可能性。示范社区所做的工作任务既有创新性，而且社区通过努力，大部分工作指标都可以达到，其经验能够被推广和采纳。④有参与的积极性。社区领导和各相关部门对健康教育与健康促进有较高的认识，能积极支持和参与健康社区的创建工作。上海市徐汇区长桥街道就是这样一个示范社区的典型代表，他们的具体做法见本章案例 2。

第十五章 社区健康教育与健康促进

3. **实施以社区为载体的"细胞工程"** 社区参与是确保健康城市可持续发展的关键要素。实践证明，在当地政府的领导下，强化社区行动，从场所途径（setting approach）入手，开展"细胞工程"是创建健康社区的一种有效形式。苏州市自2002年启动健康城市创建工作，全面提出了健康社区、健康家庭、健康单位（包括学校、企业、机关、医院、商业市场等）标准和评价指标，着力于营造怡人的健康环境，提供优质的健康服务，培育健康的人群，这些健康社区的"细胞工程"全面带动了苏州健康城市的发展。

4. **创建健康村，开展以场所为基础的农村健康促进** 20世纪80年代末，为了解决农村快速城市化进程中产生的一系列环境健康问题，世界卫生组织提出了"健康村"理念。健康村是指具有较低传染病发病率，人人享有基本卫生设施和服务，社区和谐发展的农村。创建健康村是解决农村环境与健康问题的综合策略，是健康城市和健康社区的延伸。2008年，我国公共卫生学者结合我国国情，提出我国健康村的定义：具有卫生安全的物质和生活环境、良好的健康意识和生活方式、疾病得到较好的预防和控制，能在保护和促进村民健康方面可持续性开展工作的行政村。

我国爱卫工作中创建国家卫生镇和卫生村活动为健康村的建设打下了良好基础。但是，健康村和卫生村既有联系又有区别。我国卫生村主要涉及的范畴包括环境卫生（村容村貌、绿化、三废排放）、卫生设施（改水改厕、生活垃圾处理等）、宣传教育、除害防病等，而健康村除了关注卫生领域外，还关注公共卫生服务的均等化，重视村民健康行为的改变和健康状况的改善，以及邻里关系、生态资源保护等非卫生领域。

建设以行政村为单位的健康村，是强化社区行动，开展以场所为基础的健康促进，确保农村健康教育与健康促进可持续发展的关键要素。健康村建设是一个鼓励、动员和帮助村民认识、解决健康问题的过程，在这个过程中，村长理解他们的健康职责，理解并接受健康村理念至关重要。近年来，我国学者在健康村方面做了大量研究，初步建立起涵盖健康环境、健康服务、健康传播和健康状况4类一级指标的评价指标体系。北京、上海、苏州等城市在健康村建设方面作出了有益的尝试。

（米光明　管纪惠）

案例1

全国亿万农民健康促进行动的实施与发展

在20世纪80年代至90年代初，随着改革开放的步伐，我国农村健康教育进入了一个蓬勃发展的时期。各省市从当地实际出发，因地制宜地开展农村健康教育工作，总结出一些成功的经验。但如何在全国范围针对广大农村居民开展健康教育与健康促进，仍是一个有待探索的重大命题。1994年6月，卫生部、全国爱卫会、广电部和农业部联合发起全国九亿农民健康教育行动（在2002年发布的我国《农村初级卫生保健发展纲要（2001—2010年）》中更名为全国亿万农民健康促进行动，以下简称"行动"）。历经10余年的发展，"行动"发展成为由卫生部、全国爱卫会、农业部、国家广电总局、国务院扶贫办、中宣部、全国妇联、教育部、共青团中央等九部委联合开展的国家级农村健康促进活动。"行动"体现了"社会动员"这一健康促进核心策略，是满足农村居民健康需求，提高农民健康素养的重要工作平台，形成了政府主导、多部门参与、可持续发展的工作机制和运行模式。概括起来，"行动"发展大致经历了三个阶段。

一、初期发展阶段（1994—1998年）

"行动"以大众传播为基本策略，针对农村当前存在的主要卫生问题，结合初级卫生保健各项任务，面向广大农村居民普及卫生保健知识，以增强农民群众的自我保健意识和能力，促进广大农民群众健康意识和知识水平的提高。此期间，全国"行动"办公室组织制作了"行动"录像带26部140个节目，录音带6盘，30个节目，农村卫生知识宣传画及年画12万张，"九亿农民健康话题"电视专题片24集，《九亿农民健康教育广播稿》8万册等，为基层提供了大量的健康传播材料。全国有2000多个县市电台、电视台和许多乡镇电视差转台播出了"行动"节目。

各地还积极开展了不同形式的健康教育活动。山东、河南等省开展"小手拉大手"活动，动员中小学生参与"行动"活动。1998年湖南省委宣传部牵头，卫生、广电、农业、新闻出版、湖南日报等部门联合行文，在全省开展了《九亿农民健康教育读本》读书竞赛活动，促进当地农民形成良好的读书风气。

二、科学发展阶段（1999—2005年）

1999年11月，"行动"领导小组第五次会议在北京召开，领导小组成员单位由原4部委增加了全国妇联、中宣部、国务院扶贫办3个部门，标志着"行动"进入了一个新的发展阶段。全国"行动"办公室调整工作重点，从主抓传播材料制作转向宏观协调与管理，促进"行动"驶入科学化、规范化管理的轨道。

2001年，国家7部委联合制定实施第一个《"行动"五年规划（2001—2005年）》及其配套《"行动"评价指标体系》，根据"行动"规划，新时期的"行动"以健康促进为基本策略，以普及基本卫生知识为突破口，以倡导文明健康生活方式和促进健康生态环境的建设为目标，采用政策导向，部门协调，社区参与，点面结合，强化核心信息，多种形式综合干预，加强科研与合作交流等措施，使"行动"不断可持续发展。

2004年，教育部和共青团中央加入"行动"领导小组，成员部门扩展到9个。"行动"形成了由国家到省、市、县、乡镇"行动"领导小组和"行动"办公室构成的五级组织网络。到2005年底，全国有1191个县（区）成立了由县政府主管领导为组长，相关部门为成员单位的"行动"领导小组，1832个县（区）开展了"行动"相关活动，建立了50个全国"行动"示范县（区），初步形成了政府主导、多部门参与、可持续发展的工作机制。

三、持续发展阶段（2006年以后）

2006年，卫生部等国家九部委联合制定下发第二个"行动"五年规划（2006—2010年）。"行动"规划的总目标是：按照党的十六大全面建设小康社会的奋斗目标和科学发展观的要求，到2010年，要建立健全各级政府领导、多部门合作和全社会参与的"行动"长效工作机制；围绕农村重大卫生问题，进一步普及基本卫生知识，倡导科学文明健康的生产生活方式，提高农村居民的健康素质和生活质量，促进社会主义新农村建设。

新时期的"行动"有着更加广泛的社会性和群众参与性，有着更加丰富的内容和多样的形式。有三个鲜明的亮点：一是以"行动"为平台，开展重大公共卫生与健康问题的综合干预，例如防控禽流感、艾滋病、安全与健康、母子保健等重大主题，运用多部门合作机制开展农村健康教育与健康促进项目。二是以"行动"促队伍发展，通过参与式研究方法的引进与培训，加强各级健康教育专业人员、"行动"相关部门和人员的健康促进能力建设。三是以项目促"行动"，2008年"行动"工作重点结合中央补助地方健康素养监测与干预项目，全国各级卫生行政部门和项目执行部门精心组织、合理安排，完成了我国首次的全国公民健康素养监测工作；成功地组织实施了以"健康素养和谐中国"为活动主题的全国亿万农民健康素养知识大奖赛活动。同时，"行动"示范县（区）开展的创建健康村活动已经摸索出试点经验。

"行动"是我国现代健康教育史上范围最广、影响最大、意义深远的一个健康教育与健康促进活动典范。"行动"的开展对我国农村卫生工作的发展带来深远影响，也得到国际社会的关注和支持。WHO和UNICEF等国际组织对"行动"作出高度评价，指出"行动"总结出了在大面积人群中开展健康促进活动的成功经验，是发展中国家开展农村健康促进行动的有效方式。

（资料来源：米光明. 全国亿万农民健康促进行动的回顾与展望. 健康促进理论与实践，上海：上海交通大学出版社，2009）

案例2

上海市徐汇区长桥街道：政府主责，创建健康社区

2001年年初，上海市徐汇区长桥街道成为WHO上海健康促进与健康教育社区实验基地。2003年，上海市全面实施健康城市的创建工作，长桥街道被列为上海市建设健康社区的试点单位。为营造一个具有"健康人群、健康环境和健康社会"特征的现代社区，长桥街道坚持以人为本，以提供健康服务为抓手，形成"政府主导、社会参与、居民受益"的"健康社区"建设互动机制，取得了值得借鉴的成功经验。

1. 健康管理网络化　街道办事处一方面明确政府的主导地位和作用，一方面引进包括科研机构、大专院校、群众团体等各类社会力量共同参与健康服务项目的开发。在长桥社区构建了"二、二、二"组织网络，即两个专设的委员会："街道建设健康社区工作委员会"和"街道建设健康社区专家指导委员会"；二级健康服务指导："社区公共健康中心"和"小区健康服务站"；两大类健康服务网："公共健康服务网"和"公益健康服务网"。

2. 健康资源一体化　首先，长桥社区充分利用和整合社区内外技术资源，聘请复旦大学公共卫生学院和上海市健康教育所等专业机构作为支持协作单位，组建了专家巡讲团，为居民进行专题讲座和培训。其次，对社区内的各项健康基础设施实行了一体化管理。以"条块整合、优势互补、资源共享"为手段，将社区卫生服务、心理辅导、市民体质监测、人口与计划生育综合保健、残疾人康复、居家养老、健身指导、社区老年学校等多项功能整合为一体，投入专项资金，建立了"长桥社区公共健康中心"。该"中心"为

社区健康教育和健康知识普及提供了多个共享型活动平台，是面向居民开放的社区公共健康服务设施。

3. 健康服务多样化　长桥社区针对辖区人群的特点，开展了多种形式的健康教育活动。其中，除了社区控烟指导；针对新婚家庭的"家庭计划"、"准爸爸准妈妈沙龙"活动；以青少年心理矫正、提高心理素质为目的的"璞玉计划"外，最有代表意义的是"社区慢性病自我管理指导项目"。在专家指导下，16个居委成立了慢性病自我管理小组，由经过正式培训的32名志愿者作为组长，对全社区600余名高血压病等慢性病人开设自我管理课程，进行自我保健和自我护理方法和技能的培训，有效地提高了慢性病人的生活能力和生活质量。

4. 健康教育普及化　长桥社区始终坚持群众参与的策略，鼓励社区内家庭成员积极参与各项活动，他们在36个居委开展了"共筑新世纪健康长城"培训活动，请专家为家庭主妇讲课，内容包括"身边的致病因素"、"营造清洁卫生的家"、"预防儿童意外伤害"等7个专题。他们还以社区健康教育学校为基地，通过《健康服务指南》、《健康信息》、热线电话、康大夫信箱等加强与居民的沟通，贴近居民的心理，满足居民的需求。

（资料来源：魏荃，米光明. 社区健康教育与健康促进手册，北京：化学工业出版社，2005）

案例3

北京市怀柔区北沟村：创建健康促进示范村

北沟村地处山区，全村区域面积3.22平方公里，136户，365口人，2008年农民人均纯收入10600元。在北京市怀柔区政府的支持和健康教育专业机构的指导下，这个贫穷、凌乱、交通不便的山区农村通过建设健康促进示范村发生了巨大的变化。他们的主要做法有：

1. 制定健康政策：村内的主要健康问题都通过村民委员会讨论并达成共识。例如，为保持良好的村容村貌，要求所有柴草进院，码放整齐。为预防狂犬病，防止狗咬伤村民，规定所有狗必须拴链条，不得散放等。

2. 加强环境改造：硬化了所有村内的街道、山间道，把道路一直修到了长城脚下。在道路两旁栽花种草，美化环境。建设北京市二类公厕，聘用专人管理，保证公厕的正常使用和环境卫生。农户积极参与改厕，采用三格式水冲方法，干净环保。村道边垃圾桶专人按时清运，定期打药，消灭蚊蝇；犄角旮旯定期投放鼠药，消除鼠灾。村公共浴室免费向村民开放。

3. 改善健康服务：加强村级卫生设施建设，提供义诊、医疗咨询等活动。全村开通无线网络，村民足不出户即可实现网上就诊。

4. 传播健康信息：利用村内公开栏向村民宣传艾滋病、结核病、呼吸道传染病以及流感防控知识；每周一次村级广播向群众宣传健康知识；市、区爱卫会、疾控中心专家到村内免费向群众发放限盐勺、限油杯及其他健康知识科普材料，与群众面对面交流，开展慢性病、传染病健康教育。区镇专业人员每年至少组织4次健康教育知识讲座。

5. 丰富文化生活：村内建成了图书馆、篮球场和文体活动中心，在村内交通要道旁的

第十五章 社区健康教育与健康促进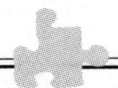

山体墙壁绘制文化长廊。培训村民学习电脑知识，增强学习健康知识能力。举办评剧、秧歌、体育竞赛活动等，丰富村民的文化生活。

北沟村的健康村建设经验告诉我们：村长对健康负责是首要的前提；良好的经济状况是健康村建设的重要条件，而健康村则是经济发展的必须条件；健康村为解决农村健康问题、疾病预防和提高健康水平创造了新的途径。

(资料来源：黄敬亨，邢育健. 健康教育学（第5版），上海：复旦大学出版社，2011.)

第十六章 学校健康教育与健康促进

> **本章要点**
> 1. 学校是青少年学生身心快速发育、学习健康知识、掌握健康技能、提高健康素养、保护和促进他们健康成长的重要场所。青少年时期树立的健康理念、养成的行为习惯、打下的健康基础,往往会影响终生
> 2. 影响青少年学生生长发育的因素包括营养、运动、疾病、社会和物质环境以及教育等,儿童少年会出现营养不良、贫血、龋齿、肠道寄生虫感染和结核等传染病,以及焦虑、感觉统合失调、青春期性问题、吸烟、吸毒、酗酒、伤害等行为问题
> 3. 学校健康教育是指在学校中通过对大、中、小学生有组织、有计划、有评价地开展健康相关知识和技能教育,帮助他们做出有益于自己和他人健康的决定的过程
> 4. 健康促进学校是健康促进理论和策略在学校的应用,是促使学生、教职员工、社区成员提高改善自身和他人健康能力的过程;使学校成为促进教师和青少年学生健康的重要场所

我国对少年儿童实施9年制义务教育。学校不仅是青少年学生学习科学文化知识的重要场所,也是他们身心快速发育、学习健康知识、掌握健康技能、提高健康素养、保护和促进他们健康成长的重要场所。事实证明,青少年时期树立的健康理念、养成的行为习惯、打下的健康基础,往往会影响终生,在学校开展健康教育与健康促进是提高中华民族健康素养和健康水平最经济、有效的根本措施。我国对在中小学校开展健康教育和学校卫生工作提出明确要求,2008年12月,教育部正式发布"关于印发《中小学健康教育指导纲要》的通知(教体艺〔2008〕12号)",指出要"认真落实健康第一的指导思想,把增强学生健康素质作为学校教育的基本目标之一,促进学生健康成长","健康教育是以促进健康为核心的教育",要"通过有计划地开展学校健康教育,培养学生的健康意识与公共卫生意识,掌握必要的健康知识和技能,促进学生自觉地采纳和保持有益于健康的行为和生活方式,减少或消除影响健康的危险因素,为一生的健康奠定坚实的基础。"

第一节 儿童少年时期的主要健康问题和危害因素

作为生命准备阶段的儿童少年处在一生中生长发育最快的时期,基于他们的生理、心理和学校生活的特点,他们有着区别于成年人的不同的健康问题和健康危害因素。

第十六章 学校健康教育与健康促进

一、儿童少年生长发育的特点及其影响因素

（一）儿童生长发育的规律

1. 由不明显的量变到质变　儿童少年的发育是由细小的量变（形态的改变）到根本的质变（机能的成熟）。例如，到11、12岁，男女少年的第二性征明显表现出来，大多数少女出现月经，而男少年在12、13岁出现首次遗精。月经初潮和遗精是性成熟的重要标志。

2. 生长发育速度呈波浪式，时快时慢　从青春期开始，男女生会出现第二次身体突增。这时身高年增长平均为7~8厘米，最快可达10~12厘米；体重年增长平均为5~6公斤，最快时可达8~10公斤。女生的突增比男生早两年。

3. 各系统的发育不均衡但又是统一协调的　儿童少年的身高、体重以及内脏各器官，如心、肺、肌肉等的发育都是一致的，但是淋巴系统在10岁前发育特别快，12岁时已达成人的2倍；生殖系统在10岁以前几乎没有发育，在第二次突增（12~14岁）以后才迅速发育。

（二）影响儿童少年生长发育的因素

1. 营养　足够的热量和优质的蛋白质，以及各种维生素、无机盐等是生长发育的基础，有些家长不知道如何为儿童少年提供平衡且丰富的营养，有些儿童少年的偏食、挑食行为造成营养不良，影响其生长发育。

2. 运动　合理的体育锻炼能促进新陈代谢和生长发育，而运动量的大小必须依据年龄、性别和饮食状况来合理安排。

3. 疾病　许多疾病会影响儿童少年的生长发育，例如，蛔虫病、钩虫病等；某些传染病还可能破坏儿童少年的器官功能，造成残疾，甚至危及生命。

4. 环境　从外环境来说，大气、日光、噪音等对儿童少年的生长发育也会造成影响，例如，长期在阴暗、潮湿的环境中生活会使儿童少年肺活量降低。

5. 社会因素　社会经济的发展和生活条件的改善对促进儿童少年生长发育起着非常重要的作用。另外，社区文化、家庭关系等都会对少年儿童的身心发育造成重要影响。

二、儿童少年常见的疾病及其影响因素

（一）营养不良

营养不良是指营养素摄入不足、不平衡或缺乏。我国学生中常见的营养不良，主要为蛋白质—能量缺乏型和单纯性肥胖两种，前者主要表现为低体重。营养不良除了影响儿童少年正常的生长发育外，还会造成学习成绩下降和社会适应能力降低。单纯性肥胖是由于热量摄入过多，体内脂肪积聚所造成的。单纯性肥胖除了遗传因素外，大多由不良的饮食习惯和缺乏运动引起，主要包括过多摄入油炸食品、甜食、零食、挑食和偏食等。肥胖儿童会因为喉部脂肪压迫，引起脑部缺氧，学习和理解能力下降，上课时注意力往往不能集中，最终导致学习成绩下降。肥胖儿童行动迟缓，常常会因为小伙伴的嘲笑而产生自卑和自闭的心理，影响社会适应能力。另外，儿童肥胖还可影响生殖系统的正常发育，出现性早熟。同时，儿童肥胖也是成年期心脑血管病和糖尿病等慢性非传染性疾病的主要危险因素。近年来，我国儿

童肥胖的流行呈现逐年上升的趋势,北京市对一些学校的调查结果表明,肥胖率接近20%,肥胖已成为青少年身心健康的主要危害因素之一。

（二）贫血

体内红细胞生成减少、破坏或丢失过多,血液循环中红细胞数目和血红蛋白浓度低于正常水平就称为贫血。在儿童少年中以缺铁性贫血多见,主要表现为疲乏、无力、困倦、气短、头晕、耳鸣、注意力不集中、嗜睡、皮肤及黏膜、指甲苍白等,长期贫血可引起心脏病、异食癖等。导致儿童少年缺铁性贫血的主要原因是父母不能提供平衡的膳食,以及儿童少年自身不良的饮食习惯。

（三）龋齿和牙周疾病

龋齿俗称为"虫牙",是由于不注意口腔卫生,细菌和食物残渣共同作用,破坏牙质而引起,龋齿的出现也与营养不良、身体素质低下等因素有关。常见的牙周疾病为牙龈炎,发病原因与龋齿相同。龋齿和牙周疾病是影响儿童少年健康和生长发育的最常见口腔疾病。

（四）沙眼

是指由沙眼衣原体引起的一种慢性传染性眼病。沙眼晚期由于受累的睑结膜发生瘢痕而使眼睑内翻畸形,损害角膜,严重影响视力,甚至造成失明。沙眼衣原体主要通过日常生活接触、共用脸盆、毛巾、用未洗净的手揉眼等途径传播。

（五）近视

长期视近而使眼睫状肌痉挛或僵硬引起,又称屈光性近视;另一种是由于长期视近作业引起的眼轴变长而引起的轴性近视。近视是我国中小学生的常见病和多发病,严重影响着儿童少年的学习和生长发育。除遗传因素外,近视的主要原因是营养不良、长期在光线不足或过强的地方看书学习、躺着看书或在颠簸的车上看书、眼睛与书本距离太近、看电视、上网时间过长、距离电视或电脑屏幕过近等因素引起。

（六）肠道蠕虫感染

这是我国青少年学生最常见的肠道寄生虫病之一,主要包括蛔虫、蛲虫和钩虫感染等。肠道蠕虫感染不但直接引起腹痛等躯体症状,也会因为营养素损失引起营养不良、贫血、智力发育低下等严重后果。肠道蠕虫主要经"粪—口"途径传播,包括食用带有虫卵的食物、饭前便后不洗手、吮吸手指、日常生活接触、共用玩具等。

（七）急性传染病

1. 流行性腮腺炎　俗称"痄腮",是腮腺炎病毒引起的呼吸道传染病。主要表现为两腮肿大、淋巴结发炎肿胀、发热等。此病可累及男女生殖系统、脑膜、肝肾及心肌等器官,引起睾丸萎缩、胰腺炎、肾炎、心肌炎、脑膜炎等。

2. 流感　是流感病毒引起的急性呼吸道传染病,冬春季节多发,人群集中场所容易引起集体发病,其传播途径主要是呼吸道飞沫传播。

3. 流行性结膜炎　俗称"红眼病",是细菌引起的常见传染病,多发于春夏季节,感染后数小时即可发病,眼部刺痒、畏光、流泪、有异物感、分泌物多、眼皮水肿、睁眼困难。主要通过共用毛巾、脸盆等接触传染,消毒不及时的游泳池亦会引起传染。

4. 肺结核病　是结核杆菌引起的慢性呼吸道传染病,其死亡率占我国传染病死亡率的首位,其主要传播途径是吸入病人在咳嗽、吐痰或大声说话时喷出的飞沫在空气中形成的气溶胶。

5. 白喉　是白喉杆菌引起的急性呼吸道传染病。白喉外毒素被吸收入血液后,会引起全身中毒症状。其侵害人群主要是10～15岁少年儿童。白喉杆菌主要通过呼吸道飞沫传播,也可通过尘埃及污染的手和玩具等经口鼻传播。

6. 麻疹　是麻疹病毒引起的传染病,主要通过呼吸道飞沫传播,有发热、咳嗽、流涕、流泪、畏光等呼吸道症状和全身不适,发病3～5天出现全身淡红色斑丘疹。

7. 病毒性肝炎　这是由肝炎病毒引起的传染病,有甲、乙、丙、丁、戊等多种,其中甲型肝炎和戊型肝炎是通过"粪—口"途径传播,而乙型肝炎、丙型肝炎、丁型肝炎是通过输血、共用注射器和性接触等方式传播。我国中小学生感染甲型肝炎的主要原因是饮食不卫生。

(八) 心理问题

学龄期少年儿童,学习逐步取代游戏,注意力、观察力和记忆力全面发展,自我意识逐渐增强,形成责任感、正义感、集体荣誉感和社会道德感。中小学生的年龄段跨越了儿童期、少年期和青春期人生中的三个重要阶段,其心理状况变化多端。尤其是青春期阶段,个体自我意识出现独立与依赖、自觉性与幼稚性的错综复杂和矛盾交织状态,自我意识强度和深度增加,精力旺盛,喜欢冒险,认知上开始出现独立性、批判性、逻辑性和抽象性,思维活跃,求知欲强,情绪不稳定,独立性与依附性矛盾共存。性意识觉醒,对异性产生明显关注等。这些心理特点,使其易于出现各种心理问题,主要包括:

1. 情绪问题　包括焦虑、退缩、厌学等。

2. 感觉统合失调　如口吃、吮指、啃指甲、胆小、害羞、注意力不集中、好动、学习困难、睡眠不安、挤眉弄眼和强迫行为等。

3. 青春期心理问题　无论是女孩还是男孩,进入青春期后,性意识快速萌动,会产生一系列心理问题,包括:性紧张行为(频繁遗精、过度手淫等)、情感问题(焦虑、抑郁、自杀等)、性罪错(猥亵、性攻击、卖淫等)、性变态(恋物癖、易装癖、窥阴癖、露阴癖等)、社会品行问题(斗殴、出走、吸烟、酗酒、吸毒等)。

三、不良行为和习惯

(一) 吸烟

据监测,我国青少年吸烟率呈逐年上升的趋势。青少年吸烟的原因是多种多样的,包括对影视作品中吸烟形象和对成年人的模仿、好奇、同伴影响或压力等。吸烟不但对青少年的身心健康产生直接的危害,也会引起成年期心、脑血管病、呼吸系统疾病和癌症等慢性病的高发。青少年禁烟教育主要是预防吸第一支烟。

(二) 吸毒

青少年吸毒大多受成年人或同伴引诱,吸毒直接引起精神颓废、人格缺陷、心智功能紊乱、身体素质下降,甚至死亡。静脉吸毒还可引起肝炎、艾滋病等传染病,严重影响青少年的身心健康,应经常性地告诫青少年学生远离毒品。

（三）酗酒

长期过量饮酒可引起肝硬化、胃癌、心肌损伤和中风、猝死等严重后果。青少年处在身体器官的快速生长发育期，过量饮酒直接损害神经系统，危害更大。青少年饮酒除了受不良社会风气影响外，家长饮酒、同伴压力是主要诱因。

（四）伤害

由于青少年喜欢冒险、追求刺激，同时对后果估计不足，而使其易发生车祸、溺水、跌坠伤、中毒，另外青少年儿童也容易成为家庭暴力、斗殴、欺侮、自杀、性侵害等伤害的主要受害者。

（五）精神性成瘾行为

如电子游戏成瘾、网瘾、武打和言情小说瘾等。

（六）不良性行为

如青春期性行为、少女怀孕、攻击性性行为、无保护性行为等。

（七）其他

常见的青少年行为问题还包括不良饮食习惯，如偏食、挑食、吃零食过多、厌食等；不良卫生习惯，如不讲卫生、不刷牙、随地大小便、饭前便后不洗手、生吃瓜果不清洗等。

第二节　学校健康教育

一、学校健康教育的概念

学校健康教育是指在学校中通过对大、中、小学生有组织、有计划、有评价地开展健康相关知识和技能教育，帮助他们做出有益于自己和他人健康的决定的过程，现在也泛指社区、医疗卫生保健机构、学校开展的一切有益于学生健康的教育活动。美国等发达国家曾先后颁布实施学校健康教育标准和参考教材。我国20世纪90年代颁布的《学校卫生工作条例》和教育部于2008年发布的《中小学健康教育指导纲要》明确规定了学校健康教育的实施内容。学校健康教育通过课堂教学、健康教育活动、发放健康教育材料、健康讲座等使儿童青少年掌握疾病防治、急救互救、人际交往、心理健康、膳食营养、运动与健身等方面的知识和技能，养成科学、文明、健康的生活方式和行为习惯，预防疾病，促进和保护健康，为终生健康和社会适应能力打下良好的基础。

二、学校健康教育的内容

学校健康教育的实施应根据儿童少年的不同生长发育阶段，采用不同的内容。教育部《中小学健康教育指导纲要》规定，中小学健康教育内容应包括健康行为与生活方式、疾病预防、心理健康、生长发育与青春期保健、安全应急与避险等五个领域。

（一）小学阶段

小学阶段是健康教育的关键时期，这一时期的儿童求知欲高、可塑性强，对于健康教育的内容易于接受。健康教育的重点是生长发育知识、良好的行为和生活习惯的养成、儿童常见病防治知识、预防意外伤害的知识及技能、生活技能教育等。

（二）中学阶段

初、高中的青少年大多已进入青春期，教育的重点内容是青春期生长发育知识、性健康与自我保护知识、人际沟通和交往知识和技能、运动与健身知识和技能、心理健康知识和技能、环境保护知识、预防意外伤害的知识和技能、急救和互救知识技能、拒绝吸烟、不酗酒、远离毒品等知识和技能。生活技能教育仍然是这个年龄段的重要内容。

（三）大学阶段

大学生年龄一般在18岁到24岁，是青少年向成年人过渡的时期，也是生活方式和行为习惯的定型期，在此时期，健康教育的重点除了应包括日常保健，还应包括心理调适、如何处理人际关系、安全性行为以及如何预防性病艾滋病等。

（四）性健康教育

性健康教育是指从促进与性相关的人体健康、心理健康和与性伦理、性道德相关的健康人格发展等目的出发，所进行的科学的、社会的、伦理的、美学的教育活动。由于我国长期存在的性禁忌，各方对青少年性开放、性罪错的担心，以及缺乏性教育的国家标准，学校性教育一直以来都被视为正规学校教育的禁区，是学校健康教育中的薄弱环节。因为缺乏正规的学校性教育，反而把青少年学生对性的好奇心，转到对不良性信息的私下追逐，最终反而会不能引导青少年正确对待性和性行为，以至于走上性罪错的道路。

1. 在学校开展性健康教育的必要性

①随着我国居民整体营养水平的提高，少年儿童的生理发育有提前的趋势，有些女孩10岁甚至9岁就开始来月经。这个年龄阶段的少年儿童都已经开始对性别和异性产生认知和有了寻求问题答案的需求，因此学校应该及时向学生提供有关的性知识。

②进入青春期的学生，对两性关系开始有了朦胧意识，对异性开始产生兴趣，他们内心渴望得到相关的性知识，因此在这个阶段及时开展性教育十分必要。

③大学时期的青年人已经进入恋爱和择偶阶段，不仅需要恋爱和择偶方面的指导，也需要有关婚前性道德、性责任、性安全方面的指导，这些适时的健康教育对大学生本人、今后组建的家庭都将产生非常重要的影响。

2. 学校性健康教育的内容　性健康教育的内容很多，应该包括生物学（如生理、遗传、疾病等）、心理学（性心理）、社会学（社会道德、社会责任）、伦理学（性伦理）、审美学等知识，还应该包括相关的技能，如避孕的技能、人际沟通技巧、避免感染性病艾滋病的自我防护技能等。

3. 学校性健康教育的目标

①帮助奠定健康的性心理：从小学时期开始对学生进行的性健康教育帮助学生自然了解性别差异和基本性别特征，从而建立对性别特征的自然意识和正确理解。

②帮助提高对性的正确认识能力，提高性道德水平，减少性罪错和危险行为。

③提升人的健康品格和健康素养：性健康教育帮助学生正确地认识性，特别是提升对高尚性情感和高尚性行为的认知，有助于其高尚品格的形成，完善和健全其人格。同时提升学生获取利用相关健康信息和卫生服务的能力。

④减少与性相关的健康问题发生：预防婚前性行为和意外怀孕；预防男学生因频繁手淫而造成的神经衰弱和心理负担；预防性病和艾滋病。

三、学校健康教育的方法

（一）健康教育课

开设健康教育课是健康知识和技能普及的最有效的方法之一。健康教育课可采用健康教育权威部门编写的健康教育教材，不同年级应有规范系统的健康教育教程。教育部要求，健康教育的课时安排，每两周应不少于1个课时。为开设健康教育课，学校应配置必要的师资，授课老师最好接受过学校健康教育培训，既掌握一定的医学基本知识和技能，又有教育学的背景，知道如何进行教育，注重科学性与趣味性的结合，做到生动活泼，有吸引力，避免灌输式教学。使学生全面参与进来，应经常开展课堂讨论、健康问题案例分析、角色扮演等课堂活动。有条件的学校可使用投影、录像、多媒体等现代化教育手段，使健康教育课堂教育取得事半功倍的良好效果。

除了开设健康教育课，还可采取渗透教学的方法，即把健康教育融入其他学科的教学过程之中，如语文教学可以结合心理健康和道德健康，数学可以结合常见病防治的统计计算，地理可以结合环境保护知识，化学可以结合人体新陈代谢知识等等。与其他课程的结合，可以促进学校健康教育的持续发展。

（二）举办健康教育活动

健康教育活动是课堂教育的重要补充。通过亲身参与健康教育活动，能够促使学生把课堂教育的内容与实践活动有机地结合起来，加深印象，强化学习效果。根据不同年龄段的学生可组织有针对性的活动，如健康知识竞赛、健康演讲比赛、健康绘画比赛、健康征文比赛、组织学生志愿者参加社区卫生服务活动、组织学生参加环境清洁与保护活动、聘请医疗卫生人员及其他专业技术人员为学生开展健康讲座和咨询、组织学生参观健康知识展览、考察医疗卫生保健机构等。

（三）校外教育

校外教育会对学校健康教育起到明显的强化作用，是学校健康教育的组成部分。校外教育中最重要的是家庭教育，学校应利用家长会、给家长的一封信等方式，把学校健康教育的目的、意义、内容和方法广泛告知家长，取得家长的配合，创造强化学校健康教育效果的家庭环境。如学校正在讲授吸烟有害的知识时，有吸烟习惯的家长应主动做到不在孩子面前吸烟；学校在讲授膳食与营养知识时，家长应主动教育孩子不要偏食和挑食等。

（四）同伴教育

同伴教育是一种可以在少年儿童和青年中应用的很好的健康教育方法，该方法主要是在有相似背景的一群人中选择具有影响力的某一个人或几个人在该群体中去影响其他人（当然这个人或几个人需要接受健康教育专业人员的培训），帮助他（她）或他（她）们的同伴改变观念和行为。因为青少年较成人更喜欢结伴，更喜欢模仿同伴的行为，所以同伴教育方法可以在学校健康教育中针对某些特定行为（如尝试吸烟行为、玩网络游戏行为、餐饮行为等）的干预中加以应用。

第三节 健康促进学校

健康促进学校（health promoting school）是健康促进理论和策略在学校的应用，是指促使学生、教职员工、社区成员提高改善自身和他人健康能力的过程；使学校不但成为培养青少年科学文化素养和思想道德素养的场所，也成为促进他们健康成长，提高健康素养，保护他们健康的重要场所。健康促进学校要求把健康理念有机融入学校管理、教学规划、课堂教学、校园建设、硬件设施、文体活动、环境卫生与食品安全等教育教学和学校管理各个环节，树立"健康第一"的理念。

一、健康促进学校的由来与发展

几十年来，世界上许多国家的学校健康教育取得了很大的成绩，为保障儿童少年的健康成长发挥了重要的作用。但单纯的学校健康教育存在一定的局限性。学生的健康成长仅仅靠健康教育课是不够的，还需要为青少年学生创造一个安全、卫生和健康的物质环境，更需要建立一个有益于学生健康成长的社会、人际和心理环境，也需要一个良好的社区支持环境。

在 20 世纪 80 年代中期，欧洲一些国家即开始把健康促进的思维模式和工作机制引进到学校健康教育之中，开始了创建健康促进学校的试点工作。1991 年，在匈牙利、捷克斯洛伐克和波兰等国家试行了国家间的健康促进学校网络计划，并于 1992 年正式建立了欧洲健康促进学校网络。此后，网络发展很快，截至 1997 年，已有 37 个国家加入。与此同时，世界不少国家也在试点和推行健康促进学校的经验。

世界卫生组织西太平洋地区于 20 世纪 90 年代初，积极倡导健康促进学校行动，并首先在澳大利亚、新加坡和斐济等国家实施健康促进学校试点。1995 年，在"健康新地平线"文件中，提出了围绕生命准备阶段、生命保护阶段和晚年生活质量阶段开展健康促进行动的主题。在生命准备阶段的主题中提到了健康促进学校的概念。同年 12 月，制定并颁布了"健康促进学校发展纲领"，并于 1997 年在我国召开了西太区健康促进学校工作网络会议，标志着健康促进学校在西太区已由试点阶段走向逐步推广的阶段。

1995 年，世界卫生组织西太区将上海市的几所学校命名为"健康促进学校实验基地"。同年，在 WHO 的支持下，北京市卫生局在初级卫生保健的基础上，选择东城区的 4 所学校开始进行健康促进学校的试点工作。1995 年 11 月，由中国健康教育研究所承担的，北京、武汉和赤峰三城市的 12 所中小学参加的"中国/WHO 健康促进示范学校"项目启动。1997 年，由北京医科大学儿童少年卫生研究所承担的，天津市的 4 所中小学参加的"中国/WHO 以预防性病艾滋病为切入点发展健康促进学校"项目启动。随后，以控制吸烟、降低学生肠道蠕虫感染、营养、心理以及肥胖控制等为"切入点"发展健康促进学校的项目陆续启动。其试点范围从小学、中学到大学，从公立学校到私立学校，从普通中、小学到中等职业学校以及聋哑学校，从东部到西部，从城市到农村，相继比较普遍地开展起来。据不完全统计，到2013年年底，北京、天津、上海、浙江、江苏、内蒙、福建、湖北、吉林、陕西、四川、广东、青海等20余个省市都创建了健康促进学校。北京市教育局和卫生局紧密合作，联合发布关于开展健康促进学校工作的通知，并公布了健康促进学校考核验收标准，要求全市所有中小学校最终都要建成健康促进学校。

1996年，世界卫生组织在其有关健康促进学校的文献中指出，健康促进学校具有以下6项特征：（1）联合卫生和教育行政部门、教师和教师组织、学生、家长、社区领导人，共同努力促进学生和教职员工的健康；（2）建设安全、健康的教学和生活环境；（3）提供以发展健康技能为内容的健康教育；（4）提供综合健康服务；（5）实施健康政策，开展健康活动；（6）努力促进社区健康。

二、健康促进学校的主要任务

（一）提高少年儿童的健康意识和健康素养，促进少年儿童全面健康发展

健康素养是公民素养的重要组成部分。对于青少年儿童来说，掌握营养、防病、心理健康等方面的知识，学习有益于健康的生活技能和批判性思维的技能，提高自我防病保健能力，培养儿童少年良好的行为习惯和健康生活方式，不但有益于儿童青少年的健康成长，也会为终生健康奠定坚实的基础。健康知识与其他科学文化知识一样，也是需要终身学习的内容之一，不具备基本的健康知识和健康技能，将会严重影响一个人的社会适应能力，影响个人的综合发展。

（二）为师生员工提供良好的学习和工作环境

物质和社会环境是健康的重要影响因素之一。健康促进学校的重要任务是，为师生员工建设一个安全、健康的物质环境，营造一个有益于社会心理发展、个人价值实现的社会环境。包括有益于健康的政策、温馨和谐的人际关系、积极向上的精神面貌，安全健康的生活、工作和学习条件等。

（三）预防学生常见病和伤害的发生

青少年学生是近视、肥胖、脊柱弯曲、龋齿、贫血、肠道寄生虫病等疾病的侵害对象，也是流感、肺结核等呼吸道传染病和痢疾、甲型肝炎等肠道传染病的易感人群，同时交通意外伤害、溺水、触电等伤害，严重危害青少年儿童的健康成长。在青少年时期，学生也容易染上网瘾、欺侮等心理问题。学校除了应向学生传授这些常见病的预防知识和技能外，应加强与地方疾病预防控制部门和健康教育部门的联系，建立学生防病工作机制，做到早防、早发现、早治疗。

（四）教会学生生存技能（life-skill）

合理膳食、平衡营养、心理调适、拒绝有害行为诱导的技巧、应急避险与急救技能、说服、倡导和领导力技巧、时间管理技巧、情绪管理的技术等都是青少年保护和促进自身安全与健康的重要技能，这些技能的学习和掌握，不但有益于他们的健康成长，而且会使他们受益终生。

三、健康促进学校的工作内容

创建健康促进学校的工作内容包括以下方面：

（一）制定学校健康政策

健康政策是健康促进学校工作制度化和可持续发展的根本保证，也是影响师生健康的重要社会环境因素之一。创建健康促进学校应逐步制订以下几个方面的政策：

1. 把健康促进工作纳入学校整体工作计划和规划。
2. 要求教职员工承担对学生健康的责任。
3. 所有在校学生均应接受基础的健康教育，内容至少应包括生长发育、心理健康、合理膳食、健康生活方式、影响健康的危险因素、环境保护，以及常见病、传染病、寄生虫病、艾滋病的预防。
4. 学校内禁止吸烟、酗酒。
5. 反对歧视，禁止对学生进行体罚。
6. 保证学生每天课外运动时间。
7. 对教职员工和学生进行健康监测以及生长发育监测。
8. 根据《学校卫生工作条例》开展常见病防治。

（二）改善学校物质环境

学校物质环境包括校舍建筑、照明、通风、饮水、可调式课桌椅、体育活动等基础设施，以及平衡膳食的供应等物质条件等。完善的物质环境必然促进学生的身心健康和学习效率的提高。在健康促进学校的物质环境建设中至少应包括以下几个方面：

1. 学生学习、生活和娱乐时使用的建筑和设施应有利于保护和促进学生的健康，如照明、采光和通风等，教室的黑板、灯光等要修整，照度要定期测定，使其符合国家教育部门的要求。
2. 学校有足够面积的体育运动场所，操场要宽阔、平整。
3. 学校要为学生提供清洁卫生的饮用水和平衡膳食，学校要有足够数量的供水设施，学校的食堂要符合《食品卫生法》的规定，食堂工作人员要接受体检。
4. 校园要清洁，要有足够绿化面积和美化的环境。
5. 校园内要有足够的卫生设施，如洗手设施，厕所蹲位要符合《学校卫生工作条例》的要求。
6. 学校内要有符合有关部门要求的垃圾收集设施。
7. 学生宿舍要安全、整洁。

（三）建立良好的校内社会环境

学校社会环境是指学校内部的人际环境，包括以下内容：

1. 在教职员工之间、师生之间和学生之间形成相互关心、信任和团结友爱的人际关系。
2. 使学生的个性和发展得到尊重，要帮助残疾儿童少年，保证他们不受歧视。
3. 为有经济困难的学生提供帮助，使他们能和其他儿童少年一样接受良好的教育。
4. 学校的领导、教师随时为学生提供正向的心理支持。

5. 要采取有效措施，避免校园欺侮，防止性侵害。

（四）与社区建立健康互动关系

健康促进学校特别强调强化与社区之间的互动，强调社区参与学校的健康促进工作。其工作内容包括：

1. 学校利用所在社区的人力和技术资源为学生提供健康服务。

2. 与学生家长建立直接有效的沟通，动员家长参与学校的健康促进活动。

3. 鼓励师生参与当地社区的健康实践活动，如参与社区的卫生宣传，把学校的健康新观念和健康信息带到社区去。

（五）促进学生健康相关知识、态度、行为的改变，提高学生个人健康技能。

1. 根据教育部的统一要求，开设正规的健康教育课程，并纳入整体教学计划。

2. 培养学生掌握基本的健康知识和保健技能，如安排平衡膳食与营养，选择适合于自己的、安全的运动，懂得预防性病艾滋病等方面的知识，懂得怎样监测和控制自己的体重。

3. 教会学生必要的健康技能，如做出有益于健康的决定的技能、拒绝烟草和毒品的技能等。

4. 提高学生有关人际沟通、应对挫折和压力的社会适应能力以及心理调适能力等。

（六）提供基本的卫生服务

1. 对师生的健康状况进行定期检查。

2. 设立医务室，开展学生常见病防治工作，并处理学生的常见健康问题。

3. 设立心理咨询室、心理咨询电话、心理咨询信箱、心理咨询网页，为学生提供心理帮助。

4. 为学生提供必要的免疫接种服务。

四、创建健康促进学校的方法与步骤

如果学校领导具有创建健康促进学校的积极性，可以与当地教育和卫生部门联系，特别是从当地健康教育机构获取相关资料并得到技术指导，然后在健康教育专业人员的指导下开始创建工作。

（一）动员与启动

动员是创建健康促进学校的第一步。动员主要包括教育行政主管部门的动员和学校领导与教职工的动员两个层次。教育行政主管部门一般是当地的教委或教育局。在决定开展健康促进学校工作前，应首先对要开展健康促进工作的学校的基本情况、学生和教职工的健康状况进行了解和调查，掌握基本资料。第二步是与教委的主管领导联系，详细汇报健康促进学校的概念、内容、方法以及开展健康促进学校工作的必要性和现实意义。应特别阐明，健康促进学校工作并不是给学校增加额外负担，而是教育教学和素质教育的重要组成部分。在取得主管领导的支持后，应提交必要性和可行性报告和关于开展健康促进学校工作的请示报告，并应建议成立由教育行政主管部门牵头，由卫生行政部门、健康教育机构、中小学保健机构及其他与学校相关的行政管理部门和业务技术部门的领导组成的健康促进学校领导小组。在学校领导确定创建意向后要对全校领导、教师和职工进行动员，使他们了解创建健康促进学校的意义、工作内容和要求,以及对教职工的参与要求,并使全体教职工产生共识,形成合力。然后确定学校创建工作的责任分工,确定责任领导和责任教师,并召开创建健康促进学校启动会。领导小组成员、校长、教职工代表、家长代表、社区管理者代表和学生代表等都需要参加。

(二)确定主要健康问题及其影响因素

由学校责任教师和校医共同了解分析师生员工中存在的主要健康问题和引起这些问题的主要因素,如学生中普遍存在的不良行为是什么,师生中的主要健康问题是什么,主要原因是什么,这些问题的发现有赖于对学生和老师进行体检、问卷调查和专题小组讨论。

(三)制订工作计划和方案

根据师生员工中存在的主要健康问题及其影响因素和创建健康促进学校的要求,制订创建健康促进学校的工作计划、实施方案,特别要提出明确的工作目标、主要的活动内容、时间的安排,以及评估的方法等。

(四)工作计划的实施

1. 培训 首先是对参与本工作的组织者和领导者的培训,培训内容重点应为健康促进学校的工作内容、原理、方法、目的和意义。使管理者树立"健康第一"的理念,把学生的健康发展作为自身所负责工作的重要组成部分。其次是对具体实施者的培训,培训对象包括全校教职员工、家长和社区成员。培训内容除了应包括领导者培训的内容外还应包括健康促进学校的概念、实施方案、评价措施等。

2. 创建良好的校园氛围 营造良好的氛围有利于做好健康促进学校的创建工作,可以在校园大门竖立"健康促进学校宪章"标牌,告诉全校师生员工和家长,学校正在创建"健康促进学校"。有条件的学校还可把校门口涂抹成鲜明的色彩,表示对正式来访者的欢迎,而不是在门口挂上"非请莫入"等冷冰冰的标语牌。校园内设立美观大方的公告板,栽种花草,使学校充满生机。在校园内竖立适合学生年龄、心理和富有活力的更人性化的标语牌,如:"走进这个大门的都是地球上最可爱的孩子","学校对你的期望值很高呵"。在学校的广告板上应经常公布工作信息,表扬好人好事和取得的成绩等。要让每个学生都有作领导者的机会,及时给学生家长打报喜电话。校长和老师可以给学生寄生日卡片。校长和老师应尽量多参加学生的课外活动,如体育、音乐、艺术俱乐部、话剧、科技等。

3. 动员家长参与 家长的参与对于健康促进学校的成功实施有着不可替代的作用。通过成立家长委员会、召开家长会等活动让父母清楚了解老师对他们的孩子教育的目的,使家长变成青少年教育的最好联盟。动员家长利用自身从事的社会工作,为学生有益的课外教育提供支持。还可由家长中的骨干召集家长讨论会,讨论如何面对孩子的一些问题,如青春期、亲子交流和沟通等。

4. 争取社区参与 争取社区的参与和支持对创建健康促进学校是一个重要的措施,其主要做法有:邀请社区领导、社区所在地的重要单位,如卫生机构、交通安全机构、食品生产销售单位等的领导担任创建健康促进学校的领导小组成员,以便为师生员工提供良好的周边环境,如由社区出面解决学生交通安全问题,不在学校附近销售对学生健康有害的物品,如卷烟、烧烤和油炸食品等。

5. 开设健康教育课，开展技能培训　健康教育课的开设是健康促进学校的核心工作之一，健康教育课的内容设置至少应包括健康的概念、影响健康的因素、常见病防治、心理健康、青春期性教育、环境保护、运动营养与健康等。应设置专门的老师授课，授课老师应该接受专业培训，能根据不同年龄学生的特点，制订完整的教学计划，配备必要的参考教材，上课形式灵活多样，鼓励学生参与。可举办学生兴趣小组、以防病健康为内容的主题班会等。小学平均每周不应少于0.5个课时。每个教师都承担对学生的健康责任，每个教师都应该在自己的教学中有机结合健康知识内容。

学生生活技能教育是健康教育的重要组成部分。生活技能教育课的授课内容包括做决定的能力、解决问题的能力、创造性思维的能力、批评性思维的能力、人际交流的能力、管理情绪的能力、缓解压力的能力等。此外，拒绝吸烟、酗酒、吸毒的技巧、处理同伴压力的方法、自我保护的技巧、与人沟通的技巧等都属于生活技能教育的内容。可根据学生的年级不同采用不同的方式，如专家讲座、角色扮演、小组活动、游戏、资料图片、投影等，还可举办主题班会、学生兴趣小组、志愿者小组等。

6. 举办专家讲座，开展心理咨询　针对学生和教师中存在的主要健康和心理问题，邀请防病专家、心理专家、健康教育专家等为教职员工、家长和学生开展专题讲座。

7. 提供基本的卫生服务　创建健康促进学校应设立校医务室，按照《学校卫生工作条例》的要求配备足够数量的医务人员和医疗服务设备，为学生和老师提供基本的卫生服务。卫生服务应该围绕解决本校师生主要健康问题这个核心，使师生的健康状况得到改善。

五、学校健康教育与健康促进的评价

学校健康教育的评价可参看本书"第五章健康教育评价"。

（一）评价方法

1. 定性评价方法　可以采用小组讨论、个人深入访谈和观察法来评价学校健康教育和健康促进学校的过程和效果。

2. 定量评价方法　通过抽样问卷调查的方法评价学生健康知识、健康信念、健康行为和生活方式等方面的效果。

3. 健康状况评价　通过体检了解学生的生长发育、生理生化指标、患病情况等。

（二）健康促进学校评价内容（见附件1）

（田向阳　田本淳）

附件1

中国健康促进学校的目标和评价内容（试行）

（中国疾病预防控制中心健康教育所2004年12月修订）

健康促进学校的目标

1. 贯彻素质教育方针，树立"健康第一"的办学理念，以培养健康人才为学校的第一追求目标。
2. 制定学校健康政策。
3. 推动《学校卫生工作条例》的贯彻实施。
4. 学校全体教师职工都承担对学生健康的责任。
5. 改善学校物质环境。
6. 建立良好的学校人际关系。
7. 为学生提供基本的卫生服务。
8. 促进学生健康相关知识、态度、行为的改变，提高学生个人保健技能。
9. 学校与所在社区建立持久的健康互动关系。
10. 改善学生的健康状况，解决学生中的主要健康问题。

中国健康促进学校评价内容

（适合中小学校）

在世界卫生组织西太平洋地区《发展健康促进学校区域行动纲要》的指导下，在总结我国近8年来创建健康促进学校的经验和过去试行的健康促进学校标准的基础上，根据我国的具体情况，以全面、简便和可操作性强为原则修订出我国的健康促进学校评价指标体系，其考核内容如下：

（一）理念指标

1. 正确理解健康概念。
2. 学校教职员工树立"健康第一"的办学理念（学校应该以培养健康人才为第一追求目标）。

（二）政策指标

1. 把健康促进学校创建工作纳入到学校整体工作中。
   1.1 学校把健康促进工作纳入教育工作计划。
   1.2 学校有一名校级领导负责健康促进与健康教育工作。
   1.3 有校领导、骨干教师、校医、家长、社区成员等参加的学校健康促进领导小组。
   1.4 有定期的健康促进工作会议及活动记录。
2. 学校制定有控烟相关政策。
3. 学校制定政策保证学生每天有1小时体育活动时间（包括课间操、课外活动）。
4. 学校制定有师生定期体检制度。

5. 学校制定并实施传染病（包括艾滋病）的预防控制措施。

6. 学校有保护学生安全的政策。

7. 出台其他相关健康政策（按照学校开展的健康促进活动，制定配套政策）。

（三）物质环境指标

1. 学校每年有建设和改善物质环境的计划和资金投入。

2. 学校提供有利于学习、运动和生活的物质条件，达到"学校卫生工作条例"所规定的要求。（主要包括课桌椅、黑板、采光照明、饮用水、厕所、食堂、操场等）

3. 学校环境的安全性

没有安全隐患，或容易发生危险的地方有明显的警示标志。

4. 优美整洁的校园环境。

（四）学校社会环境（人际关系）指标

1. 教师对学生没有任何形式的体罚和变相体罚。

2. 没有校园打架斗殴和欺侮事件发生。

3. 学校对有特殊困难（包括学习、经济和生理上有困难）的学生提供适当的帮助。

（五）社区互动指标

1. 学生参与学校组织的深入社区的以健康为主题的活动。

2. 学校邀请社区人员参与校园内的以健康为主题的活动。

3. 社区有保证学校周边健康环境和安全的措施。

（六）健康教育课与健康技能发展指标

1. 健康教育课的设置

　　1.1 开设有健康教育课（有课表有教案）。

　　1.2 学生有健康教育课本，教师有健康教育教材。

2. 学生参加学习健康技能的活动（有计划有记录）。

（七）学校卫生服务指标

1. 体检服务

　　1.1 学生每年有一次体检。

　　1.2 对学生体检中发现的主要健康问题有分析，并及时将结果反馈给班主任和学生家长。

　　1.3 教师至少每两年有一次体检。

　　1.4 建立师生健康档案。

　　1.5 学校有针对师生中主要健康问题安排的医疗保健、知识讲座活动。

2. 学校邀请卫生保健和健康教育机构参与学校健康促进活动。

3. 学校卫生室配置符合《学校卫生工作条例》要求。

4. 学校有经过培训的心理教师为学生提供心理咨询服务。

（八）教师参与指标

1. 学科渗透

　　1.1 教师在本学科教学活动中有机结合健康相关的内容。

1.2 教案中有健康相关内容。
2. 教师参加班级学生组织的以健康为主题的活动。

（九）学生的健康相关知识态度行为指标

1. 烟草危害
   1.1 烟草危害健康的基本知识。
   1.2 学生中无吸烟者。
2. 膳食营养
   2.1 平衡膳食知识。
   2.2 改变不健康饮食习惯（如偏食、过多摄入糖、油炸等食品、蔬菜水果摄入过少）。
3. 口腔保健行为
   3.1 每天早晚刷牙。
   3.2 正确刷牙。
4. 用眼卫生
   4.1 学生懂得正确用眼卫生和保护视力知识。
   4.2 读写姿势正确。
5. 运动锻炼
   5.1 保证每天运动时间（包括早操、课间操及课外活动）。
   5.2 控制周末连续看电视或玩电脑时间。
6. 安全
   6.1 具有交通安全意识。
   6.2 掌握紧急情况下逃生的知识技能。
7. 饭前便后洗手。
8. 不随地吐痰。
9. 有心理问题能够主动寻求帮助。
10. 认识健康是人生最宝贵的财富。
11. 懂得毒品危害知识。
12. 懂得艾滋病预防基本知识。

（十）健康状况指标

1. 龋齿患病率。
2. 龋齿填补率。
3. 近视新发率。
4. 营养不良率。
5. 肥胖率。
6. 肠道蠕虫感染率。
7. 沙眼患病率。
8. 校内意外事故发生率。
9. 因病缺课情况。

10. 教师职工主要慢性疾病（高血压、糖尿病、肥胖、冠心病等）控制情况。

* 关于评估和授奖的说明：

以上内容是为中小学制订的，大学可参考使用。

以下4项为评定健康促进学校的基本条件：

1. 健康促进学校必须是无烟学校，达到无烟学校的标准；
2. 创建期间学校未发生集体食物中毒；
3. 创建期间学校未发生传染病爆发流行；
4. 创建期间学校未发生学生和教职工的重大伤残或死亡等意外事故。

附件2

世界卫生组织西太平洋地区办公室关于健康促进学校标准的要求

为了保证奖励制度的权威性，必须坚持统一的标准。如果一个学校希望被称为健康促进学校，那它必须具备一些基本条件。这些基本条件对提高学生的健康水平非常重要，在授奖之前必须被证明已经达到。

铜奖：达到这个等级的学校必须证明他们
- 制定了"健康促进学校宪章"；
- 在六个方面*积极开展活动超过一年；
- 满足获得铜奖的最低要求。

银奖：达到这个等级的学校必须证明他们
- 制定了"健康促进学校宪章"；
- 在六个方面*积极开展活动超过两年，比铜奖阶段有完善或新的进展；
- 满足获得银奖的最低要求。

金奖：达到这个等级的学校必须证明他们
- 制定了"健康促进学校宪章"；
- 在六个方面*积极开展活动超过三年，比银奖阶段有提高和完善；
- 满足获得金奖的最低要求；
- 率先创建金奖的学校原则上应支持另外一所学校成为健康促进学校。

注：*六个方面是指学校健康政策、学校物质环境、学校社会环境、社区关系、个人健康技能和健康服务。

附件3

中国无烟学校标准

1. 学校将控烟工作纳入学校工作计划。
2. 学校制定控烟规章制度，并有明确的奖惩办法。

制度中应至少包括以下3条：

(1) 任何人（包括外来人员）都不在校园内吸烟；

(2) 将"遵守学校控烟规章"作为教职工评优的一项指标；

(3) 将"遵守学校控烟规章"作为"三好学生"评选的一项指标。

3. 有负责学校控烟工作的学校领导和教师。

4. 校园内有醒目的禁烟标志。

5. 学校每年至少开展两次向教职工、学生和学生家长宣传吸烟危害健康的教育活动并有记录。

6. 各科教师均能将"吸烟危害健康"的知识有机地融入自己的教学内容中。

7. 100%的教师和90%以上的学生知晓"吸烟可导致心脑血管疾病、呼吸系统疾病和癌症"的科学知识。

（田本淳　吕书红　张继彬）

第十七章 医院健康教育与健康促进

> **本章要点**
> 1. 健康教育是现代综合治疗和临床护理的重要组成部分
> 2. 医院应以患者为中心,在临床治疗过程中开展有针对性的健康教育,并履行社会教育职能
> 3. 健康促进医院是健康促进的理论和策略在医疗场所的应用,是提高医护人员和患者促进和保护健康的能力的过程
> 4. 健康促进医院通过改善有益于医患健康的政策、创建健康安全的医院环境、开展患者教育,为患者、家属和社区成员提供综合的健康保健服务

医院是治病救人、救死扶伤的重要场所,随着我国医学科学技术的飞速发展,各级医疗机构的建设不断加强,医疗技术水平大幅度提高。截止到2012年,我国共有各级医疗机构96万个,其中医院2.3万所。2011年,我国各级各类医疗机构门诊量达62.7亿人次,住院病人达1.5亿人次。多年来,经过各级医院医务人员的共同努力,在疾病治疗、医药科研方面,在满足人们医疗服务方面,做出了巨大的贡献。

然而,随着人们生活水平的提高和服务需求的改变,人们已不再仅仅满足于疾病的临床医疗服务,逐渐对全方位的健康促进和保健服务产生了强烈的需求。作为汇集了大量健康服务人力资源的医院,不但应在临床治疗方面提供高水平和高质量的技术服务,也应在促进人们健康,提供综合保健服务方面发挥更大的作用。

健康促进医院(health promoting hospital)通过出台、改革和实施促进和保护患者及医务人员自身健康的政策或规定、开展针对不同人群需求的健康教育、改善就医环境、与社区建立互动式的密切联系、为患者、家属以及社区居民提供综合的健康保健服务等措施,不但会有效提高医护质量,促进患者康复,改善医患关系,还可促进人文医学发展,实现医学核心价值。

健康教育是现代综合治疗和临床护理的重要组成部分,《中华人民共和国执业医师法》第三章第22条明确规定医师要"宣传卫生保健知识,对患者进行健康教育",(《中华人民共和国执业医师法》,1998年6月26日中华人民共和国主席令第五号),2011年原国家卫生部发布的《三级医院综合评审标准》中,明确规定了在医院开展健康教育和健康促进的内容、指标和要求。

第十七章　医院健康教育与健康促进

第一节　医院健康教育

一、医院健康教育的概念

医院健康教育（hospital health education）泛指医疗保健机构在临床实践过程中伴随医疗保健活动所开展的健康教育。狭义的医院健康教育仅是指医护人员根据患者所患疾病的特点和转归情况，对患者及其家属所开展的疾病预防、治疗和康复知识的传播和教育活动。广义的医院健康教育不但应包括对上述两种人群所开展的健康教育活动，也应包括对社区居民、医院的职工、所属社区机关企事业单位职工、大中小学生等不同人群所开展的社会健康教育工作，内容从疾病防治知识的传播扩展到健康行为与生活方式，以及心理健康促进知识和技能的普及。

医院健康教育工作不能等同于防病和保健知识的传播，健康教育通过提高患者及其家属的防病保健知识水平，对于改善从医行为，提高患者的依从性，促进康复，减少复发等都具有重要的作用，是疾病治疗的重要组成部分。在临床治疗中，除了药物处方和手术方案，信息处方和行为指导处方的开具已逐渐在各国临床实践中得到推广应用。

二、开展医院健康教育的意义

（一）开展医院健康教育是医学模式转变和现代医学发展的必然趋势

随着疫苗、抗生素等现代医学技术的发展，传染病及寄生虫病等传统意义上的疾病得到了较好的控制，而主要由不良生活方式引起的心脑血管病、恶性肿瘤以及糖尿病等慢性非传染性疾病逐渐成为影响人们健康和生活质量的主要健康问题。运用传统的生物医学模式已无法解决这些广泛流行的健康问题。医学模式随之也发生了革命性的变化，即在生物医学模式的基础上，产生了生物—心理—社会医学模式，即现代医学模式，并迅速成为指导医学实践的重要思想。现代医学模式不但强调了疾病的生物学因素，也强调了社会、心理、行为与生活方式、环境、服务等影响健康的综合因素。现代医学模式要求医学实践活动不但要消除疾病的生物学因素，也要改变引起疾病的综合因素；从单纯的治疗服务扩大到治疗—预防—保健一体化的综合服务；从院内服务扩大到院外服务，开展社区健康促进服务；从提供以疾病治疗为中心的临床服务扩展到以促进健康为中心的综合服务；从为患者个体服务扩展到为社区人群的健康服务；从单纯的技术服务扩展到社会服务。

（二）健康教育本身是重要的治疗手段

健康教育指导病人及其家属学习和掌握有关防病、治疗和康复的知识及技能，是提高自我保健能力、促进病情转归、巩固疗效的有效易行的非药物治疗手段，是临床治疗环节中不可缺少的一部分。

（三）健康教育是改善医患关系的重要措施

在影响疾病转归的因素中，心理因素是重要的因素之一。医院环境、医护人员的服务态度、医护人员在患者心目中的形象，将对患者整个病情的转归产生明显的影响。从某种程度上说，疾病的治疗过程并不是从患者住进医院，医护人员对其进行药物和手术治疗时才开始的，治疗过程早在患者进入医院的大门时就开始了。健康教育促进了医患沟通，对于建立平等互惠型的医患关系，改善医护人员的社会形象十分重要。

（四）对患者及社区人群开展健康教育是医护人员义不容辞的职责

在解决慢性非传染性疾病流行的健康问题、提高全民健康水平的整体工作中，以往医院只是解决了疾病的治疗问题，在促进全民健康水平提高方面的作用没有得到全面发挥。作为掌握着丰富医学知识的医护人员理应在传播健康知识、普及健康保健技能、改善全民健康素养和促进全民健康方面发挥更大的作用。

三、医院健康教育的内容与方法

（一）建立覆盖全院的健康教育工作网络

一个完善的院内健康教育工作网络是贯彻实施全院健康教育工作计划，开展健康教育工作的基础和保障。院内健康教育网络包括健康教育科和各科室的兼职健康教育人员。

1. 设立健康教育科　医院健康教育是有计划有组织的健康传播与行为干预活动，需要有一个综合协调部门，设立健康教育科十分必要。健康教育科主要负责全院各科室健康教育工作的组织、协调、管理、监督与评价，制订全院年度健康教育工作计划与长期规划、工作方案和实施策略，根据各科室开展健康教育工作的需要，制作相关健康教育材料，开展对各科室医护人员的健康教育知识和技能培训，整合本院医疗技术力量，开展社区健康教育工作。医院健康教育科应接受当地健康教育专业机构的业务技术指导，落实由当地行政部门制定的健康教育工作规范或标准，定期接受相关知识和技能的培训。

2. 各科室配置健康教育兼职人员　临床各科室均应配置健康教育兼职人员，兼职人员可以是护士，也可以是临床医生。兼职人员参照全院健康教育工作计划或规划，结合本科室的专业特长和业务特点，根据病人及家属的需要，开展有针对性的健康教育活动。健康教育兼职医生或护士应接受健康教育科的组织管理，定期接受相关知识和技能的培训。

（二）医护人员健康教育

医院的医护人员和管理人员是医院健康教育和健康促进的目标人群之一。尽管医护人员掌握着医学知识和疾病治疗的技能，但依然存在着吸烟、心理紧张压力、缺乏体力活动、过咸和高脂膳食习惯等健康危害因素，相当比例的医护人员中出现了高血压、糖尿病等慢性病的健康问题。医院应针对这些问题有组织有计划地实施健康教育干预活动，促使医护人员建立健康的生活方式，保持和促进自身的身心健康，并成为健康行为的楷模。

开展医护人员健康教育工作前，应充分调查了解影响全院职工健康和生活质量的主要卫生问题，如吸烟是否是男医生的主要问题之一，肥胖和缺乏体力活动的情况是否很严重，医护人员中是否存在糖尿病的高危险性等。对这些问题的调查和了解，既可以采用专题小组讨论的方法，也可以采用问卷调查的方法获得相关信息。

对于院内医护人员的健康教育工作主要由健康教育科负责实施，对于医护人员中普遍存在的健康问题，可以外请专家进行专题讲座，如可邀请所有有吸烟行为的医护人员参加戒烟知识讲座；也可根据医护人员的需要开展相应活动，如组织健身培训班，开展减肥瘦身俱乐部，开展登山、远足、院内运动会等；根据医护人员的需求，购买发放健康教育书籍，订阅健康科普类的报纸杂志等。

（三）患者健康教育

1. 门诊教育　是针对门诊病人逗留时间短、获取疾病防治知识较迫切等特点开展的健康教育活动，可开展候诊教育、医生口头咨询教育、开具健康教育处方等。

大多数综合性大型医院，都在门诊大厅设置了咨询台、分诊台，分派专门护士值班，这对于开展简单的疾病咨询教育，方便病人就医会起到良好的作用。

在候诊大厅的显著位置设置医院各科室分布图和简单介绍，也会对方便病人的就医提供重要的信息。有条件的医院还可在门诊大厅设置电子触摸屏，分类介绍医院的情况，可进行简单的健康教育知识传播。

医院门诊的各专业科室应在候诊区设置与本科室涉及疾病相关的防治、康复知识宣传栏，并设置科普读物取阅架，放置有针对性的科普传播材料，如手册、传单、折页、报纸杂志等，方便病人及家属在候诊时阅读学习。有条件的医院，应为各专业科室配备电视录像节目。如在产科门诊候诊区可利用电视录像播放母乳喂养和产褥期健康保健知识；在呼吸科门诊候诊区可播放吸烟危害呼吸系统功能的科普录像。门诊健康教育的实施应由本科室健康教育兼职人员在医院健康教育科的统一协调指导下开展。

各专业门诊科室对患者及家属开展健康教育，针对性强，效果明显，既维护了正常的就医秩序，也提高了病人的依从性，同时也可以改善医患关系，是一项事半功倍的工作。

2. 住院教育　住院教育是指病人在住院治疗期间接受的与其所患疾病的预防、治疗、康复等相关的知识和技能的健康教育活动。由于病人住院时间较长，可以采取有计划、有组织的健康教育活动。住院教育包括入院教育和病房教育。病房健康教育是整体化治疗的重要手段，是疾病治疗不可分割的重要组成部分，良好的病房健康教育将有效促进患者的痊愈和康复，特别是对于高血压、糖尿病等慢性病患者，行为与生活方式指导教育将起到药物治疗所不能替代的关键作用。大多数住院病人对本人所患疾病存在着强烈的求知欲，此时对病人开展与其所患疾病治疗、预防和康复相关的健康教育，会收到显著的效果。

专科病区可以利用病人所患疾病相同的特点，开展集中性的健康教育活动，如在糖尿病病区，可定期把病人集中起来，请本科专家进行糖尿病防治知识讲座，也可由本科室健康教育兼职护士组织病人开展糖尿病防治知识的专题小组讨论，病人之间、病人与护士之间、病人与医生之间都可以进行有效的交流和沟通。病区的医护人员也可以根据病人自身的需要和治疗的需要，发放与患者所患疾病相关的科普材料，如手册、书籍、报纸、杂志等。因病人住院时间较长，可以系统地进行治疗、康复和预防知识的教育。

有条件的医院可以在病房配备闭路电视系统，定期播放疾病治疗、预防和康复的节目。

3. 出院教育　出院教育是指在病人出院前，向患者及其家属说明住院治疗的结果，疾病现状和预后，提出合理用药和定期复查等注意事项，进行生活方式和家庭护理指导的健康教育活动。出院教育是在病人出院后进一步巩固治疗效果，防止疾病复发，促进康复的重要手段。

病人出院前，应由病房主管护理人员或医生对患者所患疾病的治疗过程、治疗效果进行系统的回顾，为病人讲解疾病康复的相关知识，特别是要帮助病人掌握康复的基本技能。

病房健康教育兼职人员应在医院健康教育科的统一安排下，制作本病区常见疾病的出院康复手册，在开展出院教育时发放给病人。

有条件的病区应建立病人出院档案，病人出院后与其建立长期联系。

4. 随访教育 是指在病人出院后对病人的健康状况进行跟踪监测随访，并根据具体情况开展的健康教育活动。随访教育是住院教育的延伸和继续，也是医院开展社区卫生服务的一项内容。其主要对象是有复发倾向，需长期接受健康指导的慢性疾病病人。

随访教育包括电话随访和走访。通过电话随访，医护人员首先要了解病人出院后，病情的变化和康复情况，以及影响病人康复的主要因素等。走访一般针对需长期追踪的病人开展，在对病人进行走访前，医护人员首先应与病人打电话联系进行预约。通过走访，全面了解病情的变化情况，病人的实际需求，病人的意见和建议等，走访者应根据病人的需要开展现场指导。

除了电话随访和走访外，医院也可以给病人寄送与病人所患疾病相关的健康教育手册、折页或其他宣传品。有条件的医院还可以根据工作需要，邀请出院病人开展专题小组讨论。

随访教育是病房健康教育的重要组成部分之一，体现了疾病的全程终生治疗的原则，拉近了医院与患者之间的距离，促进了医患关系的改善，更好地巩固疾病治疗的效果。

第二节 健康促进医院

一、什么是健康促进医院

健康促进医院（Health Promoting Hospital）是医院健康教育与健康促进工作的制度化、长期化和可持续发展，健康促进医院的目标是通过改善就医环境、出台或改革有利于病人、医护人员及社区居民健康的政策、开展健康教育、普及健康知识和技能、提供综合的健康服务等措施，建立以促进健康为中心的医院。健康促进医院促进人的尊严、平等和团结，改善职业道德，承认不同背景的人有不同的需要、价值观和文化背景，以服务质量的改善，患者、家属和职工的健康、环境的保护为工作核心，并且认识到医院是学习健康知识和技能的场所之一。医院不仅仅提供治疗服务，也关注于用最适合的方法和渠道，为患者和家属提供以人为中心的健康服务，促进疾病的康复，增加病人防治疾病的知识和技能。有效使用最经济的资源，为健康促进工作提供人财物的保证，并与社区和其他健康保健机构建立密切的合作关系。

1991年，世界卫生组织欧洲区在匈牙利首都布达佩斯召开健康促进医院会议，并发布布达佩斯宣言（Budapest Declaration on Health Promoting Hospital）指出：除了提供优质的医疗和保健服务外，一个健康促进医院应做到：

- 贯彻实施以健康促进为导向的观念、工作目标和机制；

- 明确医院环境会对患者、医护人员和社区成员的健康产生影响，医院的物质环境（建筑）应该有助于维持和促进疾病的治疗；
- 鼓励患者根据自己的健康能力积极参与治疗过程；
- 在全院鼓励参与有益于健康的活动；
- 为医护人员提供促进和保护他们健康的工作条件；
- 努力使健康促进医院成为健康服务和健康的工作场所的示范；
- 与在社区开展的健康促进活动和地方政府保持经常性的合作关系；
- 改善与现有社区中的各种社会服务和健康服务活动的交流和合作；
- 通过社区的社会和健康服务、志愿者组织或机构对患者和他们的家属提供更多的支持；
- 确认和承认特殊人群（如老年人、疾病迁延不愈者）和他们的特殊健康需求。承认并尊重不同价值观、需求和文化背景的人群之间存在不同的需要；
- 在医院中为长期住院者和慢性病人创设支持、人道和激励性的生活环境；
- 改善健康促进工作的质量，为患者和医护人员提供多样化的食品与营养服务；
- 为患者和其家属提供咨询、交流和技能培训的服务；
- 为职工提供教育和技能培训；
- 建立特别是与疾病预防和意外伤害相关的数据库，把这些信息与公共政策制定者和社区中的其他机构进行沟通。

二、健康促进医院有哪些优势

1. 健康促进医院不但强调了对病人、家属和社区的防病保健知识的传播，而且强调了政策、环境因素对人们的影响，健康促进医院通过制订有利于医护人员、患者、社区居民健康的政策和规定，把医院健康教育制度化、规范化，保证了健康教育的效果。

2. 健康促进医院调动了医院中所有部门中促进和保护患者、患者家属和社区居民健康的积极因素，以健康为中心的理念融入了医院工作的各个环节之中，明显提高了治疗效果。

3. 健康促进医院强调了以人为本而不是以疾病为中心的工作模式，保证了平等互动型的医患关系。

4. 健康促进医院注重对环境的保护，使用有利于环境保护的产品。

5. 医院以制度化的方式，把促进医务人员自身健康作为工作的重心之一，医护人员的自身健康会得到较好的保护。

三、健康促进医院的工作内容

健康促进医院工作的内容应围绕 WHO 的健康促进工作框架和健康促进的定义而制订，至少应包括出台和改革现行的促进健康的政策、改善工作和就医环境、普及健康知识和技能、提供促进医护人员自身和患者健康的综合服务、动员医护人员参与促进自身和社区居民健康的工作之中、重新确定工作重点等方面。医院健康促进工作的核心应是促使医院工作人员、患者、患者家属和社区成员提高改善自身和他人健康的能力。其工作内容包括：

(一) 政策改革

1. 健康促进纳入医院总体工作计划和规划　医院应制订明确的健康促进工作计划或规划，并作为医院的年度计划或总体发展规划的一部分。

2. 保证组织机构的政策或规定　医院应成立健康促进工作领导小组或医院健康促进委员会，其成员应包括院长、行政科室的领导、业务科室的负责人、后勤管理负责人和健康教育科的负责人。领导小组或委员会下设办公室，办公室最好设在健康教育科，健康教育科长任主任。因健康教育科要起到对全院各业务科室的协调作用，所以应适当提高健康教育科的地位。健康促进领导小组（委员会）每季度至少召开一次健康促进工作例会，回顾上季度健康促进工作，总结工作经验，解决工作中存在的问题，布置下一阶段健康促进工作重点。

3. 有关经费保障的规定　医院应该在健康教育与健康促进工作上投入一定的经费，以保证健康促进工作的正常开展。

4. 禁止吸烟和酗酒的规定　健康促进医院首先是"无烟医院"，医护人员应树立良好的职业形象，在院内实行禁止吸烟的规定，院内一切场所禁止吸烟和酗酒，上述规定纳入医院总体规章制度之中，并与医护人员绩效考核挂钩。

5. 纳入绩效考核　动员医护人员人人参与健康促进工作，并纳入相关医护人员年度工作考评项目。医院明确医护人员对病人及其家属和社区居民开展健康教育工作是医护人员的责任和义务。

6. 发挥医院健康知识传播功能　健康促进医院的功能定位，使医院不仅针对门诊和住院病人，也对社区居民和社会群众负有促进健康的责任和义务。随着人口的老龄化和慢性病的高发，越来越多的社区居民产生了强烈的防治慢性病、促进健康、提高生活质量的愿望，对慢性病防治知识和自我保健技能具有强烈的需求，医院各临床科室应充分利用丰富的医疗技术资源，向病人及家属、社区居民和社会群众广泛开展健康知识传播。

7. 保护和促进医护人员自身的健康　院内医护人员是健康促进医院的目标人群之一，应通过各种渠道和方式保护和促进医护人员自身的健康，如定期为全体医护人员进行体检，做到疾病的早发现和早治疗；鼓励并定期组织医护人员参加体育运动、健身等健康促进活动；为医护人员提供营养膳食；为35岁以上的医护人员定期测血压和血糖等；为医护人员订阅健康科普、健身、休闲类报纸杂志等。

8. 慢性病的早发现　门诊各科室应制订规定，35岁以上首诊病人在就诊时均应在病人自愿的基础上测血压和血糖。

(二) 改善医院环境

创建良好的环境是医院健康促进工作的重要组成部分，就诊和住院环境是影响病人心理和疾病转归的因素之一，良好的医院环境，不但体现了医院的管理水平，也可以提高患者对医院的信任度，增强患者战胜疾病的信心。医院环境主要包括物质环境和社会环境两个方面。物质环境主要是指医院建筑、门诊和病房的布局和配套设施，门诊、病房、医护办公室、诊室的通风、照明、采暖等，院内环境的卫生和绿化，生活条件的提供，如餐饮和卫浴设施等。社会环境主要是指医院的社会风气、人际关系、对病人的服务环境等。具体地说，院内健康促进环境包括：

第十七章 医院健康教育与健康促进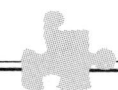

1. 医院为病人提供清洁、舒适的就医环境，包括门诊、病房、餐厅、院内环境和卫浴场所等，照明、通风和保暖等应符合相关部门规定的标准，门诊大厅设置咨询台，配备必要的导医人员，方便病人就医。门诊设置应设置必要的供病人及其家属休息的场所。有条件的医院可以在门诊候诊大厅为患者及家属提供宾馆化的服务，在大厅中摆放沙发，提供饮料或饮用水、茶点，播放电视录像或健康科普节目等。

2. 加强院内绿化和美化，营造清新自然的院内环境。医院遵守国家有关医疗垃圾的处理和管理规定，将每天产生的废弃物（一次性消耗材料、废水等）运送到指定地点进行无害化处理和合理处置，避免环境污染和造成安全隐患。

3. 建立医院安全环境，消除不安全隐患。如消防安全、治安保护等均应符合有关管理部门的标准。

（三）提高和发展个人健康技能

促进医护人员健康教育和健康促进技能的提高是医院的职责之一。健康教育与健康促进是一门研究健康知识和技能传播的科学，医护人员之间、医患之间无时无刻不在进行着人际传播，从某种程度上说，疾病治疗的成败在很大程度上取决于医患沟通的质量。好的医患沟通可以使医护人员较快地了解病人的病情，及时准确地采取有效的治疗措施，使病人得到最有效的治疗。医护人员均有必要学习和掌握传播学、心理学、行为医学等健康教育与健康促进相关的理论知识和技能，健康教育科可以采用外聘专家的形式每年对医护人员进行相关知识培训，并纳入学分制管理。

（四）发挥对社区卫生服务的指导作用

社区是健康促进医院工作的一部分，医院应定期开展社区诊断，掌握所在社区居民的患病情况和健康状况，并根据社区诊断的结果开展有针对性的社区健康教育工作。如经过社区诊断，医院所在社区老年人较多，高血压、糖尿病等老年退行性疾病发病严重，就应该加强院内相应业务科室的技术力量，健康教育科应重点组织开展这方面的健康教育工作。医院在开展社区健康教育工作前，也应根据社区的基本情况、医院的医疗技术力量情况和相关资源的可利用情况，制订详尽的工作计划和规划，有阶段工作目标和总目标，有实施方案和评价策略，有工作实施进度等。

在实施社区健康教育与健康促进工作计划或规划过程中，医院应充分发挥医疗技术指导中心和健康促进中心的作用，定期组织医护人员深入社区开展防病、健康咨询活动。

另外，有条件的医院可在社区中组织对健康教育工作比较热心的老年人、学生等作为健康教育的志愿者，参与到医院的社区健康教育工作中，志愿者在某种程度上将发挥医院所达不到的工作效果，因为这些志愿者来自于社区，对社区的情况比较了解，更容易开展工作和取得较好的效果。

为了全面促进社区健康教育与健康促进工作，医院在开始创建健康促进医院工作时就应该认真听取社区居民代表的意见和建议，健康促进领导小组成员应包括医院所在区（县）、街道的主管领导和居民代表。

另外，医院也应充分发挥健康教育核心的作用，大力协助所在社区中的功能机构，如机关单位、社会团体、企业与商业机构和学校等的健康教育工作，如到机关单位对职工开展慢

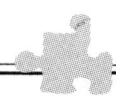

性病防治知识和技能讲座；协助企业对职工进行体检；全面参与中小学校开展的健康促进学校工作等。

（五）改善医院社会环境

树立以病人为中心的工作观念，在实际医疗服务实践中不仅要努力提供医疗服务，而且应该尽力满足病人及其家属的咨询、健康教育的需求。强调医护人员的服务态度，一切以病人的需要为出发点。强调医护人员对病人的尊重。特别应强调不歧视低收入患者。

四、创建健康促进医院的工作步骤

第一步：建立医院主管健康教育与健康促进工作的部门

组织机构和人力资源队伍是保证健康促进医院工作成功开展的基本条件。成立医院健康促进工作领导小组或健康促进委员会，建立主管健康教育与健康促进的部门十分重要。这个部门全面承担健康促进医院的创建工作和日常管理工作。健康促进委员会或领导小组应能够代表各方面的意向和利益。

健康教育科在开展健康促进医院的工作中，起着健康教育与健康促进业务技术协调管理和指导中心的作用，是健康促进医院工作的组织实施部门。各科室的健康教育兼职人员是健康促进医院中的工作骨干，各业务科室的其他人员是健康促进医院工作的参与者。各科室健康教育兼职人员和业务技术骨干应经常得到有关健康促进方面的培训，使其熟悉创建健康促进医院的相关内容和要求、开展健康教育和健康促进工作所需要的知识和技能等。

第二步：培训

首先要培训医院的健康教育主管部门的人员和兼职人员，使他们首先了解健康教育与健康促进的有关知识，成为健康促进医院的工作骨干，这是开展各项工作的基础。培训的内容应包括健康的新概念及其影响因素、医学模式、健康教育与健康促进的概念和策略、健康促进医院的理念和工作内容、工作方法等。

培训可分为健康促进骨干培训和一般性培训，骨干培训主要针对各科室的健康教育兼职人员，培训内容要详细、系统、深入。对其他医护人员可开展一般性培训，内容要简单明了。

第三步：了解需求

无论是门诊病人还是住院病人，无论是社区居民还是院内职工，他们对医院的服务需求既有相同点也有区别，了解分析不同人群的健康教育需求是开展工作的第一步，也是制订工作计划方案的重要依据。

了解需求的方法有多种，常用的方法包括：通过查阅资料（如病案）了解来医院就诊的病人的重点问题；通过与门诊病人和住院病人座谈或通过填写问卷的方法了解他们的想法和要求；通过到社区开座谈会和走访有代表性的居民了解社区居民的需求；通过与医院的职工代表座谈了解医院职工对健康促进方面的需求等。

第四步：制订健康促进医院工作计划或规划

工作计划应包括背景资料（重点问题和需求）、工作目标、工作内容、实施策略、行动方案、评价指标、经费预算和时间进度等。健康促进医院工作计划可以是年度工作计划，也

第十七章 医院健康教育与健康促进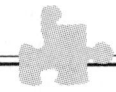

可以是三年规划。

在制订工作目标时要考虑其可实现性,最好既有长期目标也有短期目标,短期目标容易实现,使健康促进医院工作很快可以见到效果,会对工作的持续性开展产生激励作用。

工作内容、实施策略和行动方案要紧密围绕目标而制订,要强调核心工作内容和策略,突出工作重点和要解决的重点问题的同时,兼顾辅助措施。

确定评价指标时既要考虑过程评价指标也要兼顾效果评价指标,既要考虑指标的敏感性,即是否能反映工作开展的真实情况,也要顾及指标的特异性,即是否能测量健康促进工作的开展情况,而不是其他工作的开展情况。如在考查医护人员健康教育工作的开展情况时,用当月健康教育宣传材料发放数作为评价指标,就不如用当月门诊病人中得到健康教育处方者的百分数作为评价指标敏感性和特异性好。

第五步:动员

有了详细可行的工作计划,就要着手筹备召开健康促进医院启动大会,参加人员应包括健康促进医院领导小组或委员会成员、全院职工、社区负责人代表、居民代表、患者代表、其他社会团体的代表等。会议内容应特别明确创建健康促进医院的目的和意义、主要工作方案和策略以及各部门的责任和义务等,并在会上公布创建健康促进医院工作计划或规划。启动大会是动员的主要方式之一。

健康促进医院工作的动员应包括领导开发(组织动员)、全院职工动员和患者动员三个层面。

动员的第一步是向医院有关领导汇报工作计划,使领导对开展健康促进医院的具体工作有所了解,取得领导对工作的支持。另外,应在征得院长同意的基础上,在院务会或全院职工大会上进行汇报,取得医院骨干和全院职工对开展健康促进医院工作的认同和支持。

接下来是向院领导和各业务科室尽快传达其他医院开展健康促进工作的成功经验。可以通过召开院务会的机会向院领导和各业务科室的领导发放其他医院开展健康促进工作情况的宣传材料、播放录像资料等,也可以专门请健康促进医院的代表前来介绍创建经验。介绍其他医院健康促进工作的成功经验,应特别注意其可实现性和可持久性,应重点介绍其他同类或相似规模医院的经验。

医院全员动员是对全体职工的动员活动,可以把健康促进医院有关的背景资料制作成浅显易懂、生动有趣的多媒体投影,在全院职工大会上进行讲解,健康促进医院代表未来医院的发展方向,相信会取得大多数职工的支持。也可以事先编辑制作折页、传单等宣传材料,在医院职工中发放,营造创建健康促进医院的氛围。可以邀请社区负责人和居民代表参加动员会,奠定良好的社区关系基础。

外围动员也是必要的,特别是通过向病人宣传开展健康促进医院工作的情况,可以在患者和社区居民中形成无形的督促作用。

第六步:实施

计划的实施过程是落实健康促进医院工作内容的重要环节,一旦召开启动大会就意味着创建健康促进医院工作的开始。在工作计划的执行过程中需要特别注意的是:

- 要把健康促进医院工作与医院各部门的常规工作有机地结合起来,避免把创建健康

促进医院的工作看成是额外的负担。
- 在计划的执行过程中,应该经常举办有关的专题小组讨论、专题性的会议或培训。
- 过程评价是随时调整工作计划、保证工作效率和提高效果的重要手段,所以应贯穿整个计划实施的全过程。
- 对于健康促进医院工作比较突出的部门或个人应进行定期的表彰,以鼓励工作的不断进展。
- 应建立院内院外信息沟通和交流机制,使各部门和各单位及时了解整个工作计划的进展情况,达到互相交流相互促进的目的。如可以定期编印发放健康促进医院工作信息简报等。

(田向阳)

附件

世界卫生组织欧洲区健康促进医院标准

1. 政策与管理:制定开展健康促进的政策性文件。有关政策规定被纳入机构质量改善的组成部分,并以促进患者、家属和医护人员健康为目标。
   1.1 对有关健康促进政策规定的实施、评价和定期回顾。
   1.2 对"1.1"中的所述活动的开展提供资源。
   1.3 所有医护人员知晓有关政策规定,被纳入新员工入职教育。
   1.4 确保健康促进工作开展情况能够得到定期的评估。
   1.5 确保员工具有开展健康促进活动的能力。
   1.6 确保用于开展健康促进工作所需要的设施、设备、场所等。
2. 患者评估:确保医护人员能够与患者合作,对开展健康促进活动的需求进行系统的评估。
   2.1 所有患者的健康促进需求均应得到评估。
   2.2 患者组织的具体需要应得到全面评估。
   2.3 患者的健康促进需求在首诊时就应得到评估。
   2.4 需求评估应关注到患者的知情权和社会文化敏感性。
   2.5 其他医疗机构提供的信息得到利用。
3. 患者信息和干预:医院向患者提供与其所患疾病有关的影响因素信息,健康促进干预被纳入治疗路径。
   3.1 根据健康促进需求评估,使患者知晓影响他们健康的因素,并与患者一起就健康促进活动达成一致意见。
   3.2 就有关患者所患疾病、现状、治疗措施和影响因素,给予患者清晰的、易于理解的和恰当的信息。
   3.3 医院确保给予患者基于需求评估的系统的健康促进活动。

第十七章 医院健康教育与健康促进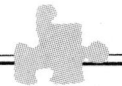

3.4 医院应对健康促进活动情况进行记录,并对效果进行评估。

3.5 医院保证所有患者、家属和医护人员能够得到健康影响因素的一般信息。

4 创建健康环境:把医院建成一个健康场所。

4.1 医院保证有一个综合的人力资源开发战略,并把职工的健康促进技能发展和培训作为其中的重要组成部分。

4.2 医院应建立和实施保证工作环境健康和安全的政策。

4.3 应确保医护人员在建设健康环境方面有参与决策的权利。

4.4 医院有提高和维持员工健康意识的职责。

5 可持续发展和合作:医院应有与其他机构、部门合作的计划措施。

5.1 医院保证健康促进服务作为现有服务和健康规划的一部分。

5.2 医院与社区中的其他保健、社会照护机构和社会组织保持密切合作。

5.3 医院应在患者出院后继续得到健康促进服务。

5.4 有关患者的记录和信息能够提供给其他医疗机构或康复照护机构使用。

(田向阳)

第十八章 职业健康教育与健康促进

> **本章要点**
> 1. 职业健康教育的含义及其本质特征
> 2. 职业健康促进与传统职业卫生的区别
> 3. 不同职业人群的健康问题及开展职业健康教育与健康促进的意义
> 4. 职业健康教育的基本内容包括3个方面
> 5. 开展职业健康评估,发现职业健康问题,是实施职业健康教育与健康促进项目的必要前提
> 6. 依计划预期达到目的的不同,职业健康教育与健康促进项目分为三个层次
> 7. 开展职业健康教育与健康促进项目的策略与方法包括开展社会动员,争取行业领导支持等6个方面
> 8. 针对不同职业人群的特点,如工矿企业职工、脑力劳动者、农民工等,选择相应的健康教育内容、形式与方法
> 9. 职业健康教育与健康促进项目的评价指标体系可分为支持指标、工作指标和效果指标三类

第一节 概 述

职业是个人在社会中所从事的作为主要生活来源的工作,在工业、农业、建筑业及服务行业中从事体力和脑力劳动的群体都是职业人群(occupational population)。职业活动是人类活动的重要组成部分,也是创造社会财富、推动人类社会进步的基础和条件。由于人们在从事各种职业活动过程中会受到来自职业不良环境或社会性危害因素的影响,使职业人群的健康受到不同程度的损伤,出现工伤和职业相关疾患。因此,必须采取有效的防护措施保护各行业职业人群的健康。实践证明,职业人群健康教育与健康促进是一种经济、有效的社会干预,对不同行业人群开展职业健康教育与健康促进具有十分重要的意义。

一、职业健康教育与健康促进的含义

职业健康教育(occupational health education)是根据不同职业人群的特点,针对职业危害因素所进行的教育活动,其目的是使个人和群体树立和提高自我保健意识,自觉采取预防措施,防止各种职业危害因素对健康造成影响,其本质是行为改变。职业健康促进

(health promotion for working population)，是在职业健康教育的基础上，政府主责，动员企业及社会各有关方面共同参与，从企业管理政策、改善劳动环境、完善职业卫生服务及医疗保障制度等方面，采取综合干预措施，保护和促进职工身心健康，提高健康水平和劳动生产效率水平，进一步推动企业与国民经济持续发展，其本质是行为和环境的双重改变。

国内外卫生专家均已深刻认识到，保护职业人群健康的关键，不在于治疗有病的人，而在于对不良作业场所进行干预。因此，职业健康促进也称为作业场所健康促进（workplace health promotion），或者工作场所健康促进。职业健康促进与传统的职业卫生和安全（occupational health & safe，OHS）有明显的区别。职业卫生与安全主要是企业管理和服务过程中产生的问题，其主要措施是改变对健康有害物质的成分或特征，个人防护强调的是职业人群本人的自我保护；而健康促进突出的是生产和管理过程中结构的改变，目的是通过改善劳动过程质量的综合措施，创建有益健康的工作环境。

二、开展职业健康教育与健康促进的必要性

（一）提高生产水平的需要

职业人群的年龄构成，一般在18～60岁，这一年龄段是人一生中精力最旺盛的阶段，是人群构成中最富有生命力、创造力和生产力的宝贵社会资源。他们的职业病防护知识、防护技能直接影响着其整体健康素质和生产力的提高；职业危害影响正常的劳动能力，出现"低素质⇆低生产力"的恶性循环，影响着社会的进步和国民经济的发展。开展有针对性的健康教育，提高职业人群的健康意识，养成良好的职业卫生习惯，提高自我保健能力，是提高职业人群健康素质的重要措施。而职业人群健康素质的提高，也就是保护了生产力，其结果必然促进生产水平的提高。

（二）疾病控制与促进健康的需要

实践证明健康教育是一项投入少、产出高的治本保健措施，世界卫生组织（WHO）把健康教育与健康促进列为预防和控制疾病的三大措施之一，列为21世纪前20年全世界减轻疾病负担的重要策略。随着职业范围的扩展，传统职业概念已经发生了很大的变化，以服务行业为主体的第三产业越来越大，也占据着职业的重要部分，这些职业中的从业人群的健康问题显得尤其重要。职业人群承担着生产劳动、服务、家庭生活和社会活动等多方面的社会角色，既面临着与一般人群相同的公共卫生与健康问题，又面临着特殊的职业卫生问题，尤其是那些在人流复杂的服务行业中的从业人员，除面临着职业健康问题外，他们还要对所接触的服务对象、顾客的健康负责，因而面临着三重健康问题。开展职业健康教育与健康促进可以有效解决职业人群中的一些健康问题，把危害降低到最低程度。

（三）提供健康服务保证的需要

开展职业健康教育与健康促进的总体目标就是创造健康的工作场所，实现"人人享有职业卫生保健"的战略目标，保证每个劳动者能有安全和卫生的工作场所。开展职业健康教育与健康促进的意义，一是可以提高和增强企业领导对促进职工健康重要性的认识，为职工创造一个有利于健康和安全的工作环境和生活环境，消除和控制各种有害职业因素，预防和降低职业病、传染病、常见病的发生率，提高职工健康水平，提高劳动生产效率，促进国民经

济可持续发展；二是通过开展健康教育，提高广大职工的自我保护意识，帮助职工掌握自我保健知识和技能，并改变其不健康的生活习惯和行为方式，促进其健康行为的形成；三是可以促进从事服务行业的职业人群具有良好的健康意识，掌握一定的职业相关健康知识，形成良好的健康服务行为，能够提供健康的服务，使服务对象的健康得到保障。

三、不同职业人群的健康问题

现代医学与卫生学调查研究表明，各种职业环境和条件，都存在着影响人类健康的有害因素，不同的职业、不同的职业场所、不同的职业劳动环境与条件、不同的劳动方式，甚至对同一企业，不同的管理者和不同素质的劳动者，都有不同的职业健康问题。

（一）工矿企业职工的健康问题

由于我国经济和科学技术水平的限制，多数企业，尤其那些劳动密集型中小型工矿企业还广泛存在着各种有害的职业危害因素，包括粉尘、有毒化学物质、高温、噪声、振动等。20世纪80年代以来，各地乡镇企业迅速发展。大量不熟悉职业卫生要求的经营者、农民工和临时工加入乡镇企业，经营者过度追求经济效益，忽视职业卫生问题，一线工人缺乏基本的维权意识和安全防护技能，致使乡镇企业职业卫生问题更为突出。由于乡镇企业本身缺乏有效的防护措施，加上缺乏职业卫生的监督管理，乡镇企业的健康教育几乎是空白，职业危害因素造成的健康问题越来越多，职业病患病人数增加，重大恶性职业中毒时有发生。据卫生部《2010年中国卫生统计年鉴》的数据资料，2009年对煤炭、石油、化工、医药等不同职业领域3515万职业人群的调查结果显示，职业病危害因素接触人数高达12.19万人，占34.7%；接受职业健康检查的约646.2万人中，检出疑似职业病33 164人，占0.51%，检出职业禁忌或健康损害77 797人，占1.21%。

（二）企事业单位脑力劳动者的健康问题

脑力劳动者（mental workers），是指从事于主要运用感觉器官、大脑思维进行创造性劳动的工作者，包括IT、科技、文艺、教育、卫生、财贸、法律等领域的管理人员和专业技术人员。企事业单位脑力劳动者由于自身工作特点，以静止活动为主，使机体部分器官和组织，如大脑皮层、视觉神经、颈椎等处于过度紧张状态，如果不注意加以调节，久而久之，可能引起大脑功能的失调，对呼吸、循环、消化及至关节等各个系统和组织都会带来不利影响，导致各类疾病发生。最常见的是失眠、视力衰退、高血压、冠心病、消化道溃疡病、颈椎病、抑郁症，等等。特别是中青年群体已经成为亚健康-慢性疲劳综合征的高风险人群。

（三）政府机关公务员的健康问题

公务员（civil servants），是指在政府行政机构以及具有行政管理职能的非行政机构中的国家公职人员。公务员是个特殊的社会群体，他们行使国家赋予的权力，肩负管理国家事务的重大职责。根据国家公务员局最新数据显示，到2012年底，全国公务员总数为708.9万人。由于公务员工作任务重、生活不规律、社会应酬较多且较少关注自身健康状况，他们中亚健康人群占相当大比例，脂肪肝、高血脂、高血压、颈椎病、超重肥胖等慢性病的患病率较高。他们的健康不仅是个人问题，而且会对社会带来一定程度的影响。

（四）农民工的健康问题

农民工（migrant workers），是指进入城镇务工的农业户籍人员。2010年第六次全国人口普查结果显示，我国在城市地区务工的农村流动人口已达2.2亿。农民工是我国改革开放后由于经济快速发展、劳动力快速转移而出现的一个特殊的社会群体，他们已成为我国现代化城市建设和产业发展的一支生力军。由于生活环境、劳动环境及自身文化素质的差距，农民工成为许多传染病、职业相关疾病和身心疾病的好发人群。农民工的健康问题是一个不容忽视的社会问题，应该引起高度关注。

（五）服务行业从业人员的健康问题

1. 影院娱乐场所从业人员的健康问题　电影院、歌舞厅、酒吧、茶楼和网吧等公共场所，由于场所密闭性大、通风不畅、人口密集、人员流动性大，还有光污染、噪声、电子鸦片、吸毒和色情服务等，它带来的新一类职业健康问题已经引起人们的高度重视，如消毒、空气流通不够会造成呼吸道传染病传播，噪声过大对听力造成影响，通宵达旦上网影响青少年的身体健康，还有很多青少年躲在不健康的影娱厅、网吧等场所看色情片，有些地方存在聚众吸毒、色情服务，对从业人员和被服务对象的身心健康带来极大危害。

2. 宾馆饭店从业人员的健康问题　宾馆饭店行业的卫生直接影响到顾客的身体健康和生命安全，宾馆客房人员流动大，设施的使用人经常变换，如客人使用过的被单、茶杯、沐浴巾、坐式马桶等，如消毒不严，会传染皮肤病、性病、肠道传染病等。餐饮业的卫生问题日益增多，小到肠道传染病，大到食物中毒，甚至群体食物中毒。所以加强宾馆饭店从业人员的健康教育非常重要，是一项投入少效果好的健康工程。

3. 商业服务场所从业人员的健康问题　这类场所也是属于人口密集、人员流动量大、通风不畅的公共场所，在服务过程中还有食品卫生问题，服务人员自身存在的健康问题如传染病，有可能传染给服务对象，服务场所环境卫生状况不佳也可能给服务对象的健康造成损害。在禽流感流行期间，集贸市场禽类销售点的从业人员应该搞好消毒工作和个人防护，坚持戴好口罩，或者暂时停止销售禽类。

第二节　职业健康教育与健康促进的基本内容

职业健康教育涉及的面很广，既有职业人群自身健康的问题，还有服务对象的健康教育问题；不同的职业人群身处的工作环境不同，存在的健康问题不同，因此，职业健康教育的内容应针对不同的教育对象加以选择，健康教育的重点也不一样。总体上讲，职业健康教育的内容包括职业健康知识与防护技能健康教育、一般健康知识与生活方式健康教育、职业健康相关道德与法律法规健康教育三个方面。

一、职业健康知识与防护技能健康教育

（一）职业安全与卫生的健康教育

对职业人群来讲，职业安全卫生是健康教育的重要内容之一，它不仅包括各种有害因素

的特点和对健康危害知识的教育，还应该包括个人技能的教育、遵守职业安全规章制度和操作规程教育，以及改造环境、改善劳动条件的教育。不同的职业，安全与卫生健康教育的内容也不尽相同，因为不同的职业从业人员所接触到的职业危害是不一样的。

1. 开矿采矿、建筑、机械制造、化工、皮革加工、印刷、制鞋等企业存在粉尘、化学毒物等有害的物理和化学危害因素，安全教育的内容主要包括防尘措施、通风、防护面具、防护口罩正确使用等，其目的是提高个人防护意识和技能。如针对铅中毒危害企业开展健康教育，不但要修建完善的洗手设备和沐浴设施，还要教育工人饭前洗手，工后沐浴，勤理发剪指甲，减少铅经皮肤、呼吸道进入体内。

2. 高空作业建筑工人的安全问题教育，包括要严格操作规程，系好安全带、戴好安全帽，听从指挥，不违规操作，不冒险操作。

3. 对驾驶职业从业人员，要严禁无照驾驶，严禁酒后驾车、疲劳驾车，做到无打扰驾驶，加强系安全带的教育，严禁违章驾驶。

4. 对室外作业从业人员，主要是做好个人安全保护和自身防护，在严冬酷暑适当调节作息时间，注意防寒保暖、防暑降温教育。

5. 对食品和饮食职业从业人员，主要包括食品卫生知识、食品卫生法律法规知识、预防肠道传染病与食物中毒知识、食品行业职业道德等。例如，掌握并自觉执行食品存放的四隔离措施：生食与熟食隔离；成品与半成品隔离；食品与杂物、药物隔离；食品与天然冰隔离。

（二）职业健康防护的教育

开展职业健康防护教育是对职业从业人群自身健康的保护，帮助他们提高自我防护意识，学会个人防护方法，让从业人员免受职业因素危害。健康教育的主要内容有：职业健康防护的重要性、不同职业的防护重点、不同职业的有效个人防护方法和场所防护措施，如从事开矿采矿、化工、皮毛加工、油漆喷涂等工作时戴安全帽、戴口罩就是非常重要的个人防护措施，而采取降尘和通风是重要的环境防护措施。在有些噪声较大的锻压、风钻、磨锯等企业中，采取作业间隙和坚持工间操是一种有效的防护措施。宾馆服务员做客房清洁时戴手套可以防止染上传染病。计算机操作员工作时经常变动体位、注意眼睛休息可以防止眼睛疲劳。

（三）职业人群不良作业方式的健康教育

作业方式又称职业行为，一方面是由客观的劳动生产性质和条件所决定，另一方面也和个人的行为习惯有关。不良的职业行为会对从业人员的健康造成明显损害，也会对服务对象的健康造成影响。

1. 长期站立姿势作业对健康的影响，如售货员、理发员、护士、外科医生等，因重力作用可导致下肢静脉曲张、痔疮等。

2. 长期视力疲劳对健康的影响，如焊接工、镜下光刻、司机、计算机操作员、纺织工等。

3. 宾馆饭店、商业服务场所从业人员不良卫生行为，如作业前或便后不洗手、蓄长发、留长指甲、带戒指、不穿戴工作衣帽上岗、吸烟等，可对服务对象和顾客的健康带来隐患。

要消除职业不良行为对健康的影响,主要措施是采取正确的作业方式,优化劳动组织结构,改善作业环境,坚持正确的工间休息,科学合理组织和安排劳动或工作时间,改变从业人员的职业过程中的不良行为。

(四)职业人群心理卫生的健康教育

职业因素可以引起精神紧张,引发神经症状或精神病,也会导致高血压等慢性疾病。职业性紧张(occupational stress)可以是心因性疾病的病因,也可能是诱因或促成因素,长期紧张压力甚至可以导致自杀或者"过劳死"。职业心理卫生教育的对象有:①长期从事简单重复作业的人,如各种流水线作业工人、司机;②长期与家庭、社会隔离的工作人员,如地质工作者、远洋航运、岛上守护、山林护工等;③精神高度集中的工作人员,如高空作业工、监听和监视工等;④经常倒班的火车司机、医护人员等;⑤长时间加班加点、工作压力大者,如从事IT业、新闻、网络媒体的中青年知识分子和白领人士;⑥下岗及分流人员,由于行业竞争加剧,任何职业人群都存在职业变化的可能,下岗和富余人员分流都会造成职业人群心理恐慌及思想不稳定等。

开展职业心理健康教育要从多方面入手。首先应采取先进有效的管理模式,合理地组织劳动生产,处理好管理者与职工之间的关系,加强企业文化建设。其次,有针对性地开展心理卫生健康教育,根据职工的心理特点,开展社会、职业角色教育,正确认识自己的能力、地位和作用,提高心理紧张缓解能力。第三,加强岗位培训教育,提高职工的综合素质,适应工作的需要。如在职工中开展岗位转换教育,提前在职工中灌输如何面对改革、下岗心理调适方法等基本心理卫生知识。第四,开展高危人群的心理教育。对精神或心理有异常表现者,应尽快进行心理咨询、诊断和治疗,把工作做在前面。

二、一般健康知识与生活方式的健康教育

(一)基本卫生知识的健康教育

在职工中开展基本卫生知识,倡导健康生活方式的健康教育,以提高职工的健康素养。其主要内容包括:常见病、多发病、急性传染病、慢性非传染性疾病知识、生育健康基本知识、戒烟限酒、运动与健康知识等。如我国北京首都钢铁公司针对职工中高血压、脑卒中发病率不断上升的情况,自20世纪70年代开始在全体职工中开展健康教育,提倡戒烟、限盐、减体重、实行高血压患者系统管理,到90年代,该公司职工群体的高血压及脑卒中发病率下降了40%~50%。这一工作模式被WHO称为"首钢模式",并向全世界推广。

职业营养与膳食健康教育要以《中国居民膳食指南》为标准,主要内容包括:①推广平衡膳食。人体要维持正常的生理功能和生长发育,需要摄取蛋白质、脂肪、碳水化合物、维生素、矿物质、膳食纤维和水,营养素要适当搭配,保持一定的平衡关系;②改进膳食结构。降低脂肪、胆固醇、食盐、糖的摄入量,增加膳食纤维、豆类及豆类制品、蔬菜和水果摄入量;③改进食品政策。给职工提供新鲜、安全、健康的食品;④改变不良饮食习惯,保证一日三餐,不暴饮暴食、有规律饮食。对以体力劳动为主的职业从业人员,由于劳动强度过大,加上这些从业人员以民工为主,经济条件相对较差,业主应给员工充分的营养。如冶金、砖瓦、建筑等高温作业的人群,由于劳动强度大,会大量出汗而失去盐分和水,应合理

补充盐和水以及维生素等。

（二）矫正不良卫生习惯与生活方式

良好的生活卫生习惯是职业人群健康的保障。通过教育，使职业人群做到不吸烟、少喝酒、不熬夜，不在有尘毒危害的现场吃喝、休息，以减少毒物进入人体内的机会；帮助接毒接尘工人养成经常洗手的习惯，可以防止铅、汞等金属毒物进入消化道，工后清洁身体，可以防止有机化学物质、金属毒物粉尘等经过皮肤及衣物进入人体，也可以防止给家庭成员带来危害；对金融工作人员、售票员、售货员等经常接触现金货币者，工作后消毒洗手可以防止肝炎、痢疾等肠道传染病的传染。

再如，对静坐少动的脑力劳动者，提倡坚持有规律的中等强度的有氧耐力运动。这是增强体质，缓解精神压力，防治高血压、高血脂、肥胖，降低心血管病风险的一种好方法。其基本做法是，坚持三原则：有恒（持之以恒）、有序（循序渐进）、有度（运动强度适当）；选择快步走、慢跑、游泳、打乒乓球等有氧运动项目，每天至少 30 分钟（如果没有集中的运动时间，可以分解为每次 10~15 分钟），每周 5 次，共达到 150 分钟；每次运动后心率达到 120 次/分，即心跳、呼吸加快，但不影响与人交谈，微微发热出汗，稍事休息后感到轻松愉快。

三、职业健康相关道德与法律法规的健康教育

（一）职业公共卫生道德教育

做好职业公共卫生道德教育可以促使职业的健康发展和社会良好氛围的形成，这一点在公共场所职业人群的健康教育中显得尤为重要。公共场所是指人群经常聚集、供公众使用或服务于人民大众的活动场所，是人们生活中不可缺少的组成部分。这类场所有共同的卫生学特点：人口相对集中，相互接触频繁，流动性大；设备物品供公众重复使用，易污染；健康与非健康个体混杂，易造成传染病的传播。其从业人员的健康素质与服务对象的健康水平关系密切。主要内容有：①不随地吐痰、不乱丢垃圾、不在公共场所吸烟、不在公众面前打喷嚏等一般性公共道德教育；②保持公共场所的环境卫生；③搞好餐具和各种用具的消毒，不出售变质和假冒的食物，出售熟食时洗干净手、戴好口罩等。

（二）职业公共卫生法规教育

20 世纪 80 年代以来，国家出台了一系列有关职工生产安全与健康的法律法规。1994 年 7 月 5 日颁布的《中华人民共和国劳动法》，是我国的基本法之一，其中有 25 条有关职业卫生和职业病防治条款。2001 年 10 月发布的《中华人民共和国职业病防治法》，是现行职业卫生法规中最具有权威性的职业病防治的法律，其中规定了企业负责人应当向从业人员说明有关职业危害，从业人员有权知道职业危害，以保护自身的健康和合法权益。此外，《中华人民共和国公共场所管理条例》、《食品卫生法》等，均对特定职业场所和职业人群的公共卫生管理和行为规范做出明确规定。

如果企业领导人和从业人员缺乏职业卫生法律知识，不知道职业危害的知识，就不可能真正了解各自的权利、义务和责任，企业领导就不会按照有关法律法规的要求去改善劳动环境、劳动条件，也不会支持、重视从业环境的健康监测和从业人员的健康体检，从业人员也

不会主动参与从业环境的改善和不良行为的改变，因此职业卫生法律法规的教育非常重要。

第三节 职业健康教育与健康促进实施方法

一、发现职业场所的健康问题

（一）开展职业健康需求评估

要知道该职业的主要健康问题，可以采取多种方法，如查阅单位职业健康工作报告、职工体检分析报告或职工健康档案等，召开单位多部门和有关人员座谈会，询问有代表性的职工，了解该单位基本健康状况和该职业主要影响职工哪方面的健康。还可采用现场流行病学方法，对职业健康相关方面进行调查，从中找出职工最关心、最急需解决的职业卫生问题、威胁职工健康的主要职业性危险因素。做职业健康诊断时可以了解以下几个方面的问题：①单位中主要职业性卫生问题、疾病或卫生状况怎样？特征有哪些？与一般性疾病有什么区别？②职业场所中哪种人群受到影响最大？与个人习惯是否有关？③职业健康问题发生的时间特征？存在的问题是否与社区居住地、卫生设施、卫生服务或职业环境有关？④单位既往采取过什么措施，效果如何？⑤社区信息传播资源情况如何？⑥企业的文化氛围如何，包括：制度、规范、同伴影响、价值观、社区环境等。

（二）收集需要的职业健康教育信息

制订职业健康教育干预计划前，事先要收集一定的资料，开展基线调查。收集信息资料，要根据工作目的与目标来定，不同的健康教育工作目标所需要的资料不同，如职业人口数、性别、年龄结构、文化程度、职业高危人群特点等人口学资料；职业卫生服务机构、职业卫生服务人员、职业卫生服务覆盖范围、开展的职业健康教育内容和对象、主要职业性疾病患病率、职业卫生习惯、职工接受健康信息传播的方式、单位健康信息传播资源等健康信息资料。

（三）分析确定需要的职业健康信息

对收集到的职业健康信息，通过进一步归纳整理、分析与讨论，可以发现隐含的主要职业健康问题及一些内在规律，如是否集中在某一个工种、一个岗位，与岗位培训、文化程度、个人习惯是否有关。根据一定排序方法，确定危害程度大、最重要的、可以改变的职业健康问题和职业危害因素，同时还应该考虑职业单位关注度、预防和控制的能力，单位领导是否愿意投入等。

（四）提交职业健康诊断报告

职业健康诊断完成后，需要撰写报告，向单位领导、有关部门和政府反馈发现的职业健康问题，为进一步制订职业健康教育策略和干预措施提供信息。撰写职业健康诊断报告的内容应有针对性，对重点职业卫生问题、职业健康危险因素，以及可利用资源要进行重点分析和报告。

二、制订职业健康教育与健康促进项目计划

开展职业健康教育与健康促进,应结合职业的具体特点和特性、职业卫生的实际需要和现有的客观条件,制订详细、具体的干预项目计划。项目计划制定人员要认真思考干预活动从哪方面下手,针对职业健康政策、职业健康规定或有关条例,开发领导层的认识;针对职业环境,制订职业健康环境改善计划;针对个人,可以提高安全意识和个人保健意识,建立良好的职业健康行为;还可以充分利用社区资源来改善职业健康环境。

概括起来讲,职业健康教育与健康促进项目具有三个层次的影响:即提高认知水平;帮助职业人群改变生活方式;创造支持健康生活方式的环境。

1. 旨在提高认知水平的项目　这类项目的目的是增加员工对健康的认识水平或对项目主题的兴趣。认知项目的方法主要为信息传播,如开展健康大课堂、健康专题讲座、发放卫生传单、公益海报、举办卫生展览、重大卫生日街头宣传与咨询,等等。这类项目活动往往可以产生近期的健康教育效果,但如果健康促进项目的目标是改善职工的健康,则必须把提高认知的活动作为生活方式改变项目的基础。此外,这类项目经济、可行,人们看得见、摸得着,能激发员工热爱企业,关注健康,并能激发企业管理者进一步扩展新的健康教育与健康促进项目。

2. 旨在改变生活方式的项目　这类项目将改变人们的健康相关行为设定为项目目标,从而实现改善职业人群健康的目的,包括戒烟、规律运动、自我压力管理、合理膳食、通过饮食和运动控制体重,等等。生活方式改变项目常常联合运用信息传播、行为干预、操作实践、技能训练和反馈机制等方法。成功的行为干预项目还需要参与者有足够的时间来实现和巩固行为的改变,一般至少要有3个月到半年的时间。比如,一个工人的戒烟行为至少要持续6个月以上,我们才能说他是一位戒烟者。

3. 旨在创建支持性环境的项目　这是最有效的帮助员工改变生活方式和作业方式的方法。环境支持项目的目标是,在工作场所内创造鼓励人们采取健康的行为方式的环境。这类项目的一个典型范例是我国的工矿企业健康促进行动。

不同层次的干预项目基于不同的健康教育与健康促进理论与方法。项目计划设计的具体内容和方法,参阅本书第三章。

三、实施职业健康教育与健康促进项目的策略与方法

(一)开展社会动员,争取行业领导支持

开展职业社会动员的方法主要有:①可以借助一些公共卫生事件。如废弃物处理不当的企业影响周围居民健康的事件,非典严重影响旅游、宾馆、饭店、娱乐业的运行,饮食中毒事件也严重影响餐饮业的发展,现实生活中这样的活生生的公共卫生事件很多。②借助有较大社会影响的职业健康问题影响企业发展的个案。如在沿海的一些制鞋、化工、冶金等有毒、有害比较严重的乡镇企业中,不注重职工的个人防护,通风设施差,带来严重的健康隐患,甚至引发职业病官司。③结合一些重大社会活动。如控烟宣传、艾滋病宣传、禁毒教育等,请一些有代表性的行业领导参与活动。在开展社会动员过程中,把职业健康教育与健康

促进的重要性向主要领导宣传，或请领导参观健康教育工作有代表性的同行业，以事实说服领导，让领导在政策、法规及经费等方面给予支持，把健康教育纳入职业的整体发展规划。

（二）建立组织管理体系

根据我国上海、江苏、山西等地大型企业开展工矿企业健康促进行动的经验，成立多级领导体系和多元横向管理体系，即公司-厂（处）-车间纵向领导体系，在公司健康促进委员会下设立专业工作组（工作场所、疾病综合防治、社区健康促进）的横向管理体系，创造支持性环境和保证条件。

（三）培训行业骨干人员，提高健康教育技能

由于职业健康教育涉及的职业非常多，职业卫生内容繁杂、特殊，从事职业健康教育者首先要充分掌握各种职业卫生知识和防护技能，才能准确有效地对从业人员实施健康教育；其次还要利用好行业的骨干人群，如领导、医生、班组长和党团员、妇女干部等，提高他们的健康教育技能，通过他们再实施对一线从业人员的健康教育；第三是利用好新上岗或换岗员工岗前培训机会，把健康体检与卫生知识培训相结合。

（四）利用多种途径传播职业健康相关知识

根据不同职业或行业的特点和职业卫生问题，实行分类教育的原则，针对企业领导、管理层、专业技术人员、一线职工等不同群体，可采用不同形式和不同内容的知识传播方式，切忌灌输式教育。

（五）推广职业健康防护技术，改善职业环境

职业健康水平的提高或职业病发病率的下降，关键在作业健康环境的改善、相适应的健康防护技术和有害作业点的技术改造。因此，在职业健康教育计划的实施过程中需要根据不同职业、不同作业的特点，在健康促进策略的指导下，推广职业健康防护技术，改善作业环境。如有毒化工企业改革生产工艺，改善通风条件，使用无毒或低毒的材料作溶剂，注意设备维修，防止跑、冒、滴、漏，设置有毒物质超标报警器等；噪声很大的企业给工人发放耳塞；非典流行期间商场、车站、电影院、宾馆、饭店门前安装红外测温仪，给员工发放口罩。开办职工健康食堂、建立员工健身房、创建无烟单位，则是从职业环境角度倡导健康生活方式的好形式。

（六）参与社区健康教育活动，融入社区之中

搞好社区内的各种行业与社区管理部门之间的沟通，积极参与社区开展的健康教育活动，对改善职业健康环境非常有利。因为职业员工下班回家后就成为社区居民，是社区的一员，工作之外的时间基本上是在社区度过，社区的健康环境对职工的影响很大。很多大型厂矿企业有独立的家属区，社区与单位的联系就更大，职业单位在人力、物力、财力上给予社区支持是应尽的责任，社区健康教育搞好了，形成了良好的维护健康的氛围，行业的健康问题也随之减少，用于病伤救治的开支就会减少。

四、不同职业人群的健康教育形式与方法

（一）工矿企业职工健康教育的常用形式与方法

1. 以会代训　充分利用召开行政例会、职工大会、岗前培训会，以及餐饮业、娱乐业

等当日营业前"训话"时机，会前10~30分钟，由单位领导、部门经理、业务主管，或请专业人员进行有关的健康知识培训，形式要多样，内容要精炼。

2. 利用单位广播、电视、电子显示屏、宣传栏等手段传播健康知识 有条件的行业可在车间、员工休息室或大堂电子显示屏、电视，或利用单位的闭路电视、自办广播播放一些健康教育节目，在员工和顾客经常出入的公共场所设置健康教育宣传栏。如商场的电子显示屏的滚动字幕和广播可以插播一些健康知识，电影院在正片放映前可以插播卫生科教片或健康教育字幕。

3. 利用宣传画、传单、读本等平面媒体传播健康知识 在健康教育专业机构的组织下，由当地有关企业联合编写出版、发放与职业知识相关的宣传画、传单或读本。现在，在一些发达城市，出现了一种新的健康教育活动形式，健康教育专业机构与各行业建立联盟关系，向他们发放或推销一些卫生宣传画、卫生警示牌、传单，把宣传画张贴在公共场所，把传单发给职工学习。如宾馆旅店制作"吸烟有害健康"、"保持房间的清洁有利于您的健康"等小的健康警示牌放在客房；饭店餐馆制作"暴饮暴食不利于您的健康"、"亲人提醒您：少喝酒"、"服务员提醒您：用餐前洗手"贴在餐厅墙上；在娱乐场所或公共厕所便池旁贴上"不洁性行为可能会染上性病艾滋病"、"使用安全套，健康您和她"、"来也匆匆去也冲冲"。还可以采取一些社会营销行为，把艾滋病预防知识、日常行为或用药知识等健康用语印在一次性纸杯、杯垫、笔或手提袋上，这都是传播健康知识的好方法。

4. 开展职业危害健康教育展览 调动单位卫生、计划生育、工会、妇联、共青团和教育等部门的积极性，把职业危害知识与摄影、书法、影视等艺术形式结合起来，举办图文、实物、电动模型等规模大小不等的展览，组织职工观看。例如在东风汽车集团轿车厂，由厂卫生所负责设置了一个大型展览室，把生产过程中的职业危害因素分布、职业危害带来的健康问题、职业危害事件等以图片、模型的方式展示出来，供职工参观学习，作为新职工岗前培训教育基地之一，这种做法取得了很好的健康教育效果。

5. 把健康知识传播融入职业活动之中 借助于企业安全教育月、宾馆、饭店的整改月、企业、商场的促销月等，把健康教育活动融入职业活动之中，既可以延伸职业活动的内涵，也可以提高健康教育在社会上的影响力，如在世界艾滋病日宣传活动时，健康教育部门要开展活动，而一些避孕套生产企业也会开展促销活动，两者就可以结合起来做，融为一体。

6. 开展职业健康相关行为干预 职业健康教育的关键是行为的转变，一方面是企业领导对职业健康相关环境改善的行为改变，另一方面是职业从业人员的不良职业健康相关行为的改变。我们在实施职业健康教育时，重点是要结合各职业的不良的卫生习惯和行为进行重点干预，如对长期站立、坐姿作业的售货员、理发员、司机、打字员、键盘操作员等，建议经常变换姿势，注意工间休息；对长期接触强光和屏幕或需要眼睛快速调节的焊接工、镜下光刻、司机等，建议戴好保护眼罩。

(二) 脑力劳动者健康教育的常用形式与方法

1. 完善年度体检制度，加强健康管理 相关部门、单位应组织对有针对性的年度体检，并重视收集结果及对检查结果的综合利用。每个单位应有人专负责督促管理人员和专业技术人员接受健康体检，对体检数据进行收集分析，建好健康档案。根据体检情况，提出个性化的"健康处方",提醒个人改变不良生活习惯和工作方式、减少或消除行为危险因素,并进行追踪管理。

2. 开展集体文体活动,营造健身氛围　组建各类健身小组,如机关、事业单位可以设立若干个健身兴趣小组,培养一批骨干力量,利用业余时间组织工作人员参加锻炼,提倡人人都有健身项目;开展各项文体比赛活动,以比赛带动日常的锻炼,如篮球、羽毛球、拔河、工间操等,除了可以调动人们的积极性外,还可以增强团队意识。利用周末和五一、十一等假期组织爬山、驴友郊游等户外活动,也是年轻人热爱的体力活动方式。

3. 提高认知,普及自我保健知识和技能　开展健康巡讲活动,为机关、企事业单位工作人员举办系列专题讲座,提高他们对健康重要性和对健康危险因素严重性、易感性的认识,自觉加强自我保健。此外,针对知识分子文化水平高,学习能力强的特点,编写各种健康教育和健康指导手册,供他们自学。例如,有"医生哥波子"之称的广东省卫生厅副厅长廖新波主编的《公务员保健手册》,方便、实用、针对性强,是公务员、办公室人员进行自我健康管理的实用指南。

4. 加强工作压力管理,维护心理健康　机关、企事业单位工作人员面临着工作和生活双重压力的困扰,激烈的职场竞争使他们感到身心疲惫。维护他们的心理健康,首先可定期进行心理测试,对测试提示异常的人员予以密切关注和必要的帮助;其次是建立援助渠道,可设立心理咨询热线或开通电子邮箱、微博等,提供心理咨询和心理援助;有计划地开设心理辅导讲习班,聘请心理学专家进行健康心理辅导,如进行性肌肉松弛、冥想和认知-行为机能训练等。此外,要调整和改变工作环境,使其与维护员工健康相"吻合",例如实行弹性工作制,可以在家里上网远程完成的工作,不必到办公室来坚守 8 小时;通过建立健康全勤奖、评选健康之星等激励机制,鼓励大家坚持参与。

（三）农民工健康教育的常用形式与方法

针对这一群体的特点,以农民工的居住地和流向为基础,开展农民工健康教育活动,以全面提高农民工及其家庭成员的自我保健意识和能力。

1. 流出地农民工的健康教育　当前,各地农村主要是以青壮年及其家庭为重点人群,开展流动前的健康教育。

（1）流动前培训:在农民工的家乡居住地,以准备外出务工的青壮年为重点人群,结合职业培训、人口教育和科技培训,将预防性病/艾滋病、劳动保护、职业病防护等基本卫生知识和保健技能融入其中。

（2）发放健康传播材料:在大批农民工外出务工前,在乡村主要街道和车站、集市设点,有针对性的发放健康传播材料,可以大大提高农民工健康教育的覆盖面,而且使他们有了可以随身携带的"口袋书",快捷便利地获得健康信息。2004 年以来,甘肃省天水市结合劳务部门的春风行动,为外出务工人员和务工返乡人员发放"春风联系卡",此卡为 16 开纸三折页,一面是劳务简介和求职就业注意事项,另一面是预防艾滋病的温馨提示,受到农民工的普遍欢迎。

（3）返乡后强化教育:在冬季和春节期间农民工返乡休闲的时机,采用组织农村春节文化活动、农村大喇叭广播、地方电视台播放专题节目、健康教育材料入户等形式,开展强化健康教育。

（4）农村留守妇女、留守儿童的健康教育：结合农村妇联、计生、妇幼保健等日常工作，对外出务工人员的家属开展健康教育，组织她们集体学习，提高健康意识，了解预防传染病、加强自我防护的知识，并可通过她们的嘱咐、电话等口口传播，给出门在外务工的亲人传递健康信息。

农村中小学校要开展符合"留守儿童"身心发展规律的心理健康教育，引导他们走过人生发展的关键时期。通过定期举行主题班会、文体活动和社会实践活动，让他们在欢乐和睦的学习环境中成长，维护他们的心理健康。共青团、妇联、村委会等农村行政机构和组织要加强对"留守儿童"家长、监护人的教育和指导，共同营造有利于"留守儿童"健康成长的家庭环境和社区环境。

2. 流入地农民工健康教育　以城市建筑工地、农民工较为集中的大中型生产企业为重点场所。

（1）在农民工集中的城市大型建筑工地、大中型工矿企业，建立农民工健康促进管理机构和学习制度，以多种形式开展农民工的健康教育。例如，厂区小报、闭路电视、网络、发放健康教育材料、组织学习班会、专题讲座、组织有奖问答等互动活动，加强农民工岗前和岗位安全教育和健康生活方式教育，提高他们的自我保健意识和能力。

（2）结合社区卫生服务，开展进城务工散居人员的健康教育。将进城务工人员纳入社区管理和作为社区卫生服务的对象，在建立社区流动人口健康档案的基础上，为他们提供基本公共卫生服务项目健康教育服务。

（3）针对城市/城镇集贸市场特点，开展流动人口健康教育。针对从事餐饮、美容美发、家政服务、小商品营销等行业进城务工人员文化水平低、流动性大、女性居多的特点，采取发放健康教育材料、组织自我管理学习小组等形式，加大对《传染病防治法》、《食品卫生法》等政策法规、重大传染病及妇女保健的健康教育力度，预防人禽流感、结核病、性病/艾滋病、食物中毒等疾病和重大公共卫生事件的发生和流行。

3. 农民工往返家乡旅途中的健康教育　春节期间及麦收等农忙季节是农民工集中往返家乡的时间。在农民工集中流动过程中，在全国公路、铁路、交通港（站）利用广播、宣传栏、乘务员口头宣讲、站台设点有针对性地发放健康传播材料等方法，开展卫生防病健康教育，防止重大传染病和精神疾患的发生与流行。

第四节　职业健康教育与健康促进评价

职业健康教育与健康促进项目的评价原则与其他评价基本原则是一致的，其指标的选择及评定指标的权重大小，要参考时间和资源，量力而行。

一、职业健康教育与健康促进评价指标

职业健康教育与健康促进项目的评价指标体系大致可分为支持指标、工作指标和效果指

第十八章 职业健康教育与健康促进

标三类。

（一）支持指标

包括：将健康教育与健康促进工作纳入企业单位的生产发展计划，作为考核指标，建立健康教育与健康促进组织机构和网络，改善健康环境的经费投入、防护设备用具配备、技术改造情况，无烟厂区（无烟办公区）达标率等。

（二）工作指标

骨干人群和职业人群健康知识培训率、职业人群参与健康教育活动的频率、健康传播材料发放率、人群覆盖率、职工定期体检率、健康档案建档率等。

（三）效果指标

1. 近、中期效果 行业领导和职工对自身职业健康危险因素的认识程度和职业预防危险行为的改变，包括对职业健康教育认识程度是否提高，防护用具的正确使用等是否增加，职业健康相关的卫生知识是否增长、不良职业卫生行为是否改变、工作生产环境是否改变。

主要指标：职业健康防护知识知晓率、行为形成率、防护设备正确使用率、环境要素改变率等。

2. 远期效果 这是职业健康教育与健康促进的最终观察指标，主要体现在职工利用职业卫生服务的情况、职业相关疾病的减少和职工健康水平的提高。

主要指标：有害作业点健康监测覆盖率、职业预防性健康体检率、职工因病缺勤率、工伤事故发生率、职业相关疾病发病率、患病率和诊治率等。

二、职业健康教育评价方法

（一）自身干预前后评价

在一定时间，通过开展职业健康教育干预，采取问卷方法，评价职业自身相关的一些健康相关指标干预前后变化，如举办培训班前后，学员职业健康相关知识的测试评价。

（二）同职业横向比较评价

选择同职业中有代表性的两个或多个单位，分干预组和对照组，对干预组进行某项健康教育干预，在一段时间后，比较两组健康教育相关指标变化情况。

（三）现场观察评价

由相关人员组成评价小组，制订评价提纲，深入职业现场，观察职业人员的从业活动，观察记录与健康有关的各项活动情况，并现场向职业人员提问，询问有关职业健康知识，考核从业人员的操作行为，评价防护设备的使用情况。

（四）自我评价

使用检查表来督促指导自我评价，了解职业人员的行为习惯，也可以由顾客对从业人员的行为进行评价，可与观察法配合使用，用以检验自我评价的可靠性、真实性。

（胡晓云 米光明）

第十九章 疾病预防控制健康教育与健康促进

> **本章要点**
> 1. 疾病产生的多因性，行为和生活方式对健康的影响
> 2. 健康教育在预防和控制疾病各个阶段可采取的策略
> 3. 重大传染病，如艾滋病、结核病的传播途径和干预策略
> 4. 伤害发生的危险因素及健康教育与健康促进策略和方法
> 5. 慢性非传染性疾病的危险因素，健康教育与健康促进的主要策略和方法

随着社会的发展，人类对疾病产生原因的认识也越来越深刻。传统的用细菌或病毒等单一的致病因素来解释传染病的发生虽然有一定的价值，但大量发生的慢性非传染性疾病的致病因素却不是那么简单。于是，人们就把那些可能使疾病或死亡发生的可能性增加的因素称为危险因素。这些危险因素主要有四大类，即环境因素、个人行为因素、人类生物学因素和卫生保健因素，其中，行为和生活方式对疾病的产生影响最大。健康教育与健康促进的策略和方法能有效地针对这四类危险因素开展干预，从而起到预防和控制疾病的作用。为此，世界卫生组织指出，"健康教育与健康促进、计划免疫和疾病监测是疾病预防与控制的三大战略措施"。美国国家疾病预防控制中心的一份评估资料指出：通过行为改变可以预防47%的早死；通过调节环境，可以预防另外17%的早死；而通过改进医疗手段可以预防的早死仅为11%。说明健康教育与健康促进在疾病预防和控制中的作用十分重要。

健康教育与健康促进在疾病发生发展的不同阶段实施不同的预防策略，以减少疾病的发生，增进健康。其中原级预防强调从小抓起，即在疾病发生之前的健康期预防危险因素的出现，如控制小儿肥胖预防成年后的心血管疾病。一级预防是在未发病时、即存在危险因素时期，采取措施干预危险因素，减少疾病的发生；二级预防则是通过健康教育促使更多的人参加体检和疾病的筛查，以便实现疾病的早发现、早治疗；三级预防是指在疾病发生后，通过健康教育使病人更好地康复，防止并发症，减少后遗症。为疾病预防和控制而开展的健康教育与健康促进，是在调查的基础上找出危险因素，然后应用各种手段开展综合性干预。其关键是争取政府的重视和支持，充分利用各种资源，动员社会、社区、家庭和个人的积极参与。

按照疾病的负担世界卫生组织把疾病分成三大类：一是传染病、孕产期疾病和营养不良；二是伤害；三是慢性非传染性疾病。

传染病（infectious diseases）是由各种病原体引起的能在人与人、动物与动物或人与动

第十九章 疾病预防控制健康教育与健康促进

物之间相互传播的一类疾病。病原体中大部分是微生物，小部分为寄生虫，由寄生虫引起者又称寄生虫病。有些传染病，疾病预防控制部门必须及时掌握其发病情况，以便及时采取对策，因此发现后应按规定时间及时向当地疾病预防控制部门报告，称为法定报告传染病。中国目前的法定报告传染病有甲、乙、丙3类，共39种。近30年间，全球陆续出现了30多种新传染病和一批再度出现的老传染病，包括艾滋病、疯牛病、SARS、禽流感等，严重威胁着人类的健康。

伤害也是影响人类生命安全和健康的重大公共卫生问题之一。世界卫生组织有关专家认为，伤害已成为一个重要的全球性问题。

慢性非传染性疾病（chronic non-communicable diseases），简称慢性病，是由于长期疲劳、不良生活习惯、有害的饮食习惯、环境污染的暴露、忽视自我保健和心理不平衡等危险因素逐渐累积而发生的疾病。是一组发病潜伏期长，一旦得病，不能自愈且很难治愈的非传染性疾病。根据国际疾病系统分类法（ICD-10）标准，慢性病包括：

精神和行为障碍，如老年痴呆症、精神分裂症、神经衰弱、神经症（焦虑、强迫、抑郁）；

呼吸系统疾病，如慢性支气管炎、肺气肿、慢性阻塞性肺部疾病；

循环系统疾病，如高血压、动脉粥样硬化、冠心病、心肌梗死、心律失常、肺心病、脑血管病；

消化系统疾病，如慢性胃炎、出血性胃炎、消化性溃疡、胰腺炎、胆石症、胆囊炎、酒精性肝硬化、脂肪肝；

内分泌系统疾病，如营养代谢疾病、血脂紊乱、糖尿病、痛风、肥胖、营养缺乏、维生素缺乏；

肌肉骨骼系统和结缔组织疾病，如骨关节病、骨质疏松；

恶性肿瘤，如肺癌、肝癌、胃癌、食管癌、结肠癌、乳腺癌、子宫癌、前列腺癌、舌癌、白血病。

慢性病给各国人民带来的疾病负担不堪重负而且死亡率居高不下。世界卫生组织发表的《慢性病全球报告》中指出，2005—2015年的10年间，传染病、孕产和围产疾患以及营养缺乏所导致的死亡总数将下降3%，而同期慢性病死亡人数将增加17%。这就是说，在2015年因各种病因而死亡的6400万人中，4100万人将死于慢性病。以心脑血管病、癌症、糖尿病和慢性呼吸系统疾病等为代表的慢性病是迄今世界上最主要的公共卫生问题。我国的情况也一样，因慢性病导致的死亡已经占到总死亡的85%，脑血管病、癌症、呼吸系统疾病和心脏病位列城乡死因的前四位，我国现有超过2亿高血压患者、1.2亿肥胖患者、9700万糖尿病患者、3300万高胆固醇血症患者，其中65%以上为18~59岁的劳动力人口。由于慢性病没有病原体，只有危险因素，因此，预防控制慢性病的最有效手段就是健康教育与健康促进。

本章将介绍重大传染病、伤害以及慢性非传染性疾病的健康教育与健康促进干预对策和方法。

第一节　心脑血管病防控的健康教育与健康促进

一、心脑血管疾病概述

心脑血管病是心血管病（cardiovascular disease）与脑血管病（cerebrovascular disease）的统称。其中，心血管疾病是由于冠状动脉内膜的粥样硬化致使管腔阻塞或由于冠状动脉的功能性改变发生血管痉挛，引起局部心肌组织的血液供应和需求失去平衡而导致的心肌损害，临床称之为冠心病。冠心病最严重的临床表现是心肌梗死和猝死。冠心病患者随着冠状动脉粥样硬化的发展，将逐渐发展为心力衰竭和心律失常。脑血管疾病是指人体脑部血管由于某种原因而造成颅内血液供应障碍，引起脑组织损害的一组疾病。按照发病的进程，它可分为急性和慢性两种；按照性质，它可分为缺血性脑血管病和出血性脑血管病两大类。前者是由于脑动脉硬化等原因所致，使局部脑动脉管腔变窄甚至完全阻塞，血液供应障碍使脑组织发生病理性改变。后者多由于高血压等因素影响，使小动脉形成微动脉瘤，破裂出血；也有的是因为血液病、脑瘤等导致出血。在临床上把这类疾病称作"脑血管意外"、"脑卒中"，其中出血性的脑血管病称作"脑出血"。

心脑血管疾病发病隐匿、潜伏期长，常常是一体多病、一因多果、相互关联，一种疾病往往会造成另一种疾病的发生。众多的研究表明，其主要危险因素有：高血压、高盐饮食、高脂饮食、吸烟、酗酒、肥胖、缺少运动、心理压力以及年龄、性别、遗传等，其中，不良的行为和生活方式是主要的危险因素，因此，世界卫生组织把心脑血管疾病称为生活方式病。一般说来，年龄越大，发生心脑血管疾病的几率越大；男性的脑血管病的发病率略高于女性。

《中国心血管病报告 2011》披露，我国每年约有 350 万人死于心血管病，其中一半以上与高血压有关。2010～2030 年，心肌梗死、卒中、糖尿病的疾病负担预计增长近 50%。该《报告》指出，我国心血管病现患人数约为 2.3 亿，每 10 个成年人中就有 2 人患心血管病。

二、常见的心脑血管疾病及其危险因素

（一）高血压病

高血压病（hypertension）是以体循环动脉压增高为主要表现。其病程长，可达 10 余年至数十年，早期仅表现为心排血量增加和全身小动脉张力的增加，持续发展的结果可导致心、脑等重要靶器官缺血损伤，同时，长期高血压可促进动脉粥样硬化的形成及发展，如冠状动脉粥样硬化，脑部小动脉硬化、血栓形成，并发脑出血等。因此高血压是引起心脑血管疾病的重要危险因素。

高血压分为原发性和继发性两大类。其中 95% 以上是原因不明的原发性高血压（primary hypertension），另有不足 5% 的患者，其血压升高是某些疾病的一种症状，这一类被称作继发性高血压（secondary hypertension）。

《中国高血压防治指南》，将18岁以上成人的血压，按不同水平分为：
理想血压（＜120/80mmHg），
正常血压（＜130/85mmHg）；
正常高值（130～139/85～89mmHg），
1级高血压（140～159/90～99mmHg），
2级高血压（160～179/100～109mmHg），
3级高血压（≥180/110mmHg），
单纯收缩期高血压（收缩压≥140/舒张压＜90mmHg），患者收缩压与舒张压属不同级别时，应按两者中较高的级别分类。

原发性高血压是在一定遗传背景下，多种危险因素共同作用的结果。这些危险因素包括：

高盐饮食 有关研究证实，高盐是高血压发病的重要因素，人群的人均食盐摄入量越多，高血压的发病危险也越高。一项14组人群研究表明，人群膳食中，平均每人每日摄入食盐增加2克，收缩压和舒张压均值分别增高2.0和1.2。高钠使血压升高可能是通过提高交感神经张力，增加外周血管阻力所致。

超重及肥胖 研究表明，超重（overweight）及肥胖（obesity）是高血压发病的危险因素，同时也是冠心病和脑卒中发病的独立危险因素。超重人群患高血压的危险要比正常人高3～5倍。中国人的平均体重指数（BMI）中年男性约为21～23，中年女性约为21～25，人群体重指数的差别对人群的血压水平和高血压患病率有显著影响。在我国，BMI＞24为超重，BMI＞28为肥胖。

缺少运动 许多流行病学研究表明，缺乏运动的人高血压、冠心病、脑卒中的患病率明显高于经常参加体育锻炼的人，已经患有高血压的人不参加运动会增加并发心脑血管疾病的危险。

酗酒 有研究证明，无论是一次醉酒还是长期酗酒都会增加出血性脑卒中的危险。这是因为酒精可使血液中血小板数量增加，脑血流调节不良，进而导致高血压、心率失常与高血脂。

无机盐和微量元素 有关研究显示：在膳食钙摄入低于中位数的人群中，膳食钠/钾比值与血压呈正相关。血压又与钾、钙的摄入呈负相关，也就是说，低钾、低钙的膳食者加重了钠对血压的影响，饮食中钾、钙摄入不足，钠离子比钾离子比例升高时易患高血压。

心理压力 社会压力、家庭矛盾、人际关系紧张等导致的长期消极情绪是心脑血管疾病发病的重要因素；急性的情绪变化是心肌梗死和脑出血发作的重要诱发因素。此外，A型性格者冠心病的发病率也较高。

遗传 生物遗传因素也是导致心脑血管疾病的原因。有关研究结果提示：高血压的遗传度为60%，有高血压家族史的人要特别注意预防。

（二）冠心病

冠状动脉粥样硬化性心脏病（coronary atherosclerotic hart disease）是因冠状动脉固定性（动脉粥样硬化）或动力性（血管痉挛）狭窄或阻塞致冠状循环障碍，引起心肌氧供需失衡而发生心肌缺血缺氧或坏死的一种心脏病，亦称缺血性心脏病。冠心病可分为五种类型：①无症状型（隐匿型冠心病）：患者无症状，但静息或负荷试验后心电图显示 S—T 段压低，T 波减低、变平或倒置等心肌缺血改变。②心绞痛型：发作性胸骨后疼痛，为一过性心肌供血不足引起。③心肌梗死型：因冠状动脉闭塞致心肌急性缺血性坏死所致。④缺血性心肌病型：心脏增大、心力衰竭和心律失常，临床表现类似于原发性扩张型心肌病。⑤猝死型：原发性心脏骤停而猝然死亡，多为缺血心肌局部电生理紊乱引起严重室性心律失常所致。5 种类型可合并出现。冠心病的主要危险因素有以下几个方面：

血脂 血清胆固醇水平是冠心病事件发病率的显著预测因素。血清总胆固醇致动脉粥样硬化作用的强弱取决于高密度脂蛋白胆固醇和低密度脂蛋白胆固醇之比。高密度脂蛋白胆固醇能降低冠心病的危险，而低密度脂蛋白胆固醇有增加冠心病的危险，也就是说，低密度脂蛋白胆固醇与冠心病呈直接因果相关。

血压 高血压是冠心病的独立危险因素，高血压促使动脉粥样硬化，且血压水平越高动脉硬化越重。高血压造成长期的血流动力学紊乱，使动脉管壁内皮细胞损伤，弹性纤维破裂，促进脂质在血管内浸润和沉积，动脉壁血栓形成。

吸烟 吸烟是冠状动脉粥样硬化一个独立危险因素。流行病学研究结果证明，吸烟导致冠心病的危险与吸烟量成正比。吸烟不但影响冠心病的发生，还对心肌梗死的预后有影响。被动吸烟者受到同样的危害；戒烟可使冠心病的危险度降低。

不良饮食方式 有关研究证明，冠心病危险与饮食中抗氧化物摄入量有明显的相关性。高饱和脂肪、高胆固醇膳食可导致高胆固醇血症。长期食用大量饱和脂肪酸或动物脂肪酸是致动脉粥样硬化的主要因素。

缺少运动 流行病学研究结果得出的结论是，中等或剧烈体力活动可以减少冠心病危险，不经常进行体力活动的人患冠心病危险增加近两倍。日常生活中常从事体力活动可使病人不发生或不因体力活动而引发心梗。

糖尿病 糖尿病不仅糖代谢异常，还有脂代谢紊乱，如血清胆固醇升高，引起心脏营养障碍，易导致心脏功能衰竭。由于这类病人的冠状动脉病变广泛，使心肌梗死发生率明显增加。

心理因素 越来越多的文献证实，某些心理因素和冠心病发病率增加有关，其中应激、缺乏社会支持、抑郁和社会地位的作用最为显著。此外，易于发生冠心病的危险行为也确实存在。

遗传 许多研究都发现，冠心病有明显的家族聚集现象，甚至在儿童时期就可以发现这种聚集现象。遗传作用在冠心病的发生中所起作用的比重在 40％～60％之间。

三、主要干预策略

慢性病一旦发生，医务人员只能协助病人调整身体的机能以求与疾病相适应，但无法从根本上去除疾病的存在，因此心脑血管病的预防比治疗更重要。而预防的关键又在于从小注意减少可能引起心脑血管疾病的危险因素。目前常用的控制心脑血管疾病的主要健康教育策略是通过社会动员，使政府、家庭和个人都参与到预防和控制慢性病工作中来。

第十九章　疾病预防控制健康教育与健康促进

（一）动员政府为控制慢性病出台相关的政策

从一些较早开始预防和控制慢性病并取得成功的国家的经验看，慢性病实际上是一种社会病，需要政府的重视和政策的支持，凡是政府出台有关控制危险因素相关政策或采取一定行政措施的，都能取得一定的成效。比如，英国政府曾出台相关政策，推动与食品和饮料制造业合作，把加工食品中盐的含量降低四分之一，有力地推动了慢性病的防控；新西兰政府通过开展多项活动，推广健康食品，并改进加工食品的质量，减少了慢性病的发生；毛里求斯政府推动用大豆油代替棕榈油作为烹调用油，大大降低膳食中胆固醇含量，改善了民众的健康。可见，在预防和控制慢性病的健康教育和健康促进中，首先要应用社会动员的各种手段，把慢病的预防控制纳入政府的工作议程并出台相关的政策。近年来，我国政府也加大对慢性病的预防和控制力度，出台了《慢性非传染性疾病综合防控示范区工作指导方案》、《全民健康生活方式行动总体方案（2007—2015年)》以及《中国慢性病防治工作规划（2012—2015年)》等。上述文件为防控慢性病的健康教育提供了支持，是健康教育人员开展慢性病防控工作的依据。健康教育要充分利用这些文件开展工作，同时要根据需要及时推动政府加大投入，出台新政策。

（二）动员社区积极参与慢性病健康教育工作

慢性病的发生发展与群众对此类疾病的无知关系密切，为此，要动员社区加大对慢性病防治知识的宣传，特别要突出对高血压等心脑血管疾病防治知识的宣传，同时要动员社区资源，创造良好的环境，比如为居民提供开展体育运动的场地和设施等，具体有以下几项：

1. 加大慢性病防控知识普及的力度　宣传的内容要结合当地群众的需求和国家发布的核心信息。在开展宣传之前首先应了解群众中存在哪些模糊的或错误的认识，了解他们希望通过什么样的渠道了解相关的知识，重点做好心脑血管疾病的核心信息的宣传。目前，国家卫生计生委、国家疾病预防控制中心和中国健康教育中心已发布多种预防慢性病的核心信息，如"防治高血压宣传教育知识要点"、"血脂异常与心肌梗死和脑血栓防治知识要点"、"健康生活方式核心信息"等，这些知识既科学又简明易懂，可应用小媒介，如传单、小折页，以及社区的宣传栏、小广播等宣传这些知识，还可使用新媒体、手机短信、网络等进行宣传。

要做到平时的普遍宣传与卫生日的突出宣传教育相结合。在常年开展预防心脑血管疾病科普宣传的基础上，结合每年的相关卫生日，如世界高血压病日（5月17日）、中国高血压日（10月8日）、世界心脏日（9月的最后一个星期日）进行强化宣传。在特殊的卫生日可以通过当地的新闻媒体，如报纸、广播、电视以及网络等传统媒介和新媒介一起集中宣传心脑血管疾病相关知识，如高血压病的危害和产生这些疾病的危险因素。还可组织街头义诊咨询活动，免费给群众测血压、发放宣传材料，向群众宣传高血压的危害及其危险因素，帮助群众改变不良的生活习惯，如高盐饮食、高脂饮食、久坐不动以及吸烟酗酒等不良的生活方式。为了吸引群众的关注，还可组织相关的防治知识竞赛，竞赛可以在人群聚集的地方举行，也可以利用报纸或在电视节目上举办。

2. 提供必要的环境支持　为了让群众改变不健康的行为，社区要提供环境等多方面的支持，如为使群众做到平衡膳食，健康教育人员可在社区举办"平衡膳食学习班"，具体教会群众如何安排每日食谱。为了让群众坚持运动，要动员社区、机关、企事业单位的领导经常组织群众参加各种适宜的活动，并在各社区或单位内部设置运动器材。为了让群众学会心理平衡，健康教育人员可指导群众进行自我放松训练等。

3. 积极推动慢病综合示范区创建工作　为了有效控制慢性病对群众健康的影响，国家出台了慢性非传染性疾病综合防控示范区工作指导方案，要在3～5年内，在全国建立一批以区/县级行政区划为单位的慢性病综合防控示范区。通过政府主导、全社会参与、多部门行动综合控制慢性病社会和个体风险，开展健康教育和健康促进、早诊早治、疾病规范化管理减少慢性病负担，总结示范区经验，推广有效管理模式，全面推动我国慢性病预防控制工作。而该项工作是防病健康教育的重要抓手，利用综合示范区的平台，可以有力地推动健康教育与健康促进工作的开展，提高群众对慢性病防治知识的知晓率，相关健康行为形成率以及慢性病早期发现率。

4. 参与社区卫生服务中心的慢性病健康管理　健康管理包括对管理对象的日常生活方式等的管理，也需要对管理对象开展健康教育，因此，健康教育人员要积极参与到社区卫生服务中心（站）开展的对各种慢性病，包括对心脑血管疾病病人的健康管理。通过健康教育改变患者的不良生活方式和习惯，提高患者的依从性，减少并发症。

（三）对家庭和个人开展健康教育

要预防慢性病，对家庭和个人而言最重要的是改变不良的行为和生活方式，帮助个体养成良好的饮食、运动的习惯，戒烟限酒，心理平衡，监测血压等。

1. 促使每个人做到膳食平衡　由于长期进食高脂肪食物会使血脂水平升高，特别是胆固醇、甘油三酯的增高会促进动脉硬化的发生和发展，总胆固醇或低密度脂蛋白胆固醇越高，发生冠心病的危险越大；而高密度脂蛋白胆固醇对动脉粥样硬化有保护作用；因此，要在群众中倡导按照"中国膳食指南"提出的成人饮食要点，合理安排每天的饮食，这些要点包括：食物多样，谷类为主，粗细搭配；多吃蔬菜水果和薯类；每天吃奶类、大豆或其制品；常吃适量的鱼、禽、蛋和瘦肉；减少烹调油用量，吃清淡少盐膳食；食不过量，天天运动，保持健康体重；三餐分配要合理，零食要适当；每天足量饮水，合理选择饮料；如饮酒应限量；吃新鲜卫生的食物。特别注意对于胆固醇含量超过100毫克的食物，要尽量少吃；超过400毫克的，尽量不吃（食物胆固醇含量详见表19-1）。另外，长期从食物中摄取盐分太多的人也容易得高血压，并发生动脉粥样硬化，因此要提倡膳食平衡、低盐饮食。在膳食安排上要做到多样化，以五谷为主食，品种尽量多。一般说来鱼、肉、奶和蛋类可占18%～20%，蔬菜、水果占30%～35%，粮、薯和豆类要占35%～40%。调味品包括糖、盐和油的量只可占食物的2%～5%，对于盐的食量，要严格控制在每日5克以下，对于口味较重的可以建议其用香菇、葱等调味品。为了方便群众记忆，可编写歌谣，例如："糖盐油要少吃，蛋白质要适量，蔬、果、菜不可少，五谷面吃最多"。

第十九章 疾病预防控制健康教育与健康促进

表 19-1　100 克食物中所含胆固醇的含量表（毫克）

品名	胆固醇	品名	胆固醇	品名	胆固醇
蛋白	0	猪油	110	猪肝	420
牛乳	24	猪肉	126	全蛋	450
精肉	60	猪肠	150	鱼肝油	500
兔肉	65	猪肚	150	羊肝	610
鸡	60~90	牛肚	150	鱿鱼	1170
草鱼	80	虾	154	蛋黄	2000
鳍鱼	90	带鱼	244	牛脑	2300
火腿	100	奶油	300	猪脑	3100
排骨	105	猪腰	380	牛肉	106
牛腰	400				

2. 推动每个人做到戒烟限酒　戒除吸烟、限定饮酒量是控制心脑血管病的重要措施。因此，健康教育人员要努力推动每个家庭营造不吸烟、不递烟、不酗酒的氛围。特别是在节假日或其他喜庆的日子，要特别注意加大宣传，鼓励无烟婚礼等文明行为。在家庭，还可以通过小手拉大手的形式，动员儿童少年向其长辈宣传控烟的好处，使成年人不在家里、不在公共场所吸烟或完全戒烟。

一般说来，成人酒精摄入量为 9~25 克/日对心脏具有一定的保护作用，但酒精摄入量大于 25 克/日，则患冠心病的风险开始上升。这是因为酒精对肌体的影响是复杂的，它能增加高密度脂蛋白胆固醇，降低低密度脂蛋白胆固醇，从而降低冠心病的危险，但是，能增加高血压和心肌损害的危险，因此饮酒只能适量。男性每天不可超过 25 克，女性不可超过 15 克。控制饮酒同样要靠宣传酗酒的坏处，通过用卫生墙报、小册子、小折页等向群众认识酗酒对健康危害，特别注意使用身边的例子提高群众的认知，从而自觉少饮酒，还可通过家庭主妇提醒爱酗酒的家庭成员控制饮酒。

此外，虽然喝咖啡和茶水对冠心病没有直接影响，但其中所含的咖啡因可引起心律失常。因此，当冠心病合并心律失常时应避免饮浓咖啡和浓茶。

3. 鼓励坚持适量运动　要通过宣传使每个人都知道并相信适量运动可增加机体对氧的摄取量和组织对氧的利用能力，即使是低运动量对心脑血管也具有保护作用。但是，过度剧烈的运动可能诱发心肌梗死或心绞痛。一般来说，运动强度的确定，有条件的可以通过运动心电图实验；平时主要根据心率制定运动强度。正常人的最大心率（次/分）为 220－年龄（岁），而运动强度只能控制在使心率达到最大心率的 70%~80%，亦即使心率保持在 170－（运动者年龄）。对于有心绞痛或心肌梗死病史者，运动时心率应当低于上述标准。

要告诉心脑血管病患者多选择以下肢运动为主的有氧运动项目，如散步、体操、打太极拳、跑步、骑自行车、爬山等，要求每周至少锻炼 3~5 次，每次 20~60 分钟，每分钟消耗 4~5 千卡热量，如每次活动时间为 48 分钟，消耗的总热量为 224 千卡。

4. 促使群众保持心理平衡　广泛的社会支持和良好的人际关系可以抵抗心脑血管疾病。因此保持心理平衡十分重要,有了心理平衡,才能有生理平衡,人体的神经系统、内分泌系统、免疫功能、各器官的代偿功能才能处于最佳状态。因此,个人、家庭都要学会平衡心理的具体方法,以下是健康教育人员可向群众推荐的简单易行的几种方法:

自我放松法:可以端坐不动,闭上双眼,然后开始向自己下达指令,"头部放松、颈部放松、四肢、手指、脚趾放松",用意识的力量使全身处在一个松和静的状态中。还可以用物象自由联想法来放松自己,如闭上双眼,在脑海中创造出一个优美恬静环境,想象在海边,波涛阵阵,鱼儿不断游出水面,海鸥在天空飞翔,你自己光着脚丫,走在凉丝丝的海滩上,海风轻拂面颊……其他如自我催眠法、自律训练法亦可使用。

正确对待自己和他人:不过分苛求自己,做事不追求十全十美,不要因为小小的瑕疵而自责;对他人(包括家人)的期望不要太高,每一个人都有自己的优缺点,不能要求别人迎合自己的要求。

制怒法:在遇到挫折的时候,应该暂时把烦恼放下,去做些自己喜欢的事,如运动、看电影等。也可以找人倾吐,把内心的烦恼告诉自己的挚友、师长,心情就会舒畅。乐于助人不但能使自己忘却烦恼,而且可以确定自己的价值,获得友谊。

学会安排生活:在一段时间只做一件事,不要同时处理很多事情,比如在某一段时间又要办喜事,又要办公司,结果常常引起心力俱疲。平时适当参加娱乐活动,娱乐的方式并不重要,只要适合自己,心情愉快即可。

5. 教育群众要了解自己的血压　尽早发现高血压是预防心脑血管疾病的重要措施,因此,每个家庭和个人都要定期测量,如有可能可以自行购买血压计,以便记录每天血压的情况,供医生诊病参考。测量血压也是中国公民必备的健康素养,因此可以把教会群众测量血压作为健康教育人员的一项工作内容。告诉群众测量血压前必须在安静环境下坐位休息5~10分钟,运动后则必须休息30分钟,使身心放松,呼吸、心率平稳,然后再开始测量。同时应避免测量时情绪紧张,精神不安,测量血压前严禁吸烟、饮酒、淋浴。测量者取平卧或坐位。测量时肘关节与心脏在同一水平,上臂伸直略外展。袖带气囊紧贴皮肤,下缘距肘弯横纹2~3厘米,不要过紧或过松。

还要告诉群众什么是异常血压。如,临界高血压、高血压Ⅰ、Ⅱ、Ⅲ期。

第二节　糖尿病防控的健康教育

一、糖尿病的概述

糖尿病(diabetes mellitus,DM)是一种危险因素多、发病机理复杂、病程伴随终身的慢性疾病。糖尿病是由多种因素引起的人体内胰岛素分泌绝对或相对不足,导致糖、脂肪和蛋白质代谢障碍,以高血糖为主要临床特征。

目前我国采用美国糖尿病协会制订的标准来为患者诊断糖尿病,即:有糖尿病症状,并

第十九章 疾病预防控制健康教育与健康促进

且一天当中任意时候血浆葡萄糖浓度≥11.1mmol/L，或者空腹至少 8 小时后，血浆葡萄糖浓度≥7.0mmol/L，或者餐后 2 小时的血浆葡萄糖浓度≥11.1mmol/L。但是，上述检查结果需要在另外一天进行重复测定，以对糖尿病诊断进行核实。此外，美国糖尿病协会将空腹血浆葡萄糖水平≥5.6mmol/L，但是<7mmol/L 的人称为空腹葡萄糖低减（IFG）者；将餐后 2 小时血浆葡萄糖水平≥7.8mmol/L，但是<11.1mmol/L 的人称为葡萄糖耐量低减（IGT）者，IFG 和 IGT 都是 2 型糖尿病的后备军。这里的餐后 2 小时，常常是以进餐 2 两馒头为标准，因为进餐的多少也会影响血糖的高低。

糖尿病起病缓急、病程长短、病情的轻重以及有无并发症等不尽相同。有些人有典型的"三多一少"症状，即烦渴多饮、多食善饥、小便量多、体重减轻等。糖尿病一共有四种类型：即 1 型糖尿病、2 型糖尿病、妊娠糖尿病和特殊类型糖尿病。1 型糖尿病，亦称为"胰岛素依赖型糖尿病"，患者多为小孩或年龄小于 40 岁的人，其发生主要是因为胰岛 β 细胞破坏，胰岛素分泌绝对不足；2 型糖尿病，亦称"非胰岛素依赖型糖尿病"，其血糖升高的原因是因为胰岛素分泌相对不足，靶器官对胰岛素的敏感性降低，患者大多数为 40 岁以上的人；妊娠型糖尿病，约占妊娠妇女的 2%～3%；特殊类型糖尿病发生率很低，与原发疾病有关，其长期危害性不及其他三种糖尿病。

糖尿病若控制不好将产生严重危害。有可能发生多种并发症：如心脑血管疾病，视网膜病变导致失明、白内障、青光眼以及动眼神经麻痹等；糖尿病肾病逐渐发展为肾功能减退甚至肾衰竭；皮肤病变如糖尿病硬肿症、糖尿病坏疽和无汗症等；神经病变，如肢体麻木、刺痛、感觉消失，甚至肌肉萎缩；胃肠道病变，如消化不良、腹泻，严重的可发生伪急腹症；糖尿病患者容易发生皮肤化脓性感染，还容易发生外耳炎、肺炎等。糖尿病患者主要的致死原因是合并心脑血管疾病。

二、流行情况和主要危险因素

糖尿病是世界范围内的流行性疾病。目前，全球糖尿病总患病人数达 2 亿，预测到 2025 年这一数字将超过 3 亿。我国 DM 平均患病率已达 3.2%～3.6%，患病人数大于 4 000 万，居世界第 2 位。自 20 世纪 90 年代以来，随着经济快速发展、生活方式改变和人口老龄化，我国糖尿病患病率迅速增加，呈现高患病率和高死亡率的特点，对患者生命质量造成很大威胁，已经成为疾病负担和经济成本巨大的慢性病之一。据中国健康与营养调查数据分析显示，2000 年至 2009 年，高、中、低经济发展水平省份糖尿病患病率分别从 1.81%、1.49%、0.82%增长到 4.22%、2.51%、2.12%；20～岁、40～岁、60 岁及以上年龄组分别从 0.39%、1.43%、3.97%增长到 0.43%、2.51%、6.61%；我国诊断糖尿病患者从 1055.07 万增长到 2456.84 万，人口变化和患病率增长分别增加 416.12 万和 659.66 万患者，二者共同作用增加 325.99 万患者。我国糖尿病以 2 型为主，据统计，我国 2 型糖尿病占 93.7%，1 型糖尿病占 5.6%，其他类型糖尿病仅占 0.7%。

不同类型的糖尿病，其病因不尽相同，总的说来，是遗传因素及环境因素共同作用的结果。一般认为，2 型糖尿病的发病是由于遗传因素、环境因素或二者相互作用的结果。1 型糖尿病有更强的遗传基础，大部分是由所携带的遗传基因所决定的。

（一）1型糖尿病

遗传因素： 遗传因素比较肯定。父母皆患糖尿病的子女其发病率在50%以上，明显高于无糖尿病家族史的人群。

环境因素： 目前认为某些环境因素可启动胰岛β细胞的自身免疫反应，破坏胰岛β细胞，胰岛分泌功能随之下降，血糖逐渐升高。这些环境因素有病毒感染和牛奶喂养等。已知与1型糖尿病有关的病毒有：柯萨奇B4病毒、腮腺炎病毒、风疹病毒、巨细胞病毒和脑炎心肌炎病毒等。研究表明，牛奶中的牛蛋白和胰岛细胞中的一种成分有同源性，因此有报告新生儿用牛奶喂养的，以后发生1型糖尿病风险增加。

（二）2型糖尿病

遗传易感性： 有关研究一致认为，2型糖尿病不是一个单一疾病，而是多基因遗传性代谢疾病，糖尿病的发病率在血缘亲属中与非血缘亲属中有显著差异。

环境因素： 2型糖尿病与多种环境因素相关。

1. 肥胖　肥胖是2型糖尿病的重要易患因素之一。肥胖者糖尿病的患病率高达20.4%～30%，为非肥胖者的2.8～5.2倍。

2. 年龄因素　40岁以上的人群糖尿病发病率明显高于40岁以下的人群，年龄每上升10岁，患病率上升10‰。

3. 饮食结构不合理　长期进食过高热能、低纤维的食物导致胰岛素分泌相对不足，而营养过剩与体力活动减少均能导致肥胖，促进糖尿病的发生与发展。

4. 体力活动不足　体力活动可增加组织对胰岛素的敏感性，降低体重，减少胰岛素抵抗，降低心血管并发症。

5. 其他　心肌梗死、脑卒中、严重感染、创伤、手术等作为应激因素也会诱发糖尿病的发生或加重它的发展。内分泌疾病（如肢端肥大症、库欣综合征、嗜铬细胞瘤、胰高糖素瘤等），胰腺疾病（如急、慢性胰腺炎等）以及长期使用某些药物（如肾上腺皮质激素等）均可能引起糖尿病；多次妊娠也是糖尿病的诱发因素。此外，心理压力、焦虑情绪等心理因素同样能诱发胰岛功能损伤和糖尿病的发生。

三、干预措施

（一）一级预防——指导群众建立健康的生活方式

采纳健康的生活方式是预防糖尿病的根本措施。健康教育工作者要大力开展健康生活方式的倡导，指导群众平衡膳食、控制体重、特别是减少油脂和糖的摄入。同时要坚持适当运动，增加身体活动。多参加户外活动，亲近大自然，呼吸新鲜空气。另一方面是加大心理健康教育工作力度，帮助精神压力大的群体正确释放心理压力，减少心理冲突，平衡心态。

（二）二级预防——大力推动高危人群参加体检筛查

做好二级预防的关键是要动员40岁以上的人或有糖尿病家族史的人参加体检和糖尿病的筛查，以便尽早发现血糖不正常，及时控制糖尿病发展。当今许多糖尿病患者的症状并不典型，所以要在城市社区和农村大力宣传参加糖尿病筛查的必要性，使相关人员参与糖尿病筛查，或体检时注意血糖的变化，以便及时发现问题。在体检中还要注意不仅要检查空腹血糖,而且一定要检查餐后血糖,以便更多的发现糖耐量不正常的人。

（三）三级预防——动员患者积极治疗,减少并发症

对于已经患病的人,可通过组织"糖尿病俱乐部"、课堂教育、诊室一对一指导、举办讲座等形式,让糖尿病患者学习正确的保健知识和技能,动员其遵医嘱积极治疗,减少并发症。教育内容包括:

1. 动员患者坚持按医嘱服药　目前治疗糖尿病的方法有药物、胰岛素注射等多种形式,可是不少患者认为自己能吃能睡,没有毛病,因此,不愿意按照医生的嘱咐服药,或者认为注射胰岛素麻烦,不愿意注射,以致延误治疗,引起并发症。要告诉患者糖尿病是一种终身的代谢紊乱性疾病,如不积极治疗,不把血糖控制在正常范围,将会产生许多严重的并发症。

2. 做好心理疏导　由于糖尿病是一种终生疾病,只能控制而无法完全治愈,因此许多患者会产生焦虑、悲观的思想,这种思想对疾病的治疗十分不利。可通过糖尿病俱乐部等组织一些有趣的文体活动,如下棋、绘画、书法和欣赏音乐等帮助患者克服不良情绪,树立起战胜疾病的信心。

还可应用动机性访谈（Motivational Interviewing,MI）帮助患者发现并克服自身矛盾心理,从而引发患者行为改变。这种以患者为中心的人际沟通方法（MI）是在1992年提出的,具有较强的应用性,目前在国外已被广泛应用于慢性病管理,如糖尿病、减重、心脏病康复等,还用于预防艾滋病等传染病。

3. 指导患者接受量化饮食治疗　饮食控制是治疗糖尿病的关键措施之一。必须帮助所有的糖尿病患者学会制定食谱,并且按食谱用餐。使肥胖者的BMI控制在24或以下;限制摄入高能量食物,禁止含糖饮料;限制红肉摄入,多吃植物性食物。量化饮食治疗总原则是"因人而异,量出为入"。制定食谱的步骤如下:

（1）标准体重测定:标准体重（公斤）＝身高（厘米）－100,如果身高超过175厘米,则为身高－105。

（2）计算每日热能需要量:热能供应量根据年龄、体型性别、劳动强度以及疾病发生状况而定。可以参考表19－2。

表19－2　成人糖尿病每日热能供应量（千卡/公斤标准体重）

体型	卧床	轻体力活动	中体力活动	重体力活动
消瘦或体重不足	20～30	35	40	40～45
正常体重	15～20	30	35	40
肥胖或超重	15	20～25	30	35

注:超过50岁者,每增加10岁,比规定值酌情减少10%,对于生长发育的青少年、孕妇、乳母,或合并其他慢性消耗性疾病者以及特殊职业者应当提高热能的供应。

（3）计算三大营养素的分配比例:供应人体热能的营养物质有三大类:碳水化合物（糖

类)、蛋白质和脂肪。其中：

每日蛋白质需要量为 0.8~1.2 克/公斤标准体重，儿童、孕妇、哺乳期妇女、营养不良者可增至 1.5~2.0 克/公斤标准体重。

每日脂肪需要量为 0.6~1.0 克/公斤标准体重。

$$每日碳水化合物需要量 = \frac{每日热能总需要量-(蛋白质需要量\times 4 + 脂肪需要量\times 9)}{4}$$

(4) 计算好的总热量按照早、中、晚三餐各占 1/5、2/5、2/5 的比例制定食谱。当然，食谱的制定还要结合患者本身的生理特点和全身情况适当加减。

虽然糖尿病的饮食种类没有特别禁忌，但是糖果、巧克力以及含糖分较高的水果如西瓜、苹果、柑等不宜摄入过多。此外，还要教会患者具体的烹调技术，包括洗、切、蒸、煮的方法等。

4. 指导糖尿病患者量化运动治疗　运动是糖尿病治疗的一个重要组成部分，这是因为运动可以增加肌肉对葡萄糖的摄取，增加胰岛素的敏感性。但是，严重的糖尿病患者，有急性或严重并发症者不宜参加运动；血糖控制不好或波动很大的患者也不宜参加运动。

糖尿病患者运动前应到医院做一次全面的体检，并和专科医生一起讨论运动的方式。原则上，糖尿病患者应在餐后 1 小时左右进行。运动方法有三种类型：一是体力(即耐力)锻炼(如散步、慢跑、骑自行车、游泳、划船等)；二是提高强度的锻炼(如健身操等)；三是韧性锻炼(如伸展运动、柔软运动等)。要教会糖尿病患者判断什么样的运动量合适，具体做法是记日记。运动量适宜表现为：运动后有微汗、轻松愉快、食欲及睡眠良好；虽然有肌肉酸痛，但休息后第二天恢复良好、精力充沛，而且还有运动的愿望。

5. 教会患者自我检测血糖　糖尿病的治疗不同于其他疾病，其使用的药物剂量及饮食必须随血糖浓度改变而改变。而每天去医院又很麻烦，因此，糖尿病患者应学会检测血糖并记录，以便为医生用药提供参考，当然，视力障碍或无活动能力者例外。为此，教会患者学会自我检测血糖是健康教育的一项内容。目前，适合家庭使用的有快速血糖测定仪。这种检查方法快速、准确，但是价格较贵；而血糖试纸条比色法方便、便宜，但是结果欠准确。

第三节　肥胖病防控的健康教育

当今，在世界范围内肥胖(obesity)发病率逐年增加，1996 年，WHO 已将其定位为一种重要的慢性疾病，成为重要的公共卫生问题。

一、肥胖的概念

在人的一生中，身高和体重维持一种正常的比例。但是，当人们进食的热量多于人体消耗的热量时，就会出现体内脂肪的过度积聚，导致体重增加。当体重超过标准体重 10% 时，称为超重；超过标准体重20%以上，称为肥胖（obesity）。肥胖可表现为全身性肥胖和局部性肥胖两大类型。肥胖症实质上是一种新陈代谢失调性疾病，其病因是在遗传基础上产生神经、精神和内分泌调节紊乱。致使摄入的食物热量长期高于机体的消耗量而以脂肪形式存储在体内。男性患者存积的脂肪主要分布在颈部和躯干部，而女性患者则分布于腹部、臀部和四肢。

肥胖可分为两大类，一类是单纯性肥胖，也叫作"外源性肥胖"或"过食性肥胖"，是由于过量进食、运动不足、遗传体质等因素引起；二是继发性肥胖，是由于内分泌异常而引起的。此类肥胖者大多呈特殊体态，这是一种病理性肥胖。肥胖症可发生于任何年龄，但有4个时期最容易发胖，这4个时期是婴儿期（1岁以内）、青春发育期（11~13岁）、成年期（在40岁以后）和更年期（在40~45岁）。

二、判定肥胖的方法

目前全世界没有统一的肥胖诊断标准，我国用来判断肥胖的有两种，第一种是体重测定法，第二种是体质指数（BMI）测定法。

（一）体重测定法

体重是指人体骨骼、肌肉、脏器、脂肪等的总重量。体重是不断变化的，只是在某个时期内相对稳定。测量体重通常在早晨起床排尿后空腹下进行。测量时只穿内衣、赤足。测量时要注意衡量器要准确。标准体重是指身高减去一个常数。

1. 儿童标准体重的计算方法

1~6个月标准体重（kg）＝出生体重（kg）＋月龄×0.6；

7~12个月标准体重（kg）＝出生体重（kg）＋月龄×0.5；

一周岁以上标准体重（kg）＝8＋年龄×2；

2. 成人的标准体重

方法一：

男性成人标准体重使用公式

标准体重（kg）＝身高（cm）－100（适用于身高165cm以下者）

标准体重（kg）＝身高（cm）－105（适用于身高166~175cm身高者）

标准体重（kg）＝身高（cm）－110（适用于身高176cm以下者）

女性标准体重为相应男性组别体重减去2.5kg

方法二：

标准体重（kg）＝[身高（cm）－150]×0.6＋50（适用于北方人）

标准体重（kg）＝[身高（cm）－150]×0.6＋48（适用于南方人）

实际体重在根据公式计算出的标准体重的±10%为正常，超过10%~20%范围为超重；大于20%为肥胖，其中超过20~30%为轻度肥胖，30%~50%为中度肥胖，大于50%为重度肥胖。

（二）体质指数测定法

体质指数＝实际体重（公斤）÷[身高（cm）]^2

我国成人 BMI 的分类标准为：18.5~23.9 为适宜范围，24.0~27.9 为超重，28 以上为肥胖。儿童正常体质指数为 15.5~21.2；15~19 岁男女青年正常体质指数为 18~22。儿童期体质指数≥21，15~19 岁≥22，为超重；儿童期体质指数≥22，15~19 岁≥24，为肥胖。

三、流行情况及其危害

全球约有 10 亿人因体重超重而面临疾病的危险，其中约有肥胖者 2.5 亿。肥胖在经济发达国家更为多见，美国肥胖患病率为 35%，肥胖总人数达 7090 万，成人中约有四分之一属于肥胖，有肥胖儿童 1500 万左右。日本目前肥胖儿童的发生率是 20 世纪 60 年代的 3 倍，小学生中男孩肥胖发生率是 10%，女孩是 14%。德国超重者占 50% 以上，墨西哥占 44%，瑞士和澳大利亚约占 44%。我国成人中，超重人群也在不断扩大，主要分布在大城市，截至 2010 年，全国 18 岁及以上居民超重率达到 30.6%，肥胖率达到 12%。城市居民超重率和肥胖率比农村高得多。现在，我国肥胖排名世界第 10 位，肥胖增长速度居全球第 2 位。部分地区的调查还提示我国大中城市儿童肥胖的检出率与发达国家相接近。国内外的统计资料都提示，肥胖在全球不但发生率高，而且每年以 1% 以上的速度迅速增长。

轻度肥胖多无症状，而中度和重度肥胖者则可能有怕热多汗、呼吸短促、容易疲劳、嗜睡、心肺功能不全、腰酸、关节疼痛，以及皮肤粗糙和色素沉着等表现。肥胖症患者常有多种危害健康的并发症和合并症。常见的有心血管系统、消化系统、呼吸系统并发症，如合并高脂血症、高血压以及高胰岛素血症，从而加重动脉粥样硬化和冠心病的危险。肥胖者如果长期吸烟、过度饮酒则加重心脑血管疾病的发生。肥胖者常导致脂肪肝，引起胆道系统内结石、消化功能障碍等。严重的肥胖者由于胸壁肥厚、横膈抬高呼吸受限导致机体缺氧，并发展为慢性肺源性心脏病。此外，肥胖者常伴有糖耐量低下。有证据提示，肥胖者糖尿病的发病率比正常体重者高出 4 倍。由于性腺功能紊乱，女性患者可有经血量减少，闭经甚至不育；男性患者则可能产生阳痿等。还有资料表明，肥胖影响人的寿命，肥胖儿平均要缩短寿命 10 年。瑞典有一研究，跟踪 500 名肥胖儿，结果发现肥胖儿平均寿命较总人口短 10 年，死亡率较总人口同年龄组高 70%。

肥胖可引起高血压（肥胖者患病率为 25%~55%）、糖尿病（肥胖者患病率为 14%~20%）、冠心病（肥胖者发病率为 10%~15%）、高脂血症（肥胖者发病率为 35%~53%）、睡眠呼吸暂停（肥胖者患病率为 10%~20%）、抑郁症（肥胖者中患病率为 70%~90%）以及肿瘤、不育症、结石等与寿命及生活质量都直接相关的疾病。特别是肥胖达到重度肥胖时（BMI 超过 40），其死亡率会急剧增加。

四、肥胖的危险因素

引起肥胖的原因是多方面的，包括饮食、运动、生活环境、遗传、职业、年龄和性别等多种因素。

（一）饮食过多且不合理

肥胖者大多食欲较好，缺乏饱食感，在摄入的热量多过体内能量的消耗时，过多的能量就转变成脂肪储存在体内。如果每天的未消耗掉的热能超过 100 千卡，10 天就可能增加 1 公斤的体重。饮食结构不合理也是引起肥胖的重要因素，中高糖饮食或摄入高脂肪，也可使体内贮存过多的脂肪。还有人是因为零食较多，每餐食量过多，或睡前进食导致肥胖。

（二）运动或活动不足

当一个人运动不足或活动过少，其基础代谢率下降，贮存能量和脂肪合成的活性增强，而合成增加，消耗减少，必然造成肥胖。现在，不少市民习惯舒适的环境，以车代步，上班久坐不动，下班长时间看电视、上网，肥胖的人数明显增加。《中国心血管报告（2010 年）》提示：我国青中年居民体力活动呈下降趋势，与 1997 年相比，2006 年男性和女性总体力活动量分别减少 27.8% 和 36.9%。

（三）遗传因素

遗传因素在肥胖发病中的比例约占 5%～30%，父母肥胖的子女发生肥胖的几率高于父母不肥胖的，有统计报道，父母双方肥胖的，其子女肥胖约占 60%，父母仅一方肥胖者，其子女肥胖约占 40%。

（四）内分泌因素功能失调

当下丘脑的食欲调节中枢发生炎症、创伤、肿瘤等或迷走神经兴奋时机体胰岛素分泌增加，食欲亢进而导致肥胖发生。在心理应激状态下也会出现短时间的肥胖。在内分泌方面，胰岛素长期分泌偏高者脂肪合成增加，脂肪分解被抑制，因此易导致肥胖。

（五）精神因素

在人的下丘脑有调节食欲的中枢，即饱食中枢和摄食中枢。一般情况下，二者相互调节和制约，处于平衡状态；当二者功能紊乱时，饱食中枢抑制，摄食中枢兴奋，导致摄食过多，引起肥胖。此外，精神因素也影响食欲，有些人没有思想负担，吃得香，消化吸收好，可出现心宽体胖；也有一些人，因为苦恼，借吃喝来缓解情绪，这些都会造成肥胖。

五、干预措施

对肥胖症患者的药物和手术治疗只有在严重者中才被慎重选用，因此，控制肥胖的健康教育主要是指导患者改变饮食和加大运动量。可以举办短期培训班，请家人一起参加，共同学习肥胖的危害和减肥的方法。还可以通过组织肥胖者小组交流会，共同讨论如何控制饮食和参加运动锻炼。尤其要讨论当自己控制不住自己想进食时，如何转移注意力，以实现预期的目标。具体的教育方法和内容有：

（一）指导患者控制饮食

1. 控制饮食量　对轻度肥胖者，指导他们要从每日正常摄入的总热量中减少 10%，保证每日的蛋白质供应量，可食用牛肉、鱼肉、鸡肉等。食用多维生素、多纤维的蔬菜水果等如韭菜，芹菜，卷心菜，番茄，萝卜，黄瓜，冬瓜，苹果，梨，菠萝等。少吃零食、甜食，如糖果、加糖饮料、糕点以及啤酒等，少吃多餐。同时加强锻炼，多参加体育活动。

对中度肥胖者，每天进食总热量控制在 800～1200 千卡。总热量太多无法实现减肥的目的，太少，患者接受不了。在长期定量节食的基础上还可以配合间断进食的方法，即在每周定期进食一天，仅进食半公斤或一公斤的蔬菜水果。值得注意的是控制饮食必须长期坚持，当取得效果后，摄入的热量就维持在这一水平。当然，在控制饮食期间，仍然要注意膳食平衡和各种营养成分的搭配。

2. 指导患者做好自我监控　对于肥胖者而言，饮食的形态与习惯的改变对于控制体重也非常重要。要教会肥胖者做好自我监控，以督促自己变饮食行为，可以采取记日记的方式：首先记录何时吃？吃什么？吃多少？哪里吃？什么情况下吃？接着找出引起进食的原因，以便控制过度进食。同时设计今后如何少吃的计划。对计划实施好的给予鼓励，这样可达到强化的效果。

表19-3　饮食日记范例

年　　月　　日　　星期　　姓名

时间	饮食				
	食物名称	食物的量	烹调方法	进食场所	进食原因
7点早餐	面包	两片		家里餐厅	饿
	蛋	一个	煎	家里餐厅	饿
	牛奶	25克		家里餐厅	
10点课间	柳橙果汁	一瓶		学校商店	口渴
12点午餐	饭	半碗		学校食堂	喝完果汁后
	排骨	一块	红烧	学校食堂	不饿
	高丽菜	半碟	炒	学校食堂	
	豆干	两块	卤	学校食堂	

表19-4　饮食自我监测表范例

年　　月　　日　　星期

	五谷根茎	奶类	肉鱼豆蛋	蔬菜	水果	其他
早餐						
午餐						
晚餐						
计划量						
差异多少						
满意度						

3. 为患者提供简便的饮食减肥法　具体做法有：

(1) 蔬菜减肥：蔬果餐提倡以蔬菜水果为主，基本不吃或不吃谷类和肉类，降低膳食的总热量和脂肪摄入量。

(2) 食醋减肥：肥胖者每日饮用15～20毫升食醋，有助减肥。

(3) 少吃多餐：每日进食 5～6 餐。
(4) 早食减肥：把吃饭时间提前，在人体饥饿之前用餐，可控制胰岛素分泌。
(5) 慢食减肥：通过减慢进食速度达到减肥的目的。

(二) 指导运动的健康教育

长期坚持体力劳动和运动锻炼是治疗肥胖症的另一个主要手段。但是，如果运动方法不合理同样不能达到目的。因此，健康教育人员要教会肥胖患者如何运动。一般来说，控制肥胖所用的运动方式应该是平缓、强度适中、长时间，才能达到消耗脂肪的目的。以 30 分钟为一单位，打篮球消耗热量 165kcal，打羽毛球 190 kcal，游泳 165 kcal，打网球 190kcal，快步走路 110kcal，慢走 90kcal，跑步（16km/小时）440 kcal。重度肥胖者可以采取散步的方式，每天一小时以上。而中度肥胖患者可以进行慢跑、登山、爬楼梯、骑自行车、游泳、健美操等。每日运动 30～60 分钟，每周运动 3 次以上。超过 60 岁的老人运动强度应以运动时的最大心率不超过 120 次/分为宜。肥胖的儿童运动后可能感觉不舒服，因而不想动，需动员父母帮助孩子养成运动的习惯。选择方便且有趣的运动，可先从轻缓的运动开始，慢慢再增加运动强度、次数和时间，还可利用日常生活中"动"的机会达到消耗热量的目的。可以把运动与热量的消耗告诉孩子，让他们自我监测和评价。

表 19-5 运动与热量的消耗（卡）

运动方式	体重 40 公斤	45 公斤	50 公斤	55 公斤	60 公斤
步行 3.2 公里/小时	2.1	2.3	2.6	2.8	3.1
乒乓球	2.3	2.6	2.9	3.1	4.3
徒手体操	3.0	3.3	3.7	4.1	4.4
骑自行车 8.8 公里/小时	3.0	3.3	3.7	4.1	4.4
羽毛球	3.4	3.8	4.2	4.5	5.0
游泳	3.6	4.0	4.4	4.8	5.3
快走	4.0	4.4	4.8	5.3	5.8
跑步 8.8 公里/小时	6.4	7.1	7.9	8.6	9.5

(三) 心理指导

由于身体肥胖，患者往往动作笨拙，羞于参加各种活动。而参加活动少，又会加剧肥胖。因此，肥胖者经常因为自我形象差而受到歧视，并为此而苦恼，有些肥胖者甚至自暴自弃；当然也有些肥胖者"有病乱求医"，滥用减肥药，健康教育人员应该给他们以指导和帮助，协助心理医生做好心理疏导，使肥胖患者克服孤独、压抑、焦虑和自卑心理，对控制体重树立起信心，同时学会选择最合适的减肥方法来控制体重。

第四节 肿瘤预防的健康教育与健康促进

一、概述

肿瘤（tumor）是机体在各种致瘤因素的作用下，局部组织细胞发生过度的异常增生。也就是说，肿瘤细胞是从正常细胞转变而来。由于肿瘤细胞的遗传密码发生了改变，肿瘤一旦形成，即使致病因素消除了，它仍然按照遗传法则继续生长。肿瘤有良性与恶性之分，良性肿瘤对机体影响较小，而恶性肿瘤对人类的健康危害极大。癌症是一切恶性肿瘤的总称。癌专指上皮组织发生的恶性肿瘤，如皮肤癌、乳腺癌、宫颈癌、肺癌等。肉瘤是指间叶组织发生的恶性肿瘤，如平滑肌肉瘤、脂肪肉瘤、骨肉瘤、纤维肉瘤等，肉瘤比癌少见，多发生在青少年。目前我国常见的恶性肿瘤有肺癌、胃癌、肝癌、食管癌、肠癌、白血病、乳腺癌、宫颈癌、鼻咽癌、淋巴癌。

恶性肿瘤严重危害人类的健康，并将成为新世纪人类的第一杀手。从世界范围来看，2000年全球新发癌症病例1010万，死亡620万，现患癌症病例2240万，2008年癌症发病人数和死亡人数分别上升到126万和756万，估计到2015年将有1500万新发病例。同时，恶性肿瘤已不再只是发达工业国家的"专利"，发展中国家面临着更大的疾病负担。2008年恶性肿瘤发病人数发展中国家占56%；2009年80%的癌症患者集中在中低收入国家，到2015年，发展中国家估计有900万人死于癌症。我国作为一个发展中的大国，由于工业化、城镇化和人口老龄化进程的加快，不良的生活方式以及环境污染等问题的存在，恶性肿瘤面临的形势也愈发严峻。据统计，我国城市居民恶性肿瘤死亡率居死因第一位，农村居民恶性肿瘤死亡率居死因第二位。20世纪80年代末与70年代相比，中国男性恶性肿瘤死亡率上升了29.79%，其中，中国男性肺癌死亡率在城市上升了118.08%，在农村上升了173.88%。《2012中国肿瘤登记年报》中称：全国每6分钟就有一人被确诊为癌症，每天有8550人成为癌症患者，每七到八人中就有一人死于癌症。全国癌症发病形势严峻，发病率与死亡率呈持续上升趋势，每年新发癌症病例约350万，因癌症死亡约250万。预计到2020年，中国每年的癌症死亡总数将达到300万左右，患病总数达600万。目前，我国每死亡5人，即有1人死于恶性肿瘤。而在0~64岁人口中，每死亡4人，即有1人死于恶性肿瘤。可见恶性肿瘤对社会生产力的破坏是很大的。目前，我国常见的恶性肿瘤有以下几种：

肺癌（trachea, bronchus and lung cancer）这是支气管黏膜上皮、支气管腺上皮和肺泡上皮发生的恶性肿瘤，医学上称为支气管癌或支气管肺癌。从全球范围看，近半个世纪以来肺癌的发病率不断增长并已成为目前人类因癌症而死亡的主要类型。我国也一样，上个世纪90年代初的全国第二次死因抽样调查结果中，肺癌死亡率为17.27/10万，居癌症死因第3位，仅次于胃癌和食管癌。21世纪，卫生部开展的第三次死因回顾调查发现，肺癌的死亡率明显上升。

第十九章 疾病预防控制健康教育与健康促进

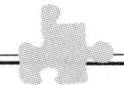

原发性肝癌（primary hepatic cancer） 这是指原发于肝脏或肝内胆管系统的恶性肿瘤，其病理类型有三种，即肝细胞癌、胆管细胞癌和混合型肝癌。2000年全世界肝癌发病人数约56万，其中我国约30万，也是严重威胁人民生命的重要癌症之一。

食管癌（esophageal cancer） 这是世界上常见的古老的癌症病种之一。我国是世界上食管癌高发地区。据报告，1996～2000年，全世界男性食管癌病例为278 985例，粗发病率为915/10万，世界人口标化率为1076/10万；全世界女性食管癌病例为133 342例，粗发病率为444/10万，世界人口标化率为445/10万。我国男性食管癌粗发病率最高。

胃癌（stomach cancer） 这是世界许多国家常见的恶性肿瘤，但发病率和死亡率在不同国家差别很大，其中日本、智利和我国的发病率较高。在我国，胃癌不论男女均居恶性肿瘤发病死亡的首位。其中东南沿海一带的发病和死亡率高于全国平均水平，农村高于城市。

大肠癌（colorectal cancer） 这是世界上第四位常见的恶性肿瘤。在我国，大肠癌发病率和病死率均有逐年上升的趋势。大肠癌的发病情况有很明显的地区分布差异，且这种分布差异在世界范围内形成一定的趋势，即经济发达地区高于经济欠发达地区，北美、西欧、澳大利亚和北欧的部分地区为大肠癌的高发区，亚洲、非洲及拉丁美洲的大部分地区为大肠癌低发区。

子宫颈癌（carcinoma of uterine cervix） 简称宫颈癌，是指发生在宫颈阴道部或移行带的鳞状上皮细胞及颈管内膜的柱状上皮细胞交界处的恶性肿瘤，是最常见的妇科肿瘤。其发生可能与宫颈糜烂、宫颈损伤、早婚早育、孕产频次等有关。近年来，国内外资料显示宫颈癌有年轻化趋势。

乳腺癌（mammary cancer） 这是女性最常见的肿瘤。其发病的年龄分布在东西方国家有所不同，在高发区如北欧、北美等国家，乳腺癌从20岁左右开始出现，在绝经期即45～50岁之前保持快速上升势头，绝经期后上升相对缓慢，75～85岁达到最高。而在亚洲等低发地区，乳腺癌的发病率在绝经后会略下降，一般乳腺癌的发病高峰在45～55岁之间。我国属于乳腺癌低发区，乳腺癌占全身各种肿瘤的7%～10%，仅次于宫颈癌。

二、癌症的危险因素

人类恶性肿瘤种类繁多，目前认为诱发正常细胞恶变成为肿瘤的病因，包括致癌因素与促癌因素。前者为致癌所必需，但并非有了致癌因素必然致癌，如高发区癌症的发生并非人人都患癌症。是否发生癌症与致癌因素对机体作用的持续时间和机体全身的反应性、保护性密切相关。目前已明确的致癌因素主要有：

（一）不良的生活习惯

1. 吸烟 香烟烟雾中含有多种致癌物和促癌物，如尼古丁、苯并芘、亚硝酸、烟焦油、砷以及氡、铋、钋等都是强致癌物。与吸烟关系最密切的是肺癌，世界上每年有100万人由于吸烟而死亡，其中因患肺癌而死亡的约占90%。除肺癌外，吸烟还可引起咽喉癌、口腔癌、食管癌、胃癌、肾癌、膀胱癌、子宫颈癌等。

2. 酗酒 酗酒者患肝癌、喉癌、食管癌和口腔癌的几率增加，是不饮酒者的3倍。一般认为饮烈性酒者相对危险度高。约有3%的癌症与酗酒的习惯有关。

3. 不良的饮食习惯 如食用烟熏、油炸、烘烤和腌制食品，各种肉，包括猪肉、牛肉、羊肉及禽肉等在212℃高温烹调就可能产生芳香胺的苯环化合物，如3,4-苯并芘等强致癌物。腌制食品中含有的N亚硝酸胺在胃癌发生中有重要的影响。食用发酵的霉变食物，如霉粮或发酵过程中被真菌污染的食物：酸煎饼、浆水、酸馍等与胃癌的发病有关。研究证实，我国的消化道癌症与进食黄曲霉素关系密切。三餐不定时、暴饮暴食、喜吃烫食、喜吃干硬食物、进食过快或吃饭时生气等与胃癌、食管癌等发病关系密切。

（二）环境致癌因素

有机与无机化合物可通过体表、呼吸道或消化道，或通过"土壤—农作物—人体"或"土壤—地表面、地下水源—人体"等不同途径对人类发生有害的作用，已查明具有致癌作用的污染物包括芳香族烃化合物、脂肪烃化合物及氰化合物、亚硝胺、砷、镍、石棉、石油等。

（三）医源性致癌因素

研究发现，医疗行为中过量使用或没有保护的使用X线、同位素、砷剂、免疫抑制剂、激素等也可能致癌。

（四）天然致癌因素

紫外线可致皮肤癌；真菌及其毒素、植物苏铁素可致肝癌；EB病毒与鼻咽癌、乳头状病毒与宫颈癌、乙肝病毒与原发性肝癌、人类T细胞白血病病毒与成人T细胞白血病、人类免疫缺陷病毒与恶性肿瘤之间的关联都已得到公认。

（五）内源性致癌因素

内分泌功能紊乱致激素水平异常；体内合成产物如亚硝胺、肠道微生物的各种产物在一定条件下也有致癌作用。

（六）职业性致癌因素

流行病学调查发现，约20%～40%的癌与职业有关，如肺癌与石棉、砷加工、镉、煤焦油等相关工业有关；膀胱癌与制革、制铝、品红制造等行业有关；鼻咽癌与接触甲醛、异丙醇、石棉粉、芥子气等行业以及制革业有关；淋巴瘤及白血病与接触苯（如印刷业）、氯乙烯、X射线等行业有关；肝癌在接触砷、氯乙烯的工人中多见；皮肤癌与接触煤焦油有关。这些致癌物主要是通过吸入、经口、皮肤接触等途径进入人体。

（七）神经精神因素

人的精神状态与癌症的发生有着重要的关系，近年来许多学者研究证实，不少癌症病人有长期不正常的精神状态，特别是有严重的精神创伤，精神过度紧张，情绪过度忧郁的历史。动物实验也证实，给动物造成精神过度紧张，也较容易诱发癌症。

三、健康教育主要内容

（一）普及癌症相关健康知识，倡导健康生活方式

要利用各种手段经常性普及肿瘤防治知识，特别是在每年5月第一周——"全国肿瘤防治宣传周"要做好集中宣传，通过大众媒介或各地建立的抗癌协会、癌症俱乐部等社团组织以及社区卫生服务机构开展形式多样的健康教育，宣传教育的核心信息主要包括：

第十九章 疾病预防控制健康教育与健康促进

1. 减少致癌和诱癌因素 癌症是一个多因素引起的疾病，既有致癌因素也有诱癌因素，人们从自身的角度能够做到的减少癌症发生的因素中，改变行为及生活方式是最主要的可控内容。吸烟、不良的饮食习惯、职业暴露等就是其中的重要内容。

在肺癌高发的人群中要宣传香烟点燃后烟雾中有4000多种化学物质，其中在烟焦油中存在多种致癌物质。在胃癌高发的地区要宣传不吃用盐腌制的食物，因为这些食物中可能含有某些致癌物质（亚硝胺类化合物）及其前身物（硝酸盐、亚硝酸盐），后者经体内代谢转化为致癌物质（亚硝胺）。此外，还要宣传高盐及高香料食品烹调所产生的多环芳烃化合物、亚硝基化合物以及真菌污染产生的毒素和不合格食品添加剂都有致癌物质。宣传要避免喝烈性酒、过量食用胡椒、辣椒以及咀嚼槟榔等刺激性食物的习惯。因为这些食物会引起食管黏膜慢性损伤，最后导致癌变。

养成健康的生活方式，积极避免接触有毒有害的物质，戒烟少酒、平衡膳食、作息有序、情绪稳定、坚持运动，保持正常的体重，保持心态健康，有1/3的癌症是可以预防的。

2. 传播有关癌症早期"警惕信号"的信息 西方国家广泛宣传《癌症七大警报信号》：大小便习惯的改变；久治不愈的溃疡；异常的出血或分泌物；乳房或其他部位组织增厚或出现肿块；消化不良或吞咽困难；疣或痣发生明显改变；持续咳嗽或声音嘶哑。我国则宣传《十大警报信号》：乳腺、皮肤、舌部或者身体任何部位可触到的不消退的肿块；疣或痣发生明显的变化者；持续性消化不良者；吞咽时胸骨后不适、食管内感觉异常、微痛、轻度哽噎感觉；耳鸣、听力减退、鼻塞不通气、流鼻血，伴有头痛或颈部肿块；月经期以外的或绝经以后的阴道流血，特别是性交后的阴道流血；持续性干咳，痰中带血丝，声音嘶哑；大小便习惯改变，便秘、腹泻交替出现，大便带血，原因不明的血尿；久治不愈的伤口、溃疡；不明原因的消瘦等。出现癌症早期警惕信号，要及时检查，早发现，早治疗。

（二）开展多方面的健康促进和健康教育活动

1. 通过政策开发和社会动员干预生存环境 健康教育工作者可运用健康促进策略，开展社会动员，推动当地政府和有关部门出台支持性政策，保护环境，减少污染，改善生存环境。

近年来淮河流域癌症高发，应该说与当地的工业污染不无关系。研究报告已经指出环境污染是癌症高发的重要原因，因此就要指导当地出台环境保护政策，推动当地的环境改造。

为了减少烟草的危害，要运用健康促进策略推动各地制定并出台公共场所禁止吸烟的条例或规定，控制吸烟行为，减少二手烟的危害。同时要推动烟草种植、生产、销售等方面的相关限制性政策的出台，推动烟盒包装警语和图案的改变。

2. 干预某些生活行为 在某些胃癌高发区可以通过开展对吃腌菜的生活行为的干预活动，促进群众改变生活习惯来减少胃癌的诱发因素。

房屋装修如果不能使用绿色环保的材质家具、油漆，也会使居室空气中有害气体长期超标，对居民危害甚大，成为严重的致癌因素。因此，必须对装修家庭的选材行为给予干预和指导，正确选择装修材料，避免或减少家中的有毒有害气体。

3. 指导正确就医 癌症不但可防，而且可治。通过早期发现、早期诊断、早期治疗，可以大大提高患者的生存率。无论是早期或中晚期肿瘤，一旦确诊，就存在一个如何就医的问题。患者中往往会有"病急乱投医"的错误倾向,针对这样的患者,就要给予就医指导,对"乱投医"行为进行干预,指导他们正确选择专科医院就医。

(三)推广必要的预防接种

在相关人群中进行对与肿瘤有关的病毒(如乙肝病毒、EB病毒等)的预防接种,目前乙肝疫苗的预防接种已列入儿童免疫规划,但是对许多成年人来说,尚需要动员其接种。

(四)积极推动民众开展癌症的早期自我检查

要在群众中大力提倡参加社区及各种相关机构组织的肿瘤筛查,以便做到早发现、早诊断、早治疗。美国癌症协会推荐了各种癌症的筛查建议,还提出在无症状人群中进行肿瘤早期筛查的建议。

表19-6 美国癌症协会推荐对无症状人群癌症筛查的建议

检测方法	性别	年龄	频度
乙状结肠镜	男和女	50岁以上	每3~5年,按医生建议
大便隐血试验	男和女	50岁以上	每年
肛门指检	男和女	40岁以上	每年
阴道涂片或附件检查	女	有性生活或40岁以上	每年,若3次阴性则按医嘱不定期检查
宫内膜组织取样	高危妇女*		
乳腺自我检查	女	20岁以上	每月
乳腺病理学检查	女	20~40岁	每3年
		40岁以上	每年
乳腺图	女	35~39岁	基础检查
		40~49岁	每1~2年
		50岁以上	每年
胸部X线检查			不推荐
痰细胞检查			不推荐
健康咨询	男和女	20岁以上	每3年
癌症检查**	男和女	20岁以上	每年

* 高危妇女指未生育、肥胖、不正常阴道流血、雌激素治疗者

** 癌症检查主要查甲状腺、睾丸、前列腺、卵巢、淋巴结、口腔和皮肤

目前,我国有关机构也提出相关的检查内容:

肿瘤体检 20~39岁人群每3年进行一次与肿瘤有关的体检;40岁以上人群应每年进行。该检查应包括对烟草、日照、膳食和营养、危险因素、性生活以及环境和职业暴露等方面进行健康咨询。据个人的年龄,还可以进行甲状腺、口腔、皮肤、淋巴结、睾丸、卵巢等部位癌及一些非恶性疾病的检查。

乳房 40岁以上妇女应每年做一次乳房造影和一次由专科医师进行的乳房检查,每月

自己检查一次乳房。乳房临床检查应该在离乳房造影较近的期间（最好是之前）做。20～39岁妇女应每3年由专科医师进行一次乳房检查，每月自己检查一次乳房。有严重乳腺癌家族史的妇女应向医生咨询开始筛查的时间。

结/直肠 从50岁起，处于平均危险状态的男、女性应遵从下列方案中的任何一种检查。①每年进行一次大便隐血试验；②每5年进行一次乙状结肠镜检查；③每年进行一次大便隐血试验和每5年进行一次乙状结肠镜检查（上述3项筛查方案中，美国癌症协会推荐采用第③项，即：每年进行一次大便隐血试验和每5年进行一次乙状结肠镜检查）与仅进行第①项或第②项检查比较；④每5年进行一次钡餐灌肠检查；⑤每10年进行一次结肠镜检查。第④项中：不主张用直肠指检法作为结直肠癌的标准方法。但是，在进行乙状结肠镜或结肠镜检查之前，应行直肠指检。处于危险增高或高危状态人群应向医生咨询体检时间。危险增高或高危状态为：有结直肠癌病史、严重结直肠癌或息肉家族史、慢性炎性肠病史或遗传性结直肠癌综合征家族史。

前列腺 从50岁起，应每年让有10年以上寿命的男生进行前列腺特异抗原检查和直肠指检。处于高危险的男性应从45岁起进行检查。应告知病人各种检查方法的利弊情况，使他们能做出知情的决定。

宫颈 有或曾有性生活、或18岁以上妇女应每年进行一次巴氏涂片检查和盆腔检查。当有连续3次及以上满意检查的结果均为正常后，可与医生商讨减少巴氏检查的频度。

子宫内膜 从35岁起，每年应对患遗传性非息肉结肠癌或有此危险的妇女进行取活检筛查子宫内膜癌。在绝经期间，应告知处在中度以上危险状态的妇女有关子宫内膜癌的危险因素和各种症状；积极鼓励这些妇女在出现无故出血或污块时到医院就诊。

（五）关爱和照顾

对于癌症患者，主要是指导正确求医，同时心理支持也十分重要。目前，社会上的人对癌症认识不足，认为患了癌症就是患了"不治之症"。因此，患者及其家属常表现出急躁和消极情绪，这对于治疗和康复不利。应该通过举办癌症患者康复俱乐部活动或电话热线咨询为患者及其家属提供心理支持和帮助。对晚期癌症患者的帮助主要是减少并发症引起的痛苦，倡导镇痛治疗、营养支持及心理治疗。

第五节 结核病防控的健康教育与健康促进

一、结核病概述

结核病（tuberculosis）是经呼吸道传播的慢性传染病，病灶主要发生在肺部。患了结核病的人可能出现局部症状和全身症状。局部症状主要有：咳嗽，持续咳嗽两周应作为肺结核查痰及透视的重要线索；咳痰，早期痰量少，为黏液状，空洞形成时则痰呈脓性，量增多；咯血，肺结核患者有半数出现不同程度的咯血；胸痛，当病变累及壁层引起炎症反应时会出现胸痛；气急，一般无明显气急，只有大量积液时会发生气急。全身症状表现为：长期低热,多见于下午或傍晚;盗汗,且与发热、乏力同时存在;疲劳,全身倦怠不适,且持续时间较长。

二、结核病的流行现状及其危害

结核病被列为我国重大传染病之一,是严重危害人民群众健康的呼吸道传染病。结核病在全球的广泛流行,严重危害了人民群众的身体健康,已成为重大的公共卫生问题和社会问题。近期,在全球范围内,不管是工业发达国家还是发展中国家都出现结核病流行的回潮现象。在全球,结核病仍然是传染病首位杀手,全球有1/3人(约20亿)感染了结核病,现有活动性肺结核病人约2000万,估计每年新发生病例为870万人,每年死亡人数高达140万。95%以上的结核病死亡病例发生在低收入和中等收入国家。世界卫生组织曾于1993年4月23日宣布"全球结核病紧急状态宣言"。

根据世界卫生组织的统计,中国是全球22个结核病流行严重的国家之一。2011年我国第五次结核病流行病学抽样调查结果显示,目前我国结核病年发病人数约为130万,占全球发病的14.3%,位居全球第2位。结核病人中80%在农村,75%为中青年,而公众结核病防治核心信息知晓率仅为57%。肺结核患者中有症状者就诊比例仅为47%,而肺结核患者耐多药率为6.8%。我国是全球27个耐多药结核病流行严重的国家之一,未来数年内可能出现以耐药菌为主的结核病流行态势;结核菌/艾滋病病毒双重感染患者人数持续增加,防治工作亟待加强。

三、结核病防治的健康教育与健康促进活动

(一)运用健康促进策略

1. 创建政策支持环境　动员当地各相关部门在当地政府的领导下参与结核病防治工作。通过各部门、各行业的合作,为预防和控制结核病在当地的流行提供政策、物力、人力、财力方面的支持。例如促进教育部门出台相关文件,要求学校将预防结核病的知识纳入中小学的健康教育课程,对中小学生进行预防肺结核相关知识的教育;促进广电部门出台政策,免费或者减少费用为结核病防治方面的公益广告提供播出条件,还可以增加结核病防治方面的新闻报道和知识性节目;农业部门可以在农民工培训中增加结核病防治知识;促进交通、铁路部门可以出台相关政策或文件,要求在车站、码头以及列车上宣传预防肺结核的知识;促进文化、宣传部门将结核病防治方面的信息传播与文化、宣传部门的工作有机结合起来;促进工会、妇联等社团组织在职工和妇女人群中加大结核病防治知识的宣传,并积极配合和参与结核病防治专业机构所组织的社会活动。

2. 改善结核病防治服务　通过政府和卫生行政部门的努力,可以在国家统一政策的指导下根据当地实际情况努力改善结核病防治方面的卫生服务,例如在实行国家有关肺结核免费诊治的政策之外,根据当地条件适当提高结核病患者的相关医疗费用报销比例;加大对综合医院内科医生结核病防治知识的培训力度;出台对乡村医生转诊、随访肺结核病人的费用补贴和奖励政策;补充、完善结核病定点医院的诊断、治疗设备,增加病床数,改善门诊和病房条件等。

3. 增加对结核病防控方面的健康教育投入 开展结核病防治健康教育，提高公众对结核病的认知和预防意识，促进有可疑症状的人主动到专业机构检查，努力提高肺结核早期发现率。还可通过健康教育，促进结核病患者遵医嘱、正规治疗、保证效果，提高治愈率，避免出现耐药。我国的肺结核患者主要在农村地区，而农村地区的人口文化水平较低，接受和理解健康信息比较困难；农村人口居住相对分散，交通不够方便，所以在开展健康教育活动方面存在着诸多困难，需要有更大的投入才能满足群众和患者的需要，才能适应结核病防治工作的需要。因此，需要加大对健康教育工作的人力、财力、技术的投入。

（二）健康教育的主要目标人群

1. 公众 公众是最广大的健康教育目标人群，也是健康教育最大工作量之所在。公众中的每个个体都是健康教育的对象，都需要获得结核病防治信息。结核病人都是从公众中产生的，做好公众的结核病知识教育和行为干预，就能有效减少新发结核病人。但是，公众是个庞大的人群称谓，实际工作中可将其分为具有不同特征的群体，如城市社区居民、农村居民、在校学生、建筑工人、企业员工等。在不同的公众人群中开展健康教育需要有不同的方式和具有针对性的健康教育内容。

2. 结核病患者 结核病患者需要了解更多的有关结核病的知识、政策，特别是遵医嘱坚持完成全程治疗、应对治疗过程中药物的副作用等方面，他们需要更具有针对性的一对一的健康教育。他们的信息需求最大，需要更多的行为指导，也需要更多的心理抚慰，因此他们是健康教育工作的重点人群。

3. 结核病患者家属 结核病患者的家属本身既是结核病的密切接触者，又承担着照顾患者、监督患者服药治疗的任务，他（她）们也需要接受有关结核病的知识、政策、治疗程序、检查要求、复查时间、药物副作用等方面的信息。患者家属懂得了相关知识，才能一方面促进患者的治疗、关注患者的营养和休息、理解患者的心情，同时也懂得自己应该如何防护，不被传染。因此，患者家属也是一个不可忽视的重点人群。

4. 医务人员 医务人员是首先接诊患者或者是有症状的可疑肺结核患者的人，由于分科的不同，医务人员中有很多人对肺结核还不是很有警惕，稍一疏忽就有可能漏诊。另外，如何预防职业暴露，应该如何转诊肺结核病人等等，都需要他（她）们掌握相关知识、相关政策和规定。对一般普通内科和相关科室医务人员的健康教育也是不可缺少的。

5. 政府领导 政府领导人是一个地区的政策制定者，也是当地群众所信任的领袖人物。针对政府领导的健康教育活动是创建社会相关部门共同努力做好结核病防控工作的关键。只有政府领导给予结核病防控工作以足够的重视，并给予实质性的支持，当地结核病防控工作才能取得明显成效。当政府领导能够在结核病防控方面有了实际行动时，支持性政策会出台，多部门协作的局面也会出现，财力、物力的缺乏也会得到一定缓解。因此，针对政府领导的健康教育活动也是一个重要的方面。

（三）结核病防控健康教育信息

1. 公众健康教育可选信息

• 肺结核是一种严重危害人们健康的慢性呼吸道传染病。

• 肺结核主要通过患者咳嗽、打喷嚏或大声说话时向空气中排出的飞沫传播给他人。

- 肺结核的主要症状时咳嗽、咳痰，甚或咯血，痰中带血丝。
- 咳嗽、咳痰超过两个星期不好，或痰中带血丝，就应警惕是否是得了肺结核。
- 怀疑得了肺结核，就应尽早到县（区）级结核病防治专业机构检查。
- 在县（区）级结核病防治专业机构检查和治疗肺结核可享受国家免费政策。
- 在县（区）级结核病防治专业机构可以免费做痰涂片检查和拍胸部X光片检查，这两项检查可以确诊是否是得了肺结核。
- 预防肺结核的措施包括：勤洗手，居住环境经常通风，不随地吐痰，咳嗽、打喷嚏时遮掩口鼻并避免面对他人咳嗽喷嚏。
- 应该关心肺结核病人，而不应该歧视他们。

2. 患者和患者家属健康教育可选信息
- 得了肺结核不可怕，只要坚持正规治疗，绝大多数肺结核患者是可以治愈的。
- 坚持完成6～8个月的规范治疗是治愈肺结核的关键，中间绝对不能停药或者间断服药，或者自行减量。
- 经过2～3周规范治疗后，绝大部分肺结核患者就没有了传染性。
- 患者自己要能够记住按时取药，定期复查，家属也应该帮助督促或替患者取药。
- 患者在服药期间如果出现身体不适要及时找专业机构的医生反映，由医生决定如何处置，切勿擅自停药。
- 不规范服药或擅自停药极易使身体里的结核菌出现对治疗药物的耐受，出现耐药是非常严重的问题，肺结核将难以治愈，严重的可危及生命。
- 所谓耐多药结核病是指两种最为有效的抗结核药物异烟肼和利福平在某些结核病患者身上已经不能取得好的治疗效果，甚至其他的抗结核药物也没有好的效果，这些药物已经不能有效杀死患者体内的结核菌。
- 注意居住环境的通风，不随地吐痰，咳嗽、打喷嚏时要避开他人。
- 痰涂片检查结果是阳性的患者要避免去人群密集的场所，出门要戴口罩。

3. 耐多药结核病患者及家属健康教育可选信息

除了上面给普通肺结核患者的健康教育内容外，还应增加以下内容：

- 与普通肺结核患者相比较，耐多药肺结核患者的治疗周期长、治疗费用高、治疗效果差、不良反应大、传播周期长。普通肺结核病人需要6～8个月的治疗时间，而耐多药肺结核病人则需要18～24个月（2年）的治疗时间；初步估算，耐多药肺结核诊治费用是普通肺结核的50～100倍。
- 耐多药结核病病情严重，不坚持规范治疗可引发广泛耐药，将几乎无药可治。
- 耐多药肺结核病人的治疗时间更长，所以传染给其他人的机会也更多，而且那些被传染的人得的也是耐多药肺结核。因此，与普通肺结核相比，耐多药肺结核的危害要大得多。
- 耐多药结核病治疗时间一般为一年半到两年，坚持完成疗程多数患者可以治愈。
- 服药期间如果出现不适应及时就诊看医生。
- 耐多药结核病患者治疗期间要采取戴口罩、减少外出、房间通风、不随地吐痰、焚烧处理痰液等措施避免将结核病传染给他人。
- 耐多药结核病患者要在指定医疗机构进行住院治疗，出院后治疗期间要到指定机构定期复查。
- 做好个人防护，如锻炼身体提高自身抵抗力、提醒患者佩戴口罩、尽量让患者独居、多开窗通风。
- 督促患者按时服药和定期复查，坚持完成规范治疗。

4. 流动人口结核病患者健康教育可选信息

除了普通患者的内容以外，还应该增加以下内容：
- 流动人口可以在所在地的疾病预防控制中心（结核病防治所、结核病防治中心、结核病医院以及定点医院）享受免费诊断和治疗，肺结核诊治优惠政策不受户籍限制。
- 患者应尽量留在居住地完成全程治疗，如必须离开，应主动告知主管医生，并由医生为其办理转出手续，以便患者返乡后可以继续在家乡的医疗机构接受治疗和管理。

5. 医务人员健康教育可选信息
- 我国约有 5.5 亿人感染结核菌，有 450 万活动性肺结核病人。其中，传染性肺结核病人约有 150 万。全国约有 20 万耐多药肺结核病人，80% 的结核病患者在农村。
- 全国每年约有 13 万人死于肺结核，每年大约有 100 万新发的肺结核病人。
- 我国是世界上结核病负担第二严重的国家。
- 及时发现并彻底治愈肺结核患者是预防控制肺结核最有效的措施。
- 规范治疗肺结核患者是治愈患者、预防出现耐药结核病的关键。
- 发现肺结核病人或疑似肺结核病人必须在 24 小时内进行传染病报告，并及时转诊到结核病防治专业机构（《传染病防治法》第三十条）。
- 结核病防治专业机构为肺结核患者提供全程督导管理。
- 关心爱护结核病患者，热情为患者提供帮助和指导，不歧视结核病患者。

6. 政府领导健康教育可选信息
- 结核病是国家重点控制的传染病之一，应依据《传染病防治法》积极主动开展结核病防治工作，为结核病防治工作提供政策和领导支持。
- 防治结核病是全社会的共同责任。
- 肺结核在我国广泛流行，全国约有 5.5 亿人感染结核菌，有 450 万活动性肺结核病人。其中，传染性肺结核病人约有 150 万。全国约有 20 万耐多药肺结核病人，80% 的结核病患者在农村。全国每年约有 13 万人死于肺结核，每年大约有 100 万新发的肺结核病人。我国是世界上结核病负担第二严重的国家。
- 控制结核病在当地的流行对于一个地区的经济发展有着及其重要的意义。

（四）健康教育形式与方法

1. 个人访谈　健康教育人员或结核病防治工作人员针对某些重点对象如结核病患者进行面对面的访谈，深入了解目标对象的主要问题，听取目标对象的个人感受和诉求的表达，探究问题的关键，如继续坚持治疗的障碍等，并向目标对象传授相关的知识，帮助目标对象提高治愈结核病的信心，并指导目标对象应该怎样做。通过个人访谈能够深入了解目标对象的想法、认知、信念、意识、困难、行为及行为倾向等重要信息，并能够及时地、有针对性地提出帮助建议，是解决重点问题的健康教育方法。由于个人访谈需要时间和专业技术人员，较多地实施个人访谈有一定困难。

2. 小组访谈　小组访谈可以在集中的时间里了解收集较多的信息，也能够同时对多人进行信息传播，对他们的信念、价值观产生影响，并指导他们的行为。在结核病防治的健康教育活动中，为了了解目标对象的结核病知识掌握情况并向其传播相关知识，或者为了了解肺结核患者治疗过程中的感受和所遇到的困难等，或者为了了解患者遵医嘱服药情况和复查情况并提供相应指导等等，都可以采用小组访谈的形式。

3. 健康讲座与宣讲　由结核病防治专业人员或健康教育专业人员在一定数量的人群中开展有关结核病防治的健康讲座，是健康教育的重要活动形式之一。讲座或者现场宣讲主要是传授结核病防治知识，提高听众对结核病的关注程度，并促成其在出现肺结核早期症状时主动采取行动，到专业机构检查。宣讲活动可在某些特定的场地进行，如集市、工地、厂矿等。环境往往是开放的，听众较多。宣讲也是由专业人员主持，宣讲的作用与讲座相似。在针对大群体的目标受众时，往往因地制宜采用多种形式开展健康教育活动。

4. 健康咨询　在结核病定点医院和其他专业机构中开设健康咨询室，患者或家属在遇到有关肺结核的治疗、用药、副作用、检验等方面的问题或困扰时，到咨询室找专业人员咨询，由专业咨询人员回答其问题，并帮助求询者针对各自情况作出正确的选择。健康咨询是健康教育的一种特殊方式，需要咨询师既具有结核病的专业知识又要具有一定的心理学知识，并掌握咨询技巧，能够在面对求询者的提问时正确和恰当地作出回答，帮助求询者解决问题。

5. 利用大众媒体开展健康教育　广播、电视、报刊杂志是公众的主要信息渠道，利用当地所拥有的大众媒体资源开展结核病防控知识的传播、引导社会对结核病的关注、倡导社会为结核病防控提供支持并减少对肺结核病人的歧视等等，能够发挥非常重要的作用。大众媒体，特别是电视和广播以及现代的互联网络具有传播速度快、覆盖面广、信息量大的特点，在传播信息方面具有无可替代的优势，因此利用大众媒体开展结核病防控方面的信息传播是健康教育的主要渠道。

6. 制作与使用健康教育材料　各级结核病防控人员和健康教育人员都应在各自的工作层面制作和使用健康传播材料开展结核病防治方面的宣传和倡导。（相关内容参看第十章）

7. 健康教育文艺　在我国各地都有不同的地方文艺形式，将结核病防治知识、相关政策等信息纳入文艺形式之中，通过表演传播这些信息，能够取得较好的效果。例如东北的二人转、山东快书、京韵大鼓、广西山歌、湖南山歌等，还有许多各地都比较熟悉的文艺形式如快板、相声、三句半等等，都是可以利用来传播结核病信息的好形式。

8. 知识竞赛　通过书面和现场抢答等知识竞赛形式可以组织群众参与学习结核病防治知识，同时还可以通过电视转播等形式扩大受益范围，使更多的观众获得有关结核病防治方面的信息。

第六节　性病艾滋病防控的健康教育与健康促进

一、性病艾滋病的概述

（一）性病

性病是一组传染性疾病，过去指的是通过不洁性交传染，主要发生在外生殖器部位的炎症，如梅毒、淋病、软下疳和性病淋巴肉芽肿，也称为"花柳病"。1973年世界卫生组织常务理事会决定，采用性传播疾病（sexually transmitted diseases，简称STD）来取代过去的性病，这是指通过性行为或类似性行为传播的一组传染病。目前，国外列入性传播疾病的病种已达50多种，它包括乙、丙肝炎，疥疮、真菌性阴道炎、滴虫性阴道炎等。在我国列入监测的性病目前只有8种，包括：梅毒、淋病、软下疳、性病淋巴肉芽肿、艾滋病、非淋菌性尿道炎、尖锐湿疣和生殖器疱疹。

（二）艾滋病

艾滋病的全称是获得性免疫缺陷综合征（acquired immune deficiency syndrome，缩写为AIDS），简称艾滋病。从病因方面看，艾滋病是感染了艾滋病病毒（即人类免疫缺陷病毒，HIV）后获得的，不是先天就有的；从发病机理看，该病造成的是人体免疫缺陷，即免疫系统因受损伤而导致免疫系统的防护功能减低直至丧失。由于免疫功能的缺陷导致各个系统发生机会性感染、肿瘤等复杂的症候群。

艾滋病是一种危害大、病死率高的严重传染病。艾滋病病毒感染者一般经过7～10年的潜伏期，发展成为艾滋病病人，他们在发病前外表上与常人无异，可以没有任何症状地生活和工作多年，但能将病毒传染给他人。现在，已有的抗病毒药物和治疗方法，虽不能治愈艾滋病，但实施规范的抗病毒治疗可有效抑制病毒复制，降低传播危险，延缓发病，延长生命，提高生活质量。艾滋病通过性途径、血液途径和母婴途径传播，只要有效切断三个传播途径，艾滋病是完全可以预防的。

二、流行情况及其危害

（一）性病流行情况及其危害

性病既是人类最古老的疾病之一，也是世界上流行最广泛的传染病。近年来，性病在发达国家和发展中国家都在蔓延。据世界卫生组织估计，在15～49岁性活跃人群中，全球每年有3.4亿新发的梅毒、淋病、衣原体和滴虫感染病例发生，其中生殖道衣原体感染9198万，淋球菌感染6235万，梅毒2359万，滴虫感染1.73亿，每天约有100万人感染可治愈的性病。绝大多数新发病例发生在发展中国家。

性病在我国大陆曾在20世纪50年代中期迅速减少或消失，但是在20世纪70年代末，性病在我国重新出现，并迅速蔓延。2000年全国报告性病859 040例。由于各种原因，存在着大量的性病漏诊和漏报,所以实际上性病患者要比报告的数多得多。我国专家估计,实际性病数是报告数的5~10倍或以上。其流行特点是:20世纪90年代中期以前:由淋病和尖锐湿疣为主,90年代后期及2005年前变为非淋菌性尿道炎为主,淋病、尖锐湿疣、梅毒均并重流行,2006年以后变为梅毒为主,衣原体感染、尖锐湿疣、淋病并重流行。

性病对个人、家庭和社会都有极大的危害。对个人而言,性病不仅造成生殖系统的病变和损伤,严重的还会影响身心健康甚至危及生命。对家庭而言,由于性病极易在配偶之间传播,因此可能引起因性病导致夫妻不和,甚至离婚。性病还可能传给下一代,影响下一代的健康。对社会而言,性病的流行损害了患者的身心健康,影响劳动力,对社会经济的发展造成危害,对社会的安定也会带来不利影响。

(二)艾滋病流行情况及其危害

自美国1981年首次报告艾滋病以来,艾滋病已在全球广泛流行,据2012年联合国艾滋病规划署颁布艾滋病全球疫情报告显示,截止2011年年底,全球存活的艾滋病毒感染者和艾滋病病人估计为3400万人,14~59岁人群HIV感染率约为0.8%,2011年新发感染250万人,艾滋病相关死亡170万人。撒哈拉以南地区仍然是艾滋病疫情最为严重的地区,大约每20名成人中有1名感染HIV(4.9%),其次为加勒比海、东欧和中亚地区。与2001年相比,2011年全球新发艾滋病毒感染率下降20%。2011年全球共有33万儿童感染艾滋病毒。目前抗逆转录病毒治疗是最为有效的控制艾滋病的措施。在过去两年内,全球能够获得治疗的人数增加63%。全球艾滋病尽管取得了一些成就,但也存在一些挑战。许多国家存在艾滋病防治资金不足,效率不高的问题,因感染而受歧视的现象仍然普遍存在。世界上仍有680万感染者无法及时得到医治,防治形势依然严峻。我国艾滋病是全国平均低水平,局部地区高水平流行。

据卫生部和联合国艾滋病规划署、世界卫生组织联合对2011年中国艾滋病疫情进行的评估报告称,截至2011年年底,估计中国存活艾滋病病毒感染者和艾滋病病人(PLHIV)78万人(62~94万人),女性占28.6%;艾滋病(AIDS)病人15.4万人(14.6~16.2万人);全人群感染率为0.058%(0.046%~0.070%)。估计2011年当年新发艾滋病病毒(HIV)感染者4.8万人(4.1~5.4万人),2011年艾滋病相关死亡2.8万人(2.5~3.1万人)。在78万PLHIV中,经异性传播占46.5%,经同性传播占17.4%;经注射吸毒传播占28.4%,其中,云南、新疆、广西、广东、四川和贵州6个省(自治区)注射吸毒传播PLHIV估计数之和,占全国该人群估计数的87.2%;经既往有偿采供血、输血或使用血制品传播占6.6%,其中,河南、安徽、湖北和山西4省的估计数之和,占全国该人群PLHIV估计数的92.7%;经母婴传播占1.1%。

目前,我国的艾滋病病毒总体感染率维持在低水平。估计为全人口的0.058%。另据我国原卫生部的通报,截止2012年10月底,中国累计报告艾滋病病毒感染者和病人492 191例,存活者为383 285例。我国艾滋病流行有三个特点:一是性传播为主要传播途径,2012年1—10月新发感染者中性传播所占比例为84.9%,其中男男性传播所占比例为21.1%。二是局部地区和特定人群疫情严重,全国累计报告感染者和病人,超过1000的有93个县(区),超过5000的县(区)有5个,疫情严重的有9个省(区)。累积报告感染者和病人占全国的79.9%。15～24岁青少年和50岁以上老人感染数逐年上升。三是感染者陆续进入发病期，艾滋病死亡人数增加。

由于艾滋病没有疫苗也没有药物可以预防，加上感染的大部分是中青年人，因此艾滋病对人类的健康造成巨大的威胁，对社会经济的发展也产生明显的制约。据估计，全世界每年为防治艾滋病付出的代价是5000亿美元；我国一个艾滋病人的医疗费用和直接经济损失是6万～9万元，是人均总产值的20～39倍。此外，艾滋病还会给家庭、社会带来道德、法律等方面的问题。

三、性病艾滋病的传播途径

（一）性病的传播途径

性病的传染源是性病病人和含有病原体的血液、分泌物等，其传播途径有：

1. 性行为传染　95%以上的性病病人是通过阴道性交、口交、肛交等性行为而染病的。

2. 非性行为接触传染，其形式有：

（1）间接接触传染：如接触被患者血液、分泌物等污染的内裤、被褥、衣服、浴池、便器等有可能被传染。

（2）血液传染：输入被污染的血液或液制品，如输入梅毒病人的血液可以发生血源性感染。

（3）胎盘传染：孕妇患病期间，病原体可通过胎盘传给胎儿，如梅毒患者可娩出先天梅毒的新生儿。

（4）产道传染：分娩时，病原体可通过胎盘传给胎儿，如感染了淋球菌的产妇可致新生儿淋菌性眼炎。

（5）医源性感染：有些病原体还可能通过不规范的医疗行为造成病人之间的传播或医务人员自身的感染。

（6）其他途径感染：如器官移植、人工授精以及纹身等也可能传播性病。

（二）艾滋病传播途径

由于艾滋病病毒（HIV）存在人体的血液、淋巴液、精液、阴道分泌物、乳汁、唾液、泪液、尿液等中，但在唾液、泪液、尿液里病毒的数量相对较少，不足以造成对他人的感染，因此，艾滋病的传播途径主要是经性、经血和母婴垂直传播。而一般的日常生活和工作接触，如握手、拥抱、共用电话、餐具、卧具、马桶、游泳池和公共浴池等不会传播艾滋病，蚊虫叮咬也不会传播艾滋病。

1. 经性传播　性交包括肛交、口交是世界范围内传播艾滋病的主要途径，艾滋病感染者同他人进行没有保护措施（如没有使用安全套）的性交可能感染对方，此外，性病病人更容易感染艾滋病。

2. 经血传播　使用未经检测的血及血制品，与他人共用注射器、剃须刀、牙刷、纹身、纹眉以及穿耳等可能引起出血的器械，尤其是共用针具吸毒是我国艾滋病传播的重要途径。

3. 母婴传播　感染了艾滋病病毒的孕妇，如果没有采取特殊的抗病毒措施，有15%～40%的可能通过宫内、分娩、哺乳等把病毒传给胎儿和婴儿。自我国开展预防艾滋病母婴传播工作的十年来，艾滋病母婴传播率从34.8%下降至7.4%，避免了约3400名儿童感染艾滋病。

四、干预策略

（一）性病的干预策略

1. 利用各种媒介向大众宣传各种性病的传播途径和有效的预防措施，如洁身自好，遵守性道德，提倡安全性行为，推广使用安全套等。

2. 利用咨询等手段向有高危行为的人普及性病的可疑症状，使有高危行为人和怀疑自己感染了性病的人能尽早到正规的医疗机构彻底治疗；医疗机构的医务人员对就诊的患者进行规范治疗的同时提供咨询和性伴通知。咨询对改变性病病人的不安全性行为十分重要。对性病病人的咨询要注意，这不是单纯地回答病人的问题，而是在尊重、保密、不评判和自我决策原则下开展的咨询服务。虽然咨询的形式有电话咨询、书信咨询等多种形式，但用的较多的是面对面的咨询。对性病病人的咨询要点是提供相关的防治知识，促进性病病人正确使用安全套，提高治疗的依从性。性病病人门诊咨询的地方要求有：有单独的、隐秘的、安静的空间，有合适的桌子、椅子以及照明条件；有必备的健康教育资料，如小册子、录像带等；有可以演示安全套使用的模型，介绍正确使用安全套的挂图；有开展性病诊疗服务、转诊服务以及社区支持网络的信息；咨询专用的病历以及登记表等。

3. 宣传并推动性病患者接受正规的、有资质的医疗机构的治疗。由于性病可能涉及个人隐私，因此有些人选择了没有诊疗性病资质的个体诊所，甚至是"电线杆医生"，诊治，结果不但治不好病，还可能引起性病在配偶或其他性伴间传播。正确就医也是健康教育的重要内容。

4. 做好性伴通知。为了了解性伴感染情况，要通知在性病门诊就诊病人的所有性伴都要同时得到检查，检查结果，如果已经感染要同时治疗；如果没有感染，要加强防护措施。这就是"性伴通知"。性伴通知有两种方法，其一是让病人通知他所有的性伴来接受检查和治疗。其二是请医务人员去通知病人的性伴，当然这里的医务人员并非是医生本人，可以是护士或其他受过专门训练的社会工作者。性伴通知必须做到为病人保密、对病人不歧视，同时要为其性伴提供诊疗服务。当然，性伴通知必须是病人自愿。同时，动员医务人员对早期性病病人进行彻底治疗的基础上，加强随访，有复发倾向时，及时重新治疗，减少伤残。

5. 大力开展外展服务。性病专科医生要利用各种方法深入到性病人群比较集中的场所，接近高危人群，为他们提供方便且有效的诊疗服务。其形式可以有两种：一种形式是医务人员走出医院到高危人群集中的场所服务宣传性病艾滋病防治知识，引导正确的求医行为。第二种是在高危人群集中的场所周围开设健康门诊，提供性病病人的诊疗服务。

（二）艾滋病的干预策略

1. 干预人群的分类

（1）高危人群：暗娼、嫖客、吸毒者、性病病人、同性恋者、艾滋病感染者及艾滋病病人等。

（2）脆弱人群：高危人群的配偶和性伴、流动人群、青少年等。

(3) 一般人群：普通大众。

2. 干预所用的方法

(1) 大力宣传相关知识、提倡安全性行为。安全性行为是指不会带来任何不利于健康的性行为，如禁欲、没有体液交换的性行为；拥抱、爱抚；个人单独的性活动；性自慰；固定的没有感染的两个人之间发生性关系，避免与不了解的人发生性关系，坚持正确使用安全套等。

同时，指导正确使用安全套的方法：第一步查看有效期，选择型号适合的安全套；第二步将安全套轻轻地推向一边，小心撕开包装，不要用牙咬或剪刀剪，防止指甲划破安全套；第三步检查安全套的正反面，捏住安全套顶端，挤出空气；第四步在阴茎勃起后，右手捏住安全套的顶端，左手将包皮轻轻向后拉，自上而下将安全套展开，套到阴茎的根部；第五步是射精后在阴茎没有疲软前缓缓退出，注意把住安全套开口处，避免精液溢出；将用过的安全套打结，如果不方便打结，也可以直接用卫生纸包好，丢到垃圾桶中，洗手。在宣传使用安全套时要告诉使用安全套的注意事项和细节，如查看有效期的方法，识别伪劣产品的方法，正确选择安全套的大小的方法，以及正确使用润滑剂的方法，不可使用按摩油、雪花膏、食用油、外用酒精以及唾液等作为润滑剂等。

(2) 在高危场所推广100%安全套使用。100%使用安全套是指每一次发生商业性行为时，要100%使用安全套。许多国家的经验都证明这种方法能够显著降低在高危场所性工作者性病艾滋病的感染率。这里的高危场所包括各种酒吧、娱乐场所、路边店、发廊以及男性同性恋者经常活动的会馆、泳池等。

推广100%使用安全套的策略，一是推动多部门合作，推动政府相关部门（卫生、公安等）、非政府组织（妇联、计生、工会等）以及社会市场营销部门的合作，各自明确自己的责任和义务，不同部门间既分工又合作，共同为提高高危人群安全套使用率而努力；二是指导高危人群正确使用安全套，并学会合理拒绝在没有使用安全套的情况下发生性关系；三是把直接或间接提供性服务的场所纳入管理，要求这些场所的业主正式同意支持使用安全套的政策，参加相关的培训，确保场所内提供安全套（包括润滑剂）的质量，在场所内放置或张贴100%安全套使用的宣传材料及安全套；四是建设便捷的安全套营销系统，包括在公共场所放置安全套销售机等；五是对不依从100%安全套使用项目的嫖客、业主或管理者采取处罚措施。

(3) 推广美沙酮维持治疗和清洁针具交换。对吸毒者提供戒毒治疗，帮助他们戒断毒品，重返社会是减少吸毒人群艾滋病感染率的重要措施。然而由于毒品的成瘾性，戒毒后的复吸率非常高使得戒毒工作十分困难。为此，不少地方针对静脉吸毒者的行为开展美沙酮维持治疗和清洁针具交换。

美沙酮维持治疗：美沙酮是一种麻醉药品。它具有可有效地抑制阿片类药物的戒断症状，一次大剂量口服后，药效可维持24～36小时，同时具有安全、可口服的优点。因此，国际上通常把它作为非法麻醉药品的替代治疗药物。在一定场所固定为吸毒者提供美沙酮口服，以替代静脉吸毒，减少感染的危险。

清洁针具交换：由于静脉吸毒行为非常难改变，为了减少因共用针具而造成艾滋病的流行，世界上有不少国家通过为吸毒者提供质量可靠的一次性注射器和注射器消毒剂，回收被污染的注射器，同时对吸毒者进行安全注射教育；或通过社会营销的方法，向吸毒者销售质量可靠的注射器，同时传播有关预防艾滋病的知识。

(4) 推动艾滋病自愿咨询检测。艾滋病自愿咨询检测（voluntary counseling & testing, VCT）是指人们在经过咨询后能够使他们对于艾滋病检测做出明智的选择的过程。也就是说这种检测是求询者自己的选择，整个过程是保密的。这种咨询检测应在可以为艾滋病可疑感染者或感染者提供关怀的地点，在进行 HIV 检测或向被检者提供结果的地方进行。在艾滋病高发的地区应考虑在艾滋病防治专业机构、性病门诊、妇幼保健院等地设立。这样有助于鼓励有危险行为的人进行自愿的而不是强制的检测，并在检测前后为受检者提供相应的支持和转诊服务，不仅可以发现、治疗和预防感染，而且可为受检者（特别是感染者）提供心理支持，因此许多国家都把该项活动作为开展干预和对感染者关怀的切入点。

(5) 同伴教育。同伴教育（peer education），这是指具有相同背景、共同经历、相似年龄、相似生理状况或由于某些原因使具有共同语言的人在一起分享信息。它是利用青年人的趋众倾向，利用同伴压力的积极因素对青年人进行教育的方式。同伴教育通常首先对有影响力和号召力的青年（同伴教育者）进行有目的的培训，使其掌握一定的知识和技巧，然后再由他们向周围的青年传播知识和技巧，甚至向更广泛的范围传播，以达到教育的目的。同伴教育提供了一种伙伴内部相互之间敏感信息的传播途径，它的优势是以社区为基础、易被目标人群所接受，且经济实用。

同伴教育的常规活动包括：模块一：提高对性病、艾滋病认识的活动：指导非正式小组讨论；组织和指导正式小组讨论；组织教育会议；教给同伴有关生殖卫生、性病艾滋病检测及治疗知识；举办经常性聚会；参与世界艾滋病日及其他公共活动；发放教材，展览海报及其他资料；放映电影或录像带；戏剧表演；其他活动。模块二：鼓励和支持行为改变的活动：一对一的同伴交流；教同伴如何进行个人危险行为评估；提供个人咨询；教给同伴如何采取安全性行为（包括安全套的使用）；建议同伴进行艾滋病病毒检测。模块三：鼓励和支持行为改变的活动：发放免费避孕套；出售避孕套；进行避孕套操作示范；讲授避孕套的使用方法（包括：购买、储存、打开、使用、丢弃）。模块四：关心/支持艾滋病患者相关活动：支持艾滋病病毒感染者和艾滋病患者；给同伴讲解家庭保健常识；走访医院或艾滋病患者家庭。模块五：其他活动：对卫生保健服务提供参考意见。

在选择同伴教育者时，应注意选择：与同伴交流时，条理清晰，具有感召力；具有良好的人际关系技巧，包括倾听的技巧；具备与目标人群相似的社会文化背景（如年龄、性别及社会地位）；能成为目标人群中的一员；为目标人群所接受并尊敬；具备领导才能；应是"安全性行为"的倡导者；能持客观态度；应充满信心；对控制性病、艾滋病这一目标具有强烈的社会责任感；能关心、同情与尊重艾滋病病毒感染者与艾滋病患者；通过培训时的基础知识考核和实践考核；应有时间和精力投入该项工作；应能在各种情况下开展工作等。同时组织者应为同伴教育者提供经常性聚会；为同伴教育者提供额外教材；为同伴教育者颁发证书、徽章、T恤、书包或帽子，从而证明他们是受过培训的同伴教育者，借此对其为项目所做的贡献表示感谢；向同伴教育者提供传播材料和安全套；向同伴教育者提供解答一般问题的性病、艾滋病手册；向同伴教育者提供可分送给其同伴的有益的参考书；为同伴教育者创造一个给新的同伴教育者传授经验并充当其顾问的机会等。对同伴教育者的指导包括一对一的观察，或与同伴教育者聚会以回答他们的问题，并观察其工作过程；通过小组讨论解决共同的问题；观察同伴教育者的行动；评价同伴教育者，并将结果反馈给他们；对他们每月一次的书面或口头汇报做出回应等。

（6）"意见领袖"干预方法。一项在美国同性恋酒吧开展的干预活动发现，依靠可信赖的"大众意见领袖"（public opinion leader）的影响力，可以改变他们社区的社会规范，向其社会网络成员传递预防和控制艾滋病的信息，鼓励网络成员减少可能感染性病、艾滋病的危险行为。这种方法特别适用于预防和控制性病艾滋病这样可能涉及人们隐私的疾病。

应用此方法，在开始实施前，要先确定目标人群的社会网络，同时争取社区的支持，尤其是争取社区重要"意见领袖"的支持和合作。主要实施过程是培训"意见领袖"，使他们能够利用自身的威望、知识和模范的行为去影响他们周围的人，保护其他人免受艾滋病病毒的感染。这样的培训一般有四次左右，随后还要在间隔一段时间后进行重聚会。对大众意见领袖培训的主要目的是鼓励他们的积极参与，让他们掌握相关的信息，然后请他们去各自的网络人群中传递相关的信息，并以自己的行为影响他人行为的养成或纠正不健康的行为。无论是四次培训还是重聚会都为了实现干预的目的，每次培训之间是有机联系，互相不可分割的，步步深入。重聚会的作用是巩固目标人群已经形成的良好行为，解决在干预过程中出现的问题。

3. 营造不歧视的社会氛围

由于群众艾滋病防治知识的缺乏，我国目前依然存在对艾滋病感染者的歧视现象，这种情况不利于艾滋病的预防与控制。因此，要在群众中宣传艾滋病防治条例，特别要宣传哪些途径不会传播艾滋病，以减少歧视。还应宣传艾滋病感染者和患者都有获得相关的信息、接受教育、接受医疗救助的权利。

第七节　预防伤害的健康教育与健康促进

一、伤害的概述

凡是因为能量（机械能、热能、化学能等）的传递或干扰超过人体的耐受性造成组织损伤，或由于窒息导致缺氧，影响了正常活动，需要医治或看护，称之为伤害（injury）。过去人们习惯称为"意外"，现在对伤害一词内涵的理解有了很大的改变。所谓意外是指突然发生的偶然事件，是意想不到的、无法规避的事情，意外不一定造成伤害。意外的另一种含义是指在生产或工作过程中，因违规或疏忽发生了灾祸或造成损失，称之为事故。此外，有预谋的蓄意暴力（谋杀、自杀、斗殴和虐待等）是一种伤害但不是意外。伤害包括躯体伤害、精神伤害和经济损失三个部分。伤害可以发生在家庭、学校和托幼机构、道路、游艺场和游戏厅等场所，也就是说，凡是人们活动的地方都有可能发生伤害，任何时间、任何地方都有伤害的危险因素，只要稍不注意，就可以发生伤害。但是，伤害和其他疾病一样，是可以被认识、预知和控制的。

二、流行情况及其危害

随着经济发展，机械化程度提高，生活节奏加快，伤害对我国民众健康和安全的威胁越来越大。20世纪90年代以来，我国伤害死亡率为65/10万上下，每年大约有7000万人发生一次及以上的伤害，其中死亡80万人，200万人遗留不同程度的功能障碍，90万人终生残疾。伤害已成为我国居民的第五位死亡原因，是1～44岁年龄段的首位死因。伤害的潜在寿命损失（YPLL）占死亡总数的24%。据世界银行估计，到2030年，我国每年将有250万人因伤害而死亡。伤害已经成为非常严重的公共卫生问题，带来巨大的社会负担。

三、伤害的类型及其发生的原因

目前对伤害的分类有按外部原因分类，有按受伤场所分类，还有按人群分类的。1992年，美国学者在《伤害流行病》一书中提出，应该将"意外"正名为伤害。《国际疾病分类》（international classification of disease，ICD-10）在"损伤与中毒"一项中，明确区分了非故意伤害和故意伤害两大类。其中故意伤害（intentional injuries）指有目的有计划地自害或加害他人所造成的伤害，有人主张将之称为暴力（violence）。故意伤害包括自杀或自害，他杀或加害，虐待，疏忽、斗殴、行凶、遗弃，与酒精和毒品消耗相关的伤害，暴力性的加害以及战争。

非故意伤害（unintentional injuries）是指无目的（无意）造成的伤害。它包括交通伤害，中毒，坠落/跌倒，医疗事故，失火和烧伤/烫伤，溺水和窒息，运动与消闲伤害，产品（消费品）伤害，职业伤害，其他（包括碰撞、打击伤、割/刺伤、火器伤、训练伤、爆炸伤、气压伤等）。

以下是比较常见的伤害及其危险因素：

（一）各类交通事故

交通事故可发生在陆地的道路、水面或空中飞行时。其主要的危险因素：一是人们对交通规则不遵守，没有自我保护意识，在乘车时不系安全带，不戴安全帽，开快车等。研究表明行人、骑自行车、摩托车以及电动自行车受到保护最少，按出行公里数计算，发生道路伤害的可能性更大；二是道路的路况问题，尤其是不发达国家的路况普遍不好，因此，发达国家交通事故死亡率在下降，而发展中国家却在上升。

（二）烧烫伤

此类伤害包括火、热水、热物体、化学物品腐蚀等。因吸烟等引起的火灾每年都有发生。由于人们缺乏自救能力，不知如何逃生，因此被烧伤或烟雾窒息的情况经常造成人们的丧生和财产损失。

（三）溺水

每年的溺水事件不仅发生在河、湖、井、沟、海边，而且可能发生在家中的水缸，甚至脸盆，尤其是不熟悉水性的儿童更容易受到伤害。

（四）各种中毒

引起中毒的原因有：儿童误服成人使用的避孕药、家庭常用的消毒剂、清洁剂，还有一些人因进食被人为污染或投毒的食品而发生中毒。

（五）动物咬伤或抓伤

有些家庭饲养宠物，在宠物患病时常对人，尤其是对儿童突发攻击，有些人在被狂犬咬伤后没有及时注射狂犬疫苗，结果致命；还有些人在外出郊游时或在山上劳动时被毒蛇咬伤，由于伤口处理不及时，也会发生意外。

（六）跌落

这种意外常见的有行走时跌倒，多见于没有成年人照顾的幼童和老人。还有儿童顽皮从床上、桌上、树上、房顶等高处摔下来等。

（七）窒息

窒息常发生在婴幼儿，其原因有盖的被子太大、太重堵住孩子鼻子使之无法呼吸；吃东西卡在喉咙，逗孩子笑，一下呛着；吃饭时骂孩子，孩子一哭呛着等。

（八）机械外伤

这类伤害包括用小刀子拉破身体某部位，筷子或笔扎坏眼睛、耳朵、鼻孔等。其产生原因与平时的安全教育缺乏关系密切。

（九）虐待与忽视

这是我国家长最不理解、最不能接受的伤害。严重的虐待如体罚、打骂、性虐待，在社会上还有人理解，也容易预防。一般性的，如吃饭说孩子、天天唠叨孩子、拿孩子和别人孩子比、缺少陪伴与交流等对孩子的精神损伤和心理压力就不容易被家长认识，其实这也属于伤害。

四、干预措施

虽然，各国预防和控制伤害的重点各不相同，但都把它作为一个非常紧迫的问题加以重视。工业化国家的伤害预防与控制已经有半个世纪的经验。他们工作的重点是执法、监督和消除社会生活中发生伤害的一切可能。发展中国家伤害预防工作尚处于初期阶段，当务之急是消除对保障安全的障碍和阻力，使决策者和民众达成伤害是可以预防和必须控制的认识。并从临床、流行病学以及人类工程学等各方面、多层次地探讨各类伤害的预防和干预政策。目前，对伤害预防和控制的干预策略如下：

（一）通过宣传，动员多部门参与控制工作

近年来，越来越多的学者认识到，伤害的预防涉及范围广泛，没有任何一种单独的力量能够在降低伤害的发生率和死亡率方面获得成功。因此，要制定有效的防范体系必须有医学、教育、司法、交通、机械、建筑、劳动、新闻等多部门的参与，提高对伤害的认识和对引发伤害危险因素的识别能力。有效的做法是通过电视、广播、报刊、互联网等各种宣传教育途径，开展关于伤害预防的健康教育，提高儿童、青少年、家长、专业工作者以及全社会对各种伤害的预防和自我保护意识。

（二）宣传有关的法律和技术措施

实施行政和法规干预，利用法律的威力来消除和避免某些可能发生伤害的危险因素，以减少伤害的发生率和死亡率。同时，大力宣传各类伤害的自动报警措施，如"110"、"120"等的作用。宣传并推动有关部门加强建筑设施的安全管理和危房校舍的维修和改造；加强交通安全和动物管理工作；还要呼吁并推动伤害急救护理系统的建设，以减轻伤害所造成的不良后果。

（三）推动安全社区建设

经验证明，要控制伤害，不仅要政府重视，而且要社区参与。健康教育工作人员应大力推动创建安全社区。一些国家的做法是：制定"安全社区宣言"，宣言的主要内容包括：社区参加者（当地政府、社区制定政策）、社区低层人群（优先考虑易受伤害人群）、群众团体（工会、学术团体、宗教领袖）、安全产品（认真衡量产品的作用和危害）、教育者（教育部门在预防意外伤害中的责任和作用）、新闻媒介（开展对公众的教育、宣传保护安全和防止伤害的政策）等。

（四）营造良好的社会和家庭环境

健康教育工作者应当帮助大众提高对虐待、忽视的认识和预防。其实，任何一种虐待都会包括情感虐待，这里所说的对情感的虐待是指主要或全部进行的情感虐待。情感对儿童心理发育是极为重要的，应当把情感虐待与心理虐待加以区别。情感虐待是对儿童长期、持续、反复和不适当的情感反应，使儿童的经验和行为表达产生消极影响。心理虐待是对儿童持续、反复和不适当的行为反应，使儿童的基本精神能力发育，诸如智力、注意力、理解力和记忆力受到伤害或压抑。因此要动员家长、社会提高保护儿童的责任心、警觉感、紧迫感，把对儿童的呵护提高到科学的高度。

此外，还要关注家庭暴力，特别是对女性的暴力。

（五）指导大众学会自救措施

健康教育人员要采取各种方法指导群众，一旦发生伤害，如何做好第一现场的救助。如迅速止血，小夹板固定断肢；平卧位硬板运送伤员；溺水儿童要取腹位面向下排水并做人工呼吸；对中毒者立即催吐，脱离毒物环境，流通空气；腐蚀性损伤时，用清水冲洗患面；电烫伤、灼/烧伤时立即脱离损伤源；动物咬伤者清洁创面，注射解毒药和狂犬疫苗。与此同时，与急救中心、医院联系，报告意外发生中的具体情况，包括伤者的年龄、性别、受伤原因、程度、特殊的致伤物等，以便有充分准备进行有针对性的抢救。要正确转运，由事故发生地尽快送到最近的医院或急救中心，这是抢救成功与否的关键。为此，要在城乡建立良好的意外伤害监测、报告和抢救系统。

（管纪惠　田本淳）

第二十章 纠正成瘾行为的健康教育与健康促进

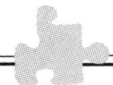

> **本章要点**
> 1. 常见成瘾行为的类型及其危害
> 2. 吸烟行为的干预策略,掌握世界卫生组织提出的六项策略（MPOWER）
> 3. 酗酒的干预策略和实施
> 4. 网瘾的干预策略和实施

吸烟（smoking）、酗酒（alcohol abuse）、吸毒（drug abuse）以及互联网（internet）使用等都会使人成瘾,因此,被称为成瘾行为（addiction behavior）。这类行为对人类的健康危害极大,但是,由于烟、酒以及毒品等瘾源使得有此行为的人产生欣快和满足,因此极易产生依赖性,并把瘾源——烟、酒和毒品看成生命活动不可缺少的部分。改变成瘾行为,提高人类的健康水平是健康教育和健康促进的一项重要工作。

第一节 吸烟行为干预

一、吸烟的现状及其危害

烟草使用是导致全球可预防死亡的首要死因。每年它导致全球近 600 万人死亡,并造成数千亿元的经济损失。如果当前的趋势继续下去,到 2030 年时,全世界每年因烟草导致的死亡将超过 800 万人,其中 80% 的过早死亡将发生在低收入和中等收入国家。烟草流行在 20 世纪已经导致 1 亿人死亡;在 21 世纪,将有可能导致 10 亿人死亡。世界卫生组织估计全球约有 1/3 的成年人,或者说有 11 亿人吸烟,其中有 2 亿是女性,到 2025 年,烟民的总数预计将达到 16 亿。

我国是世界上烟草生产量和消费量最高的国家,据 2010 年 8 月中国疾病预防控制中心发布的"全球成人烟草调查-中国部分"的调查结果显示,我国吸烟情况仍然严重,2002 年后的吸烟率、戒烟比例和二手烟暴露没有明显改善,现在吸烟者总数仍高达 3 亿,72.4% 的非吸烟者遭受二手烟的危害,戒烟率仅为 16.9%。公众对吸烟及二手烟危害健康相关知识的知晓率较低。多数人不清楚"低焦油等于低危害"是早已被科学证明了的错误观点,而医生、教师等高教育水平人群对吸烟危害的错误认识比例更高。

吸烟危害健康：科学证据表明，吸烟，包括主动吸烟和被动吸烟对公众健康有严重的危害。已知与烟草有关的疾病超过 25 种。烟草所致的急性危害包括：缺氧、心跳加快、气喘、阳痿、不孕症以及血清一氧化碳浓度增加；吸烟所致的长期健康危害，主要是引发疾病和死亡，包括心脏病发作、脑卒中、肺癌和其他癌症（喉、口腔、咽、食道、胰腺、膀胱、子宫颈、白血病）及慢性阻塞性肺部疾患（慢性支气管炎和肺气肿）；吸烟不仅危害吸烟者本人，而且还殃及其周围的人，那些被动吸烟者的健康同样受到损害。每年全球死于与烟草相关疾病的人数估计约为 500 万，或者说每天约有 1 万多人死于与吸烟相关的疾病。这些死亡者中有 100 万发生在发展中国家。据预测，由于全球烟草的泛滥，今后 25 年左右的时间里，每年因吸烟死亡的人数将增加到 1000 万，约有 25 000 万儿童青少年的生命受到威胁。

我国每天有超过 3000 人死于吸烟导致的相关疾病，相当于坠毁十架大型飞机。有一半的长期吸烟者是死于吸烟导致的相关疾病，这些死亡大部分是心脏病、慢性肺病及癌症。当有一个人死于吸烟相关疾病时，另 20 个人因吸入二手烟将忍受至少一种严重烟草相关疾病带来的痛苦。

研究证明，二手烟草烟雾中已知的化学物质超过七千种之多，其中至少有 250 种是有害物质，近 60 种致癌物。数十年来，上万个科学研究证明二手烟暴露对人群健康危害严重，能导致癌症、心血管疾病和呼吸系统疾病。使非吸烟者的冠心病风险增加 25%～30%，肺癌风险提高 20%～30%。由于二手烟雾包含多种能够迅速刺激和伤害呼吸道内膜的化合物，因此即使短暂的接触，也会导致上呼吸道损伤，激发哮喘频繁发作，增加血液黏稠度，伤害血管内膜，引起冠状动脉供血不足，增加心脏病发作的危险等。二手烟可以导致新生儿猝死综合征、中耳炎、低出生体重等。每年，由于接触二手烟，成千上万的非吸烟者死于心脏疾病和肺脏疾病，成千上万的儿童遭受呼吸道感染。二手烟暴露没有安全水平，卷烟也不存在安全的产品。在世界范围内，死于与吸烟相关疾病的人数将超过艾滋病、结核、难产、车祸、自杀、凶杀所导致的死亡人数的总和。

烟草影响经济：吸烟造成的经济损失也是触目惊心的。据世界卫生组织报道，每使用 1000 吨烟草，将造成 650 人丧生，损失 700 万美元，而且这个数字在不断上升。当然，由于烟草成本的低廉和社会不断增长的销售量，为烟草商带来巨额财富，也提供了诱人的利税。其实，吸烟导致的经济损失远大于其所创的利税。这些损失包括医疗费、因病缺勤与丧失工作的损失费、火灾、清理垃圾以及环境整治等。全球有 80% 的火灾是由吸烟引起的。我国大兴安岭森林火灾、哈尔滨天鹅饭店的特大火灾等都是由吸烟所致。

二、吸烟行为干预

对吸烟行为的干预，传统的健康教育措施包括：开展吸烟危害教育、制定相关的法规、评选无烟单位、无烟草广告城市以及在学校开展控烟教育等。其中吸烟危害健康教育主要集中在每年的 5 月 31 日世界无烟日前后，各地都会组织大型的街头宣传活动，营造反对吸烟的氛围。通过发放宣传材料、咨询、文艺演出等多种形式宣传吸烟的危害和戒烟的好处。还组织学生在"拒吸第一支烟，做不吸烟新一代"的口号下签名，在墙上作画，出小板报等，以坚定学生长大了不吸烟的信念，减少新烟民的出现。

宣传的重点内容包括：①吸烟对健康的危害：从烟雾中分离出有害成分达 4000 余种，其中主要有毒物质是尼古丁、烟焦油和一氧化碳。其中，一支香烟所含的尼古丁可毒死一只小白鼠，20 支香烟的尼古丁可毒死一头牛，人的致死量是 50～70 毫克，相当于 20～25 支香烟的尼古丁含量。尼古丁的成瘾性极强，和可卡因在一定程度上是非常相似的毒品。烟焦油中有多种致癌性多环芳烃（最主要的是苯并芘）和有促癌作用的酚类化合物。一氧化碳减少了氧与血红蛋白的亲和力，降低甚至丧失血液送氧的能力，使心肌供血不足。一氧化碳对慢性支气管炎和肺气肿的发生和发展影响很大。②吸烟对个人、对家庭、对国家带来的经济损失。③被动吸烟（不吸烟者每日被动吸烟 15 分钟以上称作被动吸烟）对健康有害，它可导致机体抗病能力下降，增加肺癌、支气管炎、心脏病的发生，尤其是妇女和儿童。被动吸烟还会影响婴幼儿的智力。

为了减少烟草危害，世界卫生大会 1996 年 5 月提议进行《烟草控制框架公约》（Framework Convention on Tobacco Control，FCTC）的谈判。1999 年 5 月，第 52 届世界卫生大会决定启动公约的谈判，并确定在 2003 年 5 月完成。2000 年 10 月，公约的政府间谈判正式开始，并于 2003 年 3 月通过公约最后文本。2003 年 5 月，在日内瓦召开的第 56 届世界卫生大会上，世界卫生组织 192 个成员国一致通过了第一个限制烟草的全球性公约——《烟草控制框架公约》，为在全球控制烟草危害、共同维护人类健康提供了法律框架。2003 年 11 月，中国成为该公约的第 77 个签约国。2005 年 8 月，全国人大常委会表决批准了该公约，并于 2006 年 1 月生效。

根据《烟草控制框架公约》，世界卫生组织提出了全球综合控烟措施（MPOWER）。这六项措施是：①监测烟草使用，评估烟草预防政策的效果；②保护人们不接触二手烟。③帮助每个烟草使用者戒烟。④通过以下措施，警告和有效地教育每个人烟草使用的危险：有力的图片、图画式健康警告；以及有力的、持续的大众媒体公众教育宣传；⑤制定并执行全面禁令，禁止烟草广告、促销和赞助以及使用误导性的词语，如"淡味"或"低焦油"；⑥通过提高烟草税，提高所有烟草制品的价格。控制吸烟的方法很多，但是，通常认为单独使用某种方法，效果并不理想，而综合应用各种干预方法被认为是最有效的。六项措施的具体内容包括：

（一）监测烟草使用和预防政策

监测资料有助于确保把资源分配到最需要的地方，最有效地降低烟草使用及其致命后果。监测数据可为倡导采取有力的政策提供强有力的证据。监测系统可以跟踪烟草使用及其致命后果，现有政策干预及其有效性，以及烟草行业营销、促销和游说。同时能确保相关信息的及时传播、理解和用于推动降低烟草使用的决策。为此这些年我国各级疾病预防控制机构、健康教育机构都连续开展了与烟草相关的监测。

（二）创建无烟环境

2011 年 3 月第十一届全国人大四次会议通过的《中华人民共和国国民经济和社会发展第十二个五年规划纲要》明确提出"全面推行公共场所禁烟"。控烟首次被列入中国的经济和社会发展五年规划。为贯彻执行国务院颁发的《公共场所卫生管理条例》，原卫生部于 2011 年 3 月 10 日发布的《公共场所卫生管理条例实施细则》规定："室内公共场所禁止吸

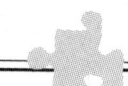

烟。公共场所经营者应当设置醒目的禁止吸烟警语和标志。室外公共场所设置的吸烟区不得位于行人必经的通道上。公共场所不得设置自动售烟机。公共场所经营者应当开展吸烟危害健康的宣传，并配备专（兼）职人员对吸烟者进行劝阻。"以上规定自2011年5月1日起施行。全国县级以上人民政府卫生行政部门将依法对公共场所卫生进行监督管理，禁止室内公共场所吸烟。

为带头做好控烟履约工作，原卫生部、国家中医药管理局、总后勤部卫生部和武警部队后勤部于2009年5月联合印发《关于2011年起全国医疗卫生系统全面禁烟的决定》，要求各地、各单位按照卫生部和全国爱卫办联合印发的《无烟医疗卫生机构标准（试行）》，积极开展卫生行政部门和医疗卫生机构全面禁烟工作。确保2011年实现卫生行政部门和医疗卫生机构全面禁烟目标。

此外，许多地区的教育系统也在创建无烟学校，或开展以"控烟为切入点创建健康促进学校"活动，这些都是健康教育人员开展控烟工作的有力抓手。

（三）戒烟及治疗

1. 药物治疗　世界卫生组织已将烟草依赖作为一种疾病列入国际疾病分类（ICD-10，F17.2），确认烟草是目前人类健康的最大威胁。烟草依赖，又称尼古丁依赖，特点为无法克制的尼古丁觅求冲动以及强迫性地、连续地使用尼古丁，以体验其带来的欣快感和愉悦感，并避免可能产生的戒断症状。吸烟成瘾的实质是尼古丁依赖。

与依赖任何成瘾性药物的人一样，大多数烟草使用者难以自己戒烟，所以必须帮助和支持他们战胜烟草依赖。为此需要将戒烟纳入基础的卫生保健，如在医疗机构开设戒烟门诊，开通戒烟咨询热线，提供药物治疗和心理治疗。医务人员的帮助可以提高戒烟的成功率。研究显示，没有接受治疗的吸烟者每年戒烟的平均比例约为2%，而临床医生简短的建议就会使戒烟6个月或6个月以上的人员增加2%。医生劝导戒烟的效果与医生劝导戒烟的程度或努力成正比，3分钟以下的简短咨询建议可使成效增加30%，3～10分钟的简短咨询建议可使之增加60%，10分钟以上的详细咨询建议可使之增加130%，如果再加上护理人员的协助，效果会更佳。

世界卫生组织建议使用的戒烟辅助药物中，一线药物包括尼古丁替代疗法（NRT）类产品，盐酸安非酮和伐尼克兰。而二线药物是指在一线药物使用无效时，临床医生可考虑选用的药物，如可乐定和去甲替林。

尼古丁替代疗法（NRT）：由于戒烟的困难主要来自尼古丁戒断的问题，因此人们采用尼古丁替代疗法来帮助烟民戒烟。大量实验和临床研究表明，尼古丁替代疗法能有效地减弱尼古丁戒断症的症状，如坐立不安、感觉痛苦、注意力减弱、食欲增加以及渴望吸烟等。因此戒烟会更容易些。尼古丁替代产品有多种形式，包括口香糖、戒烟贴片、喷鼻剂、糖锭和吸入剂。不同的尼古丁替代产品有不同的给药途径，同时吸收速度也不相同；当戒烟者渴望香烟时它们的反应程度不同，用以替代吸烟习惯的行为方式也不同。这些尼古丁替代产品不会使动脉中尼古丁浓度达到很高的浓度，它们提供的尼古丁剂量只有香烟的1/3～1/2。尼古丁替代疗法平均提高近一倍的戒烟成功率。尼古丁替代产品的获得各国均不一样。在一些国家只能通过医生处方得到，而一些国家能从药店及百货商店的开架售货中得到。目前，产

第二十章 纠正成瘾行为的健康教育与健康促进

品的价格是广泛使用的主要障碍。几乎没有国家禁止使用尼古丁替代产品。

近年来，药物丁普酮（一种具有去甲肾上腺素和多巴胺作用的非典型抗抑郁药），在美国、加拿大、墨西哥成为第一种被获准用于戒烟的非尼古丁药物，其作用机制与其抗抑郁作用无关，而更接近一般的成瘾剂的途径。在无抑郁症的吸烟者中进行的临床试验明确地显示出它的有效性；丁普酮与尼古丁戒烟皮肤贴片有协同作用，丁普酮对体重有积极作用，用丁普酮者比用安慰剂者体重增加得少，这个作用在一些 NRT 试验中也可观察到，但是药物疗法对体重增加的抑制作用在治疗停止后可能无法维持。在我国，现在还无法获得丁普酮，但由于对丁普酮成瘾的脑部机制的启示，以及增强 NRT 治疗效果的潜力，它已引起了人们极大的兴趣。我国的医疗机构戒烟门诊目前使用的是酒石酸伐尼克兰片（畅沛）。

2. 非药物戒烟

群体干预：各国的群体行动计划是针对大范围人口设计的，但偶尔也会针对个别特定地区或特定社区制定。国家的群体行动计划，目前颇有影响的国际戒烟有奖竞赛（quit & win）始于芬兰。在 1994 年，芬兰国家公共卫生研究所（KTL）与世界卫生组织联合发起第一届戒烟竞赛，参与国达 13 个。到 1996 年，世界上已有 25 个国家参与此竞赛，1998 年参加竞赛的国家有 48 个，2000 年有 71 个国家参加，2002 年则有 76 个国家参加。2004 年有世界各地大约 100 个国家与地区的 100 万烟民参加竞赛。1998 年，通过戒烟有奖竞赛，大约 3000 到 40 000 名吸烟者会成功戒烟。该项国际戒烟有奖竞赛已经被证明是成功的戒烟活动，适用于各种文化背景的国家。该项活动每两年举办一次，用 10 000 美元作为竞赛筹码，对于想要戒烟的吸烟者，提供了支持和动力。从 1996 年开始，我国也连续多次参加此项活动。

此外，日本的无烟周，美国的"伟大的美国人不吸烟"，不仅能教育公众，而且帮助吸烟者戒烟。波兰从 1992～1997 年致力于"让我们一起戒烟"运动，使波兰的主导报纸、电视网和电台都参与其中。在运动的推动下，吸烟者控制了他们自身的吸烟行为，尝试了戒烟并取得了成功。1988 年，瑞典举办了全国性的戒烟有奖竞赛，一年后戒烟率达到 20%，该数字显示了一个大规模群体项目的成功。

个体干预：吸烟者想要成功地戒烟，个人动机和决心是至关重要的。个体干预常用的方法有：

（1）五日戒烟法，此法是在 1959 年由美国麦克法兰德（Dr. Wayne McFarland）医学博士发明的，它通过对戒烟者的知识、信念和态度的指导来戒烟，其具体做法是：在开始戒烟的头天晚上比平时早睡觉，睡觉前出去散散步，做深呼吸，洗个温水澡，放松自己；也可喝点温水，并对自己说："我选择不吸烟"，把"五日戒烟法"的小册子放在枕边，早上一醒来就可以看到。

第一天主要是做好心理、生理和社会环境准备，学会记戒烟日记和深呼吸。记住睡觉前把闹钟拨早半小时，使自己有时间在早餐前洗个澡，喝 1～2 杯温水，也可喝点柠檬水，但不要喝咖啡和茶水；早餐吃些新鲜的水果和果汁（如香蕉、苹果、橘子、桃子、葡萄都可以）；醒后重复说这句话："无论烟瘾多重，我选择不吸烟"。早餐后：记住做深呼吸并步行 5 分钟。如果过去没有运动的习惯，可以与医生联系了解你最好的运动方式。上班时：记住自己已经选择不吸烟！如果烟瘾上来就对自己说："我已选择不吸烟"，立即去喝一杯水，去拿水的路上做深呼吸，嚼无糖的香口胶和薄荷胶之类的东西，还可吃一些水果、芹菜、胡萝卜类的零食，并立即与戒烟伙伴联系，互相鼓励。中午：避免与吸烟者共进午餐，中午以水果为主要食物，如想多吃，可吃些面食、水果、素菜汤、果汁等。午餐后立即步行10分钟，深呼吸——再呼吸。并对自己说："戒烟虽然很难，我还是要改掉吸烟的习惯"。下午：打电话给戒烟伙伴，以便彼此鼓励和支持；下午喝水同时数123，如果烟瘾上来了，可查看控制烟瘾的方法，记住自己正在戒烟，重复对自己说"我选择不吸烟"，同时拿起小册子来翻看。下班后回家，要减少空闲的时间，做点娱乐活动以占据时间，注意不要坐在你常常吸烟的椅子上，不喝任何含酒精的东西。晚餐要多吃水果，如果觉得不够，可吃一点与午餐一样的东西：素汤、果汁、粥、饭、蔬菜、豆腐。注意进餐时间不要拖太长。好食物、高兴的谈话容易引起餐后的吸烟，因此，用餐后要立即离开餐桌。但是，不要坐在常吸烟的椅子上，而是去刷牙，深呼吸和步行5~10分钟。同时想到：1支烟中有4000种化学成分，其中40种可以致癌。接着洗一个澡以松弛神经，注意不要用太热的水。睡前要把闹钟拨在合适的时间，使你在早上有足够时间洗澡、吃早餐。把五日戒烟法的小册子放在枕边，以便一醒来就阅读它。然后在事先制作的表格中的相关项目打勾。该表的内容包括：日期、姓名；头痛类型、部位、持续时间等；精神紧张情况；食欲；烟瘾表现；肌肉；其他症状，如眼前黑影、肌肉痉挛、瞌睡、咽喉痛等。

第二天，早上醒来该做的事情：①拿小册子看。②告诉自己"我选择不吸烟"，用意志控制自己的烟瘾。记住照常早餐前喝水、洗澡，今天早上洗澡加上冷水擦皮肤，以促进血液循环。早餐吃新鲜的水果，苹果、橘子、香蕉是最好的。其他可以吃些面包、粗粮、花生酱、热粥、面条加蔬菜（不喝咖啡和茶水）。可能的话，早餐后步行和做深呼吸。去上班的路上，如出现堵车，嚼无糖的香口胶和薄荷胶。请深呼吸一次，坐在位子上，小心驾驶，想一些舒服的假日，并想着自己正在省钱，因为已经戒烟了。上班时，精神紧张不适时，记住喝一杯水或果汁，随时做深呼吸，减轻精神紧张，每天至少做3次。想着你已经选择了不吸烟。

午餐菜谱：米饭新鲜绿色蔬菜、豆腐、鲜果汁。下午，通知自己的朋友和同事你在戒烟，如果出现头痛时可服点止痛药，服止痛药比吸入4000种化学品要好。

下午迟些时候，给戒烟伙伴打电话，大家互相鼓励；坚持喝水；如果有电话来，慢慢谈话，每句话之间深呼吸。回家的路上，祝贺自己，想一想你将减少患那些可怕疾病的风险，并把这些病写下来。晚餐，避免吃含高脂肪的食品；避免吃咸的和调味品多的食品：如香肠、腊肉、咸鱼之类，注意别吃得太饱。晚餐后，别坐在你抽烟的椅子上，出去散散步，别花太多时间在饭桌上。再和第一天一样在预先准备好的表上打勾，记录头痛情况、精神紧张情况、食欲以及烟瘾情况。

第三天，先复习小册子；接着开始喝水和冷水擦浴；并重复说："我选择不吸烟"。如果可能，尽量不要办困难的事，让自己的生活尽量简单。早餐，吃一个高营养的早餐，记住鲜果汁、水果含有大量维生素C。早餐后10~15分钟步行（所以你应把闹钟拨早半小时）提醒自己餐后不抽烟。检查自己喝水的量，如果早上已喝2杯，午餐前至少喝2杯，下午再喝

第二十章 纠正成瘾行为的健康教育与健康促进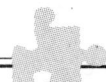

2杯。如果烟瘾上来，别急，你要决定2分钟之内不抽烟，并对自己说："我选择抑制2分钟"，你一定能控制住这2分钟。接着找到合适的椅子，进行有规律的深呼吸；2分钟后对自己说："我选择再抑制2分钟"，并坚持下去。同时想些其他美好的事情：衣服、假期、钱，转移自己的注意力。午餐，今天能尝到各种食物的好味道了，因为味觉已经恢复了。由于尼古丁对神经系统有作用，戒烟后你的情绪可能会出现一些问题，有些人会出现抑郁症状，有些人会狂躁、兴奋。不要担心，你的神经系统会很快恢复的，请坚持下去，做深呼吸、喝水，不喝咖啡和茶水。可服用一些维生素和矿物质（微量元素），如维生素B1和维生素C，进食全谷类的食物及新鲜蔬菜和新鲜水果及维生素B1对神经很重要，过多的糖可消耗维生素B1，不要吃过多的糖和甜品。晚餐后，呼吸新鲜空气和参加运动，睡个好觉。再和头两天一样在表上打勾。

第四天，早上起床后，早餐前洗个冷水澡和喝两杯水，服些维生素，特别是维生素B1，鼓励你的戒烟伙伴，记住不再做香烟的奴隶，反复说："我选择不吸烟"。有些人出现头痛，但会慢慢减轻。因为调味品如芥末、辣椒，以及酱油和肉会诱发烟瘾，因此要坚持不吃这些食物。同时，餐后要进行短距离散步，一天进行20～30分钟的运动。今天还是早餐多吃，中餐吃好，晚餐少吃。今天依然要和前三天一样填写表格。

第五天，早上醒来后，用冷水擦浴；早餐前喝2杯水；记住早餐不要喝咖啡；早餐后进行5～10分钟步行；并重复告诉自己："我选择不吸烟"。信念上要坚持戒烟，不要走回头路，同时继续进行运动。今天，除了填写表格外，还要把戒烟的好处写下来，要尽量写出你所能想到的，尤其是你自己已看到的；把写的纸条放在冰箱上、车上、书桌上、工作的房间里。当然，有些人戒烟后有不适的情况，这时要再坚持24～48小时，那时情况会改变。同时选择开始一些新的爱好。

周末可以去做些特殊的事，如去山上或另外一些安静的地方。去健身房运动也不错，但不要参加大的宴会，不要喝酒、喝茶和咖啡，因为这些东西会诱发你的烟瘾。可以去你喜欢的酒店吃一些水果、蔬菜，但一定要选择在无烟区吃。5天之后，还要参加随访课。

五日戒烟法的关键是：选择不吸烟，做深呼吸，每天喝6～8杯水，每天进行冷水浴，每周3～5次大运动，适当的休息、睡觉和松弛，不要过量进食，不要进食酒水、茶水和咖啡，少进食甚至不吃脂肪、少糖、少胆固醇，建立新的爱好，多想戒烟的好处。

（2）针灸戒烟法：由于戒烟可引起尼古丁的停用综合征，戒烟者感到多种难受的症候：神经质、紧张、抑郁或思想不能集中、心神不宁、烦躁不安、若有所失等。症状的轻重因人而异。针灸戒烟，尤其是耳针戒烟，可解除以上各种现象，而且疗程短，大多无副作用，有效率达90.3%。具体做法是：取神门、肺点、心脏点、渴点加电刺激，每秒30～50周波，逐渐加强刺激强度，但以不产生疼痛为度。这是因为神门有调节大脑皮质的兴奋与抑制的作用，能镇静、安神，是戒烟的主穴；心脏点有宁心安神、镇定除烦的作用；肺通于鼻，主气而司呼吸，与咽喉相关，刺激肺点能使吸烟者产生对烟味的厌恶感；渴点有解渴之功效，能消除吸烟者的烦渴。戒烟者还必须具备坚强的意志，决心尤其关键，以免戒了再试。当然，工作环境、家庭也很重要。因为戒烟是一种"下意识"、"思维"、"味道"的感觉戒除，而不是一种有病用药的治疗方法，所以戒烟者的自律性及医者的善导是必不可少的。只有从以上几个方面入手，才能让病人真正戒除烟瘾，从而达到促进身体健康与长寿的目的。

（3）五"A"戒烟法：五"A"戒烟法是从提高戒烟者的依从性出发，了解他们从前戒烟失败的原因，并消除这些原因，从而劝导他们尽早戒烟的一种方法。五"A"的具体内容包括：

Ask（询问）：询问戒烟者平时吸烟的习惯。

Advise（劝告）：用明确严肃的方式劝告吸烟者吸烟的危害，及戒烟可能给他、她本人及她的胎儿带来的好处。

Assess（评估）：评估戒烟者在未来30天内戒烟的决心。

Assist（帮助）：帮助戒烟者，给他们提供戒烟的方法，当他们戒烟出现问题时，给他们提供解决办法，提供治疗，发动戒烟者的家人、朋友、同事为戒烟者提供支持，为怀孕的戒烟者提供特别的帮助等。

Arrange（安排）：安排随访，评估戒烟者的情况，如果他们继续吸烟则为他们提供更有力的戒烟方式。

具体地说，在"ask"这个环节中，主要目的是要发现吸烟者是否正在吸或刚刚戒烟，同时，你要一再向他们强调戒烟的重要性。注意询问的技巧。如果你只是简单地询问："你吸烟吗？"可能得到的回答是否定的，有的刚刚戒烟的患者也会给你否定的答案，从而导致他们的复吸。问题可以这样设计：

a. 我从不吸烟，或我一生中吸的烟不到一百支。

b. 在我怀孕之前我就戒烟了，现在也不吸。

c. 在我发现自己怀孕以后我戒烟了，现在也不吸。

d. 我有时吸，但我发现自己怀孕后开始控制自己吸烟的数量。

e. 我吸烟，怀孕后跟怀孕前的情况是一样的。

在"advise"这个环节，主要目的：强调戒烟重要性；鼓励已经戒烟者继续戒烟。由"advise"环节进入"assess"环节是很容易的，"advise"环节的目标是要向你的患者强调吸烟对自己和家庭成员的危害。此时要注意说话的方式，如，正确的说法是：马太太：戒烟对您来说是很重要的，作为一个医生，我必须提醒您，戒烟能让你生育健康的宝宝的几率大大增加，同时也保证了您自己的健康。不正确的方式是：马太太，你必须戒烟！

"assess"阶段的目的是：评估患者戒烟的决心。可把患者分为以下三种类型：

现正吸烟，不打算戒烟的；现正吸烟，决心戒烟的；新近戒烟的。对于后两种患者，可以进入"assist"环节，对他们进行鼓励，并提供咨询。对于不愿戒烟的患者，要找出他们不愿戒烟的原因。同时强调吸烟的危害，指出戒烟的好处。讨论戒烟可能存在的困难，并予以解决。注意使用的语言必须是对患者有帮助的，不能使用带有评判性的或侮辱性的话语。

在"assist"阶段，可将参加者分组，分别给予以下的问题让各组讨论：他们为什么要吸烟，一般在什么情况下想吸烟，戒烟的困难和戒烟的好处。给每个组5分钟的时间，然后听听各组的答案，讨论出可能的解决方法。

"arrange"阶段，当戒烟计划制定出来，吸烟者也愿意戒烟时，我们必须为其安排随访。随访的目的是：确定患者是否不再吸烟，如果患者做到这一点，向她表示祝贺。如果患

第二十章　纠正成瘾行为的健康教育与健康促进

者复吸了，回到"assist"这一步。对复吸者可提出以下问题：什么原因使你复吸，什么时候开始复吸的，是否有什么事情发生诱惑使你开始复吸，是否有人支持你吸烟/戒烟，当烟瘾发作时你会采取什么样的措施，你是否有重新开始戒烟的打算。

（4）使用戒烟产品戒烟：此法主要是通过应用各种戒烟的产品，来增加吸烟者对香烟烟雾的厌恶，减少吸烟者对吸烟的渴望，逐渐减少吸烟的次数，最终达到戒烟的目的。目前在国内外推荐的戒烟产品有：

- 戒烟电话：戒烟者只要拨通某一服务电话，电话里就传来阵阵咳嗽声，使吸烟者联想起吸烟的危害。
- 戒烟香水：其主要成分是多硫化钠、薄荷、花椒粉、黄碘和香精等。在吸烟者的衣服上洒上此香水，吸烟者就会变得讨厌香烟的气味，并因此不愿意吸烟。
- 戒烟口香糖：这种口香糖呈碱性，在烟瘾发作时，将其含在口中，烟瘾就会消除，久而久之，烟瘾下降，最后戒烟成功。
- 戒烟漱口水：其主要成分是氮化银和甘油，吸烟者每天用此漱口水漱口1～2次，口腔将保持有薄荷香味，再与香烟烟雾接触，会产生令人厌恶的气味，长此下去，吸烟者就不想吸烟了。
- 戒烟苏打：此小苏打给吸烟者服用后，可降低其尿中的酸度，减少其对吸烟的渴求，最终实现戒烟的目的。
- 戒烟烟盒：使用这种烟盒，在设定的抽烟时间未到时，烟盒无法打开，通过不断延长打开烟盒的时间，减少吸烟量，直至停止吸烟。
- 戒烟打火机：这种打火机能显示吸烟者已吸烟的数量和每次间隔的时间，若此次吸烟的时间比设定的短，打火机会显出"不许吸烟"的字样，提醒吸烟者不要在短时间内连续吸烟，此法也是逐渐减少吸烟次数，以便实现戒烟的目的。
- 戒烟烟灰缸：这是一种装有微型录音机的烟灰缸，只要吸烟者把烟头放在烟灰缸上，就会听到烟灰缸发出令人讨厌的咳嗽声，还会发出："哼，又抽烟了，牙上尽是烟油，真脏！"等，提醒吸烟者停止吸烟。

（四）警示烟草的危害

为了确保公众对烟草的危害有充分了解，并反击烟草行业描绘的烟草的诱惑形象，世界卫生组织认为非常有必要在所有烟草制品包装上印刷健康警告。烟草包装警告应清楚明确，包括烟草危害的图画照片，并占据所有外部产品包装表面的至少一半面积。同时要动员媒体持续宣传反对烟草行业的营销和促销策略。禁止使用"淡味"和"低焦油"等误导性和欺骗性的词语。目前拥有全球40％人口的63个国家和地区已要求烟草公司在烟草包装上印上图片警示。

2000年加拿大的调查研究发现大多数吸烟者认为包装上的健康警示是健康信息的重要来源，58％的吸烟者认为烟盒包装上的健康警示使他们更多地思考吸烟的危害，提高了对吸烟风险的知晓程度。同时，带有图片的综合烟草健康警示可以减少吸烟者的烟草消费量，提高戒烟意识，加强戒烟意愿，并且在戒断之后更易保持戒断状态。在烟草包装上印上真实、震撼的烟草危害健康的图片，不仅可使健康宣传更加突出醒目、吸引人，而且有助于改变将烟作为礼品的社会习俗。2008年在我国20个省进行的一项1.6万人的调查结果显示，看了泰国、加拿大等国家图片形式的健康警示，90%以上表示不想用卷烟送礼。

《烟草控制框架公约》第11条烟草制品的包装和标签对烟草健康警示做了详细的规定。要求：①位置：要求警语位于烟盒包装的主要可见部分，尤其是可见部分的上端，以提高醒目程度；在打开烟盒时不总是影响或遮盖健康警示的文字和图像；烟盒上的其他标记不得破坏健康警示部分；②尺寸：要求尽量保证占可见部分的50%及以上；③图像的使用；④颜色，要求健康警示的文字和图像部分使用全色（四色印刷），而不是仅仅黑白两色。并要求文字背景使用对比色；⑤轮换，要求使用两种以上轮换使用的警语，并规定轮换期限，或者在同一时期内同时使用这些警语；⑥信息内容要求使用一系列的健康警示和信息，使其能在不同人群中产生反应。同时，健康警示和信息除危害健康的后果和接触烟草烟雾的影响之外，还应涉及与烟草使用有关的其他问题；⑦语言，使用辖区内一种或多种主要语言，可以在辖区的不同区域使用不同语言或语言组合；⑧标明信息来源，要求对包装上的健康警示和信息来源做出声明，以增加警语的可信度；⑨关于烟草成分和释放物信息，要求不应在包装和标签上做出关于烟草成分和释放物的定量或定性说明，暗示一种品牌比其他品牌危害小。

（五）禁止广告、促销和赞助

烟草营销商错误地把烟草与令人羡慕的诉求联系在一起。烟草行业使用积极主动的诱惑性广告，利用独立、解放、性感和苗条等观念，吸引妇女和年轻女性消费者。几十年来，烟草公司把青少年作为一个主要的目标市场，研究他们的吸烟习惯，进而开发出针对他们的产品并进行营销宣传。禁止烟草广告后，烟草消费量下降，降幅可达16%，各收入阶层和教育水平的人都减少了烟草使用。一项根据102个国家数据进行的研究发现，全面禁止广告的国家人均烟草消费降低了约8%，没有执行全面禁止的国家则只有1%。部分禁止广告通常不包括间接的或替代性的营销方式，比如对音乐体育活动的赞助，而这些对青少年尤其具有吸引力。我国2008年的北京奥运会，2010年上海世博会都禁止烟草广告和赞助。

（六）提高烟税

有关研究证明，提高烟草税10%，烟草消费在高收入国家下降4%，在中低收入国家下降8%。烟草价格提高70%，能够预防全球1/4由吸烟导致的死亡。提高烟草税还有助于青少年和穷人戒烟，因为青少年和低收入人群对物品的价格更为敏感，这样可以帮助穷人停止使用烟草，把更多钱用于食品、住房、教育和卫生保健。同时，烟草税提高并不会降低政府收入。有研究提示，提高烟草税10%一般导致政府烟草税收入提高近7%。

当今许多国家采取提高烟税的办法来控制吸烟。其根据是：随着一种商品价格的上升，对该商品的需求数量将下降。以美国为例，研究人员发现，一盒香烟的价格提高10%，会使需求降低大约4%。20世纪80~90年代，加拿大提高了烟税，造成香烟零售价大幅上升，消费量也明显下降。同样，南非、英国等若干国家的香烟消费量都随着税收的提高而减少。尤其是低收入者，当商品价格上涨时，比高收入者更有可能减少对该商品的消费。

提高烟税的国家都把烟税用于控烟和其他福利事业，如美国将陆续增收的100亿美元的烟税，投入到国家健康保险；法国把增收的烟税用于弥补财政赤字，还有不少国家把一部分烟税用于开展控烟的宣传和干预。我国的重庆，就和美国的加利福尼亚和马萨诸塞州一样，把烟草税的部分收入用于反对吸烟的教育和公益广告以及其他相关的活动。

2014年5月31日世界无烟日前夕，世界卫生组织正式提出了提高烟税的控烟策略。这一策略的推广实施必将对世界各国的控烟工作产生重大的推动作用。

第二节　药物成瘾行为的干预

一、什么是药物滥用

药物滥用（drug abuse）一般是指违背了公认的医疗用途和社会规范而使用任何一种药物。这种使用往往是自行给药，因而对用药者的健康和社会都会造成一定损害。药物滥用一词是20世纪60年代中期国际上开始采用的专用词汇，是指长期使用过量具有依赖性潜力的药物，这种用药与医疗需要无关，导致了成瘾性以及出现精神错乱和其他异常行为。它违背了社会风俗和文化，以取得快感或避免不快为特点的一种精神和躯体性病理状态。常见的滥用药物按其药理作用可分为：

麻醉性镇痛药：具有强烈的镇痛作用，如吗啡、阿片、海洛因、可待因、美沙酮、二氢埃托啡（DHE，俗称"口含片"）、强痛定、头痛粉、去痛片。

镇静催眠药：可以有效地帮助人们入眠和缓解焦虑。如：巴比妥类（苯巴比妥等）、苯二氮类药物（安定、利眠宁、硝基安定、三唑仑）等。

中枢神经兴奋剂：服后常常有一种亢奋的感受，心理依赖突出。如苯丙胺、甲基苯丙胺（冰毒）、可卡因、亚甲二氧基甲基苯丙胺（摇头丸）等。

大麻类：吸入后可引起一系列的生理和心理效应，包括对感知、思维、情绪、记忆以及精神运动协调能力的影响。

致幻剂：可引起异常的感觉改变，产生幻觉等相应的精神运动改变，如：麦角酰二乙胺（LSD），甲基苯丙胺（冰毒）也具有致幻作用。

挥发性有机溶剂：吸入后能使人产生依赖的挥发性气体。类别很多，最常见的是工业上用的原料中的一些挥发性气体，如汽油、打火机燃料、香蕉水等。

精神活性药物：如氯丙嗪、氯氮平等。

世界卫生组织将药物依赖性分为精神依赖性和身体依赖性。精神依赖性又称心理依赖性。凡能引起令人愉快意识状态的任何药物即可引起精神依赖，精神依赖者为得到欣快感而不得不定期或连续使用某些药物。身体依赖性也称生理依赖性。用药者反复地应用某种药物造成一种适应状态，停药后产生戒断症状，使人非常痛苦，甚至危及生命。能引起依赖性的药物常兼有精神依赖性和身体依赖性，阿片类和催眠镇痛药在反复用药过程中，先产生精神依赖性，后产生身体依赖性。可卡因、苯丙胺类中枢兴奋药主要引起精神依赖性，但大剂量使用也会产生身体依赖性。少数药物如致幻剂只产生精神依赖性而无身体依赖性。

吸毒成瘾是指吸毒人员因反复使用毒品（我国相关文件规定，毒品是指鸦片、海洛因、甲基苯丙胺（冰毒）、吗啡、大麻、可卡因和摇头丸、氯胺酮（K粉）以及国家规定管理的其他能够使人形成瘾癖的麻醉药品和精神药品。)而导致的慢性复发性脑病,表现为不顾不良后果、强迫性寻求及使用毒品的行为,同时伴有不同程度的个人健康及社会功能损害。

二、全球药物成瘾的情况

当前,成瘾物质的滥用已成为世界性的公害。全球毒品持续泛滥,毒品产量居高不下,毒品制造、走私、滥用依然活跃,国际毒情的发展变化对我国的影响不断加大。同时,国内滋生、诱发毒品违法犯罪的消极因素仍然不少,整体禁毒形势不容乐观。据我国卫星遥感和地面踏查显示,近年来缅北罂粟种植面积在2007年下降到27.9万亩后连续上升,2010年增至42.9万亩,同比增幅17.7%。同时,该地区合成毒品产量大幅上升,向我国走私渗透进一步加剧。《2011年中国禁毒报告》显示,青少年成为我国毒品消费的主要群体,占整体吸毒人群的87%。冰毒、摇头丸、K粉等新型化学合成毒品成为消费新宠。在很多大中城市,吸食新型毒品的人占吸毒者总数的60%以上,有的城市甚至超过90%。截至2011年11月7日,我国经公安机关查获并登记在册的吸毒青少年人数已达178万。

三、药物滥用的危害

药物滥用的危害非常大,从近期影响来说,成瘾物质可影响青少年的躯体和心理状态,以在青少年中滥用最多的苯丙胺类兴奋剂(MDMA,摇头丸)为例。心理上,MDMA滥用后产生亲近感和界限性自我意识降低,因而社会交往随便,情感沟通轻浮,降低了心理防御能力。此外在视觉感知和时间感知上也有所改变,产生幻觉;生理上,MDMA滥用者可出现食欲下降,睡眠减少,性欲减低。从事学习和劳动的意愿淡薄,学习和劳动能力下降;过量滥用还可致急性中毒,通常开始时出现焦虑不安和激动,继而产生高血压危象。还有感觉异常,眼球震颤,共济失调,高热惊厥。严重者出现肾衰竭,弥漫性血管内溶血,横纹肌溶解,致死。

长期的危害则有:①成瘾行为:依赖综合征和戒断症状对抑制力较薄弱的青少年来说是主要危害。有的烦躁不安,抑郁,运动迟缓和精神萎靡;阿片类成瘾者表现为流泪流涕、恶心或呕吐、疼痛、心慌、呼吸困难。有的心境恶劣,易激惹,不安,甚至惊恐发作,冲动伤人或自伤、自残。其共同特点是对成瘾物质产生异常强烈的渴求感而不择手段地获取药物。②精神障碍:药物滥用可导致心境障碍、注意力缺陷、多动障碍和品德障碍。药物滥用还与青少年抑郁和自杀明显相关。③智能障碍和人格变态:临床发现酒和药物滥用的青少年,智力受损明显,学习困难突出,严重者出现遗忘综合征。长期依赖成瘾物质的青少年,多表现出社会退缩,缺少同情心和进取心,自私,凶残,品行败坏。④导致疾病:共用注射器吸毒会增加感染和传播艾滋病及其他性病的危险性。毒品不仅严重损害人体健康,而且导致吸毒者个人经济崩溃、家庭解体;不可避免地衍生盗窃、抢劫、卖淫、暴力、凶杀等恶性犯罪,给个人、家庭及社会带来了不可估量的危害。

四、干预策略

由于药物滥用是一个非常复杂的社会现象,是药物、人和环境三方面相互作用的结果,因此对药物滥用的干预需从多方面入手。目前提倡开展"三级预防",采用"三减策略"。"三减策略"主要是减少毒品的供应、减少毒品的需求和减少毒品的危害。"三级预防"则主要是针对不同的人群开展不同的教育干预活动,以提高大众对预防药物滥用的认识和抵制能力,同时帮助吸毒者通过治疗、康复,而重返社会。其中"一级预防"是利用大众媒介、大型宣传活动以及歌舞表演等形式对各界群众开展宣传、教育以提高公众对毒品危害的认识,自觉抵制药物滥用现象。"二级预防"是针对易感人群开展干预活动,青少年、无业者以及流动人群都是易感人群。他们的情况各不相同,因此要在调查的基础上有针对性地选择有效的干预方法,提高他们抵挡毒品诱惑的能力。"三级预防"主要是为吸毒者提供治疗、康复帮助。目前国内各种形式的戒毒机构都在提供这类服务。具体的干预方法有:

（一）大力宣传吸毒的危害

每年的6月26日国际禁毒日,可利用这个特殊日子开展宣传活动,通过电视、广播和报纸等宣传,提高人们对各种滥用物质的警觉,尤其要开展青少年教育,可以开展"珍爱生命,拒绝毒品"的签名活动;利用少先队活动和班会,角色扮演,教育青少年如何拒绝毒品的诱惑。此外,要关注无业人员、个体户、出租车司机、娱乐场所的服务小姐等容易染上毒品的人。要有针对性地向他们普及相关知识,例如对出租车司机可以在车头放置预防毒品的小挂件,对无业人员可以在扑克牌后面书写禁毒的宣传。这些干预属于控制吸毒行为的一级预防,其目的是通过宣传、教育帮助易感人群,如青少年和有潜在危险的人群,以及从事交通运输业的人员避免药物的错用、误用和试用。有些地方已经将拒绝毒品的教育进入中小学生的课堂。在相关教材中写进禁毒的内容,还指导青少年如何拒绝毒品。

（二）创建"无毒社区"

控制吸毒行为的第二条途径是解决环境问题,目前,尤其是受到药物滥用威胁的社区,那里可能有某些人开始处于吸毒的初期,其生活模式已经向药物滥用和依赖偏离,这些人不仅很容易成为吸毒者甚至可能成为贩毒者。因此对这一部分人的早发现、早干预和早控制非常重要。目前,不少地区都在开展创建"无毒社区"活动,该项活动一般是由政府负责、社区群众积极参与。通过社区干部和群众的工作,使那些刚开始吸毒的人尽早得到治疗,戒除毒瘾,也使贩毒分子无处可藏。社区还可组织开展一些丰富多彩的娱乐活动,避免生活枯燥。同时进行技能培训,增加就业机会,也就减少了毒品的诱惑力。这种方法属于对吸毒行为产生的二级预防。

（三）自愿或强制戒毒

对于已成瘾的人,现在通行的治疗方法是自愿或强迫戒毒,我国许多省份的医疗机构、民间团体等都办了戒毒所。即对吸毒者使用药物以使他们度过急性戒断期以初步摆脱毒品束缚的治疗方法。当前国内使用的药物有美沙酮、丁丙诺非或可乐定、洛非西汀等。凡在正规戒毒所中治疗,大部分可脱毒成功。

国内外针对复吸问题分别采用了药物与心理康复措施。在心理康复治疗中,北美开展的居住性治疗社区,戒毒者在一年之久的严格遵纪守法训练兼自助互助与奖惩结合的生活方式中获得长期操守,然后在辅导下劳动就业。其中成功者多数已成为戒毒先驱或领袖。这种治疗方式已在我国昆明市开展试点。

除此之外，国外各种模式的康复咨询机构也普遍建立，我国的社会帮教体制、劳动矫正治疗以及针具交换和美沙酮替代疗法等也在试点进行。其中美沙酮替代疗法推广得较快。美沙酮是一种麻醉品，它可有效地抑制阿片类药物的戒断症状，因此国际上通常把它作为非法麻醉药品的替代治疗药物。给吸毒者提供一次大剂量口服后，其药效可长达24～36个小时。针具交换是根据行为学的研究结果，认为要改变一个人的行为很困难，但是替代行为比较容易做到。比如，彻底戒毒很难，可要求他们先停止静脉吸毒或重复用注射器；如果还做不到，可要求不共用注射器，使用一次性注射器；连这也做不到，则要求消毒注射器。针具交换是在某些方便吸毒者的地点，如厕所等地的墙上设置针具交换的设施，为吸毒者提供质量可靠的一次性注射器和注射器消毒剂，回收他们用过的已被污染的注射器。这种方法在许多国家已经被证明可以减少艾滋病的传播。

（四）社区医疗

海洛因成瘾者需要救治而且需要安排康复和回归社会。鉴于吸毒人数多，专业医疗和心理康复人员不足而治疗本身又是一个漫长的系统工程，再加上国内经费资源有限这些特点，越来越多的人支持在社区医疗服务机构进行康复治疗，即把海洛因成瘾的脱毒与康复纳入社区医疗范围之中，试行医生和邻里监督下的家庭脱毒。可在一个社区或几个社区联合组织社区帮教体系，由医护人员、家属、邻里组织机构人员相结合进行，使戒毒者走向正常生活。在社区医疗中试办戒毒与康复治疗，可节约人力、物力与财力，只要方法得当，其管理模式也可与创建无毒社区结合在一起。

（五）利用法律法规限制贩毒吸毒

现在，我国已经制定了一些相关的法规以控制吸毒、贩毒现象。如国务院《强制戒毒办法》规定，对吸食、注射毒品成瘾人员在一定时期内通过行政措施对其强制进行药物治疗、心理治疗和法制教育、道德教育，使其戒除毒瘾。强制戒制期限为3个月至6个月。我国《刑法》第三百四十七条也规定，走私、贩卖、运输、制造鸦片一千克以上、海洛因或者甲基苯丙胺五十克以上或者其他毒品数量大的，处十五年有期徒刑、无期徒刑或者死刑，并处没收财产。医院也要按照《麻醉品管理办法》和《精神药品管理办法》，做到有专人管理、专用处方、专人领取、专门登记等。这些法规对于减少吸毒行为也都发挥了重要的作用。

第三节 酗酒行为的干预

一、酗酒的危害

酒的主要成分为乙醇和水。乙醇进入胃肠被吸收入血，循环至肝脏，被肝脏中的乙醇脱氢酶分解为乙醛。乙醛又被乙醛脱氢酶分解为二氧化碳和水，前者经呼气排出体外，后者主要经尿排出体外。不同人种体内所含的乙醇脱氢酶和乙醛脱氢酶不同。亚洲人缺少乙醛脱氢酶的人比较多，中国、日本、韩国多达三分之一。

第二十章　纠正成瘾行为的健康教育与健康促进

酒精是常被滥用的药物之一。不少人误以为酒精是一种振奋物，可帮助提升情绪，令人忘却烦恼。实际上，它是一种抑制剂，可使高层脑中枢钝化。少量的酒可能使人觉得飘飘然，现实中的不愉快感觉似乎变少了，压力和紧张也似乎消失了，取而代之是松弛的感觉。其实，这只是很短暂的。因为问题始终没有解决，更可使人有"酒入愁肠愁更愁"的感觉。更可怕的是大量的酒精会伤人，当血液中酒精含量达0.1%时，人的动作协调、视觉、言谈及平衡会受损，出现中毒现象。当血液中酒精含量达0.5%时，神经生理平衡会严重受损而且失去意识。长期持续酗酒（酒精依赖）的人会产生酒精耐受性，即需要更多酒精才能达到先前相同的效果。但到后期，患者的耐受力反而降低，导致比先前少量的酒精亦可出现中毒现象。有的会产生戒断症状：当停止饮酒时，患者会出现极不舒服的反应，如出汗、脉搏跳动明显增加至100次/分或更高、出现手震、失眠、呕吐和暂时的幻觉（如见墙壁移动），或感觉到有很多蚁在身上爬动，发抖或甚至抽搐。部分症状（如发抖、手震）也会在患者醒后出现，使他们会用再喝酒来控制。严重的酒精中毒会引起死亡（酒精会抑制延脑的呼吸中枢，造成呼吸停止，另外血糖下降也可能是致命因素）。至于造成对肝脏伤害（脂肪堆积在肝脏引起脂肪肝），胃溃疡（可引起胃出血而危及生命），更是常见。孕妇酗酒会产生酒精性胎儿症候群（酒精在胎儿体内代谢和排泄速率较慢，对发育中的胎儿造成各种伤害，包括胎儿畸形、胎死腹中、生长迟滞及行为缺陷等）。司机酗酒也是造成交通不安全的重要因素。总之，长期无节制地饮酒对人类的健康、幸福和生命构成严重的威胁，酒依赖者给自己的身体、精神、家庭和社会带来的危害性是不能低估的。WHO报告指出，60多种疾病与饮酒相关。全球各类疾病患者中5%的人的疾病是由饮酒引起的。2006年，WHO发表关于《西太区减少酒精危害计划》的报告中，将中国列为酒精危害"重灾区"。目前中国有5亿酒民，其中57%的人健康状况存在问题。每年死于酒精中毒的不下19万人；因酒致残的超过270万。因此，酒精依赖已经成为当今我国乃至世界上主要公共卫生问题之一。

二、导致酗酒的危险因素

据调查，引起酗酒的主要原因有：

1. 遗传因素　相关研究指出，酒精依赖的发生率在同一家庭中可能高于其他家庭成员的4～5倍左右。
2. 心理因素　有些人在烦闷时，喜欢借酒浇愁；有些人在高兴的时候，喜欢以酒助兴，喝得"一醉方休"。
3. 社交或朋辈压力　遇到朋友一块喝酒时，会互相敬酒、甚至灌酒。
4. 社会文化对饮酒的接受程度　在社会活动中，经常把请人喝酒，让对方喝得酩酊大醉看成是盛情待人。
5. 对危害缺乏认识　许多人对酗酒的危害缺乏认识，甚至认为大量喝酒对健康有益。
6. 酒精依赖　某些经常饮酒的人，可能对酒精产生依赖，其结果导致经常酗酒。

三、酗酒行为的干预

由于酒精依赖的病因学既有生物因素，也有病理、心理因素。因此，对酒精依赖者的预防和控制应以多种方法相结合,包括戒酒和对戒断综合征的治疗。

(一)做好对酗酒危害的宣传

酒对健康的危害至今不为世人所了解,许多人认为酒是粮食制成的,对人体没什么危害;酒又是招待亲朋好友的饮料,中国的酒文化源远流长。因此,人类普遍对酒对健康、对家庭、对社会的危害认识不足,加上酒精使人产生依赖,因此预防和控制酗酒需要利用各种媒介加强宣传教育,向人们揭示酗酒的危害,改变人们劝酒等不良的饮酒习惯,使大家知道过量饮酒对健康危害很大,从而自觉做到不饮酒、少饮酒。社区的宣传栏要向居民宣传酗酒对个人、家庭、社会的危害,改变陋习,移风易俗。

此外,健康教育人员要针对民众中存在的对饮酒与健康关系中的误解进行解释。如有些人误认为喝葡萄酒有益健康,多多益善。近年来研究表明,葡萄酒中所含的酚类物质——白藜芦醇具有一定的抗氧化、软化血管、防衰老、防冠心病、防癌抗癌的作用。而其所含的另一种物质花青素是一种强有力的抗氧化剂,能够保护人体免受一种叫做自由基的有害物质的损伤,还能够预防癌症、心脏病、中风等疾病,增强血管弹性、改善循环系统及关节的柔韧性、增进皮肤的光滑度、抑制炎症和过敏。但是富含白藜芦醇的食物不是酒而是花生;富含花青素的食物不是酒而是紫甘薯、葡萄、血橙、红球甘蓝、蓝莓、茄子皮、樱桃、红橙、红莓、草莓、桑葚、山楂等果实的表皮。

(二)消除酒精依赖者饮酒或含有酒精饮料的条件

此方法应由依赖者、其家庭成员以及社区共同参与,首先要求其家庭成员不购买酒,不在家里摆放酒,不请朋友在自己家或在外喝酒。同时告诉酒精依赖者的朋友不邀请其喝酒。社区的商店也要注意不把大量的酒卖给酒精依赖者,使酒精依赖者无法获取大量的酒精饮品。

(三)用各种方法戒酒

1. 用拮抗剂戒酒　戒酒硫能抑制乙醛脱氢酶,使乙醇代谢受阻,体内乙醛的聚积,再饮酒时产生强烈的恶心、呕吐、呼吸困难、心悸、脸红、焦虑等身体反应和不愉快感觉,致使酒精依赖者再见到酒时对酒产生望而生畏的感觉,借以消除其对酒的依赖。一般在最后一次饮酒后的24小时开始应用戒酒硫,最初剂量为0.25克或0.5克,每日1次,服1～3次,或将总量一次顿服。

2. 行为疗法　其机理为经典性条件反射。目的在于建立厌恶性条件反射,使患者产生对酒的厌恶感,消除对酒的依赖。具体方法是:给病人皮下注射阿扑吗啡2.5～12.5毫克/次后,令其闻酒味,当病人产生恶心、呕吐时,再给病人饮酒约40毫升,每日1次或隔日1次,约十次为一疗程。

3. 支持疗法　酒精依赖者,多以酒代饭,进食较少,导致营养不良,维生素缺乏,故应补充大剂量B族维生素及维生素C,维持水电平衡,补充营养,并及时治疗躯体并发症。

4. 戒断综合征的治疗　戒断综合征的躯体症状、精神症状是比较重的,严重者危及病人生命。治疗可使用促大脑代谢药物(如ATP、辅酶A、细胞色素C等)静脉注射,每日1次,并合并安定和神经阻滞剂。还有报道用锂盐、镁盐,缓解其戒断症状,但因毒性反应使应用受限,尚需进一步研究。

5. 社会支持及精神治疗　包括改善环境、行为疗法和家庭疗法，个人和集体心理治疗能激发患者的戒酒愿望。鼓励患者参加文体和学习活动，引导其逐步适应工作及社会生活。为了戒酒成功和避免复发，必须取得患者单位及家庭的支持，以巩固疗效，促进其职业和社会功能恢复。

（四）成立戒酒组织

可以动员已经戒酒成功的人士出面组织戒酒协会等群众组织，动员愿意戒酒者参加，使酒精依赖者有机会参加各种形式的戒酒活动，包括以治疗者或戒酒者为主的集体治疗，进行讲解、指导，并通过戒酒成功者现身说法，达到促进戒酒的目的。目前世界上已经成立一些戒酒协会，如美国的"嗜酒者互戒协会"等。

第四节　网络成瘾行为的干预

网络是人类科学技术进步的产物。网络的诞生，为人类开启了沟通世界、创造文明的新窗口，给现代人的生活、学习、工作和娱乐带来了方便和快捷。近些年来，网络发展迅猛，我国使用互联网的人数大量增加，特别是青少年。最新发布的第六次中国未成年人互联网运用状况调查报告（2012）显示，我国未成年人使用互联网的比例高达96.8%，较2011年未成年人互联网触网率91.4%提高5.4个百分点，其中，78.8%的未成年人一周至少上网一次。其中有些人由于长时间和习惯性地沉浸在网络时空当中，对互联网产生强烈的依赖，以至于达到了痴迷的程度而难以自我解脱。这些人由于花费过多时间上网，结果损害了学业和人际关系。这种行为状态和心理现状被认为有网络成瘾。

一、网络成瘾综合征的概念

网络成瘾综合征（internet addiction disorder，IAD）最早由美国纽约市心理医生Goldberg（1986年）提出，是指慢性或周期性的对网络的着迷状态，不可抗拒的再度使用的渴望与冲动，上网后欣快，下网后出现戒断反应，出现生理或心理的依赖现象（Griffiths）。美国心理学年会确定的网络成瘾的诊断标准有七种症状：①耐受性增强；②退瘾症状；③上网频率总是比事先计划的要高；④企图缩短上网时间的努力总是以失败告终；⑤花费大量时间在和互联网有关的活动上；⑥上网使其社交、职业和家庭生活受到严重影响；⑦虽然能够意识到上网带来的严重问题，仍然继续花大量时间上网。标准规定，如果网络用户在12个月中的任何时期有上述多于三种症状出现，即为网络成瘾。

我国至今没有关于"网络成瘾"，也就是"网络依赖"的确切诊断标准，其原因是因为网络的迅猛发展是近几年的事，而世界卫生组织的ICD-10，美国的DSM-Ⅳ，我国的CCMD-3，这三个主要精神疾病诊断体系都是在15年前做的最后修订，当时显然无法为今天的"网瘾"预先制定一个详细标准。在卫生部对网瘾诊断标准未正式出台之前，比较为专业人员所接受的标准是：

1. 一种适应不良的网络使用方式，出现耐受性增加和戒断症状。

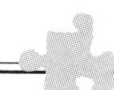

2. 尽管口头表达停止使用网络的愿望,但无法停止或减少使用,而且不顾持续使用所带来的不良后果。

3. 血液学检查(如肝酶增高、电解质紊乱等)和躯体表现(如胃疼、高血压、营养失调等)反映出严重的网络滥用后果。

4. 尽管从重要的他人那里了解到网络滥用会对自己和他人产生负性影响,但仍然否认网络依赖是一个问题。

5. 当使用网络时,可能频繁发生头晕、一过性黑矇等情况。

6. 不顾由网络滥用引起的持久的躯体、法律、经济、职业、社会或人际关系的问题,仍然持续地使用网络。

7. 网络耐受性增加,表现为需要用长时间上网来获得快感或达到所需要的效果。

8. 只要一段时间没有使用网络,就会出现戒断症状(如颤抖、癫痫发作、恶心、头痛、出汗、焦虑、失眠、抑郁、心烦、发脾气等)。

9. 因为与成瘾相关的犯罪行为而被拘捕(如使用物质后驾车、未成年人或成人持有非法药品、攻击、持有/倒卖管制物质、偷盗、破门而入等)。

10. 中止参加重要的社会、娱乐、或职业活动,因为它们妨碍了上网。

11. 大部分时间从事获取上网条件、使用网络或从其影响中康复的活动。

12. 虽然医师警告网络的滥用会引起健康的问题,但仍然持续地使用网络。

13. 其他,如人格改变等。

据统计,全球20多亿网民中,有1140万人患有不同程度的网瘾综合征,占总人数的6%。进一步调查还发现,病人多集中在学生、无固定职业者(网虫)及家庭主妇,这些人有充裕的时间痴迷电脑,因而是易感者。

二、网瘾产生的原因和危害

(一)网瘾产生的原因

网瘾产生的原因是多方面的。既有环境的原因又有父母以及学习等各方面的的原因。概括起来有:

1. 精神空虚　有些家长平时忙于工作,对孩子的照顾只是满足于"吃饱了,喝足了,穿暖了,兜里有点零花钱",不知道孩子最近的烦恼是什么,和同学之间有没有矛盾。孩子在父母那里寻求不到这种爱,于是到网上寻找,他们会用化名和网友聊天、发泄情感。

2. 性格因素　容易上网成瘾的孩子大多有不良的性格特征,如性格孤独、内向,不愿意与人交往。当心里有了矛盾、苦恼,自己无法排解时,他们在网上发泄。因为他们发现,网络是一个很好的倾诉对象:键盘就操纵在自己手上,想看什么就看什么,想说什么就和网友聊什么。很快,他们就会迷上网络。

3. 环境影响　现在,网吧也随处可见,网上的东西良莠不齐,网吧经营者本着赢利的目的,为那些还没有完全具备辨别是非能力的未成年孩子大开方便之门,这样很容易让这些孩子在眼花缭乱的虚拟世界中迷失自己。

4. 学习压力　学习任务重、学习压力大也很容易使孩子产生厌学情绪,从而演变成逃课、上网，沉迷网络。

（二）网瘾的危害

网络上瘾对青少年危害很大，主要的有对健康的危害、对心理的危害、影响学习成绩和对社会生活的危害。

1. **损害身体健康**　长时间连续上网，会使人的新陈代谢、正常生物钟遭到严重破坏，身体容易变得非常虚弱，还会导致神经紊乱、免疫功能下降，引发紧张性头疼。加上网吧大多环境恶劣、空气浑浊、声音嘈杂，青少年在这种环境上网，也容易被传染上疾病。

2. **影响心理健康**　由于过分关注人机对话，对外界刺激缺乏相应的情感反应，对亲友冷淡，对周围事物失去兴趣，严重时对一切都漠不关心，把与别人的交往当成一种可有可无的事情，变得越来越孤僻，造成青少年个性的缺陷。

3. **使学习成绩下降**　染上网瘾的青少年，被网络挤占了原本属于读书和思考的时间，导致学习成绩下降。国外有研究表明，长期沉湎于网络游戏的孩子，其智力会受到很大的影响，甚至导致智商下降到正常孩子的标准水平线以下，这也会间接影响孩子的学习成绩。沉迷于网络虚拟世界，对现实生活失去兴趣，还会出现厌学、逃学、辍学的情况。

4. **弱化道德意识**　青少年在网络世界中，缺少了以教师、家长为核心的人际关系对他们行为的监督，他们在网上放任自流，缺少道德约束，因此，容易在网络游戏、黄色网站中放纵自己的欲望。其结果弱化了青少年的道德意识和社会责任感，有可能导致他们走向犯罪的道路。由于网络信息良莠不齐，其中不乏一些色情、暴力信息，涉世未深的青少年很容易受到不良的诱导，误入歧途。

5. **影响人际交往能力**　沉溺于网络世界中，还造成了青少年与他人交往频率的减少，甚至拒绝与他人交往。这些青少年的语言表达能力出现障碍，只有到了电脑前，手按着键盘，才能表达自己的想法，更有甚者，还会出现"社交恐惧症"。

三、治疗措施

网络成瘾是多种因素造成的，因此，在采取治疗措施之前要首先找出青少年沉迷于网络的原因，才能正确地对他们进行引导，进而接受治疗。对网络成瘾行为治疗的目的是矫正被干预者的心理行为问题，促进其正确使用网络，改善其社会功能，而非中断或终止其上网行为。对网络成瘾者的治疗，目前提倡采用综合的心理社会干预措施，开展规范的心理指导、心理咨询与心理治疗。实施治疗的人员应接受专业训练。严格禁止限制人身自由的干预方法（如封闭、关锁式干预），严禁体罚。对伴发明显焦虑、抑郁、强迫等精神症状者，应到治疗精神疾病的专业医疗机构进行诊治。治疗药物应严格掌握适应证。严格禁止损毁性外科手术。"网络成瘾"治疗是建立在自愿的基础上的，除非患者已经出现重性精神症状，如幻觉等，丧失现实判断能力，否则不应强制。在专业机构治疗后，家庭还得做好后续康复工作，这也是预防复发的关键。

四、预防和控制措施

1. **加强对青少年教育**　为了预防和减少网络成瘾，健康教育者要加大网络成瘾危害的宣传，指导青少年及其家长科学使用网络。一要对青少年宣传《全国青少年网络文明公约》，教会青少年正确使用网络，保护好自身安全。做到：保守自己的身份秘密；不随意回复信息；收到垃圾邮件应立即删除；慎与网上"遇见"的人见面；如果在网上遇到故意伤害，应该寻求家长、老师或者自己信任的其他人的帮助；不做可能会对其他人的安全造成影响的活动。二要教育青少年上网前，明确目的和任务，并事先筛选上网目标，排出优先顺序。上网时不被出现的其他内容吸引；可暂时保存任务之外感兴趣的内容，待任务完成后再查看。要根据完成的任务，合理安排上网时间长度，不要为了打发时间而上网。三要教育青少年，成长的过程不会一帆风顺，遇到困难和挫折要积极应对，向家长、老师和其他人请教解决办法，不靠上网逃避。

2. 对家长的教育　要对家长加大监管和教育责任的宣传，使家长从儿童接触网络开始，就把监管和教育放在首位，切切实实担负起关注、陪伴的责任。家长要经常了解孩子常访问的网站，与他们一起上网和讨论，用成年人的经验帮助他们离开网络垃圾，还要告诉子女过度使用网络的消极影响。若发现有网络使用不当的问题，及时处理。如果发现自己的孩子有"网瘾"，如孩子出现不上学、打人、偷盗，要及时求助专业机构。

3. 对学校的宣传　作为学校，要丰富学生课余活动，培养学生多方面的兴趣，支持学生建立多种互动渠道，开展有利于身体、智力、心理全面发展的课余活动，使学生能从多渠道获得成就感，在现实生活中能够获得自信和价值感。教师要善于发现每个学生的优点和特长，及时给予肯定和鼓励，帮助学生建立自信，充分发挥自身潜能。

4. 对社会的宣传　要使全社会都了解网络成瘾的危害，同时加强部门协作，通过立法和管理和技术手段，制约不当的上网、无节制地玩网络游戏，特别要加强对网吧的管理，禁止向未成年人开放；要充分动员并发挥各群团组织和社会各界的作用，在现实生活中为未成年人提供多渠道、多形式的成长途径，避免其过多依赖互联网。

（管纪惠　田本淳）

第二十一章 应对突发公共卫生事件健康教育与健康促进

> **本章要点**
> 1. 突发公共卫生事件的特征与危害
> 2. 应对突发公共卫生事件的健康教育与健康促进的原则、内容与方法

第一节 突发公共卫生事件概述

突发公共卫生事件严重威胁公众的健康和生命安全，危及社会稳定和经济发展。2000年美国9.11事件以来，突发公共卫生事件受到了世界各国的广泛重视。我国自20世纪80年代以来，相继发生了一系列重大公共卫生事件，1988年上海市甲型肝炎暴发，2003年"非典"（SARS）疫情，2008年奶制品三聚氰胺事件，2008年四川特大地震灾害。为做好突发公共卫生事件的应对工作，保护公众健康和生命财产安全，2003年5月7日，国务院常务会议审议并原则通过《突发公共卫生事件应急条例》，以法律的形式规定了应对突发公共卫生事件应遵循的原则。条例的颁布实施具有重大意义，是中国公共卫生事业发展史上的一个里程碑。

一、突发公共卫生事件的概念

突发公共事件指突然发生，造成或者可能造成严重社会危害，需要采取应急处置措施予以应对的自然灾害、事故灾难、公共卫生事件和社会安全事件。突发公共卫生事件（以下简称为突发事件）是指突然发生，造成或者可能造成社会公众健康严重损害的重大传染病疫情、群体不明原因疾病、重大食物和职业中毒以及其他严重影响公众健康的事件。

二、突发公共卫生事件的特征

突发事件有突发性、危害性、阶段性、群体性、综合性等特征。

1. **突发性** 突发事件都是突然发生，突如其来的。它包含两层意思：一是突发事件的暴发偶然因素更大一些，一般不具备一般事物发生前的征兆；二是突发事件发生后要求人们必须在极短的时间内做出分析、判断。如各种恐怖事件、自然灾害引起的重大疫情和食物中毒等，常常骤然而至并迅速扩散，很难预测其发生的时间和地点。

2. **危害性** 突发事件往往影响范围大，波及范围广，常导致大量伤亡，危害居民的身

心健康，主要表现为发病人数多或病死率高，甚至在较长时间内对人们的心理产生影响；还会破坏交通、通讯等基础设施，造成巨大的财产损失；甚至还能扰乱社会稳定，影响到政治、经济、军事和文化等诸多领域。有时还伴有后期效应（如放射事故）。

3. **阶段性** 突发事件，不论其大小都具有阶段性。根据其发生发展的过程，一般分为先兆期、暴发期、消退期和消除期。先兆期即突发事件发生前出现征兆的阶段，这一阶段处理的好，突发事件往往可以得以避免，否则就会进入下一个阶段；暴发期是指突发事件已经迅速演变，并出现暴发的阶段；消退期则是突发事件逐渐得到控制，但没有得到彻底解决；消除期意指突发事件得到彻底解决。

4. **群体性** 突发事件所危及的对象不是特定的个人，而是不特定的社会群体。所有事件发生时在事件影响范围内的人都有可能受到伤害，尤其是对儿童、老人、妇女和体弱多病者等特殊人群的影响更加突出。

5. **综合性** 突发事件的发生和应急不仅仅是一个公共卫生问题，还是一个社会问题，往往涉及社会诸多方面，需要全社会都动员起来参与应对工作。因此，突发事件的应急处理必须由政府统一指挥、综合协调，需要各有关方面共同努力，合理妥善处置，将其危害降到最低程度。

6. **全球性** 大的传染病暴发流行往往没有地域之分，全球化为疾病的快速传播带来了便利条件，使疾病能够跨越洲界、国界和疆域，不分民族、种族和社会群体，跨越不同的文化、社会制度和贫富差异，常常引发"多米诺骨牌"效应。"非典"首发病例 2002 年 11 月在广东佛山市出现，到 2003 年 2 月，已呈全球流行态势，世界上 32 个国家和地区先后出现感染病例。

三、突发公共卫生事件的危害

突发事件的危害主要包括如下几点：

1. **威胁人类生命安全** 无论是自然灾害、中毒、安全事故，还是传染病、群体不明原因疾病的暴发流行，都会给受影响人群带来直接或间接的危害，包括心理障碍、伤害、发病、残疾、死亡等。

2. **危及社会稳定** 因为突发事件的突发性和危害性，常会在一定阶段内带来社会心理紧张甚至恐慌，导致抢购、逃离、应激后心理障碍（PTSD）、群体性心理危机、群殴、自杀等，严重影响社会稳定。严重的还会引起社会动荡和经济萧条等。

3. **影响经济发展** 突发事件的负面效应最明显的表现之一是对经济的影响。"非典"危机结束后，亚洲开发银行对 SARS 在亚洲经济的影响做了计算，SARS 使亚洲 GDP 损失 180 亿美元，占 GDP 总量的 0.6%；如果按照最终总支出计算，SARS 对最终总支出（TFE）的影响为 590 亿美元，占 GDP 的 2%。其中，中国内地所遭受的损失最大，GDP 损失为 61 亿美元，占 GDP 的 0.5%；而香港地区所受的影响相对其经济规模而言最严重，SARS 对 GDP 的损失占 GDP 总量的 2.9%。

四、突发公共卫生事件的分类

突发事件主要包括以下几类：

1. 重大传染病疫情　指某种传染病在短时间内发生、波及范围广，出现大量的病人或死亡病例，其发病率远远超过历年发病率的平均水平。

2. 群体性不明原因疾病　指在短时间内，某个相对集中的区域内同时或者相继出现具有共同临床表现的病人，且病例不断增加，范围不断扩大，又暂时不能明确诊断的疾病。

3. 重大食物和职业中毒　指由于食品污染和职业危害的原因而造成的人数众多或者伤亡较重的中毒事件。

4. 其他　指生物、化学、核和辐射等自然或人为因素引发的严重影响公众健康的事件。

五、突发公共卫生事件分级

突发公共卫生事件的发生、发展是一个动态的过程，其事件的大小和危害程度是相对的。根据突发公共卫生事件性质、危害程度、涉及范围，突发公共卫生事件划分为特别重大（Ⅰ级）、重大（Ⅱ级）、较大（Ⅲ级）和一般（Ⅳ级）四级，依次用红色、橙色、黄色和蓝色进行预警。

（一）特别重大突发公共卫生事件（Ⅰ级）

1. 肺鼠疫、肺炭疽在大、中城市发生，疫情有扩散趋势；或肺鼠疫、肺炭疽疫情波及2个及以上的省份，并有进一步扩散趋势。

2. 传染性非典型肺炎、人感染高致病性禽流感疫情波及2个及以上省份，并有继续扩散的趋势。

3. 群体性不明原因疾病，同时涉及多个省份，并有扩散趋势，造成重大影响。

4. 发生新传染病；或我国尚未发现的传染病发生或传入，并有扩散趋势；或发现我国已消灭传染病重新流行。

5. 国务院卫生行政部门认定的其他特别严重突发公共卫生事件。

（二）重大突发公共卫生事件（Ⅱ级）

1. 在一个县（市）域内，一个平均潜伏期内发生5例及以上肺鼠疫、肺炭疽病例；或者相关联的疫情波及2个及以上的县（市）。

2. 发生传染性非典型肺炎、人感染高致病性禽流感续发病例；或疫情波及2个及以上市（地）。

3. 腺鼠疫发生流行，在一个市（地）范围内，一个平均潜伏期内多点连续发病20例以上；或流行范围波及2个及以上市（地）。

4. 霍乱在一个市（地）范围内流行，1周内发病30例及以上；或疫情波及2个及以上市（地），有扩散趋势。

5. 乙类、丙类传染病疫情波及2个及以上县（市），1周内发病水平超过前5年同期平均发病水平2倍以上。

6. 我国尚未发现的传染病发生或传入，尚未造成扩散。

7. 发生群体性不明原因疾病，扩散到县（市）以外的地区。

8. 预防接种或群体预防性服药出现人员死亡。

9. 一次食物中毒人数超过100人并出现死亡病例；或出现10例及以上死亡病例。

10. 一次发生急性职业中毒50人以上，或死亡5人及以上。

11. 鼠疫、炭疽、传染性非典型肺炎、艾滋病、霍乱、脊髓灰质炎等菌种、毒种丢失。

12. 省级以上人民政府卫生行政部门认定的其他严重突发公共卫生事件。

（三）较大突发公共卫生事件（Ⅲ级）

1. 发生肺鼠疫、肺炭疽病例，一个平均潜伏期内病例数未超过5例，流行范围在一个县（市）以内。

2. 发生传染性非典型肺炎、人感染高致病性禽流感病例。

3. 腺鼠疫发生流行，在一个县（市）域内，一个平均潜伏期内连续发病10例及以上；或流行范围波及2个及以上县（市）。

4. 霍乱在一个县（市）域内发生，1周内发病10～30例；或疫情波及2个及以上县（市）；或市（地）级以上城市的市区首次发生。

5. 一周内在一个县（市）域内乙、丙类传染病发病水平超过前5年同期平均发病水平1倍以上。

6. 在一个县（市）域内发现群体性不明原因疾病。

7. 一次食物中毒人数超过100人，或出现死亡病例。

8. 预防接种或群体预防性服药出现群体心因性反应或不良反应。

9. 一次发生急性职业中毒10～50人，或死亡5人以下。

10. 市（地）级以上人民政府卫生行政部门认定的其他较重突发公共卫生事件。

（四）一般突发公共卫生事件（Ⅳ级）

1. 腺鼠疫在一个县（市）域内发生，一个平均潜伏期内病例数未超过10例。

2. 霍乱在一个县（市）域内发生，1周内发病10例以下。

3. 一次食物中毒人数30～100人，无死亡病例报告。

4. 一次发生急性职业中毒10人以下，未出现死亡。

5. 县级以上人民政府卫生行政部门认定的其他一般突发公共卫生事件。

第二节　应对突发公共卫生事件健康教育与健康促进的原则与策略

健康教育与健康促进是预防和控制疾病的有效措施，也是应对突发事件工作中不可或缺的组成部分。

一、目的和意义

突发事件健康教育与健康促进贯穿于突发事件处置的全过程。通过有计划、有组织、有系统地开展健康教育活动，可提高公众对突发事件及其可能引发危机事件的认知和自我防护能力，促使人们在公共健康紧急状态下自觉采纳健康行为和健康生活方式，并积极地开展自救与互救，减少或避免事件对公众健康和财产的损害。健康教育与健康促进的作用包括以下几个方面：

1. 为社会公众、家庭或机构及时提供准确的风险信息，帮助人们克服心理上的恐惧和不安。
2. 告知公众突发事件带来的潜在风险，帮助公众掌握医疗卫生保健知识。
3. 改变人们对风险的态度和行为，鼓励社会公众参与应对。
4. 增加公众与医疗卫生机构专家间的交流。

在没有突发公共事件时，健康教育与健康促进工作的重点是让人们掌握各种突发事件的基本常识和应对技能，以便人们在突发公共事件发生时能够作出正确的应对。

突发事件发生后，健康教育与健康促进工作是让人们及时了解突发公共事件的发生、发展情况和其他相关信息，提高正确的决策能力，配合和参与突发公共事件的应对。突发事件结束前后，通过积极地宣传和沟通，健康教育与健康促进可以帮助受到突发事件影响的人群尽快恢复正常的社会生活状态。

二、突发事件健康教育与健康促进的原则

在突发事件应对过程中，健康教育与健康促进对公众正确认知风险，掌握防治知识，形成积极的心理状态等方面均有重要影响。良好的健康教育与健康促进工作能有效利用传播渠道，理性传达信息，满足公众特定的需求。突发事件中的健康教育与健康促进不同于日常健康教育与健康促进活动。一般说来，应当遵循以下原则：

1. 预防为主，平战结合　预防是应对突发事件的首要环节，也是突发事件处置的前提。通过开展当前常见突发事件的健康教育和健康促进工作，提高公众对突发事件的防范意识，增强忧患意识，提高公众自救、互救和应对各类突发事件的综合素质。

2. 积极配合，主动服务　突发事件的应对需要在各级政府的领导下，由卫生、教育、交通、农业、建设、广电、科技等相关部门共同参与来完成。各级健康教育机构需要在政府及行政部门的领导下，积极配合相关部门，充分发挥专业技术优势，开展好各自职责范围内的健康教育工作，主动加强对全社会健康教育工作的组织指导，通过有计划、有组织、系统的健康教育与健康促进活动，最大程度地减少突发公共事件造成的人员伤亡和危害，避免或杜绝突发事件造成次生或衍生的社会问题。

3. 阶段明确，策略得当　在不同性质突发事件的不同阶段，公众的需要是不同的。当突发事件发生后，如果事件本身对公众的危害不大，公众则较少出现害怕、担心、恐惧、恐慌、愤怒情绪，对信息的需求不迫切；如果公众感到事件对他们的生命和健康存在一定的危害时，对信息的需求就会迫切增加。因此，在开展突发事件健康教育和健康促进工作时，应该以普及防治知识为基础，在事件发生发展的不同阶段，通过对社会公众心理变化及关键信息的分析及时调整宣传教育策略，制定有针对性的干预措施，及时组织发放相应的科普宣传材料，通过各种有效的传播途径，利用各种宣传工具大力开展宣传教育活动。

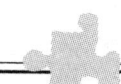

4. 信息可及，注重实效 选择的传播渠道必须是当地实际条件允许的，群众可及的；媒体作为卫生相关信息的主要手段，其不同类别意味着不同的传播特点和传播方式。在主动选择媒体进行健康教育和健康促进工作时，需要根据突发事件发生的情况和受众认知情况来选择恰当的媒体。可以充分地运用网络及其他媒体手段，提高信息的可及性，满足居民的基本需求，提高服务资源的有效利用率。

5. 监测到位，评估及时 为保障公众健康和生命财产安全，在政府行政部门的领导下，不断加强健康教育机构体系建设，构建健康教育与健康促进社会网络，营造健康的支持性环境。突发事件发生后，开展各类影响因素（包括公众知识、态度、行为状况）、健康干预措施及其效果的监测，快速分析、评估、确定应对突发公共事件的核心信息、目标人群和传播策略，充分利用和发挥健康教育与健康促进工作网络作用，指导社区和乡镇卫生服务机构，以及学校、工矿企业、医院和公共场所等更好地开展工作。

三、突发事件健康教育与健康促进的策略

突发事件的健康教育与健康促进应体现快速、准确、广泛的特点。突发事件健康教育和健康促进工作就是让公众知道，要积极参与、配合卫生部门采取恰当的预防和控制措施，降低或消除突发事件的危险因素，保护健康人群免受突发事件的危害，消除社会恐慌心理和不稳定因素，从而维护社会经济正常发展。一般来说，突发事件健康教育与健康促进的策略包括以下几个方面。

1. 根据事件的不同阶段开展健康教育工作 在威胁尚远时，公众仅仅是希望了解一下事件的基本情况和进展，获取信息一般是被动的，主要渠道是电视新闻、报纸等。当威胁到达身边，并且疫情逐渐严重时，公众防护意识逐渐加强，信息的需求（疾病特征、个人防护措施、政府及卫生部门采取的措施、疫情进展和信息获取途径）逐渐增多，获取信息变得更主动，主要通过人际渠道寻求信息，如拨打电话（医院、疾控中心、居委会、熟人等），或到当地卫生部门、居委会询问，或邻居、熟人间相互询问等。突发事件发生后需要根据不同阶段确定核心信息和主要的传播渠道，清楚什么时候需要将哪些知识和信息放在网上，什么时候提供热线服务，什么时候开展人际沟通。

2. 根据事件中的不同情况开展健康教育工作 突发事件发生后的应对过程中，可能发生这样或那样的情况，需要健康教育工作者制定并实施针对性的健康传播策略。以下为流感大流行不同阶段促进公众接种流感疫苗的具体传播策略：

在公众对流感疫苗需求比较低而疫苗可及性（生产量少）也比较低时，健康教育与健康促进工作的重点是告诉公众为什么关注这个新病毒，采取哪些步骤使人们可以获得疫苗，建议哪些人接种该疫苗。

当公众对流感疫苗需求量比较高而疫苗可及性还比较低时，健康教育与健康促进的策略是告诉人们疫苗缺乏的原因，解释保护重点人群的原因，强调其他保护性的方法。

当公众对流感疫苗需求比较低而疫苗可及性却比较高时，健康教育与健康促进工作重点则是采用社会推广方法，向拟接种疫苗人群推荐相关信息；提高公众对疾病的认识，宣传疫苗的益处，讨论有关疫苗安全的问题。

当公众对流感疫苗需求比较高而疫苗可及性也比较高时，健康教育与健康促进工作重点则是利用健康传播理论帮助疾病预防控制机构解决疫苗的运输发放可能出现的问题，并就疫苗安全性问题做出快速反应。

3. 通过健康传播让公众感觉到事件是可控的　突发事件发生后，一方面需要展示政府或其他部门已经采取和正在采取的预防及控制措施，告诉公众哪些部门负责此次事件的控制工作，让公众知道今后几天应该做出怎样的预期（对卫生部门、对疫情发展等），增加公众对事件的可控感；另一方面需要向公众推荐个人防护和控制的方法，以及到哪里可以获得更多的信息。

4. 用简明扼要通俗易懂的语言进行传播　应急状态下很多人对信息的理解和反应与常态下不同，对有矛盾的信息处理能力下降，对可信的信息源依赖性增加。

因此，在开展突发事件健康教育与健康促进工作时，应尽量避免使用专业用语，采用那些既能准确表达信息，又能让公众明白的词句。在信息制作过程中，应使用非技术性语言、简单的语言，剔除修饰语及说明，剔除缩略语，使用正面语言和肯定句等来满足人们在应急状态下的认知需求。同时，在对公众的观点做出反应时，还要对他们的感情做出反应。总是告诉他们你能做什么，而不要告诉他们你不能或者不愿意做什么。

5. 健康传播过程中要满足媒体的需要　现代化的大众媒介因其广大的传播范围、迅捷的传播速度和深远的舆论影响而成为突发事件健康教育与健康促进工作顺利开展的重要工具。由于媒体具有将信息传递给公众的功能，是应对危机最重要的盟友。让媒体确切地知晓可以从谁那里得到准确的信息，并且帮助他们在截稿之前完成消息采集或者协助他们完成直播报道。在与他们打交道时，要记住他们总是在寻找一些持续发展的故事来吸引受众的注意；要认识媒介所处的制度环境，理解媒介采访和报道的方式；更要懂得如何与不同类型的媒介从容地打交道，也就更容易借助媒介外部的制约力量来掌握信息主动权和议程设置能力。

第三节　应对突发公共卫生事件健康教育与健康促进内容与方法

2003年SARS的疫情让我们深刻认识到突发事件对公众生命和健康的危害，也了解了健康教育与健康促进在预防和控制SARS中发挥的重要作用。

一、突发事件健康教育与健康促进的内容

（一）突发事件核心信息

核心信息是指在一定的阶段和范围内，针对特定的目标人群及主要健康问题而制定的健康信息，这是要求目标人群掌握的最重要的、最基本的健康信息。

突发事件核心信息包括事件的类别、预警级别、起始时间、可能影响范围、警示事项、应采取的措施等，同时还要包含以下几个方面的内容：①政府应对突发事件的决策、行政措

施，适用的法律法规以及各项预防控制措施。②个人、单位、社区、公共场所要采取的主要应对措施以及相应的法律责任和义务。③与突发事件相关的基本知识和技能。④政府应对突发事件的主要处置机构、救治机构的名称、地点及其联系电话。⑤免费咨询或救助、心理疏导、心理危机干预的热线电话。⑥各种防控干预措施、取得的效果和科研工作的进展。

(二) 各类突发事件健康教育重点内容

1. 传染病及生物恐怖事件应对知识

(1) 传染病基础知识：各种传染病的传染源、传播途径、临床特点、流行病学特征、主要危害及预防控制措施以及计划免疫与预防接种的知识。

(2) 传染病防治相关法律、法规、部门职责及公众责任的相关知识。

(3) 生物恐怖的病原学基础知识、传播特点、危害及防控知识。

2. 救灾防病和自救知识

(1) 自然灾害的种类、特点及危害、发生及影响因素、引发的传染病、高热等问题；

(2) 不同自然灾害时的自救知识。

3. 食物及职业中毒事件应对知识

(1) 食物中毒应对知识：食物中毒的分类、发生因素、主要症状及预防控制措施。

(2) 职业中毒应对知识：职业中毒的分类、发生及影响因素、不同种类职业中毒的主要症状、预防控制措施及相关法律、法规。

4. 化学、核与辐射事件应对知识

(1) 有毒有害化学物质应对知识：有毒有害化学物质的种类、对人体危害、主要症状与急救原则。

(2) 核与辐射事件应对知识：大型核设施泄露后的个人防护、超剂量核照射后的现场救护。

5. 心理健康指导　发生突发事件后，人群普遍容易出现焦虑不安、恐惧、情绪不稳、抑郁悲观等情绪心理问题，必须给予必要的心理健康指导。

(三) 不同机构健康教育主要工作

1. 健康教育专业机构

(1) 为卫生行政部门拟定健康教育与健康促进法规、规章、指导意见和规范等提供科学依据，为行政决策提供建议和意见。

(2) 制定突发事件健康教育和健康促进应急预案、工作计划和实施方案。

(3) 开展应对突发事件健康教育与健康促进专业人员培训及技术指导。

(4) 设计、制作和分发突发事件健康教育传播材料，组织开展大众卫生知识传播活动，向社会提供预防保健相关知识服务，建立和发展健康教育信息网络。

(5) 开展应对突发事件健康教育与健康促进评估。

(6) 建立健全健康教育工作档案、包括年度工作计划、工作记录、年终考核评价。

2. 社区卫生服务机构

(1) 建立以社区卫生服务机构为骨干，社区内学校、工矿企业、医院和公共场所等为基础的社区突发事件健康教育与健康促进工作网络，设置专兼职人员。

(2) 负责社区突发事件健康教育的组织协调与实施工作,包括突发事件防范意识、自救互救卫生知识的普及、个体和群体的健康管理,重点人群与重点场所健康教育,宣传健康行为和生活方式等方面的知识。

(3) 全科医生和社区护士在医疗、护理、预防保健、突发事件应急等各项工作中开展有针对性的健康咨询和指导。

(4) 建立固定的健康教育阵地,设立健康教育活动(中心)室。

(5) 配合上级单位和健康教育专业机构开展健康教育相关工作;协助、指导社区内学校、机关、企事业单位开展健康教育活动;根据应对突发事件需求,开展多种形式的健康教育活动。

(6) 开展医护人员和社区健康教育骨干人员的健康教育培训。

3. 医疗机构

(1) 各级各类医疗机构要建立健全健康教育工作制度,配备专兼职人员负责突发事件健康教育工作。

(2) 在突发事件应急工作中开展相关健康教育与健康促进活动。

(3) 组织开展医院医护人员的突发事件健康教育知识和技能培训。

(4) 根据驻地社区实际,采取多种形式开展社区突发事件健康教育与健康促进活动,同时,为基层社区卫生服务机构提供技术指导和业务培训。

(5) 设立突发事件卫生科普宣传和健康教育宣传栏,提供各类宣传材料。

(6) 根据应对突发事件需求,开展多种形式的健康教育活动。

二、突发事件健康教育与健康促进方法

突发事件发生后常用的健康教育、传播、干预方法包括:

1. 核心信息发布,根据《卫生部法定传染病疫情和突发事件信息发布方案》规范突发事件核心信息的发布工作。及时利用广播、电视、报纸和网络等大众媒体,迅速将核心信息覆盖到目标人群。

2. 制作、发放、张贴健康教育传播材料,如墙报、挂图、标语、传单等。

3. 利用讲座、培训对学校学生、单位职工、社区重点人群开展信息传播。

4. 利用热线电话开展免费咨询或救助、心理疏导、心理危机干预等。

5. 利用咨询、个别指导、小组培训等形式开展行为指导。

6. 其他经常可以利用的渠道还有大喇叭、黑板报等。

三、突发事件健康教育与健康促进实施

(一) 建立专业工作组

突发性公共卫生事件发生时,在突发事件领导小组指导下,迅速成立健康教育与健康促进专业工作组,负责组织协调、实施应对突发事件健康教育与健康促进工作。

(二) 开展快速评估

健康教育与健康促进专业工作组要密切关注、了解突发事件的发展,通过访谈、小组讨

论、现场观察等形式进行快速评估，准确地找出发生突发事件地区居民的健康需求，确定健康教育工作的重点内容。

突发公共事件，特别是突发公共卫生事件的危害性、公共属性，事关社会成员的切身利益，从而使其在发生之初，往往会引发公众对信息的渴求。

人们自我保护的本能使得在危机发生时，急于知晓事件发生情况和发展过程，事件是否对社会和个人利益造成影响，政府目前的态度和所采取的相关处置措施等。

在了解公众的需求和关注点方面，可以有多种方式和渠道，如：

1. 通过公众热线，可以对公众舆论进行监测，了解公众在健康问题，以及突发事件不同阶段所需要的不同信息。

2. 开设专题网页，供公众反馈信息，了解他们对信息的需求。

3. 通过社会调查，可以知道公众此时的思想状况和想要了解的信息。

4. 关注新闻报道，了解媒体发布的信息。通过对媒体的监测，可以发现他们在关注什么，发布了什么，什么被遗漏了。

5. 通过文献回顾，了解既往的同类突发事件时公众的反应和需求，作为公众需求分析的补充。

（三）确定目标人群、核心信息与传播策略

1. 确定目标人群　根据突发事件的性质和快速评估的结果，健康教育与健康促进专业工作组要分级确定健康教育工作的目标人群。

一级目标人群：是指处于突发事件范围内、直接受到影响的人群，如事件受害者、现场目击者等，他们是需要直接改变行为的人群。

二级目标人群：是指与一级目标人群有着密切联系，能影响一级目标人群认知、价值观和行为的人，如一级目标人群的亲属、朋友等。

三级目标人群：是指参与事件处置的人员，包括防疫人员、医疗人员，能给一级目标人群以信任感的一些人。

四级目标人群：能够对突发事件和处置产生影响的人，如政策制定者等关键人物。

2. 确定核心信息　由于突发事件具有突然发生、不可预见、进程快、影响广等特点，短时间内就有可能造成大量的人员伤亡和严重的财产损失。卫生应急风险沟通应在平时做好充分的准备，特别是制定满足公众需求的各类信息，保证在事件突然发生时有效地开展风险沟通工作，确保突发事件的应急处置协调、有序地进行，尽可能将突发事件控制在萌芽状态，或最大限度地降低突发事件的危害。在突发事件发生时，应根据这些信息，再分别确定针对不同人群和事件不同发展阶段的风险沟通核心信息。

确定核心信息时应考虑以下6个问题：

（1）判断事件对公众的影响：在制定核心信息之前，首先要对突发事件进行深入的分析，以期明确事件对公众健康可能会带来的影响、涉及的人群与范围、引起公众恐慌的主要原因以及事件的可控制程度。

（2）发布的内容是事实还是评价：事实还是评价其实是一个取舍，也可以二者兼有。当事实基本清楚时，发布事实，当事实不太明朗时则表明部门态度，明确始终把人民群众的健康放在第一位,为维护公众健康坚持不懈战斗的态度。在某种意义上,态度决定一切。有时对于公众,与其说他们关心事实,不如说更关心政府部门是否在全力以赴保护公众健康,从而获得安全感。

(3) 公众应该怎样保护个人健康:如何保护自身及家人的健康,是事件发生后公众最关心的问题。对公众的建议应当是核心信息的重要组成部分。这些建议应该是易于执行的,如对于毒气泄漏的建议,是尽量待在室内,用被单等蒙住口鼻,等待救援。

(4) 卫生行政部门将采取哪些措施来防止类似事件发生。

(5) 向公众表达同情或关注:对于因突发事件而受影响的公众适当表达人文关怀,易于获得公众理解支持,有助于事件的迅速处理。

(6) 告知下一次信息发布的时间:有助于帮助公众了解信息的发布是动态的,让公众对事件保持适度关注,有助于事态的有效控制。

3. 确定传播策略 健康教育与健康促进专业工作组要根据发生突发事件的性质和四级目标人群的不同需求,准确地确定有针对性的核心信息和传播策略。

在制定核心信息时要注意把握以下三个原则:①政策性原则:即核心信息应该体现政策精神;②科学性原则:即核心信息应该是科学、准确的;③通俗性原则:即核心信息要通俗易懂,容易被受众所理解和接受。

在确定传播策略时要考虑调动一切可以利用的资源,根据不同性质的突发事件,以及不同的发展阶段和不同情况,通过各种途径开展多种形式的健康教育传播、干预活动。

四、突发事件健康教育与健康促进评估

突发事件健康教育的评价应采用科学而且可行的方法,收集真实而完整的信息,对健康教育活动的计划、措施、方法、效果进行系统的评价。具体评价方法可参看本书第五章健康教育评价相关章节。

(解瑞谦)

中文参考文献

1. 卫生部基层卫生与妇幼保健司，中国预防医学科学院编译．强化循证健康促进——第五届全球健康促进大会技术报告，2000．
2. 吕姿之．健康教育与健康促进．第2版．北京：北京大学医学出版社，2009，2．
3. 田本淳．基层妇幼保健健康教育培训教材．北京：北京大学医学出版社，2001．
4. 居延安．公共关系学．第2版．上海：复旦大学出版社，2001．
5. 卫生部基层卫生与妇幼保健司，中国疾病预防控制中心编译．第五届全球健康促进大会技术报告集．2002．
6. 黄敬亨．健康教育学．第3版．上海：复旦大学出版社，2003．
7. 郭金生，张立兴，潘立．人员培训实务手册．北京：机械工业出版社，2001．
8. 韩光军．职员培训与管理手册．北京：经济管理出版社，2002．
9. 曹淮扬译．培训探密．北京：企业管理出版社，2001．
10. 王凤兰．成人培训方法指南．北京：北京大学医学出版社，1995．
11. 曾光，李辉，陈永生．现代流行病学方法与运用．北京：北京医科大学、中国协和医科大学联合出版社，1994．
12. 程晓明．医疗卫生领域中的成本—效益分析．上海：上海医科大学出版社，1994．
13. 郭亚军．综合评价理论与方法．北京：科学出版社，2002．
14. 郭岩．卫生事业管理．北京：北京医科大学出版社，2003．
15. 林果为，沈福民，等．现代临床流行病学．上海：上海医科大学出版社，2000．
16. 杨树勤等．卫生统计学．第3版．北京：人民卫生出版社，1998．
17. 叶葶葶等．预防医学．第3版．北京：人民卫生出版社，2000．
18. 李银河译．社会研究方法．成都：四川人民出版社，1987．
19. 林琳，米光明等．社区健康教育．北京：中国医药科技出版社，1999．
20. 田本淳．不吸第一支烟．第2版．北京：北京大学医学出版社，2004．
21. 陈新广等．医学研究设计与数据分析．武汉：武汉大学出版社，1997．
22. 李立明等．流行病学．第4版．北京：人民卫生出版社，2001．
23. 陈平雁，黄浙明主编．SPSS 8.0统计软件应用教程．北京：人民军医出版社，2000．
24. 吴明隆．SPSS统计应用实务．北京：中国铁道出版社，2000．
25. 金新政．SAS for Windows统计系统教程．武汉：华中科技大学出版社，2001．
26. 徐浪，王青华．描述统计学．成都：西南财经大学出版社，2001．
27. 张家放．医用多元统计方法．武汉：华中科技大学出版社，2002．
28. 董时富．生物统计学．北京：科学出版社，2002．
29. 上海医科大学，河北职工医学院．健康教育学．北京：人民卫生出版社，1993．
30. 黄敬亨，邢育健．健康教育学．第5版．上海：复旦大学出版社，2011，1．

31. 王凤兰. 社区卫生服务基本理论与方法学培训教程. 北京：北京医科大学、中国协和医科大学联合出版社，1998.
32. 龚幼龙. 社会医学. 北京：人民卫生出版社，2000.
33. 邱泽奇等译. 项目评估方法与技术. 北京：华夏出版社，2002.
34. 谭晓东. 突发公共卫生事件预防与控制. 武汉：湖北科学技术出版社，2003.
35. 顾秀英，胡一河. 慢性非传染性疾病预防与控制. 北京：中国协和医科大学出版社，2003.
36. 吴升平. 脑血管病的防治与康复. 北京：北京大学医学出版社，1999.
37. 王咪咪. 高血压病人的食疗与保健. 北京：人民军医出版社，2002.
38. 黄列军等. 糖尿病患者生活指导. 北京：人民卫生出版社，2002.
39. 吴阶平. 性医学. 北京：科学技术文献出版社，1998.
40. 甘德坤等. 青少年控烟指南. 北京：华文出版社，1999.
41. 张孔来等. 艾滋病. 北京：中国协和医科大学出版社. 2001.
42. 中国疾病预防控制中心编. 传染性非典型肺炎预防控制培训教材. 北京：中国协和医科大学出版社，2003.
43. 薛澜，张强，钟开斌. 危机管理. 北京：清华大学出版社，2003.
44. 突发公共卫生事件应急条例，2003年5月.
45. 王陇德. 现场流行病学，北京：人民卫生出版社，2004，19－21.
46. 耿文奎，葛宪民. 突发公共卫生事件监测预警及应急救援. 北京：人民卫生出版社，2008，180.
47. 林琳，田本淳，孟先鹏. 中国4城市12所健康促进学校创建现状. 中国学校卫生，2006，26（5）.
48. 中华人民共和国教育部. 关于印发《中小学健康教育指导纲要》的通知（教体艺[2008]12号）.
49. 雷蒙德. A. 诺伊（Raymond A. Noe）著，徐芳译. 雇员培训与开发（第3版），中国人民大学出版社，北京：2007年.
50. 殷大奎. 科普演讲能力培训教程，北京：人民军医出版社，2009.
51. 苏平. 培训师成长手册. 第3版. 西安：西安交通大学出版社，2013.
52. 田本淳 董蕾. 《平面健康教育材料设计制作使用与评价》，北京：北京大学医学出版社出版，2011年.
53. 陆江，林琳. 社区健康教育. 北京：北京大学医学出版社，2010.
54. [美] 米歇尔P. 奥唐纳主编，常春，王艳玲，王强，等译. 工作场所健康促进（原著第三版）. 北京：化学工业出版社，2009.
55. 常春. 健康教育与健康促进. 第2版. 北京：北京大学医学出版社，2010.
56. 马骁. 健康教育学. 第2版. 北京：人民卫生出版社，2012.
57. 李鲁. 社会医学. 第4版. 北京：人民卫生出版社，2012，8.
58. 米光明，安家璇. 城乡基层健康教育实用手册，北京：化学工业出版社，2004，12.

59. 魏荃，米光明. 社区健康教育与健康促进手册. 北京：化学工业出版社，2005，8.
60. 田本淳. 乡村妇幼卫生人员健康教育工作手册. 北京：北京大学医学出版社，2008.
61. 卫生部，国家人口与计划生育委员会. 关于促进国家基本公共卫生服务均等化的意见［卫妇社发（2009）70号］. 2009，7.
62. 卫生部. 国家基本公共卫生服务规范（2011版）. 2011，5.
63. 张巍，田向阳. 健康村研究进展. 中国健康教育，2010，26（7）：541-545.
64. 米光明，王官仁. 健康传播学原理与实践. 长沙：湖南科学技术出版社，1996.
65. 杨树勤. 卫生统计学. 第3版. 北京：人民卫生出版社. 1998.
66. 方积乾. 卫生统计学. 第5版. 北京：人民卫生出版社. 2005.
67. 金瑜. 心理测量. 上海：华东师范大学出版社. 2006.
68. 钱宇平. 流行病学. 北京：人民卫生出版社. 1986.
69. 施侣元. 流行病学. 北京：人民卫生出版社. 2003.
70. 赵仲堂. 流行病学研究方法与应用. 北京：科学出版社. 2005.
71. 田本淳. 中国/WHO以肥胖控制为切入点发展健康促进学校项目实施与评估报告. 北京：北京大学医学出版社，2007.
72. 吴明隆. SPSS统计应用实务. 北京：中国铁道出版社，2000年.
73. 金新政. SAS for Windows统计系统教程. 武汉：华中科技大学出版社，2001年.
74. 徐浪、王青华. 描述统计学. 成都：西南财经大学出版社，2001年.
75. 张家放. 医用多元统计方法. 武汉：华中科技大学出版社，2002年.
76. 董时富. 生物统计学. 北京：科学出版社，2002年.
77. 曾润喜. 网络舆情管控工作机制研究［J］. 图书情报工作，2009（18）：79-82.
78. 中华医学会心血管分会. 高血压防治基层实用规范，中华全科医师杂志2003，2（5）：3-6.
79. 中华人民共和国卫生部. 中国公民健康素养—基本知识与技能［M］. 北京：人民卫生出版社. 2008.
80. 中华人民共和国卫生部. 首次中国居民健康素养调查报告【R】. 2009.
81. 中华人民共和国卫生部. 2012年中国居民健康素养监测报告【R】. 2013.

英文参考文献

1. W. Willian Chen. The Relationship Between Health Education and Health Promotion. American Journal of Health Education, 2001, 11/12.
2. John Kemm & Ann Close. Health Promotion, Theory and Practice. Macmillan Press Ltd. , Printed in Great Britain, 1995.
3. World Health Organization. New Horizons in Health. Geneva, 1995.
4. The Jakarta Declaration on Health Promotion in 21st century. Jakarta, 1997.
5. Richard A Windsor, et al. Evaluation of Health Promtion, health Education, and Disease Prevention Programs. California: Mayfield Publishing Company, 1994.
6. Mexico Ministerial Statement for the Promotion of Health from Ideas to Action, 2000.
7. Lawrence W Green, Marshall W Kreuter. Health Promotion Planning: An Educational and Environmental Approach. California: Mayfield Publishing Company, 1991.
8. Robert Chambers. Participatory Workshops-A Sourcebook of 21 Sets of Ideas and Activities. Earth Scans Publications Ltd London. Sterling, VA, 2002.
9. J Thomas Butler. Principles of Health Education & Health Promotion. Wadsworth, a division of Thomson Learning, Inc. 2001, 285 – 309.
10. Lawrence W Green, Frances Marcus Lewis. Measurement & Evaluation in Health Education & Health Promotion. California: Mayfield Publishing Company, 1986.
11. Kenny CW Chan MBBS, Dambim KH Wong MRCP, FHKAM (Medicine). HIV Manual 2001. Special Preventive Programmers Department of Health Hong Kong in January 2002.
12. Public health emergency: National disaster medical system. Retrieved from http://www. phe. gov/Preparedness/responders/ndms/Pages/default. aspx.
13. Vanderford, M. Communication Lessons Learned in the Emergency Operations Center during CDC's Anthrax Response: A Commentary. Journal of Health Communication. Vol. 8, Iss. sup1, 2003.
14. Prue C, et al. Communication Monitoring: Shaping CDC's Emergency Risk Communication Efforts. Journal of Health Communication. Vol. 8, Iss. Sup1, 2003.
15. Freifeld, C. et al. Health Map: Global Infectious Disease Monitoring through Automated Classification and Visualization of Internet Media Reports. Journal of the American Medical Informatics Association Vol. 15: 2 Mar / Apr 2008.
16. Brooke Rogers M, et al. Mediating the social and psychological impacts of terrorist attacks: The role of risk perception and risk communication. International Review of Psychiatry, June 2007; 19 (3): 279 – 288.

17. Siah, C. Y. All that glitters is not gold: examining the perils and obstacles in collecting data on the internet. International Negotiation, 2005, 10 (16): 115-130.
18. Gina Samaan, Mahomed Patel, Babatunde Olowokure, et al. Rumor Surveillance and Avian Influenza H5N1. Emerging Infectious Diseases. 2005, 11 (3): 463-466.
19. Ken Judge, Michael Solomon. Public Opinion and the National Health Service: Patterns and Perspectives in Consumer Satisfaction. Journal of Social Policy, 1993, 22 (3): 299-327.
20. National Task Force on the Preparation and Practice of Health Educators. A Framework for the Development of Competency-Based Curricula. New York: national Task Force, Inc., 1985.
21. Glanz, Karen, Barbara K. Rimer, and Frances Marcus Lewis. Health Behavior and Health Education: Theory, Research, and Practice. San Francisco: Jossey-Bass, 2002.
22. World Health Organization. Information Series on School Health. 2000, WHO/NMH-HPS/00. 4, WHO/SCHOOL/00. 3.
23. Xiangyang T, Lan Z, Xueping M, et al. Beijing health promoting universities: practice and evaluation. Health Promot Int. 2003 Jun; 18 (2): 107-113.
24. Oliver Groene, Mila Garcia-Barbero. Health promotion in hospitals: Evidence and qualityManagement. 2005, p1-128.
25. The Budapest Declaration on Health Promoting Hospitals. Copenhagen, WHO Regional Office for Europe, 1991. (http://www.euro.who.int/health promohosp/publications/20020227_1).
26. Whitelaw S, Baxendale A, Bryce C, Machardy L, Young I, Witney E., Settings' based health promotion: a review. Health Promotion International, 2001, 16 (4): 339-353.
27. H. Guo, X. Y. Tian, Y. S. Pan, et al. Managerial attitudes on the development of health promoting hospitals in Beijing Health Promot. Int. 2007, 22 (3): 182-190.
28. Johnson A & Baum F. Health promoting hospitals: a typology of different organizational approaches to health promotion. Health Promotion International, 2001, 16 (3): 281-287.
29. Moye PK, Pesik N, Terndrup T, et al. Bioterrorism training in U. S. emergency medicine residencies: has it changed since 9/11 [J]? Acad Emerg Med. 2007, 14 (3): 221-227.
30. Brolén P, Ortenwall P, Osterhed H, et al. KAMEDO Report 89: terrorist attack in Bali, 2002 [J]. Prehosp Disaster Med. 2007, 22 (3): 246-250.
31. Choi N. Narrative analysis on survivor's experience of Daegu subway fire disaster-the hypothetical suggestions for disaster nursing practice [J]. Taehan Kanho Hakhoe Chi. 2005, 35 (2): 407-418.
32. Hu YY, Adams RE, Boscarino JA, et al. Training needs of pediatricians facing the en-

vironmental health and bioterrorism consequences of September 11th [J]. Mt Sinai J Med. 2006, 73 (8): 1156-1164.

33. Murphy FA. Emerging zoonoses: The challenge for public health and biodefense [J]. Prev Vet Med. 2008 Mar 29. [Epub ahead of print].

34. Perrone LA, Tumpey TM. Reconstruction of the 1918 pandemic influenza virus: how revealing the molecular secrets of the virus responsible for the worst pandemic in recorded history can guide our response to future influenza pandemics [J]. Infect Disord Drug Targets. 2007, 7 (4): 294-303.

35. Hoang VM, Dao LH, Wall S, et al. Cardiovascular disease mortality and its association with socioeconomic status: findings from a population-based cohort study in rural Vietnam, 1999-2003 [J]. Prev Chronic Dis. 2006, 3 (3): A89.

36. Omar S, Alieldin NH, Khatib OM. Cancer magnitude, challenges and control in the Eastern Mediterranean region [J]. East Mediterr Health J. 2007, 13 (6): 1486-1496.

37. Zindah M, Belbeisi A, Walke H, et al. Obesity and diabetes in Jordan: findings from the behavioral risk factor surveillance system, 2004 [J]. Prev Chronic Dis. 2008, 5 (1): A17.

38. Petersen PE, Bourgeois D, Ogawa H, et al. The global burden of oral diseases and risks to oral health [J]. Bull World Health Organ. 2005, 83 (9): 661-669.

39. Ng N, Stenlund H, Bonita R, et al. Preventable risk factors for noncommunicable diseases in rural Indonesia: prevalence study using WHO STEPS approach [J]. Bull World Health Organ. 2006, 84 (4): 305-313.

40. Rhodes KV, Kushner HM, Bisgaier J, et al. Characterizing emergency department discussions about depression [J]. Acad Emerg Med. 2007, 14 (10): 908-911.

41. Gibson S, Lemyre L, Cl ment M, et al. Terrorism threats and preparedness in Canada: the perspective of the Canadian public [J]. Biosecur Bioterror. 2007, 5 (2): 134-144.

42. Williams K, Prevost AT, Griffin S, et al. The ProActive trial protocol - a randomised controlled trial of the efficacy of a family-based, domiciliary intervention programme to increase physical activity among individuals at high risk of diabetes [J]. BMC Public Health. 2004, 4: 48.

43. Ilona Kickbusch, Jürgen M. Pelikan, Franklin Apfel and Agis D. Tsouros. Health literacy. The solid facts [M]. WHO regional office for Europe. 2013.

44. Cameron D Norman, Harvey A Skinner. e-Health Literacy: Essential Skills for Consumer Health in a Networked World [J]. J Med Internet Res 2006; 8 (2): 9.

45. National Center for Education Statistics. 2003 National Assessment of Adult Literacy [EB]. http://nces.ed.gov/naal/index.asp.

46. Irwin S. Kirsch. International Adult Literacy Survey [R]. http://origin-www.ets.org/Media/Research/pdf/RR-01-25-Kirsch.pdf.